烧伤与整形外科临床实践

主编 苏 伟 陈 勇 迟 峰 杨陆涛 黎 平 曹 青

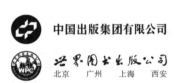

中国出版集团有限公司

世界图书出版公司

北京 广州 上海 西安

图书在版编目（CIP）数据

烧伤与整形外科临床实践 / 苏伟等主编. -- 北京 ：
世界图书出版有限公司北京分公司，2024. 12. -- ISBN
978-7-5232-2046-7

Ⅰ．R644

中国国家版本馆CIP数据核字第2025P1T373号

书　　名	烧伤与整形外科临床实践	
	SHAOSHANG YU ZHENGXING WAIKE LINCHUANG SHIJIAN	
主　　编	苏　伟　陈　勇　迟　峰　杨陆涛　黎　平　曹　青	
责任编辑	刘梦娜	
特约编辑	李辉芳　郑家麟	
封面设计	石家庄健康之路文化传播有限公司	
出版发行	世界图书出版有限公司北京分公司	
地　　址	北京市东城区朝内大街 137 号	
邮　　编	100010	
电　　话	010-64038355（发行）　64033507（总编室）	
网　　址	http://www.wpcbj.com.cn	
邮　　箱	wpcbjst@vip.163.com	
印　　刷	中煤（北京）印务有限公司	
开　　本	787 mm×1092 mm　1/16	
印　　张	20.5	
字　　数	520 千字	
版　　次	2024 年 12 月第 1 版	
印　　次	2024 年 12 月第 1 次印刷	
书　　号	ISBN 978-7-5232-2046-7	
定　　价	100.00 元	

编委会

主编简介

苏伟，男，主治医师，本科学历，毕业于内蒙古科技大学包头医学院，现就职于榆林市第一医院。担任陕西省中西医结合烧伤与创面修复专业委员会委员、陕西省中西医结合烧伤与创面修复和再生医疗专科联盟委员、中国医药教育学会烧伤专业委员会委员。长期担任延安大学医学院烧伤整形与皮肤外科的临床教学工作，从事本专业临床和科研工作10余年。在烧伤整形外科及慢性创面的治疗方面积累了丰富的临床经验，擅长大面积烧伤、烧伤后整形及慢性创面的诊治。发表论文10余篇。

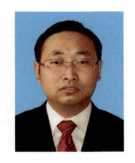

陈勇，男，主治医师，硕士研究生，毕业于中南大学，现就职于重庆美仑美奂整形外科医院。参加临床整形工作18年，擅长全身脂肪精雕和腹壁紧致。特别在自体脂肪丰胸、臀部及面部慢化的修复方面积累了丰富的经验。能根据顾客的自身基础及要求，进行个体化定制设计。曾赴北京医学科学院整形外科医院（八大处整形外科医院）和陆军军医大学西南医院进修学习。获得3项实用型发明专利。

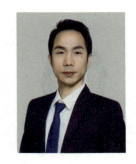

迟峰，男，副主任医师，硕士，毕业于大连医科大学，现就职于大连芳华医疗美容门诊部有限公司。曾于中国医学科学院整形外科医院进修学习，任中华医学会整形外科学分会第二十次全国学术交流会颅颌面外科专业学组委员、辽宁省整形美容协会委员、鲁脂道医生集团脂肪整形专业委员会第一届常务委员。从事外科手术20余年，专注整形外科及美容外科近10余年，临床经验丰富，擅长精细外科手术操作。发表论文及参编专业著作数篇。

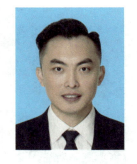

主编简介

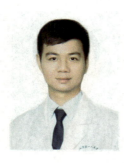

　　杨陆涛，男，主治医师，硕士研究生，毕业于南昌大学，现就职于九江市第一人民医院。担任江西省整合医学会创伤急诊分会委员、江西省整合医学会创伤急诊分会创面修复专业委员会委员。擅长各种原因的小儿和成人烧烫伤、电击伤、化学烧伤等各类瘢痕修复整形，以及糖尿病足、压疮、慢性溃疡等慢性创面，外伤致皮肤软组织缺损、大面积皮肤软组织撕脱伤等的治疗，熟练掌握各类美容整形科手术。曾主持及参与多项省市级课题，发表数篇核心及国家级论文。

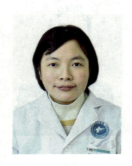

　　黎平，女，主治医师，硕士研究生，毕业于苏州大学苏州医学院，现就职于九〇三医院。担任绵阳市医学会皮肤与性病学专委会委员、绵阳市医学会医学美学与美容专委会委员、四川省美容整形协会美容外科分会瘢痕学组委员、四川省美容整形协会微整形与抗衰老分会委员、四川省美容整形协会面部整形与再生分会委员。从事皮肤病、皮肤美容工作10余年，擅长各类美容外科及激光美容技术，拥有丰富的临床经验。

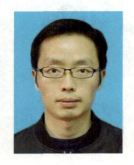

　　曹青，男，主治医师，硕士研究生，毕业于四川大学临床外科专业，现就职于九江市第一人民医院。担任江西省整合医学会创伤急诊分会委员、江西省整合医学会创伤急诊分会创面修复专业委员会委员。曾于四川大学华西医院整形美容／烧伤外科进修学习。擅长各种原因的小儿和成人烧烫伤、电击伤、化学烧伤等各类瘢痕的修复整形，以及糖尿病足、压疮、慢性溃疡等慢性创面，外伤致皮肤软组织缺损、大面积皮肤软组织撕脱伤等的治疗，熟练掌握各类美容整形科手术。主持及参与多项省市级课题，发表数篇核心及国家级论文。

前　　言

　　本书围绕烧伤、整形与修复、医疗美容及皮肤美容四大主题，系统性地介绍了从急救、修复到美容治疗的完整医学流程与方法。在临床医学中，烧伤和相关创伤的处理不仅考验医护人员的急救技能，也挑战医护人员术后管理和修复的专业水平。本书首先详细解析了热力烧伤的发生、急救措施及早期处理方法，并深入探讨了烧伤休克、感染、心功能障碍等常见并发症的处理方式，旨在帮助读者深入理解烧伤的病理机制与急救原则。对于特殊类型烧伤，如吸入性损伤、电损伤和化学烧伤，书中提供了不同的针对性治疗策略，为临床医生提供宝贵的实践经验。

　　在整形与修复方面，本书系统阐述了各种组织移植方法，包括皮肤移植、皮片移植、皮瓣移植等，同时介绍了不同部位的特定移植术式，如头颈部、四肢和躯干部的肌皮瓣移植。通过展示组织移植的原理、适应证及技术要点，帮助医师在复杂创面修复中选择最佳的手术方案。此外，书中还详细介绍了皮肤软组织扩张术、头皮与颅骨的整复手术、面部器官畸形与缺损的修复及四肢与躯干软组织缺损的修复等技术，确保患者在创面愈合后的功能恢复和美观需求得以平衡。

　　在医疗美容与整形章节，书中涵盖了形体雕塑、脂肪抽吸术和脂肪移植等热门整形技术。本书为医美从业者提供了实用的操作指南，特别适合提升医美技术水平。此外，针对瘢痕、腹壁成形术和先进的激光治疗、射频及注射疗法等，书中均有详细说明，帮助从业人员精准掌握技术应用，以提升患者的治疗效果。最后，本书还全面讲解了皮肤美容的核心内容，包括血管性皮肤病、感染性皮肤病、变态反应性皮肤病、皮肤附属病和光线相关皮肤病的医美处理。

　　通过本书，医护人员将更好地理解和应对皮肤美容相关的各种问题，通过科学、规范的治疗方式帮助患者实现功能和外观的双重恢复。

　　本书的编写受到时间、编写人员能力及水平的限制，书中难免存在不足之处，恳请广大读者、同行专家给予批评指正。

目　　录

第一篇　烧　伤

第二篇　整形与修复

第一篇
烧 伤

第一章 热力烧伤

第一节 烧伤概述

一、烧伤的分级

烧伤是一种常见的急性创伤，由热力、化学物质、电流、辐射等因素引起，导致皮肤和深层组织的损伤。热力烧伤是其中最常见的类型，约占所有烧伤的 90%。通常由火焰、热液、热金属、蒸汽等高温物质直接接触所致。根据烧伤深度和面积的不同，烧伤可引发局部和全身的多重病理生理反应，甚至危及生命。

根据热力烧伤的严重程度和受伤部位的不同，可以分为不同的类型和等级。

（一）Ⅰ度烧伤（表浅烧伤）

Ⅰ度烧伤主要损伤表皮层。受伤区域往往呈现红肿状态，这是因为表皮的毛细血管扩张充血所致。皮肤表面干燥，没有水疱出现。此时疼痛明显，主要是因神经末梢受到刺激。这种烧伤一般恢复较快，因为只涉及表皮层，细胞再生能力强。通常在一周左右可自行愈合，愈后不会留下瘢痕。如轻微的晒伤就可能属于Ⅰ度烧伤，经过适当的护理，皮肤能迅速恢复正常状态，不会对外观和功能造成长期影响。

（二）Ⅱ度烧伤（浅层或深层）

浅层Ⅱ度烧伤会伤及表皮和部分真皮层。其典型表现为出现水疱，这是因为真皮层内的组织液渗出积聚在表皮下。疼痛剧烈是因为真皮层内有丰富的神经末梢。水疱破裂后，可见基底红润潮湿。若护理得当，一般 2～3 周可愈合，愈后可能不留瘢痕或仅有少量瘢痕。深层Ⅱ度烧伤损伤更深，真皮层受损严重，皮肤颜色可能发白或红白相间。疼痛相对较轻，但恢复时间较长，且可能会留有瘢痕。这种烧伤需要专业的医疗护理，以防止感染和促进愈合。

（三）Ⅲ度烧伤（全层烧伤）

Ⅲ度烧伤对皮肤的破坏最为严重，损伤波及皮肤全层甚至到达皮下脂肪层。烧伤处皮肤呈苍白或炭化状，这是因为皮肤的所有层次都被严重破坏。此时触觉和疼痛感丧失，因为神经末梢已被损坏。这种烧伤愈合非常困难，通常需要手术干预，如植皮等。愈后会伴有明显瘢痕和功能障碍。患者可能需要长期的康复治疗来恢复部分功能，并且瘢痕可能会对心理造成很大影响。

（四）Ⅳ度烧伤（深层烧伤）

Ⅳ度烧伤是最为严重的烧伤类型，损伤深及肌肉、骨骼。通常由强烈高温（如爆炸、大火等）引起。此类烧伤不仅对局部组织造成极大破坏，还常伴有严重的全身反应，如休克、感染等，可能危及生命。由于肌肉和骨骼也受到损伤，患者可能面临长期的手术治疗和康复过程。功能障碍非常严重，可能导致肢体残疾等后果。对患者的生理和心理都是巨大的挑战，需要多学科的综合治疗来挽救生命和恢复功能。

二、烧伤的病理生理反应

烧伤后机体会出现一系列局部和全身的病理、生理反应。

（一）局部反应

1. 血管扩张

烧伤后，局部组织受到损伤，机体启动自我保护机制，使烧伤部位的血管扩张。这是为了增加血液流量，带来更多的免疫细胞和营养物质，以促进组织修复。血管扩张会导致局部皮肤发红，温度升高。同时，血管扩张时血管通透性增加，使血浆等成分渗出到组织间隙。随着烧伤程度的加重，血管扩张更为明显，为后续的炎症反应和组织修复奠定基础。

2. 渗出增多

烧伤会破坏皮肤的屏障功能，导致组织液从血管内渗出到烧伤部位。轻度烧伤时，渗出液相对较少，可能仅表现为局部轻微肿胀。但随着烧伤程度加重，渗出液会大量增加，形成水疱。水疱内充满了清澈或淡黄色的液体，主要是血浆和组织液的混合物。如果烧伤严重，渗出液过多还可能导致局部组织水肿明显，影响血液循环和组织供氧。

3. 炎性细胞浸润

烧伤后，身体会迅速启动免疫反应，派遣炎性细胞（如中性粒细胞、巨噬细胞等）到达烧伤部位。中性粒细胞首先到达，它们通过吞噬作用清除坏死组织和细菌。巨噬细胞随后发挥重要作用，分泌细胞因子，促进组织修复。炎性细胞浸润是烧伤局部炎症反应的重要表现，同时也为后续的组织再生创造了条件。随着烧伤的愈合，炎性细胞会逐渐减少。

（二）全身反应

1. 体液丢失与血容量减少

大面积烧伤时，受损的皮肤失去了正常的屏障功能，导致大量体液从创面渗出。血浆中的水分、电解质和蛋白质等成分不断流失，使血容量急剧减少。这会引起低血容量性休克，表现为心率加快、血压下降、尿量减少等。为了维持血液循环，身体会启动一系列代偿机制，如收缩外周血管、增加心脏输出量等。但如果体液丢失得不到及时补充，休克会进一步加重。

2. 炎性介质与毒素释放

烧伤组织会释放大量的炎性介质，如肿瘤坏死因子 -α、白细胞介素等。这些炎性介质会引起全身炎症反应综合征，导致多器官功能障碍。同时，烧伤部位的坏死组织也会产生毒素，如细菌内毒素等。这些毒素进入血液循环后，会进一步加重炎症反应，影响心、肝、肾等重要器官的功能。严重时可导致器官衰竭。

3. 感染风险增加

大面积烧伤破坏了皮肤的天然屏障，使机体容易受到细菌、真菌等病原体的侵袭。烧伤创面为细菌的生长提供了良好的环境，加上患者免疫力下降，容易发生感染。感染是烧伤患者常见的并发症，也是导致死亡的重要原因之一。感染可引起发热、白细胞计数升高、创面脓性分泌物增多等表现。严重的感染还会引发败血症，危及患者生命。

（三）免疫抑制

1. 细胞免疫功能降低

烧伤后，机体的细胞免疫功能受到明显抑制。T 淋巴细胞是细胞免疫的主要执行者，烧伤会导致 T 淋巴细胞数量减少和功能下降。例如，辅助性 T 细胞（Th）的活性降低，分泌的细胞因子减少，影响免疫细胞的活化和增殖。细胞毒性 T 细胞（Tc）的杀伤能力减弱，对病原体和肿瘤细胞的清除能力下降。此外，巨噬细胞的吞噬功能也受到影响，进一步削弱了细胞免疫。

2. 体液免疫功能降低

烧伤后，体液免疫也会受到抑制。B 淋巴细胞产生抗体的能力下降，导致血清中免疫球蛋白水平降低。抗体是体液免疫的重要组成部分，它们可以识别和结合病原体，促进吞噬细胞的吞噬作用和补体系统的激活。抗体水平的降低使机体对感染的抵抗力减弱，增加了感染的风险。同时，补体系统的活性也受到抑制，影响了免疫防御的效果。

三、烧伤的治疗原则

烧伤的治疗需要综合考虑烧伤深度、面积及患者的整体健康状况。

（一）急救与创面处理

当发生烧伤时，应迅速远离热源，避免进一步损伤。然后立即对烧伤部位进行冷却，可使用流动的冷水冲洗，降低局部温度，减轻烧伤程度。冷却时间一般为 15 ～ 30 分钟。冷却后，用干净的纱布或毛巾轻轻覆盖创面，保持其清洁。避免可能引起感染的物品接触创面，如脏手、不洁的布料等。如果创面有异物，应小心去除，防止感染。必要时及时就医，由专业医生进行进一步的创面处理和评估。

（二）液体复苏

在大面积烧伤时，由于创面大量渗出体液，会导致血容量急剧减少，容易引发低血容量性休克。因此，及时补充体液至关重要。医生会根据患者的烧伤面积、体重等因素计算所需的补液量。通常会通过静脉输注生理盐水、葡萄糖溶液等液体来恢复血容量。在补液过程中，要密切监测患者的生命体征，如心率、血压、尿量等，以调整补液速度和量，确保患者的血液循环稳定，防止休克的发生。

（三）感染控制

烧伤创面是细菌滋生的良好环境，容易发生感染。预防和控制创面感染是烧伤治疗的重要环节。若想控制感染，首先要保持创面清洁，定期更换敷料。医护人员在处理创面时要严格遵守无菌操作原则。如果创面出现红肿、疼痛加剧、脓性分泌物等感染迹象，应及时进行细菌培养和药物敏感试验，根据结果选择合适的抗生素进行治疗。同时，要加强患者的全身营养支持，提高免疫力，降低感染风险。

（四）止痛及支持疗法

烧伤后疼痛往往非常剧烈，会给患者带来极大的痛苦。根据疼痛程度，医生会给予相应的止痛药物，如非甾体类抗炎药、阿片类药物等。同时，要提供营养支持，因为烧伤患者处于高代谢状态，需要充足的营养来促进创面愈合。可以通过口服、鼻饲或静脉输注等方式给予高蛋白、高热量、高维生素的食物。此外，还应注意患者的心理支持，帮助患者缓解焦虑和恐惧情绪。

（五）康复护理

烧伤愈合后，往往会留下瘢痕，影响外观和功能。因此，康复护理非常重要。可以进行理疗，如热敷、按摩、超声波等，促进局部血液循环，减轻瘢痕挛缩。同时，要进行瘢痕护理，使用抗瘢痕药物、压力敷料等，抑制瘢痕增生。对于功能受损的部位，要进行康复训练，如关节活动度训练、肌力训练等，恢复肢体的功能。

烧伤患者的预后与烧伤的程度、治疗的及时性及康复措施密切相关。轻度烧伤一般预后较好，愈后不留瘢痕；而深度烧伤可能留下明显瘢痕，甚至影响功能。因此，及早、科学的治疗和护理对于减少并发症和提高患者生活质量至关重要。

第二节　烧伤急救

热力烧伤的急救至关重要。当发生热力烧伤时，迅速采取正确的急救措施能最大程度地减少受伤面积。正确的急救措施能为后续治疗奠定良好的基础，直接影响患者的预后和恢复速度，有利于减少并发症的发生，促进患者更快地康复。

一、冷却烧伤部位

通过及时冷却可以减少组织损伤、降低疼痛程度、减轻水肿，并有助于控制烧伤深度。

（一）远离热源

当发生热力烧伤时，应立即果断地将烧伤者移开热源。这一步骤极为关键，因为若不及时让烧伤者脱离高温环境，热源持续作用会导致烧伤面积不断扩大，烧伤程度进一步加重。如在遭遇火灾烧伤时，要迅速将伤者从火场中救出；若是被热水烫伤，要马上把伤者带离热水区域。只有确保伤者完全脱离高温环境，才能为后续的急救处理创造有利条件，避免进一步的灼伤和热损伤，最大程度地降低烧伤带来的伤害。

（二）冷水冲洗

将烧伤部位用流动的冷水冲洗是非常有效的急救方法。冲洗时间应持续 10 ～ 30 分钟。流动的冷水可以迅速带走烧伤部位的热量，降低皮肤温度，从而减轻疼痛和进一步组织损伤。在冲洗过程中，要确保水流均匀地覆盖烧伤区域，尤其是对于深度烧伤，及时的冷水冲洗可以在一定程度上阻止烧伤向更深层次发展。同时，冷水还能缓解烧伤引起的炎症反应，减少水肿的发生。但要注意避免水流过强冲击创面，造成二次损伤。

（三）冷敷

在无法用流动水冷却的情况下，冷敷可以作为一种替代方法。然而，必须避免使用冰块或冰水直接接触烧伤皮肤，因为这样极易造成冻伤。可以使用冷毛巾或用冷水浸湿的纱布进行冷敷。冷敷同样能够起到降低皮肤温度、减轻疼痛的作用。通过冷敷，能够在一定程度上控制烧伤部位的炎症反应，减少组织水肿。但冷敷的时间也不宜过长，要根据烧伤的具体情况进行适当调整。同时，在冷敷过程中要密切观察烧伤部位的变化，如有异常应及时停止冷敷并寻求医疗帮助。

二、保护烧伤创面

（一）保持清洁

烧伤后，保持创面清洁是关键。干净、不粘连的无菌纱布能有效阻隔外界细菌，防止创面污染。直接接触伤口可能将手上的细菌带入，增加感染概率。可轻轻将无菌纱布覆盖在烧伤部位，注意动作要轻柔，避免对伤口造成二次伤害。同时，要尽量减少创面暴露在空气中的时间，降低污染风险。日常也要注意观察纱布是否有污染，如有需要及时更换，为伤口愈合创造一个干净的环境，促进烧伤部位尽快恢复。

（二）不要涂抹药物或异物

家庭中常见的油膏、粉末、牙膏等物品绝不能用于烧伤处。这些物品可能会掩盖伤口真实情况，影响医生对烧伤程度的判断，进而影响后续治疗。而且，它们并非无菌产品，可能携带细菌，增加感染风险。烧伤后应避免自行涂抹任何非专业医疗用品，保持创面清洁，等待专业医护人员进行处理。正确的处理方式能为后续治疗打下良好基础，提高康复的可能性。

（三）不要刺破水疱

烧伤后出现的水疱是皮肤的一种自我保护机制。水疱内的液体可以起到一定的缓冲作用，保护深层组织。刺破水疱容易使细菌侵入，引发感染。完整的水疱能为伤口提供一定的保护，若出现水疱应等待专业医护人员来处理。在等待过程中，要小心保护水疱，避免其意外破裂。如果水疱不慎破裂，应立即用干净的纱布轻轻覆盖，防止感染扩散。

（四）及时移除覆盖物

当衣物被烧焦但未粘连到皮肤时，要尽快小心脱去衣物。因为烧焦的衣物可能会继续接触高温源，使烧伤加重。在脱衣过程中，动作要轻柔，避免再次接触烧伤部位。可以使用剪刀小心地剪开衣物，切勿用力拉扯。及时移除烧焦的衣物能减少进一步的伤害，为后续的治疗争取时间。同时，要对烧伤部位进行初步评估，以便采取更合适的急救措施。

（五）不要强行撕扯粘连衣物

如果衣物与烧伤皮肤粘连，强行撕下会造成严重的二次损伤。此时应剪开未粘连的部分，保持衣物松散。这样可以避免对烧伤部位的过度拉扯，减少疼痛和进一步的组织破坏。等待专业人员进行处理期间，要密切观察伤者的情况，如有异常及时采取相应措施。正确处理粘连衣物能最大程度地降低伤害，为伤者的康复创造有利条件。

三、紧急送医

（一）及时就医

热力烧伤后，即使进行了初步的急救措施，也不能掉以轻心。急救措施完成后，应立即将患者送往医院接受专业治疗。尤其是对于烧伤面积较大或烧伤深度较深的患者，及时就医更为关键。大面积烧伤可能导致严重的体液丢失、感染等并发症，而深度烧伤则可能损伤到深层组织甚至影响器官功能。在送往医院的过程中，要尽量保持患者的平稳和安静，避免过多的移动造成二次伤害。同时，要提前联系医院，告知患者的情况，以便医院做好接收和治疗的准备。

（二）重点监测

在大面积烧伤的情况下，患者很容易出现休克症状，因此应密切观察患者的身体状况。低血压和心率加快是休克的常见表现。当患者出现这些症状时，可能意味着身体处于危险状态，需要立即采取措施。如果条件允许，可以进行简单包扎，以减少创面的暴露和感染风险。同时，要迅速将患者送往医院进行紧急治疗。在送医过程中，要持续观察患者的生命体征，如呼吸、脉搏、血压等，以便及时发现并处理可能出现的问题。

总体而言，热力烧伤急救的核心是"冷却、保护、送医"。尽快采取正确的急救措施可以有效减轻疼痛、减少并发症并为后续治疗争取宝贵的时间。

第三节　烧伤早期处理

热力烧伤的早期处理具有重大意义。在烧伤发生后，早期处理的主要目标十分关键。维持循环系统稳定、及时补液等措施能确保血液循环正常。减轻疼痛能缓解患者的痛苦，使其更好地配合后续治疗。保护创面可避免创面进一步受损，减少污染风险。通过正确的创面处理和预防措施能降低感染概率，从而改善患者预后，提高康复的可能性。

一、液体复苏

大面积或深层烧伤易导致体液大量丢失，进而引起低血容量性休克。因此，及时进行液体复苏是早期处理的关键步骤。

（一）复苏公式

在临床上，对于烧伤患者的液体复苏，"Parkland 公式"是一种常用的估算方法。该公式为复苏液量 =4mL× 烧伤面积（%）× 体重（kg）。这个公式的意义在于为医生提供一个大致的液体复苏量参考。

烧伤后，患者的创面会大量渗出体液，导致血容量急剧减少，若不及时补充液体，可能会引发休克等严重后果。其中，一半的复苏液体应在烧伤后 8 小时内给予，这是因为烧伤初期体液丢失速度较快，需要及时补充以维持循环稳定。另一半则在接下来的 16 小时内完成，以持续保障患者的血容量和组织灌注。

（二）复苏液选择

在烧伤患者的液体复苏中，主要以晶体液（如乳酸林格液）为主。晶体液能够迅速补充血容量，维持组织灌注。乳酸林格液的成分与人体细胞外液相似，能够较好地纠正烧伤后出现的水、电解质紊乱。使用晶体液进行复苏，可以快速进入血液循环，改善患者的休克状态。

同时，晶体液价格相对较低，易于获取，适合在紧急情况下大量使用。但在使用晶体液进行复苏时，也需要密切监测患者的生命体征和电解质水平，根据具体情况调整补液方案，以确保液体复苏的有效性和安全性。

二、创面处理

创面处理的重点是清洁、保护和预防感染。感染是热力烧伤患者常见的并发症，尤其在大面积烧伤的情况下。因此，预防感染是早期处理的核心任务。

（一）清洁创面

烧伤后，清洁创面是重要的一步。可以使用生理盐水轻轻清洗烧伤区域。生理盐水接近人体体液的成分，较为温和，不会对创面造成额外的刺激。在清洗过程中，要小心地清除污垢和异物，这些杂质如果留在创面上，可能会引发感染，阻碍创面愈合。清洗时动作要轻柔，避免用力擦拭，以免进一步损伤创面。可以用无菌棉球或纱布蘸取生理盐水，轻轻擦拭创面周围，逐步清除污垢。清洁后的创面为后续的治疗和护理提供了帮助。

（二）消毒

根据烧伤情况，可选择无刺激的消毒剂进行伤口消毒。碘伏是一种常用的消毒剂，相对温和，对创面的刺激较小。使用碘伏时，要用无菌棉球或纱布蘸取适量碘伏，轻轻擦拭伤口周围。注意操作要温和，避免用力过猛造成二次创伤。消毒的目的是减少创面的细菌数量，降低感染风险。但过度消毒也可能对创面的愈合产生不良影响，因此要掌握好消毒的频率和力度。在消毒过程中，要密切观察创面的变化，如有异常应及时调整消毒方法。

（三）覆盖创面

用无菌敷料轻轻覆盖创面可以有效减少感染风险。对于浅表烧伤，纱布是一种常见的覆盖材料。纱布具有良好的透气性，能够让创面保持干燥，有利于愈合。在覆盖时，要确保纱布干净、无菌，避免污染创面。对于深度烧伤，可以选择使用含银离子的敷料。银离子具有抑菌作用，能够有效抑制细菌的生长，降低感染的可能性。覆盖创面后，要注意观察敷料的情况，如有渗出物增多或异味，应及时更换敷料。

（四）抗生素应用

并非所有烧伤患者都需要立即使用抗生素。对于小面积的轻度烧伤，一般通过清洁创面、消毒和覆盖敷料等措施即可预防感染。但对于大面积或深度烧伤患者，由于创面较大、受损严重，感染的风险较高，可能会预防性使用广谱抗生素。医生会根据患者的具体情况，如烧伤面积、深度、患者的身体状况等，来决定是否使用抗生素，以及使用何种抗生素。在使用抗生素时，要严格按照医嘱，避免滥用，以减少耐药菌的产生。

（五）无菌护理

创面操作必须在无菌环境下进行，这对于减少病菌侵入风险至关重要。护理人员应严格遵守消毒措施，包括洗手、戴无菌手套、使用无菌器械等。在更换敷料、清洁创面等操作前，要确保操作环境的清洁和无菌。可以使用紫外线灯对操作区域进行消毒，或者在专门的无菌操作室内进行操作。同时，要注意保持创面周围的皮肤清洁，避免污染创面。严格的无菌护理可以大幅降低感染的发生率，促进创面的愈合。

（六）避免使用刺激性药物

在创面涂抹药物时，要避免使用刺激性药物。刺激性药物可能会对创面造成进一步的刺激，延缓愈合过程，增加感染机会。应选择温和、无刺激的药物，如促进创面愈合的药膏等。在使用药物前，要仔细阅读说明书，了解药物的使用方法和注意事项。如果对某种药物有变态反应或不确定是否适合使用，应咨询医生的意见。同时，要注意药物的保存方法，确保药物的有效性。避免使用过期或变质的药物，以免对创面造成不良影响。

三、疼痛管理

烧伤通常伴有剧烈疼痛，合理的疼痛管理能够提高患者的舒适度并改善康复效果。

（一）止痛药物

在烧伤疼痛管理中，止痛药物起着重要作用。可以使用口服或静脉注射的方式给予止痛药物。对乙酰氨基酚是一种常用的解热镇痛药，对轻度到中度的烧伤疼痛有一定的缓解作用。非甾体抗炎药物（NSAIDs）（如布洛芬等）也可用于烧伤疼痛的缓解，它们通过抑制炎症介质的产生来减轻疼痛。对于严重疼痛的患者，可选用阿片类药物，如吗啡、芬太尼等。但使用阿片类药物时要注意其不良反应，如呼吸抑制、恶心、呕吐等，同时要严格按照医嘱使用。

（二）局部麻醉

对于中度以上的烧伤，在进行创面处理前可应用局部麻醉来减轻患者的不适。局部麻醉可以通过涂抹、喷雾或注射等方式进行。涂抹或喷雾的局部麻醉药物可以在创面表面形成一层麻醉膜，减轻疼痛。注射局部麻醉药物则可以更深入地作用于烧伤部位的神经末梢，提供更有效的麻醉效果。但局部麻醉也有一定的风险，如变态反应、局部组织损伤等，因此需要由专业医生进行操作，并密切观察患者的反应。

（三）心理支持

疼痛管理不仅是药物治疗，心理安慰和支持也能有效缓解患者的焦虑，减少疼痛体验。烧伤往往会给患者带来身体和心理上的双重创伤，患者可能会感到恐惧、焦虑、无助等。医护人员可以通过与患者交流、倾听他们的感受、给予鼓励和安慰等方式，提供心理支持。同时，家人和朋友的陪伴也非常重要，可以让患者感受到关爱和支持，增强他们战胜疼痛和疾病的信心。心理支持可以与药物治疗相结合，共同提高疼痛管理的效果。

第四节　烧伤综合治疗

在热力烧伤的治疗中，综合治疗不仅包括常规的急救和基础处理，还应融入一系列先进的治疗手段和个性化康复措施，以最大限度地促进患者愈合，提高生活质量。综合治疗涉及创面管理、全身支持和功能恢复等多个方面，每一环节都需要科学设计并动态调整，以适应患者不同阶段的需求。

一、精细化的创面管理

（一）分阶段创面治疗

1. 急性期创面处理

在烧伤后的急性期，创面处理的重点是清创与抗感染。烧伤创面往往存在大量的坏死组织和污染物，这些物质如果不及时清除，会成为细菌滋生的温床，增加感染的风险。清创时，医生会使用专业的器械和方法，小心地去除坏死组织，同时避免对周围健康组织造成过多的损伤。此外，还会根据创面的情况使用抗生素等药物进行抗感染治疗，以防止感染扩散。这个阶段的创面处理要迅速而有效，从而为后续的治疗打下良好的基础。

2. 中期创面处理

随着时间的推移，创面进入中期，此时的重点逐渐过渡到组织修复。在这个阶段，身体会启动自身的修复机制，促进创面愈合。医生会采用促进组织修复的方法，如使用生长因子、胶原蛋白等生物活性物质的敷料，这些敷料可以为创面提供一个有利于组织生长的环境，加速创面的愈合。同时，还可以保持创面的湿润，避免创面干燥，因为湿润的环境有利于细胞的生长和迁移。

3. 后期创面处理

在创面愈合的后期，主要注重瘢痕管理和功能恢复。烧伤后的瘢痕不仅会影响外观，还可能导致功能障碍。医生会根据瘢痕的情况，采用瘢痕管理的方法，如使用压力敷料、硅酮凝胶等，这些方法可以抑制瘢痕的增生，减轻瘢痕的程度。同时，还会进行功能恢复训练，如物理治疗、康复训练等，帮助患者恢复受损的肢体功能，提高生活质量。

（二）新型敷料和治疗手段

1. 新型敷料的优势

近年来，出现了多种具有特定生物活性的敷料，如含透明质酸、胶原蛋白和生长因子的敷料。这些敷料具有很多优势。透明质酸可以保持创面的湿润，为细胞提供一个良好的生长环境；胶原蛋白可以促进创面的修复，加速组织再生；生长因子可以刺激细胞的增殖和分化，促进创面愈合。这些敷料能够促进创面微环境稳定，为创面愈合提供了有力的支持。

2. 负压封闭引流技术（VSD）

负压封闭引流技术（VSD）是一种新型的创面治疗手段。它通过在创面表面覆盖一层特殊的敷料，然后连接负压吸引装置，形成一个封闭的负压环境。这种技术可以有效地去除创面的渗出物和坏死组织，促进创面的血液循环，加速组织再生与愈合。同时，VSD还可以减少感染的风险，提高创面的愈合质量。

（三）生物工程皮肤

1. 同种异体皮肤

对于深度烧伤或大面积创面患者，同种异体皮肤是一种有效的治疗方法。同种异体皮肤是从他人身上获取的皮肤组织，经过处理后用于覆盖创面。这种皮肤可以为创面提供一个临时的保护屏障，防止感染和水分丢失，促进创面的愈合。同时，同种异体皮肤还可以刺激患者自身的皮肤再生，为后续的自体皮肤移植创造条件。

2. 人工真皮

人工真皮是一种由生物材料制成的皮肤替代品。它具有与人体皮肤相似的结构和功能，可以用于覆盖深度烧伤或大面积创面。人工真皮可以促进创面的愈合，减少瘢痕的形成。与同种异体皮肤相比，人工真皮不需要考虑免疫排斥的问题，使用更加方便。

3. 培养的自体表皮细胞

培养的自体表皮细胞是一种利用患者自身的细胞培养出的皮肤组织。这种方法首先从患者身上获取少量的表皮细胞，然后在实验室中进行培养和扩增，最后将培养好的表皮细胞移植到创面上。培养的自体表皮细胞可以完全避免免疫排斥的问题，而且与患者自身的皮肤具有良好的相容性，能够有效地促进创面的愈合，恢复皮肤的功能。

二、感染监控与免疫调节

(一) 微生物学监测

1. 周期性创面细菌培养

在烧伤后，进行周期性的创面细菌培养是非常重要的。烧伤创面容易受到细菌的污染，而不同阶段可能会出现不同的细菌感染。通过定期采集创面样本进行细菌培养，可以及时了解创面的细菌种类和数量变化。这有助于识别潜在的耐药菌株，因为随着治疗的进行，细菌可能会产生耐药性。如果不及时发现耐药菌株，可能会导致治疗失败。周期性细菌培养可以为医生提供准确的信息，以便调整治疗方案，选择更有效的抗生素。

2. 指导精准抗生素应用

微生物监测的结果可以指导精准抗生素应用。通过了解创面的细菌种类和耐药情况，医生可以选择针对性更强的抗生素，避免广谱抗生素的滥用。广谱抗生素虽然可以杀死多种细菌，但也可能破坏人体正常的菌群平衡，导致耐药菌的产生。精准抗生素应用可以提高治疗效果，减少不良反应，同时也有助于节约医疗资源。在使用抗生素时，还需要根据患者的具体情况，如年龄、体重、肝肾功能等，调整剂量和用药时间，以确保安全有效。

(二) 免疫功能评估

1. 烧伤易致免疫抑制

烧伤会对人体的免疫系统造成严重的打击，导致免疫抑制。烧伤后，身体会处于应激状态，释放大量的炎症介质，这些炎症介质会抑制免疫细胞的活性。此外，烧伤创面的存在也为细菌的入侵提供了门户，进一步加重了感染的风险。因此，评估烧伤患者的免疫功能非常重要。通过检测 T 细胞和自然杀伤细胞的活性，可以了解患者的免疫状态。自然杀伤细胞则可以直接杀死病毒感染的细胞和肿瘤细胞。

2. 应用免疫调节剂

如果检测发现患者的免疫功能低下，必要时可以应用免疫调节剂。免疫调节剂可以适度激活免疫反应，提高抗感染能力。例如，部分细胞因子（如干扰素、白细胞介素等）可以增强免疫细胞的活性，促进免疫反应的发生。此外，中药也具有免疫调节作用，可以作为辅助治疗手段。在应用免疫调节剂时，需要根据患者的具体情况进行选择和调整剂量，以免过度激活免疫反应，导致自身免疫性疾病的发生。

(三) 局部抗菌疗法

1. 使用针对性抗菌药物

局部使用针对性抗菌药物是控制创面微生物负荷的有效方法之一。根据创面细菌培养的结果，选择对特定细菌有效的抗菌药物，可以直接作用于创面，减少细菌数量。与全身使用抗生素相比，局部使用抗菌药物可以减少药物的不良反应，提高药物在创面的浓度，增强抗菌效果。在使用局部抗菌药物时，需要注意药物的选择、剂量和使用方法，避免药物过敏和耐药性的产生。

2. 含抗菌成分的敷料

含抗菌成分的敷料（如银离子敷料、聚六亚甲基胍敷料等）也可以有效控制创面微生物负荷。这些敷料中的抗菌成分可以缓慢释放，持续发挥抗菌作用。银离子敷料具有广谱抗菌作用，对多种细菌、真菌和病毒都有抑制效果。聚六亚甲基胍敷料则具有高效、低毒、无刺激性等优点。使用含抗菌成分的敷料可以减少创面的感染风险，促进创面的愈合。

三、瘢痕预防与功能康复

（一）抗瘢痕干预

1. 早期干预方法

（1）压力治疗：在抗瘢痕中效果显著。特制的压力衣或绷带能对烧伤部位持续施压，这种均匀且合适的压力可有效抑制瘢痕组织增生。医生会根据患者烧伤的具体部位、程度等情况进行定制，确保压力恰到好处。在使用过程中，患者应定期复查，以便根据恢复情况调整压力衣或绷带，使其更好地发挥抑制瘢痕增生的作用。

（2）硅胶片贴敷：是抗瘢痕的常用方法。它能保持创面湿润，减少水分蒸发，给瘢痕组织一定压力，进而抑制瘢痕增生。患者可根据瘢痕大小选择合适的硅胶片，将其贴敷在烧伤部位，持续使用一段时间。同时，要注意硅胶片的清洁和更换，确保其始终发挥良好的作用，促进瘢痕的改善。

（3）激光治疗：通过特定波长的激光能量刺激皮肤组织再生和修复。它能减少瘢痕的颜色和厚度，改善瘢痕外观。医生会根据瘢痕的具体情况选择合适的激光类型和参数。治疗过程通常需要多次进行，每次治疗后患者要注意创面护理，避免感染和日晒等，以提高激光治疗的效果，促进瘢痕的逐渐改善。

2. 透明质酸注射和激光干预

（1）透明质酸：对于容易产生瘢痕的患者，早期可使用透明质酸注射。透明质酸是一种天然存在于人体组织中的物质，具有保湿和填充作用。将透明质酸注射到瘢痕组织中，可以增加皮肤的水分含量，软化瘢痕，防止瘢痕增厚。

（2）激光干预：可以通过不同的激光技术，如点阵激光、脉冲染料激光等，改善瘢痕的外观和质地。这些干预措施需要在专业医生的指导下进行，根据患者的瘢痕情况选择合适的方法和参数，以达到最佳的治疗效果。

（二）关节活动度训练

功能康复训练应尽早启动，以预防和减轻关节挛缩的发生。采用渐进式关节牵拉、被动与主动运动训练是恢复肢体活动度的有效方法。

1. 渐进式关节牵拉

渐进式关节牵拉是恢复烧伤后关节活动度的重要方法之一。通过逐渐增加关节的活动范围，能有效防止关节挛缩。在进行牵拉时，一定要注意力度适中，不可操之过急。如果力度过大，可能会引起疼痛甚至造成关节损伤。在进行渐进式关节牵拉时，应根据患者的具体情况，逐步增加牵拉的幅度，以达到最佳的康复效果。

2. 被动运动训练

被动运动训练对于烧伤患者关节功能恢复很有帮助。由他人协助患者进行关节活动，能帮助患者恢复关节的灵活性。在进行被动运动时，协助者要动作轻柔，遵循一定的节奏和幅度。同时，要密切观察患者的反应，如出现疼痛等不适症状应立即停止，并应及时调整运动方式和力度。

3. 主动运动训练

主动运动训练能让患者积极参与到康复过程中。患者自己主动进行关节活动，不仅可以增强肌肉力量，还能提高关节的稳定性。患者可从简单的动作开始，逐渐增加难度和强度。在进行主动运动时，要保持正确的姿势和动作，避免因错误的运动方式导致二次损伤。

第五节　烧伤常见的并发症

热力烧伤可能引发一系列严重的并发症。烧伤深度越深、面积越大，并发症发生的风险就越高。例如，大面积烧伤可能引发低血容量性休克；烧伤创面容易感染，严重时可发展为败血症。并发症的发生也与处理方式密切相关，如果处理不当，可能增加并发症的出现概率。这些并发症会严重影响烧伤患者的愈合过程、全身健康和生活质量。

一、感染

感染是烧伤患者最常见的并发症，尤其是大面积和深度烧伤。

（一）创面感染

1. 原因

热力烧伤会对皮肤造成严重的破坏，使皮肤的屏障功能受损。正常情况下，皮肤能够阻挡外界的病原体侵入，但烧伤后，这道防线被打破，病原体十分容易进入伤口。这不仅包括细菌，还可能有真菌和病毒等。烧伤创面为这些病原体提供了适宜的生长环境，如温暖、潮湿且富含营养物质。一旦病原体侵入，就会在创面上迅速繁殖，引发感染。

2. 感染后果

创面感染会对烧伤患者的康复产生严重影响。首先，它会延迟愈合时间。感染会导致创面炎症反应加剧，组织修复过程受到干扰。正常情况下，身体会启动一系列的修复机制来促进创面愈合，但感染会阻碍这些机制的正常运行。其次，创面感染还会增加瘢痕形成的风险。感染引起的炎症反应会刺激纤维细胞增生，导致瘢痕组织过度形成。

（二）败血症

1. 原因

当烧伤创面的感染扩散到全身时，就可能发展为败血症。烧伤患者由于创面的存在，本身就处于免疫功能低下的状态，容易受到感染的侵袭。如果感染没有得到及时有效的控制，细菌或其他病原体就会进入血液循环，引发全身性的感染反应。败血症的临床表现多样，常见的有发热、低血压、心跳加快等。

2. 严重后果

严重的败血症可引起多器官功能障碍，甚至危及生命。败血症会导致全身各个器官的血液灌注不足，引起器官功能受损。例如，肾可能出现肾衰竭，表现为尿量减少、血肌酐升高等；心可能出现心力衰竭，表现为呼吸困难、水肿等。如果不及时进行有效的治疗，多器官功能障碍会逐渐加重，最终导致患者死亡。

（三）呼吸道感染

1. 原因

对于吸入性烧伤患者，呼吸道损伤后极易引起感染。吸入性烧伤通常是由于火灾现场吸入热空气、烟雾、化学物质等引起的。这些物质会对呼吸道黏膜造成严重的损伤，破坏呼吸道的防御功能。同时，烧伤后的患者免疫力下降，呼吸道更容易受到细菌、病毒等病原体的感染。常见的呼吸道感染有肺炎。肺炎的发生是由于病原体侵入肺部，引起肺部炎症反应。患者可能出现咳嗽、咳痰、胸痛、呼吸困难等症状。

2. 严重后果

严重的呼吸道感染可导致呼吸衰竭。呼吸道感染会引起呼吸道黏膜水肿、分泌物增多，导致气道狭窄，影响气体交换。如果感染没有得到及时控制，炎症反应会进一步加重，导致肺部通气和换气功能障碍，引起呼吸衰竭。呼吸衰竭会使患者出现严重的呼吸困难、发绀等症状，需要依靠机械通气进行支持治疗。如果治疗不及时，呼吸衰竭可能会危及患者的生命。

二、急性肾损伤（AKI）

烧伤可引起肾血流量减少，导致急性肾损伤，尤其在大面积烧伤和创面感染的情况下。

（一）原因

1. 体液丢失

烧伤后，由于创面的存在，大量体液会从创面渗出，导致体液丢失。这种体液丢失会使有效循环血量减少，肾灌注不足。肾是一个对血液灌注非常敏感的器官，当灌注不足时，会影响其正常的功能。此外，体液丢失还会导致血液黏稠度增加，进一步加重肾的负担。在这种情况下，肾的滤过功能下降，容易导致肾小管阻塞和肾功能下降。

2. 低血压

烧伤患者常会出现低血压的情况。低血压会使肾的血液供应减少，导致肾缺血缺氧。肾细胞在缺血缺氧的状态下，会发生代谢紊乱和功能障碍。同时，低血压还会影响肾的血流动力学，使肾小球滤过率降低，肾小管重吸收功能增强，从而导致肾小管内压力升高，容易引起肾小管阻塞。

3. 肌红蛋白沉积

严重烧伤时，肌肉组织会受到损伤，释放出大量的肌红蛋白。肌红蛋白分子量较小，可以通过肾小球滤过进入肾小管。在肾小管内，肌红蛋白容易形成管型，阻塞肾小管。此外，肌红蛋白还具有一定的毒性，会对肾小管上皮细胞造成直接损伤，进一步加重肾功能下降。

（二）表现

1. 尿量减少

尿量减少是烧伤后肾功能下降的一个重要表现。当肾功能受损时，肾小球滤过率降低，肾小管重吸收功能增强，尿量减少。尿量的减少程度与肾功能下降的程度密切相关。如果尿量持续减少，甚至无尿，说明肾功能已经严重受损，可能发展为急性肾衰竭。此时，需要密切观察患者的尿量变化，及时采取有效的治疗措施。

2. 血肌酐升高

血肌酐是反映肾功能的重要指标。肾功能下降时，肌酐的排泄减少，血液中的肌酐水平会升高。血肌酐升高的程度与肾功能下降的程度成正比。如果血肌酐持续升高，说明肾功能在不断恶化。此时，需要及时进行肾功能检查，评估肾脏的损伤程度，并采取相应的治疗措施。若不及时处理，肾功能可能进一步恶化，发展为急性肾衰竭，严重时需要依赖透析治疗。

三、呼吸系统并发症

(一) 呼吸窘迫综合征 (ARDS)

1. 原因

当人体吸入高温或有毒气体后，会对肺部造成严重的损伤。高温气体可能直接灼伤呼吸道和肺泡组织，破坏其正常结构和功能。有毒气体则会通过化学作用对肺泡上皮细胞和毛细血管内皮细胞产生毒性，引起细胞损伤和炎症反应。同时，炎症反应还会激活免疫细胞，释放大量的炎症介质，进一步加重肺损伤，最终导致急性呼吸窘迫综合征的发生。

2. 表现

急性呼吸窘迫综合征的主要表现为呼吸困难和低氧血症。患者会感到呼吸急促、费力，甚至出现呼吸窘迫的症状。由于肺泡水肿和肺间质水肿，气体交换功能受到严重影响，导致血液中的氧气含量降低，出现低氧血症。患者可能会出现口唇发绀、指甲发绀等症状，严重时还会出现意识障碍。低氧血症如果不能及时得到纠正，会进一步加重器官功能障碍。

(二) 气道阻塞

1. 原因

吸入高温烟雾或颗粒后，会对呼吸道造成强烈的刺激和损伤。高温烟雾会灼伤呼吸道黏膜，引起黏膜水肿和炎症反应。颗粒物质则会沉积在呼吸道内，刺激呼吸道上皮细胞和黏液腺分泌增加，导致痰液增多。同时，损伤后的呼吸道会出现痉挛反应，使气道狭窄。这些因素共同作用，容易导致气道阻塞。

2. 表现

气道阻塞的主要表现为呼吸困难、咳嗽、喘息等症状。严重时，患者可能会出现窒息的危险。如果气道完全阻塞，患者会在短时间内出现呼吸停止、心搏骤停等危及生命的情况。因此，对于吸入高温烟雾或颗粒的患者，应密切观察呼吸道症状，及时采取有效的治疗措施，防止气道阻塞的发生。

(三) 肺炎

1. 原因

呼吸道感染是诱发肺炎的主要原因之一。在吸入性烧伤中，由于呼吸道受到高温、有毒气体和烟雾的损伤，呼吸道黏膜的屏障功能受损，容易受到细菌、病毒等病原体的感染。此外，烧伤后患者的免疫力下降，也增加了感染的风险。一旦发生呼吸道感染，炎症会逐渐蔓延到肺部，引起肺炎。

2. 表现

肺炎的主要表现为发热、咳嗽、咳痰、胸痛等症状。如果不及时治疗，炎症会进一步加重，导致肺部实变、呼吸功能障碍等严重后果。肺炎会加重呼吸系统的负担，使患者的呼吸困难更加明显，低氧血症更加严重。因此，对于吸入性烧伤患者，应密切观察呼吸道症状，及时发现和治疗呼吸道感染，防止肺炎的发生。

四、循环系统并发症

烧伤导致体液渗出、血管通透性增加，可能引发一系列循环系统问题。

（一）低血容量性休克

1. 原因及表现

烧伤后，创面会大量渗出体液，导致血容量急剧减少。这种体液的大量丢失使身体有效循环血量不足，进而引发低血容量性休克。其主要表现为低血压，即血压明显低于正常水平，这是因为血容量不足无法维持正常的血管压力。同时，患者会出现心率加快，心脏试图通过加快跳动来弥补循环血量的不足，以保证身体各器官的血液供应。尿量减少也是一个重要表现，因为肾灌注不足，滤过功能下降，导致尿量生成减少。

2. 处理措施

一旦出现低血容量性休克，应迅速补充体液。可以通过静脉输注晶体液和胶体液来扩充血容量。医生会根据患者的具体情况，如烧伤面积、体重等，计算所需的补液量和补液速度。在补液过程中，要密切监测患者的生命体征和尿量等指标，以确保补液的有效性和安全性。同时，还需要对烧伤创面进行适当处理，减少体液的继续丢失。

（二）心律失常

1. 引发因素

电解质失衡、低氧血症和炎症反应都可能引起心律失常。烧伤后，患者体内的电解质容易发生紊乱，尤其是在低钾血症或低钙血症的情况下更为明显。钾离子和钙离子在心脏的正常电生理活动中起着重要作用，当它们的浓度异常时，会影响心肌细胞的兴奋性、自律性和传导性，从而导致心律失常。低血氧会使心缺氧，影响心的正常功能，也容易引发心律失常。炎症反应释放的炎症介质也可能对心产生不良影响，导致心律失常。

2. 风险及注意事项

心律失常可能会对患者的生命造成严重威胁。特别是严重的心律失常，如室性心动过速、心室颤动等，可能会导致心搏骤停。因此，对于烧伤患者，要密切监测电解质水平、血氧饱和度和心功能等指标。一旦发现心律失常，要及时进行处理。对于电解质失衡的患者，要及时补充或调整电解质。对于低氧血症的患者，要给予吸氧等治疗。同时，要积极控制炎症反应，减少心律失常的发生风险。

（三）深静脉血栓

1. 形成原因

长期卧床或活动受限的烧伤患者容易发生深静脉血栓。烧伤后，患者由于疼痛、创面愈合等原因，往往活动量减少，长期卧床。这种情况下，下肢静脉血流速度减慢，血液容易在静脉内淤积。同时，烧伤引起的炎症反应会使血液处于高凝状态，增加了血栓形成的风险。此外，静脉内膜损伤也是血栓形成的一个因素，为血栓的形成提供了条件。

2. 严重后果

严重时，深静脉血栓可能脱落并随血流到达肺部，引发肺栓塞，危及生命。肺栓塞是一种非常危险的疾病，其症状包括突然出现的呼吸困难、胸痛、咯血等。如果不及时治疗，肺栓塞的死亡率很高。因此，对于长期卧床或活动受限的烧伤患者，要采取预防深静脉血栓的措施，如定期进行下肢活动、使用弹力袜、预防性使用抗凝药物等。

第六节 烧伤休克

烧伤休克是大面积或深度烧伤后常见的严重并发症之一，通常发生在烧伤后 24 小时内，特别是广泛的Ⅲ度或Ⅳ度烧伤的情况下。烧伤休克主要由体液大量丢失、血管通透性增加和炎症介质释放引起，导致低血容量性休克。它是烧伤早期的急性危象，若不及时处理甚至可能会危及生命。

一、临床表现

烧伤休克的症状和体征通常在烧伤后数小时内出现。

（一）休克早期（高动力状态）

1. 心跳加速

在休克早期，身体为应对血容量减少等紧急情况，心脏会显著加快跳动频率。这是一种重要的代偿机制，心脏试图通过增加心输出量来维持身体基本的血液循环。此时，患者往往能明显感觉到自己的心跳变得急促而有力，可能会伴有心慌、心悸等不适症状。心脏的负担在这个阶段急剧加重，可能会逐渐出现功能受损，甚至可能引发心力衰竭等严重后果。

2. 呼吸急促

休克早期，呼吸急促是身体的一种自然反应。由于身体需要更多的氧气来应对危机，呼吸频率会加快，以摄取更多的氧气并排出二氧化碳。此时患者会感到胸闷、气短，呼吸变得费力。这种呼吸急促不仅反映了身体处于应激状态，也表明各个器官都在努力维持正常功能。随着病情的发展，如果呼吸急促得不到缓解，可能会进一步加重身体的缺氧状态。

3. 皮肤苍白

外周血管收缩是休克早期的常见现象，这使血液优先供应重要器官，而皮肤的血液灌注则明显减少，从而出现苍白现象。皮肤失去了正常的红润色泽，显得苍白无华。从外观上看，患者的皮肤变得没有血色，这不仅影响了患者的外貌，更重要的是，它提示着身体内部的血液循环出现了严重问题。如果不及时处理，可能会导致皮肤组织的缺氧和损伤。

4. 脉搏细弱

脉搏细弱表明血液循环减弱。由于血容量减少和外周血管收缩，脉搏的强度和频率都会受到显著影响。医生通过触摸脉搏可以初步判断患者的循环状态，细弱的脉搏提示病情较为严重。患者自己也可能会感觉到脉搏的微弱，这会让他们感到不安和恐惧。此外，脉搏细弱也可能影响到医疗监测设备的准确性，给诊断和治疗带来一定的困难。

（二）休克进展期（低动力状态）

1. 血压下降

随着休克的进展，体液丢失加重，心脏无法维持正常的血压。血压下降会导致各个器官的血液灌注进一步减少，加重器官功能障碍。患者可能会感到头晕、乏力，甚至可能出现晕厥。血压的持续下降是休克病情恶化的重要标志，需要及时进行有效的治疗干预，以恢复正常的血压水平，保证器官的血液供应。

2. 意识模糊

意识模糊表明大脑供血不足，严重影响了神经系统的正常功能。大脑对缺氧非常敏感，当血压下降、血容量不足时，大脑首先受到影响。患者可能会出现嗜睡、反应迟钝、定向力障碍等症状。意识模糊的程度会随着病情的发展而加重，如果不及时治疗，可能会陷入昏迷状态，危及生命。

3. 四肢发冷

外周血管收缩进一步加剧，血液流向重要器官，导致四肢的血液供应减少，从而出现发冷现象。患者会感到手脚冰凉，触摸时感觉明显。四肢发冷不仅影响患者的舒适度，也提示着病情的严重程度。此时，需要采取保暖措施，但更重要的是要尽快纠正休克状态，恢复正常的血液循环。

（三）代谢性酸中毒

1. 呼吸困难

患者可能出现呼吸困难，表现为深而快的呼吸。这是身体试图通过增加呼吸频率和深度来排出过多的二氧化碳，以缓解酸中毒。呼吸困难会使患者感到胸闷、气短，严重影响生活质量。患者可能会感到呼吸费力，需要用力呼吸才能满足身体对氧气的需求。这种呼吸困难如果得不到及时缓解，可能会进一步加重身体的缺氧状态，使病情更加恶化。

2. 发病机制

低血容量引发组织缺氧，细胞无法进行正常的代谢活动，产生大量的酸性代谢产物。这些酸性物质在体内堆积，导致血液的酸碱度下降，出现代谢性酸中毒。代谢性酸中毒会影响身体各个器官的功能，加重休克的病情。如果不及时纠正，会对患者的生命造成严重威胁。医生会通过监测血液的酸碱度等指标，采取相应的治疗措施，来纠正代谢性酸中毒。

二、评估方法

烧伤休克的评估主要包括体表烧伤面积的估算和休克严重程度的判断，以便制订液体复苏方案。

（一）烧伤面积估算

对于成人，"九分法"是常用的烧伤面积估算方法。即将人体表面积分为若干个9%的区域，如头部、面部、颈部各占3%等，通过这种方式能较为准确地估算出烧伤面积。而对于儿童，由于身体比例与成人不同，可根据 Lund-Browder 表估算面积。准确估算烧伤面积至关重要，因为它能确定患者需要的液体量，为后续治疗提供关键依据。

（二）液体复苏需求

在休克复苏阶段，液体需求的计算非常重要。可根据烧伤面积和患者体重进行计算，常用 Parkland 公式。例如，复苏液量 =4mL× 烧伤面积 (%)× 体重 (kg)。这个公式能帮助医生确定患者在休克复苏阶段所需的液体量。及时、准确地进行液体复苏可以有效预防低血容量性休克等严重并发症，为患者的康复奠定基础。

三、治疗方法

烧伤休克的治疗核心是及时有效的液体复苏，恢复血容量，改善组织灌注。

（一）液体复苏

1. 复苏液选择

在烧伤后的紧急救治中，早期优先选择晶体液中的乳酸林格液。烧伤会使皮肤屏障受损，大量体液渗出，导致血容量急剧下降。乳酸林格液能迅速补充血容量，改善组织灌注。当初步液体复苏达到一定稳定状态后，逐步加入胶体液，如白蛋白或血浆。胶体液可维持血浆胶体渗透压，减少组织水肿的发生。

2. 输液速度

复苏液的输注速度有严格要求。一半的复苏液需在烧伤后 8 小时内快速补足，以尽快纠正血容量不足。这是因为烧伤初期身体处于危急状态，急需液体补充。另一半则在接下来的 16 小时内完成输注。液体速度和量需根据尿量和血压的变化动态调整。尿量反映肾脏灌注情况，血压体现循环状态。若尿量过少或血压过低，可能需要加快输液速度或增加输液量；反之则需适当调整，以避免过度补液带来的不良后果。

3. 目标尿量

保持特定的尿量是评估液体复苏效果的重要指标。成人尿量应维持在 $0.5 \sim 1.0 mL/(kg \cdot h)$，儿童则为 $1mL/(kg \cdot h)$。尿量能直观反映肾脏功能和液体复苏的情况。如果尿量持续低于目标范围，可能提示肾脏功能受损或液体复苏不足，需要及时调整治疗方案。通过监测尿量，可以准确判断液体复苏是否得当，为进一步的治疗提供依据。

4. 纠正电解质紊乱和酸碱平衡

烧伤后，由于体液大量丢失和组织损伤，常会出现电解质紊乱和酸碱失衡。补钾可以纠正因钾离子随体液丢失而导致的低钾血症。补钠有助于维持正常的血钠水平。补碳酸氢钠能够纠正酸中毒。这些措施对于维持身体内环境稳定至关重要，能有效预防并发症的发生，促进患者的康复。

（二）预防并发症

1. 预防肾衰竭

在烧伤患者的液体复苏过程中，密切监测尿量至关重要。尿量是反映肾功能的重要指标之一。保持足够的尿量是预防急性肾损伤的关键措施。烧伤后，身体可能出现血容量不足等情况，影响肾的血液灌注。如果尿量过少，可能提示肾功能受损。通过持续监测尿量，可以及时调整液体复苏的方案，确保肾得到良好的灌注。

2. 预防感染

烧伤休克期的患者免疫力极为低下，容易受到各种病原体的侵袭。因此，应采取严格的无菌措施来防止感染的发生。在烧伤病房中，要保持环境清洁，定期进行消毒。对患者的伤口进行妥善处理，避免污染。医护人员在接触患者时，要严格遵守无菌操作规范。此外，还可以根据患者的具体情况，合理使用抗生素进行预防。

3. 预防应激性溃疡

严重烧伤会对患者的身体造成极大的创伤，容易导致应激性溃疡的发生。应激性溃疡可能引起胃肠道出血，严重威胁患者的生命健康。为了预防应激性溃疡，可使用抑酸药物。这些药物可以抑制胃酸的分泌，减少对胃黏膜的刺激。同时，要密切观察患者的胃肠道症状，如恶心、呕吐、腹痛等。如果发现异常情况，要及时进行处理。

第七节　烧伤感染

热力烧伤引起的创面感染是烧伤患者常见的并发症，尤其在大面积和深度烧伤的情况下。烧伤后的皮肤屏障功能丧失，易于被细菌、真菌和病毒等病原体侵入。创面感染不仅延迟愈合，还可能引发败血症，严重时危及生命。因此，及时防控感染和合理治疗是烧伤管理中的关键。

一、常见类型

（一）创面感染

创面感染在烧伤患者中最为常见。烧伤破坏了皮肤的天然屏障，使病原体容易侵入创面。初期表现为创面红肿，这是因为炎症反应导致局部血管扩张和充血。渗出增加使创面潮湿，为病原体提供了适宜的生长环境。局部疼痛加剧，是由于炎症刺激神经末梢所致。严重时，创面感染会导致坏死组织增多，形成焦痂。焦痂不仅阻碍创面愈合，还可能成为细菌滋生的温床，进一步加重感染，延长治疗时间和增加患者痛苦。

（二）全身性感染（败血症）

当病原体突破局部防线进入血液循环时，就会引发全身性感染，即败血症。患者首先表现为发热，这是身体免疫系统对病原体的反应。心率加快是为了满足身体在感染状态下对氧气和营养物质的需求。血压下降则是由于感染导致血管扩张、血容量相对不足。严重的败血症会引发多器官功能障碍综合征（MODS），各个器官的功能逐渐受损，如肾可能出现少尿或无尿，肝可能出现黄疸等，危及患者生命。

（三）吸入性烧伤感染

吸入性烧伤患者由于呼吸道受到损伤，极易发生呼吸道感染。支气管肺炎或肺部感染较为常见，表现为咳嗽不断，这是呼吸道为了排出病原体和分泌物的反应。痰多则是因为炎症刺激呼吸道黏膜分泌增加。呼吸困难是由于呼吸道狭窄、炎症水肿及痰液堵塞等原因造成。如果感染得不到及时控制，会进一步加重呼吸道损伤，影响呼吸功能，甚至导致呼吸衰竭，给患者带来极大的生命危险。

（四）深部感染

深部感染包括骨髓炎、关节感染等情况。当病原体深入组织或关节部位时，由于这些部位血液循环相对较差，药物难以到达，治疗难度极大。骨髓炎会导致骨骼疼痛、肿胀，影响肢体功能。关节感染则会引起关节疼痛、肿胀、活动受限。深部感染愈合困难，往往需要长时间的治疗和康复，可能需要手术清创、引流等措施，给患者带来巨大的身体和心理负担。

二、临床表现

烧伤感染的表现根据感染的类型和严重程度不同而有所差异。

（一）局部感染

1. 创面红肿

烧伤后的创面出现局部感染时，首先表现为创面红肿。这是因为感染引发了炎症反应，导致局部血管扩张和充血。正常情况下，创面在愈合过程中可能会有一定程度的红肿，但感染引起的红肿更为明显且持续加重。创面周围的皮肤颜色变红，肿胀使创面看起来更加隆起。这种红肿不仅影响外观，还提示着创面的感染情况正在恶化，需要及时采取治疗措施。

2. 温度升高

感染部位的温度会明显升高。这是由于炎症反应使局部血液循环加快，血液带来的热量增多。用手触摸感染的创面区域，能感觉到明显的热度。温度升高是身体对感染的一种自然反应，但过高的温度也会对周围组织造成进一步的损伤。如果不及时控制感染，高温可能会持续存在，甚至扩散到周围更大的范围。

3. 渗出液增多

感染会导致创面的渗出液显著增多。正常的创面在愈合过程中也会有一定量的渗出液，但感染时渗出液的量会大幅增加。这些渗出液是身体为了对抗感染而产生的免疫反应产物。渗出液的增多会使创面更加潮湿，为细菌的生长提供了有利条件。同时，过多的渗出液也会影响创面的愈合环境，延缓愈合进程。

4. 渗出液性状改变

渗出液呈黄绿色且有异味。正常的渗出液通常是清澈或淡黄色的，而感染后的渗出液颜色变为黄绿色，这是因为其中含有大量的细菌、白细胞和坏死组织。异味则是细菌分解组织产生的代谢产物所致。脓性分泌物的出现表明感染已经较为严重，脓性分泌物中含有大量的白细胞、细菌和坏死组织，是感染恶化的明显标志。

（二）全身症状

1. 高热、寒战

局部感染严重时，患者会出现高热和寒战。高热是身体免疫系统对感染的强烈反应，体温可升高至 39℃甚至更高。寒战则是身体试图通过肌肉收缩来产生热量，以对抗感染。高热和寒战会使患者感到极度不适，身体虚弱无力。同时，高热还可能对身体的各个器官造成损害，尤其是对神经系统和心血管系统的影响较大。

2. 疲乏、食欲下降

感染会消耗患者的体力，导致疲乏感。患者会感到全身无力，活动耐力下降，即使是轻微的活动也会感到非常疲惫。食欲下降也是常见的症状之一，这是因为身体在感染状态下，消化系统的功能受到影响。患者可能对食物失去兴趣，食量明显减少。长期的食欲下降会导致营养摄入不足，影响身体的康复。

3. 严重时的休克症状

当感染进一步加重时，可能会出现心率加快、呼吸急促等休克症状。心率加快是身体为了应对感染和维持血液循环而做出的代偿反应。呼吸急促则是为了增加氧气的摄入，满足身体在感染状态下的高代谢需求。如果不及时治疗，休克症状会逐渐加重，可能导致血压下降、意识模糊等严重后果，危及生命。

（三）实验室指标

1. 血常规变化

血常规检查显示白细胞增多或减少。在感染初期，身体的免疫系统会动员白细胞来对抗感染，因此白细胞数量通常会增多。但在严重感染或某些特殊情况下，白细胞数量可能会减少。白细胞的变化可以反映感染的程度和身体的免疫状态。此外，血常规中的其他指标（如红细胞、血小板等）也可能会受到影响，出现不同程度的变化。

2. C 反应蛋白和降钙素原升高

C 反应蛋白（CRP）和降钙素原（PCT）是反映炎症反应的重要指标。在感染时，这两个指标通常会明显升高。CRP 是一种急性时相蛋白，在感染、炎症和组织损伤等情况下，其水平会迅速升高。PCT 则主要由甲状腺 C 细胞分泌，在严重细菌感染和脓毒血症时，其水平会显著升高。通过检测 CRP 和 PCT 的水平，可以帮助医生判断感染的严重程度和治疗效果。

3. 细菌培养和药物敏感试验

细菌培养和药物敏感试验对于确定感染源及药物敏感性非常重要。通过采集创面的分泌物、血液或其他标本进行细菌培养，可以确定引起感染的细菌种类。药物敏感试验则可以检测细菌对不同抗生素的敏感性，为医生选择合适的抗生素提供依据。细菌培养和药物敏感试验需要一定的时间，在此期间，医生通常会根据经验先给予广谱抗生素进行治疗。

三、治疗方法

（一）局部抗菌治疗

在确认烧伤创面发生感染后，根据药物敏感试验结果选择合适的局部抗菌药物至关重要。

1. 甲硝唑

甲硝唑是一种常用的局部抗菌药物，在烧伤创面感染的治疗中发挥着重要作用。它通过干扰细菌的代谢过程，破坏细菌的生存环境，从而有效地抑制创面细菌的生长繁殖。烧伤创面容易滋生各种细菌，甲硝唑能够针对这些细菌发挥抗菌功效，减少细菌数量，为创面的愈合创造有利条件。它直接作用于感染部位，有助于促进创面的恢复。

2. 莫匹罗星

莫匹罗星同样是常用的局部抗菌药物之一。它对多种革兰阳性菌具有良好的抗菌效果。在烧伤创面治疗中，莫匹罗星能够快速渗透到创面组织中，直接对细菌发挥杀菌作用。局部应用莫匹罗星可以直接作用于感染部位，有效减少细菌数量，为创面愈合提供支持。它的抗菌作用有助于加速创面的愈合进程，提高患者的康复效果。

（二）清创手术

对于坏死组织较多或感染顽固的创面，清创手术是一种有效的治疗方法。清创手术可以去除坏死组织，减少细菌滋生的场所。在清创手术中，医生会仔细地去除坏死组织，直至露出健康的组织。对于严重的坏死和感染部位，还可采用焦痂切除。焦痂是烧伤创面形成的一层硬壳，切除焦痂可以有效地控制感染，为创面的愈合创造良好的条件。

（三）局部负压封闭引流（VSD）

对于慢性难愈的感染创面，局部负压封闭引流是一种有效的治疗手段。负压封闭引流可以帮助排出创面的渗出液，减少细菌滋生的环境。通过负压吸引，渗出液可以被及时排出，避免了渗出液在创面积聚，从而减少了感染的风险。同时，负压还可以促进创面的血液循环，增加组织的氧气供应，有利于组织的愈合。此外，负压封闭引流还可以保护创面，避免外界细菌的侵入，为创面的愈合提供一个相对清洁的环境。

（四）抗真菌治疗

对于长期使用抗生素的患者，需警惕真菌感染的发生。长期使用抗生素会破坏人体正常的菌群平衡，使真菌等机会致病菌大量繁殖。一旦出现真菌感染的症状，如创面出现白色膜状物、瘙痒等，应及时使用抗真菌药物进行治疗。

两性霉素 B 是一种常用的抗真菌药物，它对多种真菌有强大的抑制作用。使用抗真菌药物可以有效地控制真菌感染，防止真菌并发症的发生。同时，在治疗过程中，应密切观察患者的病情变化，及时调整治疗方案。

第八节 烧伤后肺炎

热力烧伤后肺炎是烧伤常见的并发症之一，尤其在吸入性烧伤或大面积烧伤的情况下发生率更高。烧伤后肺炎的发生原因复杂，可能涉及吸入高温气体或有毒物质引起的呼吸道损伤、全身炎症反应、免疫功能下降等因素。烧伤后肺炎可导致患者病情加重，甚至危及生命，因此需要及时识别和治疗。

一、临床表现

烧伤后肺炎的症状与一般肺炎相似，但因为烧伤，其进展可能更快，症状也更为明显。

（一）呼吸道症状

1. 咳嗽

烧伤后肺炎患者常出现咳嗽症状。这是因为肺部受到感染后，呼吸道黏膜受到刺激，引起反射性咳嗽。咳嗽的程度可能不同，从轻微的干咳到剧烈的咳嗽都有可能。咳嗽不仅影响患者的休息和舒适度，还可能加重肺部的损伤。频繁的咳嗽会使呼吸道黏膜进一步受损，导致炎症加重，痰液分泌增多。

2. 痰多

患者的痰液通常较为黏稠，这是由于肺部炎症导致痰液中的蛋白质含量增加，使痰液变得黏稠。痰液的颜色可为黄色、绿色甚至带血。黄色或绿色的痰液通常提示细菌感染，而带血的痰液可能是由于呼吸道黏膜受损严重，出现了出血现象。痰多会导致呼吸道堵塞，影响呼吸功能，增加患者的呼吸困难程度。

3. 气促和呼吸困难

随着肺部炎症的加重，患者会出现气促和呼吸困难。这是因为肺部的通气和换气功能受到影响，氧气无法充分进入血液，二氧化碳也不能顺利排出体外。气促表现为呼吸频率加快，患者会感到呼吸急促、不顺畅。呼吸困难则更为严重，患者可能会感到胸闷、憋气，甚至无法平卧。严重的呼吸困难会危及患者的生命，需要及时进行治疗。

（二）全身症状

1. 高热、寒战

烧伤后肺炎患者通常会有明显的体温升高，一般会超过 38℃。这是身体免疫系统对感染的一种反应。高热会使患者感到全身发热、不适，甚至可能出现头痛、肌肉酸痛等症状。寒战则是身体为了提高体温而产生的一种反应，患者会感到全身发冷、颤抖。高热和寒战会使患者的身体消耗大量的能量，导致患者乏力、虚弱。

2. 乏力、食欲下降

对于烧伤后肺炎患者来说，乏力是极为常见的症状。身体在与感染作斗争时，会调动大量的能量来启动免疫系统，这使患者感到全身无力、疲倦不堪。感染不仅影响呼吸系统，还会波及消化系统。消化系统功能受影响后，患者对食物的兴趣明显下降。食欲下降会导致营养摄入不足，长期食欲下降会延缓身体康复的进程，使患者恢复更加困难。

（三）缺氧症状

1. 发绀

肺部炎症致使氧气交换出现障碍，患者常会出现发绀症状。发绀主要表现在口唇、指甲等部位呈现出青紫色。这是因为血液中的氧气含量严重不足，使皮肤和黏膜的颜色发生改变。发绀是缺氧较为严重的表现，若不及时进行治疗，会进一步加重身体的缺氧状态，对身体造成不可逆转的损伤，甚至危及生命。

2. 心率加快、呼吸急促

当身体处于缺氧状态时，心脏会自动加快跳动频率。这是为了增加血液的循环量，以便将更多的氧气输送到身体各个部位。同时，呼吸也会变得急促，目的是增加氧气的吸入量。心率加快和呼吸急促是身体对缺氧的一种代偿反应。然而，如果缺氧情况严重，这种代偿反应可能无法满足身体的需求，可能会出现急性呼吸窘迫综合征。

3. 急性呼吸窘迫综合征

严重的肺部炎症很可能引发急性呼吸窘迫综合征。这是一种极其严重的肺部疾病，主要表现为呼吸困难和低氧血症。患者的肺部会出现广泛的炎症和渗出，这严重阻碍了氧气进入血液的过程。呼吸窘迫综合征作为烧伤后肺炎的严重并发症之一，必须及时进行治疗。如果延误治疗，患者的生命将面临极大的威胁，最终可能导致死亡。

二、诊断方法

（一）临床表现

对于烧伤后可能出现肺炎的患者，结合一系列临床表现可以初步判断肺炎的可能性。咳嗽是常见症状之一，可能是由于肺部炎症刺激呼吸道引起。发热通常表明身体存在感染。呼吸困难则是因为肺部炎症影响了气体交换功能。同时，考虑到患者的烧伤史和吸入性损伤史，这些因素会增加肺炎发生的风险。综合这些症状和病史，医生可以初步怀疑肺炎的存在。

（二）实验室检查

1. 血常规

在肺炎的诊断中，血常规检查具有重要意义。当发生肺炎时，白细胞数量通常会增多，这是身体免疫系统对感染的一种反应。中性粒细胞比例也会升高，中性粒细胞在对抗细菌感染中发挥着重要作用。通过观察白细胞和中性粒细胞的变化，可以初步判断是否存在感染，以及感染的严重程度。然而，血常规检查结果并非特异性的，需要结合其他检查结果综合判断。

2. 降钙素原

感染时，降钙素原会升高。降钙素原是一种蛋白质，在正常情况下，血液中的含量很低。但当身体发生严重感染时，尤其是细菌感染，降钙素原的水平会迅速升高。因此，降钙素原可以用于判断炎症的严重程度。在烧伤后肺炎的诊断中，监测降钙素原的变化可以帮助医生了解感染的进展情况，调整治疗方案。

（三）影像学检查

胸部 X 线检查或 CT 扫描是诊断肺炎的重要手段之一。在肺炎患者中，这些检查可以发现肺部的炎性浸润、实变影或支气管充气征。炎性浸润表现为肺部出现模糊的阴影，这是由于炎症导致肺部组织密度增加。实变影则是指肺部组织变得更加密实，可能是由于肺泡内充满了渗出液或细胞。支气管充气征是指在实变的肺部组织中，可以看到充气的支气管影。

这些影像学表现提示肺炎的存在，但也可能与其他肺部疾病相似，需要结合临床症状和其他检查结果进行综合判断。

（四）痰培养及药物敏感试验

1. 痰液培养

痰液培养是明确病原菌种类的重要方法。通过收集患者的痰液样本，在实验室中进行培养，可以确定引起肺炎的病原菌。不同的病原菌对治疗的反应不同，因此明确病原菌种类对于选择合适的抗生素至关重要。痰液培养需要一定的时间，在此期间，医生通常会根据经验先给予广谱抗生素进行治疗，待病原菌明确后再进行调整。

2. 药物敏感试验

药物敏感试验有助于选择合适的抗生素。在确定病原菌后，通过药物敏感试验可以检测病原菌对不同抗生素的敏感性。根据药物敏感试验结果，医生可以选择对病原菌最有效的抗生素进行治疗，提高治疗效果，减少抗生素的滥用和耐药菌的产生。药物敏感试验结果对于指导抗生素的合理使用具有重要意义。

三、治疗方法

（一）抗生素治疗

1. 早期应用广谱抗生素

在烧伤后肺炎的治疗中，早期合理应用抗生素是控制感染的关键。由于初期病原体往往不明确，为了迅速阻止感染的扩散，需要根据临床经验选择广谱抗生素。三代头孢菌素具有广泛的抗菌谱，能有效对抗多种常见的致病菌，如头孢曲松钠，它对革兰阴性菌和革兰阳性菌都有较好的抗菌活性。在初始治疗阶段，这些广谱抗生素可以覆盖大部分可能的病原体，为后续的治疗争取时间。待痰培养和药物敏感试验结果明确病原体后，再针对性地调整用药。

2. 联合用药

对于重度肺炎患者，联合使用抗生素可以增加抗菌效力。例如，头孢菌素联合喹诺酮类药物，头孢菌素主要针对革兰阳性菌和阴性菌，而喹诺酮类药物（如莫西沙星）对部分特殊病原体也有较好的效果。联合用药可以针对不同的病原体或同一病原体的不同耐药机制，提高治疗的成功率。但在联合用药时，需要注意药物的相互作用和不良反应。

（二）机械通气支持

1. 无创或有创机械通气选择

对于呼吸困难或低氧血症明显的患者，机械通气支持是重要的治疗手段。无创机械通气如使用鼻罩或面罩进行正压通气，可以避免气管插管带来的创伤和并发症。但对于病情严重、无创通气效果不佳的患者，可能需要进行有创机械通气，即通过气管插管或气管切开建立人工气道。在选择通气方式时，需要根据患者的具体病情和耐受程度进行综合考虑。

2. 低潮气量通气策略

对于急性呼吸窘迫综合征的患者，使用低潮气量通气策略可以减少通气相关性肺损伤。正常情况下，肺组织在呼吸过程中会受到一定的压力和牵拉，而在呼吸窘迫综合征患者中，肺组织已经受损，过高的通气压力和潮气量可能会进一步加重肺损伤。低潮气量通气策略通过降低每次呼吸的潮气量，减少肺组织的过度膨胀，从而降低肺损伤的风险。

（三）祛痰与支气管扩张

1. 黏液溶解剂和祛痰药物的作用

应用黏液溶解剂（如乙酰半胱氨酸）可以帮助减少痰液的黏度。乙酰半胱氨酸能够分解痰液中的黏蛋白，使痰液变得稀薄，易于咳出。祛痰药物（如氨溴索）则可以刺激呼吸道黏膜，增加痰液的排出。这些药物可以改善患者的呼吸道通畅度，减轻肺部感染的症状。在使用黏液溶解剂和祛痰药物时，需要注意药物的剂量和使用方法，避免不良反应的发生。

2. 支气管扩张剂的应用

支气管扩张剂（如沙丁胺醇）可以减轻支气管痉挛，改善呼吸道通畅。在肺炎患者中，支气管痉挛可能是由于炎症刺激、痰液堵塞等原因引起的。沙丁胺醇等支气管扩张剂可以通过舒张支气管平滑肌，增加气道直径，提高通气功能。对于有喘息症状的患者，支气管扩张剂的使用尤为重要。在使用支气管扩张剂时，需要注意根据患者的病情调整剂量和使用频率。

（四）体位引流

根据肺炎部位，采取适当体位以利于痰液排出是一种有效的辅助治疗方法。例如，对于下叶肺炎患者，可以采取头低脚高的体位，利用重力作用促进痰液流向大气道。同时，配合叩背等物理疗法可以进一步帮助痰液松动和排出。叩背时，要注意力度适中，避免过度用力造成患者疼痛或损伤。体位引流和物理疗法可以与药物治疗相结合，提高痰液排出的效果，减轻肺部感染。但在进行体位引流时，要注意患者的病情和耐受性。

第九节　烧伤后呼吸功能衰竭

热力烧伤后呼吸功能衰竭是烧伤患者尤其是吸入性烧伤患者常见而严重的并发症。呼吸功能衰竭可由直接的吸入性损伤、全身炎症反应综合征或肺炎等因素导致。当呼吸系统无法满足身体对氧气的需求时，会出现低氧血症、高碳酸血症等表现，进而影响多器官功能。及时识别和处理呼吸功能衰竭对于提高患者存活率至关重要。

一、临床表现

（一）呼吸困难

烧伤后出现呼吸衰竭的患者常表现出明显的呼吸困难症状。

呼吸频率增快是身体对氧气需求增加的一种代偿反应。患者会感到呼吸急促，仿佛空气不够用，需要用力呼吸才能满足身体的氧气需求。胸闷感也随之而来，胸部仿佛被重物压迫，让患者感到极度不适。在严重的情况下，会出现三凹征，即锁骨上、锁骨下和肋间出现凹陷。这是由于呼吸道阻塞或呼吸肌用力过度,导致胸腔内负压增加,引起这些部位的软组织凹陷,是呼吸衰竭的重要体征之一。

(二) 低氧血症

氧气交换障碍是呼吸衰竭的主要问题之一,这会导致血氧饱和度下降。当血氧饱和度降低时,患者首先会出现发绀症状,尤其是在口唇、指甲等末梢部位表现明显。这是因为血液中的氧气含量不足,导致皮肤和黏膜呈现出青紫色。同时,心跳会加速,心脏试图通过增加跳动次数来提高血液的循环量,从而输送更多的氧气。随着缺氧的加重,患者会出现意识模糊,这是因为大脑对缺氧极为敏感,缺氧会影响大脑的正常功能,导致意识障碍。

(三) 高碳酸血症

呼吸衰竭后,患者排出二氧化碳的能力下降,导致血二氧化碳升高。高碳酸血症会引起一系列症状。头痛是常见的表现之一,这是由于二氧化碳潴留导致脑血管扩张,颅内压升高所致。患者还会出现意识模糊,严重时甚至昏迷。这是因为高浓度的二氧化碳会抑制中枢神经系统的功能。高碳酸血症不仅影响神经系统,还会对心脏等其他器官产生不良影响,加重呼吸衰竭的病情。

(四) 急性呼吸窘迫

急性呼吸窘迫综合征是呼吸衰竭的严重表现。患者会表现为呼吸窘迫,极度呼吸困难,呼吸频率极快,甚至达到每分钟数十次。血氧下降难以通过常规吸氧纠正,即使给予高流量氧气,血氧饱和度仍然很低。X线胸片显示双肺弥漫性浸润影,这是由于肺部炎症和渗出导致的。呼吸窘迫综合征的发生通常与严重的创伤、感染等因素有关,烧伤患者尤其容易发生。治疗 ARDS 需要采取积极的呼吸支持和综合治疗措施。

(五) 其他症状

呼吸衰竭患者可能出现焦虑、烦躁等情绪变化。这是因为身体的不适和对病情的担忧导致心理压力增加。随着病情的发展,患者会逐渐出现嗜睡症状,这是身体为了减少能量消耗而采取的一种自我保护机制。但如果病情进一步加重,就会发展为昏迷。

严重的呼吸衰竭会影响心、肾等多个器官的功能。心可能会出现心律失常、心力衰竭等问题,肾可能会出现肾功能不全。这些器官功能障碍会进一步加重患者的病情,增加治疗的难度。

二、诊断方法

(一) 血气分析

血气分析在判断呼吸功能衰竭中起着关键作用。动脉血气分析是通过采集动脉血进行检测,能够准确反映患者体内的气体交换情况。当动脉血气分析结果显示 PaO_2(动脉血氧分压)小于60mmHg时,表明患者存在低氧血症。同时,若 $PaCO_2$(动脉血二氧化碳分压)大于50mmHg,则提示高碳酸血症。这是由于呼吸功能受损,导致二氧化碳排出困难,在血液中积聚。PaO_2 和 $PaCO_2$ 的异常程度可以提示呼吸功能衰竭的严重程度,为医生制订治疗方案提供重要依据。

（二）影像学检查

胸部 X 线检查或 CT 扫描对于评估肺部情况至关重要。在呼吸功能衰竭的患者中，这些检查可以提供直观的图像信息。

急性呼吸窘迫综合征在胸部 X 线检查或 CT 扫描中常呈现出典型的表现。双肺弥漫性浸润是其主要特征之一。这是因为在呼吸窘迫综合征发病过程中，肺部发生严重的炎症反应。这些炎症细胞释放出多种炎性介质，血液中的液体和蛋白质渗出到肺组织间隙，从而使肺部组织密度增加。在影像上表现为弥漫性的阴影，说明肺部广泛受累，严重影响了气体交换功能。

（三）血氧饱和度监测

持续监测 SpO_2（血氧饱和度）能够实时观察患者的氧合情况。血氧饱和度是指血液中与氧气结合的血红蛋白占总血红蛋白的比例。正常情况下，SpO_2 应保持在 90% 以上。当 SpO_2 低于 90% 时，提示患者存在缺氧。持续监测 SpO_2 可以及时发现患者的氧合变化，对于呼吸功能衰竭的患者尤为重要。此外，SpO_2 的变化趋势也可以反映患者病情的发展和治疗效果，为进一步的治疗决策提供参考。

三、治疗方法

（一）氧疗

在呼吸衰竭的早期治疗中，氧疗起着关键作用。对于低氧情况较为严重的患者，高流量鼻导管氧疗能够提供稳定的高流量氧气，冲刷呼吸道内的二氧化碳，减少死腔通气，从而提高氧合效果。通过氧疗，可以缓解患者的呼吸困难症状，为进一步的治疗争取时间。但在进行氧疗时，需要密切监测患者的氧合情况和生命体征，调整吸氧流量和浓度，以避免氧中毒等并发症的发生。

（二）机械通气支持

1. 无创通气

无创通气适用于意识清醒、低氧血症较轻的患者。双水平气道正压通气（BiPAP）是一种常用的无创通气方式，它通过在吸气和呼气时提供不同的压力水平，改善患者的氧合。BiPAP 可以降低呼吸肌的疲劳感，提高患者的舒适度。在使用无创通气时，需要密切观察患者的病情变化，如呼吸频率、心率、血压等，以及时调整治疗方案。

2. 有创通气

当患者低氧严重、呼吸衰竭进展迅速，或无创通气效果欠佳时，需要考虑气管插管和有创机械通气。有创通气可以提供更有效的呼吸支持，但也存在一定的风险，如感染、气压伤等。对于急性呼吸窘迫综合征患者，常采用低潮气量通气策略，以减少通气相关性肺损伤。这种策略可以降低肺泡内的压力，减少肺组织的过度膨胀，从而保护肺功能。

3. 肺保护性通气策略

对于 ARDS 患者，肺保护性通气策略是重要的治疗措施之一。使用小潮气量和适当的呼气末正压（PEEP）可以减少肺损伤，同时降低氧化应激反应。小潮气量可以避免肺泡过度膨胀，减少气压伤的发生。PEEP 可以维持肺泡的开放，改善氧合。在实施肺保护性通气策略时，需要根据患者的具体情况调整潮气量和 PEEP 的水平，以达到最佳的治疗效果。

（三）药物治疗

1. 糖皮质激素

对于气道水肿、ARDS 患者，短期应用糖皮质激素可以减轻炎症反应。糖皮质激素具有强大的抗炎作用，可以抑制炎症细胞的聚集和炎性介质的释放，从而减轻肺部炎症。但应避免长期使用糖皮质激素，以免引起免疫抑制、感染加重等不良反应。在使用糖皮质激素时，需要严格掌握适应证和剂量，密切观察患者的病情变化和不良反应。

2. 支气管扩张剂

对气道痉挛的患者使用支气管扩张剂（如沙丁胺醇）可以减轻痉挛，改善通气。支气管痉挛是呼吸衰竭患者常见的症状之一，会导致气道狭窄，影响气体交换。支气管扩张剂可以舒张支气管平滑肌，增加气道直径，提高通气功能。在使用支气管扩张剂时，需要注意药物的不良反应，如心悸、手抖等，以及时调整剂量和使用频率。

第十节　烧伤后急性肾衰竭

热力烧伤后急性肾衰竭（AKI）是烧伤患者的严重并发症，尤其在大面积和深度烧伤患者中更为常见。烧伤导致体液丢失、全身炎症反应及血液动力学改变，均可引起急性肾损伤。若不及时处理，急性肾衰竭可引发代谢紊乱、多器官功能障碍，甚至危及生命。

一、临床表现

（一）尿量减少

1. 少尿

急性肾衰竭时，少尿状态下每天尿量少于 400mL。这主要是因为肾脏的滤过功能严重受损，肾小球无法有效地将血液中的废物和多余水分过滤出来形成尿液。同时，肾小管的重吸收和分泌功能也出现障碍，进一步减少了尿液的产生。这种少尿状态会导致体内代谢废物和毒素的积聚，加重肾脏的负担。

2. 无尿

当病情进一步恶化时，会出现无尿状态，即每天尿量少于 100mL。此时肾几乎完全丧失了排泄功能，体内的代谢废物、毒素及多余的水分无法排出体外。这会对身体各个器官造成极大的危害，尤其是心、肝等重要器官。患者可能会感到身体极度不适，腹部可能会因为尿液无法排出而出现胀满感。

（二）代谢性酸中毒

1. 呼吸变化

由于肾无法正常排泄酸性代谢产物，这些物质在体内不断蓄积，导致代谢性酸中毒。患者会表现出深而快的呼吸，这是身体的一种代偿机制。通过加快呼吸频率和深度，排出更多的二氧化碳，试图降低血液中的酸度。这种深而快的呼吸可能会持续一段时间，直到酸中毒得到一定程度的缓解。

2. 神经系统症状

代谢性酸中毒还会对神经系统产生不良影响，引起头痛和嗜睡等症状。头痛可能是由于酸性环境刺激了神经系统,导致血管收缩或神经传导异常。患者可能会感到头部胀痛,疼痛的程度因人而异。嗜睡则表明身体处于疲劳和抑制状态,这是因为酸中毒影响了大脑的正常功能,使患者感到困倦和无力。

(三)水电解质紊乱

1. 高钾血症表现

急性肾衰竭常导致高钾血症,这是因为肾排钾功能障碍,使血钾浓度升高。患者可能出现肌无力,这是因为高钾会干扰神经肌肉的正常兴奋性。比如,患者可能会感到四肢无力,行走困难,甚至无法抬起手臂或腿部。严重时,高钾血症还会影响心脏的正常电活动,导致心律失常,严重时可引发心搏骤停,这是极其危险的情况。

2. 低钙血症表现

同时,低钙血症也较为常见。钙的代谢失衡会影响神经肌肉的功能,患者可能出现抽搐等症状。例如,患者可能会突然出现手脚抽搐,肌肉痉挛,这种抽搐可能会在任何时候发生,给患者带来极大的痛苦。低钙血症还可能影响心的功能,导致心收缩力减弱等问题。患者可能会感到胸闷、气短,心的跳动变得无力,影响身体的血液循环。

(四)氮质血症

1. 指标升高表现

急性肾衰竭时,尿素氮和肌酐会明显升高,出现氮质血症。尿素氮和肌酐是反映肾功能的重要指标。当肾受损时,它们在血液中的浓度逐渐增加。这是因为肾无法正常排泄这些代谢废物,导致它们在体内积聚。这种升高不仅反映了肾功能的恶化,也意味着身体内部的毒素在不断积累,对身体各个器官都产生潜在的危害。

2. 消化系统症状

患者会出现恶心、呕吐等消化系统症状,这是由于体内毒素蓄积对胃肠道产生刺激。例如,患者可能会频繁感到恶心,食欲严重下降,甚至一看到食物就会产生呕吐的感觉。这种消化系统症状会影响患者的营养摄入,进一步加重身体的虚弱状态。

(五)全身症状

1. 乏力

急性肾衰竭患者会感到极度乏力,这是因为身体代谢功能紊乱导致能量供应不足。患者可能会感到身体沉重,无法进行日常活动,即使是简单的走路、站立都变得困难。这种乏力感会持续存在,严重影响患者的生活质量。患者可能会发现自己连最基本的家务劳动都无法完成,需要长时间的休息才能稍微缓解疲劳。

2. 食欲下降

食欲下降与体内毒素蓄积和消化系统功能受损有关。患者对食物失去兴趣,可能会出现厌食的情况。这不仅会影响患者的营养摄入,还会导致身体免疫力下降,加重病情。患者可能会对以前喜欢的食物也毫无食欲,甚至闻到食物的味道就会感到恶心。这种食欲下降会使身体缺乏必要的营养支持,延缓康复的进程。

3. 水肿

水肿可能出现在身体各个部位,这是由于肾无法正常排泄水分,导致液体在组织间隙积聚。例如,患者的下肢、眼睑等部位可能出现明显肿胀,用手指按压会出现凹陷。水肿会给患者带来不适，同时也可能影响身体的正常功能。患者可能会感到下肢沉重，走路时感到吃力。眼睑的肿胀可能会影响视力，给患者的日常生活带来不便。

二、诊断方法

（一）血生化检查

1. 血肌酐和尿素氮

血肌酐和尿素氮是反映肾功能的重要指标。在急性肾衰竭时，由于肾脏功能受损，无法正常排泄代谢废物，血肌酐和尿素氮水平会升高。血肌酐主要由肌肉代谢产生，通过肾排泄。当肾滤过功能下降时，血肌酐在血液中的浓度会逐渐增加。尿素氮则是蛋白质代谢的产物，同样依赖肾排泄。升高的血肌酐和尿素氮是急性肾衰竭的常见标志。

2. 血钾水平

高钾血症在急性肾衰竭中较为常见。肾在正常情况下能够调节体内的钾离子平衡，排出多余的钾。但在急性肾衰竭时，肾排钾功能障碍，导致血钾水平升高。高钾血症会对心等重要器官产生严重影响，严重时可致心律失常。患者可能会出现心悸、胸闷等症状，甚至危及生命。

（二）尿检

尿检在急性肾衰竭的诊断中具有重要意义。在急性肾衰竭患者的尿液中，常见蛋白尿和血尿。蛋白尿是由于肾滤过膜受损，导致蛋白质从血液中漏出到尿液中。血尿则可能是由于肾组织损伤，红细胞进入尿液所致。此外，如果患者有肌红蛋白尿，尿液会呈红棕色。肌红蛋白尿的出现提示可能存在肌肉损伤，也是导致急性肾衰竭的一个重要原因。

（三）影像学检查

影像学检查（如 B 超检查）可以为急性肾衰竭的诊断提供重要线索。在急性肾衰竭患者中，B 超检查可能会发现肾增大或肾皮质增厚。肾增大可能是由于肾充血、水肿或肾小管堵塞等原因引起的。肾皮质增厚则可能提示肾实质损伤。通过 B 超检查，医生可以观察肾的形态、结构和血流情况，有助于判断是否存在肾实质损伤及损伤的程度。

三、治疗方法

（一）液体复苏与血流动力学支持

1. 充足的液体复苏

在烧伤合并急性肾衰竭早期，进行充足的液体复苏至关重要。通过补充液体，如晶体液中的乳酸林格液，可提高血容量。这有助于维持肾脏的灌注，避免肾脏因缺血而进一步受损。早期及时的补液能为肾功能的恢复创造有利条件，防止病情恶化。但补液速度和量需根据患者具体情况调整，确保达到最佳的治疗效果。

2. 血流动力学监测

通过中心静脉压（CVP）和尿量监测等手段，可动态评估补液效果。CVP 反映血容量和心脏功能，尿量则体现肾脏灌注情况。根据这些指标调整补液量，避免过度补液引发肺水肿等并发症。在治疗过程中，持续的监测能确保患者的血流动力学稳定，为肾脏等重要器官提供良好的血液供应。

（二）电解质和酸碱平衡的管理

1. 高钾血症管理

在急性肾衰竭患者中，高钾血症是常见且极具危险性的情况。高钾会对心肌细胞膜产生不良影响，引发心律失常，严重威胁患者生命。此时使用钙剂能快速稳定心肌细胞膜，防止心律失常的发生。给予利尿剂可促进肾对钾的排泄，胰岛素和葡萄糖则能促使钾离子转移到细胞内，降低血液中钾的浓度。若高钾血症严重，必须进行透析治疗。

2. 代谢性酸中毒

急性肾衰竭常导致代谢性酸中毒。适当补充碳酸氢钠可纠正这一状况，但必须严格控制剂量，以免过量引发代谢性碱中毒。医生需根据患者的血气分析结果，精准调整碳酸氢钠的用量，以维持酸碱平衡，为身体各器官正常发挥功能提供适宜的内环境。如果酸碱平衡失调得不到及时纠正，会对身体多个器官造成严重损害，影响患者的康复进程。

3. 低钙血症管理

低钙血症在急性肾衰竭患者中较为常见。低钙可能导致抽搐等症状，严重影响患者的康复。对于低钙血症，可以通过补钙或使用活性维生素 D 进行纠正。及时补充钙元素，有助于维持神经肌肉的正常功能，减少抽搐的发生。这对于患者的身体恢复至关重要，能提高患者的生活质量，促进康复进程。

（三）利尿剂的合理应用

在急性肾衰竭的治疗中，可使用小剂量的呋塞米等利尿剂。利尿剂能够增加尿量，减轻肾小管的负担，促进肌红蛋白和代谢废物的排出。然而，必须注意控制剂量，剂量过高可能导致脱水和电解质紊乱。在使用利尿剂时，需要密切监测患者的尿量、电解质等指标，根据患者的具体情况调整剂量，以达到最佳的治疗效果。

（四）预防与治疗感染

烧伤患者由于皮肤屏障受损，感染风险极高。为了降低感染的发生，应严格执行无菌操作，避免尿路感染和全身性感染。保持伤口清洁，定期更换敷料是非常重要的措施。必要时可使用抗生素，但要避免使用肾毒性抗生素，选择敏感性高且肾毒性低的药物。预防和及时治疗感染，能够减少肾等器官的进一步损伤，为患者的康复创造有利条件。

第十一节　烧伤后心功能障碍

热力烧伤后心功能障碍是烧伤患者常见的并发症之一，尤其在大面积或深度烧伤时更为常见。烧伤引起的体液丢失、血流动力学紊乱、全身炎症反应和电解质失衡等因素均可导致心功能受损，表现为心排血量下降、心律失常、低血压等。若不及时干预，心功能障碍可进展为心源性休克，威胁生命。

一、临床表现

（一）低血压

在烧伤患者中，低血压是常见的心血管表现之一。由于烧伤导致血容量减少，身体的血液循环受到影响。同时，心输出量下降也会进一步加重低血压的症状。血容量减少可能是由于烧伤创面的渗出、出血及体液丢失等原因引起的。心排血量下降则可能是由于心功

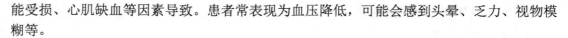

能受损、心肌缺血等因素导致。患者常表现为血压降低，可能会感到头晕、乏力、视物模糊等。

（二）心律失常

烧伤患者容易出现心律失常，这主要是由于电解质紊乱、缺氧和药物影响等原因引起的。电解质紊乱是常见的原因之一，如高钾血症、低钾血症、低钙血症等都可能导致心律失常。缺氧也会对心脏的电生理活动产生不良影响，引起心律失常。心律失常会影响心脏的正常功能，导致患者出现心悸、胸闷、头晕等症状，需要及时进行治疗。

（三）心排血量减少

心功能障碍是烧伤患者常见的并发症之一，会导致心排血量下降。心功能障碍可能是由于心肌缺血、心肌损伤、心律失常等原因引起的。心排血量下降会导致身体各个器官的血液供应不足，患者可能表现为乏力、头晕、气促等症状。在活动时，这些症状会更加明显。严重者可出现肺水肿等症状，这是由于血液在肺部淤积引起的。

（四）心力衰竭

严重的烧伤患者可能出现急性心力衰竭，这是非常危险的情况。急性心力衰竭主要表现为呼吸困难、端坐呼吸、颈静脉怒张等症状。严重者可出现心源性休克，这是由于心功能严重受损，无法维持有效的血液循环引起的。心源性休克会导致身体各个器官的血液供应不足，引起多器官功能障碍，危及生命。

二、诊断方法

（一）心电图（ECG）

心电图在烧伤患者心血管系统评估中具有重要作用。它能帮助识别各种心律失常类型，如心动过速时心电图会显示心率加快且节律异常；期前收缩则表现为提前出现的异位搏动。同时，心电图还能检测心肌缺血的迹象，常见的有 ST 段变化，如 ST 段压低或抬高，T 波异常如 T 波倒置等。通过这些表现，医生可以初步判断情况，为进一步诊断和治疗提供依据。

（二）心肌酶学检查

心肌酶学检查对于判断心肌损伤至关重要。肌钙蛋白、肌酸激酶（CK-MB）等指标升高通常提示心肌细胞受到损害。肌钙蛋白是心肌损伤的特异性指标，其升高程度与心肌损伤程度相关。CK-MB 也能反映心肌受损情况。通过检测这些指标，可以评估心肌细胞损害的程度，帮助医生确定治疗方案。若指标持续升高，可能提示心肌损伤加重，需要密切关注病情变化。

（三）超声心动图

超声心动图可全面评估心脏结构和功能。它能测量心排血量，判断心脏泵血功能是否正常。还可评估左心室收缩力，若收缩力减弱则提示心功能下降。此外，超声心动图能检测有无心包积液等异常情况。通过这些检查，医生可以直观地了解心脏的形态、结构和功能状态，为诊断和治疗心血管疾病提供重要依据。

（四）血气分析

血气分析在评估心功能障碍方面具有重要意义。它可以评估酸碱平衡状态，如出现代谢性酸中毒或呼吸性酸中毒等异常情况，可能提示心功能障碍较为严重。同时，血气分析还能了解氧合情况，判断患者是否存在缺氧。通过这些指标，医生可以综合判断心功能障碍的严重程度，为制订治疗方案提供依据。

三、治疗方法

（一）液体复苏与血流动力学支持

1. 液体复苏

在烧伤患者出现心血管并发症的治疗中，早期补液至关重要。常采用晶体液（如乳酸林格液）进行液体复苏，这有助于恢复血容量，改善心脏前负荷。烧伤后，患者可能因创面渗出、失血等原因导致血容量减少，及时补液能为心脏提供足够的血液灌注。通过补充晶体液，可以纠正低血容量状态，维持身体的血液循环，为后续的治疗奠定基础。

2. 血管活性药物

对于血压偏低且补液后仍不稳定的患者，可使用去甲肾上腺素等血管活性药物。这些药物可以收缩血管，提升血压，维持器官灌注。当烧伤者出现心血管功能障碍时，血压不稳定会影响重要器官的血液供应。去甲肾上腺素等血管活性药物可以在短时间内提高血压，保证心、大脑等重要器官的血液灌注，防止器官功能受损。

（二）纠正电解质紊乱

1. 钾离子平衡

监测血钾水平是烧伤患者心血管并发症治疗的重要环节。要避免高钾血症或低钾血症的发生，因为这两种情况都可能导致心律失常等严重后果。如果患者出现高钾血症，可以使用降钾药物或采取透析等措施降低血钾水平；如果是低钾血症，则需要及时补充钾离子。通过密切监测血钾水平并及时调整，可以维持心脏的正常电生理活动，减少心律失常的发生。

2. 钙离子平衡

低钙血症的患者应及时补钙，尤其是在高钾血症的情况下。钙剂有助于稳定心肌细胞膜电位，减少心律失常的发生。烧伤后，患者可能出现低钙血症，这会影响心肌的收缩和舒张功能。在高钾血症时，补充钙剂可以对抗高钾对心肌的毒性作用，稳定心肌细胞膜电位，降低心律失常的风险。

（三）心律失常的处理

1. 抗心律失常药物

根据心律失常的类型，选择合适的抗心律失常药物进行治疗。例如，对于室性心律失常可以选择胺碘酮，对于室性期前收缩可以使用利多卡因等。不同类型的心律失常需要不同的药物进行治疗，医生会根据患者的具体情况选择合适的药物，以维持心律正常。抗心律失常药物可以调节心脏的电生理活动，纠正心律失常，恢复心脏的正常节律。

2. 电复律

对于危及生命的快速心律失常如心室颤动，电复律是一种有效的治疗方法。电复律通过向心脏施加一定强度的电流，使心脏的电活动恢复正常节律。这种方法可以在紧急情况下迅速纠正心律失常，挽救患者的生命。但电复律需要在专业医生的操作下进行，并且要根据患者的具体情况选择合适的时机。

（四）氧疗与呼吸支持

1. 氧疗

对于缺氧的患者，及时吸氧可以改善心肌氧供。烧伤患者可能因呼吸道受损、呼吸功能障碍等原因导致缺氧，这会加重心肌的负担。通过吸氧，可以提高血液中的氧含量，增加心肌的氧供应，缓解心肌缺氧的症状。根据患者的缺氧程度，可以选择不同的吸氧方式，如鼻导管吸氧、面罩吸氧等。

2. 机械通气

如果心功能障碍伴呼吸衰竭，可考虑无创或有创机械通气。机械通气可以减轻心脏负荷，改善呼吸功能。当患者出现呼吸衰竭时，机械通气可以帮助患者呼吸，增加氧气的摄入和二氧化碳的排出。同时，机械通气可以降低心脏的前后负荷，减轻心脏的负担，有利于心功能的恢复。但机械通气也有一定的风险，需要根据患者的具体情况进行选择和调整。

第十二节　特殊部位的烧伤

在热力烧伤中，特殊部位的烧伤由于解剖结构的特点和功能的重要性，往往具有更高的风险和复杂性。这些特殊部位包括面部、手部、关节部位等区域的烧伤。对这些部位的烧伤处理应更加精细，目标是尽量减少功能损失、预防并发症并促进患者早期康复。

一、面部烧伤

面部烧伤在处理上应注重创面修复、美观恢复和心理疏导。由于面部的独特性，其处理不仅在于治疗烧伤创面，还涉及表情肌功能保留及心理恢复。因此，面部烧伤的处理必须谨慎细致，采取多学科协作模式。

（一）治疗与修复

1. 清创与创面管理

（1）湿润疗法：面部浅表烧伤包括一度烧伤和部分浅二度烧伤，可采用湿润疗法进行创面管理。湿润敷料和生物敷料能够为创面提供一个湿润的环境，这种环境有利于上皮细胞的增生和伤口的愈合。在湿润环境下，创面的愈合速度通常会加快，同时也能降低感染的风险。例如，新型的生物敷料可以模拟人体皮肤的结构和功能，为创面提供良好的保护和支持。

（2）分层清创：对于深二度及以上的面部烧伤，清创时需要采用分层清创的方式。这种方式可以逐层清除坏死组织，避免对正常组织造成不必要的损伤。在清创过程中，医生需要仔细评估创面的深度和范围，确定坏死组织的层次。然后，使用适当的工具和方法，逐步清除坏死组织，直到露出健康的组织。分层清创可以为后续的治疗和愈合创造良好的条件。

（3）植皮或皮瓣移植：清创后，如果面部烧伤面积较大或较深，可选择植皮或皮瓣移植。植皮是将自体或异体的皮肤移植到创面上，以覆盖创面并促进愈合。皮瓣移植则是将带有血管和组织的皮瓣转移到创面上，以提供更好的血液供应和组织支持。选择植皮或皮瓣移植可以最大程度地减少创面张力，优化愈合效果。医生需要综合考虑，选择最适合的治疗方法。

2. 植皮与皮瓣修复

（1）皮片或皮瓣移植：在面部深度烧伤中，尤其是涉及眼睑、鼻翼和口唇等部位时，使用厚度皮片或皮瓣移植显得尤为重要。这些部位的烧伤通常会对外观和功能造成严重影响，因此需要采用精细的修复方法。厚度皮片可以提供较好的外观效果，但对于功能恢复的支持相对较弱。皮瓣移植则可以同时提供良好的外观和功能恢复，能更好地适应创面的需求。

（2）自体皮肤移植：对于需要精细外观的部位，可以选用色泽接近的自体皮肤进行移植。自体皮肤移植是目前面部烧伤修复的主要方法之一，因为自体皮肤具有良好的相容性和适应性。在选择自体皮肤时，医生需要考虑皮肤的色泽、质地、厚度等因素，选择与创面周围皮肤最接近的部位进行移植，以最大程度地提高外观效果。

（3）带血管蒂皮瓣转移：若大面积烧伤涉及头皮区域，可采用邻近部位的带血管蒂皮瓣来进行转移。带血管蒂皮瓣是一种带有血管和组织的皮瓣，可以提供良好的血液供应和组织支持。在头皮区域的烧伤中，带血管蒂皮瓣可以有效地恢复头皮的生理功能和外观。这些皮瓣可以提供足够的组织覆盖创面，同时也可以保证头皮的血液供应，促进创面的愈合。

3. 色素调整与肤色均匀

（1）药物调节：面部烧伤后，常因色素沉着导致肤色不均或色差明显。创面愈合后，可使用调色药物（如氢醌软膏）来调节色素沉着。氢醌软膏是一种常用的脱色药物，可以抑制黑色素的合成，减少色素沉着。在使用氢醌软膏时，需要注意药物的浓度和使用方法，避免出现过敏或不良反应。同时，还需要配合其他治疗方法，如防晒、保湿等，以提高治疗效果。

（2）光电治疗淡化色素斑：采用光电治疗（如光子嫩肤、Q开关激光等）可以淡化色素斑，确保皮肤颜色的均匀性。光子嫩肤是一种非侵入性的治疗方法，可以通过特定波长的光照射皮肤，刺激胶原蛋白的生成，改善皮肤的质地和色泽。Q开关激光则是一种高能量的激光治疗方法，可以精确地破坏黑色素颗粒，达到淡化色素斑的效果。在选择光电治疗时，需要根据患者的皮肤类型、色素沉着的程度和部位等因素，选择最适合的治疗方法。

（3）减少患者心理负担：面部烧伤后的色素沉着或色素丢失会给患者带来很大的心理负担，影响患者的生活质量。因此，在进行色素调整和肤色均匀的治疗过程中，需要关注患者的心理状态，给予患者心理支持和安慰。同时，还可以组织患者参加心理辅导活动，帮助患者缓解心理压力，提高生活质量。

（二）功能保留

1. 面部表情肌功能恢复

（1）咀嚼练习：面部烧伤后，咀嚼功能可能受到影响。进行咀嚼练习有助于恢复面部表情肌的力量和协调性。患者可以选择柔软的食物，如香蕉、煮熟的蔬菜等，进行缓慢而有节奏的咀嚼。开始时，可以每次咀嚼少量食物，逐渐增加咀嚼的次数和时间。咀嚼练习可以刺激面部肌肉，促进血液循环，增强肌肉的力量和弹性。同时，还可以锻炼下颌关节的灵活性。

（2）微笑练习：微笑是一种重要的面部表情，烧伤后可能变得不自然。微笑练习可以帮助患者恢复面部肌肉的控制能力。患者可以面对镜子，尝试自然地微笑，注意嘴角的上扬程度和面部肌肉的紧张程度。可以从轻微的微笑开始，逐渐增加微笑的幅度和持续时间。微笑练习可以锻炼面部的笑肌、颧大肌等肌肉，提高面部的表情丰富度。

（3）闭眼练习：闭眼功能受损可能导致眼睛干涩、感染等问题。闭眼练习可以恢复眼部周围肌肉的力量和协调性。患者可以轻轻闭上眼睛，感受眼部肌肉的收缩和放松。可以重复闭眼和睁眼的动作，逐渐增加闭眼的时间和力度。闭眼练习还可以结合眼部按摩，促进眼部血液循环，缓解眼睛疲劳。

2. 心理支持与美观修复

（1）心理咨询的重要性：面部烧伤给患者带来的心理压力是巨大的。心理咨询可以帮助患者应对创伤后的心理问题，如焦虑、抑郁、自卑等。专业的心理咨询师可以与患者进行深入的交流，了解患者的内心感受和需求，提供情感支持和心理疏导。心理咨询可以帮助患者树立积极的心态，增强自信心，提高应对困难的能力。

（2）美观修复的方法：遮盖霜和淡化色斑激光等美观修复手段可以改善患者的外观，让患者恢复信心。遮盖霜可以暂时遮盖面部的色斑和瘢痕，让患者在外出时感到更加自信。选择适合自己肤色的遮盖霜，并正确使用，可以达到较好的遮盖效果。

3. 外观调整

（1）激光淡化色斑：面部烧伤后，色斑是常见的问题之一。激光淡化色斑是一种安全有效的治疗方法。激光可以选择性地破坏色素颗粒，而不损伤周围正常组织。不同类型的色斑需要选择不同的激光参数进行治疗。在进行激光治疗前，医生会对患者的色斑进行评估，制订个性化的治疗方案。激光治疗后，患者需要注意皮肤的护理，避免阳光直射，使用温和的护肤品，促进皮肤的恢复。

（2）瘢痕填充：烧伤后的瘢痕可能会影响面部的外观和功能。瘢痕填充是一种常用的治疗方法，可以改善瘢痕的凹陷程度，使皮肤表面更加平滑。常见的填充材料有透明质酸、胶原蛋白等。填充材料的选择需要根据瘢痕的类型和患者的需求进行。在进行瘢痕填充前，医生会对患者的瘢痕进行评估，确定填充的部位和剂量。填充后，患者需要注意局部的护理，避免按压和摩擦，防止填充材料移位。

（三）瘢痕防控

1. 早期抗瘢痕处理

面部瘢痕增生是面部烧伤康复过程中面临的主要难题。

（1）硅胶贴片：早期可使用硅胶贴片来抑制瘢痕形成。硅胶贴片具有良好的柔韧性和透气性，可以紧密贴合在面部皮肤上。它通过保持局部皮肤的水分，减少瘢痕表面的水分蒸发，从而软化瘢痕组织，抑制瘢痕增生。同时，硅胶贴片还可以对瘢痕产生一定的压力，有助于降低瘢痕的厚度和硬度。患者可以根据瘢痕的大小和形状，选择合适的硅胶贴片。

（2）压力疗法：使用压力绷带可以对瘢痕组织施加持续的压力，限制其增生。压力绷带通过均匀地分布压力，使面部皮肤保持平整与弹性。对于面部烧伤患者来说，选择合适的压力绷带非常重要。压力过大可能会导致局部血液循环障碍，影响皮肤的正常代谢；压力过小则无法达到抑制瘢痕增生的效果。因此，医生会根据患者的具体情况，定制合适的压力绷带，并指导患者正确佩戴和调整。

（3）局部注射药物：对于增生性瘢痕明显的患者，可选择局部注射类固醇或其他抗增生药物。类固醇药物可以抑制炎症反应，减少瘢痕组织中的胶原蛋白合成，从而有效控制瘢痕的高度和硬度。其他抗增生药物也可以通过不同的机制发挥作用，如抑制细胞增殖、促进细胞凋亡等。局部注射药物需要在医生的严格操作下进行，以确保安全和有效性。

2. 瘢痕按摩与物理治疗

（1）瘢痕按摩：在创面愈合后，定期进行瘢痕按摩对于软化瘢痕组织、增加皮肤弹性具有重要作用。瘢痕按摩可以促进局部血液循环，加速瘢痕组织的代谢和修复。通过轻柔的按摩手法，可以使瘢痕组织逐渐变软，减少粘连，提高皮肤的柔韧性。按摩时，患者可以使用适量的按摩油或乳液，以减少摩擦，避免对皮肤造成损伤。

（2）热敷：物理治疗中的热敷也能够帮助瘢痕软化。热敷可以扩张局部血管，增加血液流量，促进炎症吸收和组织修复。患者可以使用热毛巾、热水袋等进行热敷，温度以患者感觉舒适为宜，避免过热烫伤皮肤。热敷的时间一般为每次 15 ～ 20 分钟，每天可进行数次。热敷可以与瘢痕按摩结合进行，以增强治疗效果。

（3）超声波疗法：是一种较为先进的物理治疗方法。超声波可以穿透皮肤，到达瘢痕组织深处，产生机械振动和热效应。这种振动和热效应可以促进瘢痕组织的软化和分解，增加胶原蛋白的重塑，防止硬化带来的表情受限。超声波疗法通常需要在专业医疗机构进行，由医生根据患者的具体情况制订治疗方案。

3. 长期管理

（1）微针疗法：针对可能的瘢痕增生问题，可持续进行微针疗法。微针疗法是一种微创的皮肤治疗方法，通过在皮肤表面制造微小的创口，刺激皮肤的自我修复机制。微针可以促进胶原蛋白和弹性纤维的生成，增加皮肤的厚度和弹性。同时，微针还可以促进外用药物的吸收，提高治疗效果。在进行微针疗法时，医生会使用专业的微针设备，根据瘢痕的情况选择合适的针长和治疗次数。患者在治疗后需要注意皮肤的护理，避免感染和刺激。

（2）激光平整处理：也是长期管理瘢痕的有效方法之一。激光可以精确地去除瘢痕组织，促进皮肤的再生和修复。不同类型的激光具有不同的作用机制和适应证，如二氧化碳激光可以气化瘢痕组织，脉冲染料激光可以改善瘢痕的颜色和质地。在进行激光治疗前，医生会对患者的瘢痕进行评估，选择合适的激光类型和治疗参数。

面部烧伤后的瘢痕管理是一个长期的过程，需要持续进行。患者应定期到医院进行复查，根据瘢痕的变化及时调整治疗方案。同时，患者还需要注意日常的皮肤护理，避免阳光直射、摩擦和刺激，保持皮肤的清洁和湿润。通过持续的微针疗法、激光平整处理等手段，可以保持瘢痕表面平整并提高皮肤弹性，改善面部烧伤患者的外观和生活质量。

二、手部烧伤

手部烧伤对患者的影响重大，因其直接影响日常生活中的精细操作和触觉功能。手部烧伤后，创面的修复至关重要。早期应积极进行清创处理，防止感染，为创面愈合创造良好条件。同时，采用合适的敷料促进伤口愈合。在创面修复过程中，要注重功能性恢复。还可结合物理治疗，如热敷、按摩等，促进血液循环，加快功能恢复，提高患者的生活质量。

（一）治疗与修复

1. 创面保护与湿润疗法

（1）湿润敷料处理：由于手部经常接触外界环境，手部烧伤创面较易受到细菌感染。对于浅表烧伤，采用湿润敷料包裹是一种有效的治疗方法。湿润敷料能够保持创面的湿润环境，有利于创面的愈合。湿润环境可以促进上皮细胞的生长和迁移，加速创面的修复。同时，定期更换敷料可以防止细菌滋生，减少感染的风险。在选择湿润敷料时，应根据创面的大小和深度选择合适的敷料，并严格按照医生的建议进行更换。

（2）皮片或皮瓣移植：对于深度烧伤，创面的修复需要更加复杂的治疗方法。厚度皮片或皮瓣移植是常用的手段之一。这些方法可以确保修复后的手部皮肤具备足够的弹性与耐摩擦性，从而适应手指的活动。厚度皮片移植可以提供较好的外观和功能恢复，但对于大面积的深度烧伤可能不够。皮瓣移植则可以提供更好的血液供应和组织支持，适用于烧伤较深且涉及骨骼和肌腱的情况。在进行皮片或皮瓣移植时，医生需要根据患者的具体情况选择合适的移植方法，并进行精细的手术操作。

2. 早期固定与支架支持

手部烧伤后，为了防止关节挛缩，应在早期对手指和手腕进行功能位固定。关节挛缩是手部烧伤后常见的并发症之一，会严重影响手部的功能。功能位固定可以保持关节的正常位置，防止肌肉和韧带的缩短，为后期的康复创造良好的条件。一般建议手腕保持略微伸展、掌指关节轻度屈曲、指间关节轻度伸展的功能位姿。这种姿势可以最大程度地保持手部的功能，同时也可以减少疼痛和不适。

3. 皮瓣修复选择

（1）带蒂皮瓣或复合皮瓣：在烧伤较深且涉及骨骼和肌腱时，选择带蒂皮瓣或复合皮瓣移植是非常必要的。这些皮瓣可以提供更好的保护和耐摩擦性，同时也可以促进创面的愈合。带蒂皮瓣是指带有血管蒂的皮瓣，可以通过血管蒂与身体其他部位相连，获得血液供应。复合皮瓣则是由多种组织组成的皮瓣，如皮肤、皮下组织、肌肉等，可以提供更丰富的组织支持。在选择皮瓣时，医生需要根据创面的大小、深度和位置，选择合适的皮瓣类型。

（2）皮瓣移植操作：皮瓣移植是一项复杂的手术操作，需要经验丰富的医生进行。在手术前，医生需要对创面进行仔细的评估，确定皮瓣的大小、形状和位置。手术过程中，需要精细地分离皮瓣，保护血管和神经，确保皮瓣的血液供应和感觉功能。移植后，还需要进行严密的观察和护理，防止皮瓣出现坏死或感染等并发症。同时，患者也需要积极配合医生的治疗和康复计划，促进皮瓣的成活和手部功能的恢复。

（二）功能保留

1. 手部康复与运动训练

在手部烧伤愈合后的早期阶段，通常在 2～3 天就应开始手指的屈伸练习。初期可以先进行被动运动，由医护人员或家属轻轻帮助患者弯曲和伸展手指，以避免关节僵硬。随着恢复的进展，逐渐引入主动运动，让患者自己用力进行手指的屈伸动作。这样可以逐步恢复手指的灵活性，刺激肌肉和关节的功能恢复。在训练过程中，要根据患者的耐受程度逐步增加训练强度，为手部功能的全面恢复奠定基础。

2. 精细动作能力训练

创面愈合后，及时进行精细动作练习对于恢复手部功能至关重要。可以从简单的捏持小物体开始，如捏豆子、铅笔等，逐渐增加物体的大小和重量，提高捏持的难度。接着进行拧瓶盖等动作的练习，锻炼手部的旋转和协调能力。通过循序渐进的康复训练，患者可以逐步恢复手部的抓握和精细操作能力。在训练过程中，要给予患者足够的时间和耐心，让他们逐步适应不同的动作要求，不断提高手部的精细运动功能，以便更好地适应日常生活。

3. 触觉恢复训练

手部烧伤后，皮肤触觉很可能受到损害。进行感觉恢复训练可以帮助患者逐步适应触觉的变化。可以先从触摸不同材质的物品开始，如柔软的布料、粗糙的砂纸等，让患者感受不同的触感。然后逐渐增加难度，进行更精细的触觉辨别训练，如区分不同形状的小物体等。通过这些训练，患者可以减少日常活动中因感觉失调带来的不适，提高手部的感知能力和操作准确性。同时，配合心理疏导，让患者积极面对触觉变化，增强康复的信心。

（三）瘢痕防控

1. 压力治疗与硅胶贴片使用

（1）压力手套：手部创面愈合后，为了减少瘢痕增生，建议使用压力手套。压力手套可以对手部施加持续的压力，这种压力可以抑制瘢痕组织的生长。压力手套通常由弹性材料制成，可以紧密地贴合手部皮肤，提供均匀的压力。通过持续的压力作用，可以减少瘢痕组织中的血液供应，抑制胶原蛋白的合成，从而减少瘢痕的厚度和硬度。

（2）硅胶贴片：也是一种常用的预防瘢痕增生的方法。硅胶贴片具有良好的透气性和保湿性，可以保持瘢痕表面的湿润环境。这种湿润环境可以促进瘢痕的软化和成熟，减少瘢痕的瘙痒和疼痛。硅胶贴片还可以对瘢痕组织产生一定的压力，与压力手套一起使用，可以增强抑制瘢痕增生的效果。在使用贴片时，应选择合适的尺寸和形状，并注意定期更换。

2. 超声波与冷冻疗法

（1）超声波疗法：对于增生性瘢痕，超声波疗法是一种有效的治疗方法。超声波可以穿透皮肤，到达瘢痕组织深处，产生机械振动和热效应。这种振动和热效应可以促进瘢痕组织的软化和分解，增加胶原蛋白的重塑，从而抑制瘢痕增生。超声波疗法通常需要在专业医疗机构进行，由医生根据瘢痕的情况选择合适的超声波参数和治疗时间。

（2）冷冻疗法：也可以用于抑制瘢痕增生和软化瘢痕组织。冷冻疗法通过将瘢痕组织暴露在极低的温度下，使瘢痕组织中的细胞受到破坏，从而减少瘢痕的厚度和硬度。冷冻疗法通常使用液氮等冷冻剂进行治疗，可以在局部产生快速的降温效果。在治疗过程中，患者可能会感到短暂的疼痛和刺痛感，但这种感觉通常会在治疗后迅速消失。

3. 药物注射

（1）激素注射：若瘢痕增生严重，局部注射激素是一种有效的治疗方法。激素可以抑制炎症反应，减少瘢痕组织中的胶原蛋白合成，从而抑制瘢痕生长。常用的激素药物有曲安奈德等。在进行激素注射时，医生会将药物直接注射到瘢痕组织内，以达到最佳的治疗效果。激素注射可能会引起不良反应，如局部皮肤萎缩、色素沉着等，因此需在医生指导下进行。

（2）抗增生药物：除了激素注射外，局部注射抗增生药物也可以有效抑制瘢痕生长。

抗增生药物可以通过不同的机制发挥作用，如抑制细胞增殖、促进细胞凋亡等。常用的抗增生药物有 5- 氟尿嘧啶等。在进行抗增生药物注射时，医生会根据瘢痕的情况选择合适的药物和剂量。抗增生药物注射也可能会引起不良反应，如局部疼痛、红肿等。

三、关节部位烧伤

关节部位烧伤后果严重，直接影响活动范围和功能。在治疗过程中，需特别关注功能保护，如早期固定和康复训练。同时，要重视瘢痕控制，采取多种措施减少瘢痕增生，以最大程度恢复关节功能和活动度。

（一）治疗与修复

1 创面固定与功能位保持

在烧伤早期，为减少瘢痕挛缩对关节的影响，应保持关节的功能位。

（1）膝关节的处理：膝关节可保持轻度弯曲的功能位。这样的姿势可以减轻瘢痕对膝关节伸展的限制，同时也有利于膝关节周围肌肉的放松。在固定膝关节时，可以使用专门的支具或夹板，确保膝关节处于合适的弯曲角度。定期检查固定装置的稳定性和舒适度，根据患者的恢复情况进行调整。

（2）肘关节的固定：肘关节建议固定于 90° 屈曲。这个角度可以减少瘢痕牵拉的风险，同时也便于患者进行日常活动。在固定肘关节时，要注意选择合适的固定材料，确保固定的牢固性和舒适性。固定期间应进行定期调整，观察关节的恢复情况，及时调整固定角度和力度，以促进关节功能的恢复。

2. 弹性皮片或皮瓣移植

（1）厚度皮片：具有一定的弹性和耐摩擦性，可以较好地恢复关节部位的外观和功能。在移植厚度皮片时，医生会根据创面的大小和深度选择合适的皮片厚度和来源。移植后的皮片需要经过一段时间的愈合和恢复，期间要注意保持创面的清洁和干燥，避免感染。

（2）复合皮瓣移植：是一种更为复杂的修复方法，它可以同时提供皮肤、皮下组织和肌肉等多种组织，为关节部位提供更好的支持和保护。复合皮瓣移植需要高超的手术技术和丰富的经验，医生会根据患者的具体情况选择合适的皮瓣类型和移植方法。移植后，要密切观察皮瓣的血运情况，及时处理可能出现的并发症。

3. 湿润敷料与生物敷料

（1）湿润辅料：对于浅表烧伤创面，可采用湿润敷料覆盖。湿润敷料能够有效地保持创面的湿润环境，防止创面干燥和结痂。这样可以减少瘢痕的形成，促进创面的上皮化。在使用湿润敷料时，要注意定期更换敷料，保持创面的清洁。根据创面的情况，可以选择不同类型的湿润敷料，如透明质酸敷料、水凝胶敷料等。

（2）生物敷料：在湿润状态下有助于伤口愈合，并可提供有效的抗菌保护。生物敷料通常由天然或合成的生物材料制成，具有良好的生物相容性和透气性。它们可以促进创面的愈合，减少感染的风险。例如，部分生物敷料含有生长因子等生物活性物质，可以刺激细胞的增殖和分化，加速创面的修复。在选择敷料时，要根据创面的特点和患者需求选择。

（二）功能保留

1. 关节活动度训练

创面愈合后，及时进行关节的屈伸活动对于恢复关节活动范围至关重要。在康复师的指导下，患者可以从较小的关节活动角度开始，逐渐增加活动范围。这样可以避免因长期固定导致的关节僵硬，促进关节功能的恢复。康复师会根据患者的具体情况制订个性化的训练计划，包括活动的频率、强度和持续时间。同时，患者还可以结合主动和被动运动，提高效果。

2. 渐进性力量训练

在关节活动度恢复后，进行力量训练可以增强关节周围肌肉力量，减少因瘢痕牵拉导致的活动障碍。初期，患者可以采用轻负荷练习，如使用较轻的哑铃或弹力带进行训练。随着肌肉力量的增强，逐步增加负荷，提高活动耐受度。在进行力量训练时，要注意正确的姿势和动作技巧，避免受伤。同时，要根据自己的身体状况和恢复进度，合理调整训练强度和频率。通过渐进性的力量训练，患者可以更好地恢复关节功能。

3. 姿势调整与功能位纠正

（1）姿势纠正：对于长时间固定后恢复的部位，纠正异常姿势非常重要。长时间的固定可能导致患者出现不良姿势，如弯腰驼背、关节扭曲等。这些异常姿势会进一步影响关节的功能和活动范围。通过康复师的指导和自我观察，患者可以及时发现并纠正异常姿势。同时，患者还可以进行针对性的姿势训练，如伸展运动、平衡训练等，提高身体的协调性和稳定性。

（2）功能位纠正：通过按摩、热敷、理疗等方法可以进一步放松软组织，增加皮肤的弹性与活动度，减少瘢痕对关节活动的影响。按摩可以促进血液循环，缓解肌肉紧张和疼痛。热敷可以扩张血管，增加局部血液供应，促进组织修复。理疗（如超声波、电刺激等）可以刺激神经和肌肉，促进功能恢复。在进行这些治疗时，要注意选择合适的方法，避免过度刺激。

（三）瘢痕防控

1. 压力绷带与硅胶贴片使用

（1）压力绷带：关节部位烧伤后，在关节处使用压力绷带是一种有效的抗瘢痕措施。压力绷带可以对关节周围的瘢痕组织施加持续的压力，抑制瘢痕增生。这种压力可以减少瘢痕组织中的血液供应，从而减缓瘢痕的生长速度。压力绷带需要根据关节的形状和大小进行定制，确保贴合紧密且舒适。患者在使用压力绷带时，应按照医生的建议正确佩戴。

（2）硅胶贴片：也是一种常用的抗瘢痕治疗方法。将硅胶贴片贴在关节处的瘢痕上，可以保持瘢痕表面的湿润环境，促进瘢痕的软化和成熟。硅胶贴片具有良好的透气性和弹性，可以随着关节的活动而变形，不会影响关节的运动。同时，硅胶贴片还可以对瘢痕组织产生一定的压力，进一步抑制瘢痕增生。患者可以根据瘢痕的大小和形状选择合适的硅胶贴片，并持续使用一段时间，以获得更好的治疗效果。

2. 注射激素与物理治疗

（1）局部注射激素：对于部分顽固性瘢痕区域，局部注射激素是一种有效的治疗方法。激素可以抑制瘢痕组织中的炎症反应，减少胶原蛋白的合成，从而软化瘢痕。在注射激素时，医生会根据瘢痕的大小和硬度选择合适的剂量和注射部位。注射后，患者可能会出现局部疼痛、肿胀等不适症状，但这些症状通常会在数天内逐渐消失。需要注意的是，激素注射不能频繁进行，以免引起不良反应。

（2）超声波疗法：可以与激素注射相结合，增强抗瘢痕效果。超声波可以促进药物的渗透和吸收，提高激素在瘢痕组织中的浓度。同时，超声波还可以刺激瘢痕组织中的细胞代谢，促进瘢痕的软化和分解。在进行超声波治疗时，医生会根据瘢痕的情况选择合适的超声参数和治疗时间。

（3）按摩：也是一种重要的物理治疗方法。通过按摩关节周围的瘢痕组织，可以促进血液循环，增加瘢痕的弹性，防止瘢痕硬化。按摩时，患者可以使用适量的按摩油或乳液，以减少摩擦。按摩的力度和频率应根据瘢痕的情况和患者的耐受程度进行调整。同时，患者还可以结合主动和被动运动，提高关节的活动度。

3. 冷冻疗法

冷冻疗法可用于增生性瘢痕的早期抑制。在瘢痕形成的早期阶段，使用冷冻疗法可以降低瘢痕的厚度，保持关节皮肤的柔软性。冷冻疗法通过将瘢痕组织暴露在极低的温度下，破坏瘢痕组织中的细胞结构，从而抑制瘢痕的生长。冷冻疗法通常需要在专业医疗机构进行，由医生根据瘢痕的情况选择合适的冷冻剂和治疗时间。在治疗过程中，患者可能会感到局部疼痛和不适，但这些症状通常会在治疗后逐渐消失。

第二章　吸入性损伤

吸入性损伤是指因吸入热气、烟雾、毒性化学气体或微小颗粒物而导致的呼吸道和肺部损伤，常见于火灾事故或高温环境中的烧伤患者。吸入性损伤可导致严重的呼吸系统并发症，如气道水肿、肺炎、急性呼吸窘迫综合征（ARDS），严重者可引发呼吸衰竭。由于吸入性损伤早期不易被察觉，早期识别和干预对提高患者生存率至关重要。

一、病理、生理机制

吸入性损伤的病理、生理机制主要体现在热损伤、毒性化学物质的吸入及颗粒物引起的肺部反应上，这些因素会对上呼吸道、下呼吸道和全身产生多重影响。

（一）热损伤对上呼吸道的影响

1. 直接热损伤表现

吸入高温气体后，上呼吸道会遭受直接热损伤。鼻腔、咽喉和气管的黏膜在高温作用下出现水肿、充血和坏死现象。高温气体首先接触鼻腔黏膜，使其迅速受损，表现为黏膜肿胀、发红，血管扩张导致充血。咽喉和气管黏膜也难以幸免，高温可破坏黏膜细胞结构，使其正常功能受到严重影响。患者可能出现鼻腔堵塞、咽喉疼痛、咳嗽等症状，严重影响呼吸功能。

2. 气道梗阻风险

热损伤引起的上呼吸道水肿可能造成气道梗阻，尤其是面部和颈部烧伤合并气道损伤的患者风险更高。水肿的黏膜会使气道变窄，阻碍空气流通。随着水肿加重，气道狭窄程度加剧，严重者可引发窒息。患者可能会感到呼吸困难、胸闷，甚至出现呼吸急促、喘息等症状。在这种情况下，必须及时采取有效的治疗措施，如气管插管或气管切开，以确保气道通畅。

（二）毒性化学物质的毒害

1. 毒性气体吸入危害

火灾烟雾中的毒性气体（如一氧化碳、氰化氢等）会被吸入人体，这些毒性气体进入血液循环后，会导致全身性缺氧。火灾现场产生的一氧化碳无色无味，容易被人体吸入。它与血红蛋白结合形成碳氧血红蛋白，从而抑制了血氧的输送。氰化氢则会干扰细胞的呼吸作用，进一步加重缺氧状况。患者可能会出现头晕、乏力、心悸等症状，严重影响身体健康。

2. 对特定器官的损害

一氧化碳与血红蛋白形成碳氧血红蛋白，抑制血氧输送，导致细胞缺氧。严重时可能造成中枢神经系统损害和心肌缺氧。大脑对缺氧极为敏感，细胞缺氧会导致神经系统功能紊乱，患者可能出现头痛、意识模糊、昏迷等症状。心肌缺氧则会影响心脏的正常功能，可能引发心律失常、心绞痛甚至心肌梗死等严重后果。

（三）颗粒物对下呼吸道和肺泡的刺激

1. 引发气道炎症反应

烟雾中的颗粒物进入下呼吸道和肺泡后，会引发气道炎症反应。这些颗粒物刺激支气管黏膜，使其出现水肿、渗出和痉挛。支气管黏膜水肿会使气道变窄，影响空气流通；渗出物增加会导致痰液增多，咳嗽加剧；痉挛则会进一步加重呼吸困难。例如，患者可能出现频繁咳嗽、咳痰、气喘等症状。

2. 导致严重肺部疾病

炎症因子还可导致支气管和肺泡的微血管通透性增加，引起肺水肿和急性呼吸窘迫综合征（ARDS）。微血管通透性增加后，液体从血管渗出到肺泡和间质组织中，形成肺水肿。ARDS 是一种严重的肺部疾病，表现为呼吸困难、低氧血症等。患者的呼吸功能会严重受损，需要进行机械通气等高级生命支持措施。这些疾病不仅危及患者生命，还会给治疗带来挑战。

二、治疗与修复

吸入性损伤的治疗重点在于气道管理、氧疗、预防感染和抗炎治疗，分阶段干预可有效减少损伤程度和促进患者恢复。

（一）气道管理与保护

1. 早期气管插管

对于存在严重上呼吸道水肿的患者，早期进行气管插管至关重要。上呼吸道水肿可能会迅速加重，导致气道狭窄甚至完全阻塞，引发窒息风险。气管插管可以及时建立人工气道，确保空气能够顺利进入肺部。在进行气管插管时，医生会根据患者的具体情况选择合适的插管方式和管径。插管后，需密切观察患者的呼吸情况和生命体征，确保位置正确且气道通畅。

2. 气管切开手术

对于气道水肿明显且长期呼吸困难者，可选择气管切开手术。当水肿持续存在且保守治疗无法缓解呼吸困难时，气管切开是一种有效的治疗方法。气管切开可以在颈部建立一个长期的气道开口，保证气道开放和呼吸顺畅。手术过程中，医生会小心地切开气管前壁，插入气管套管。术后需要注意伤口护理，防止感染。

（二）氧疗与高压氧治疗

1. 高流量氧气吸入

高流量氧气吸入是改善组织氧合的基础措施，特别适用于轻度吸入性损伤患者。吸入性损伤后，患者的肺部功能可能受到影响，导致氧气供应不足。高流量氧气可以提高吸入气体中的氧浓度，增加肺部的氧摄取量，从而改善组织的氧合状态。在进行高流量氧气吸入时，需要根据患者的病情调整氧气流量和浓度。

2. 高压氧治疗

一氧化碳中毒患者可通过高压氧治疗快速清除碳氧血红蛋白，提高血氧饱和度，恢复全身氧供。一氧化碳与血红蛋白的结合力比氧气强得多，导致氧气无法与血红蛋白结合，从而引起组织缺氧。高压氧治疗可以在高压环境下增加血液中氧气的溶解量，促进一氧化碳与血红蛋白的分离，快速清除碳氧血红蛋白。

（三）气道湿化与痰液清理

1. 湿化吸入

湿化吸入可以稀释痰液，减轻气道黏膜的炎症反应。吸入性损伤后，气道黏膜受损，分泌物增多且黏稠，容易形成痰栓阻塞气道。湿化吸入可以增加气道内的湿度，使痰液变得稀薄，易于咳出。同时，湿化还可以缓解气道黏膜的干燥和刺激，减轻炎症反应。在进行湿化吸入时，可以使用生理盐水、蒸馏水或药物溶液进行雾化。

2. 结合其他治疗方法

结合振动排痰或雾化吸入治疗，促进分泌物排出，防止气道阻塞。振动排痰是一种通过机械振动促进痰液松动和排出的方法。雾化吸入则可以将药物直接输送到气道内，发挥抗炎、解痉等作用。这些治疗方法可以与湿化吸入相结合，提高痰液清理的效果。雾化吸入可以使用支气管扩张剂、祛痰药等药物，以缓解气道痉挛和促进痰液排出。

3. 纤维支气管镜清理

必要时可借助纤维支气管镜进行深部痰液清理，防止痰栓阻塞。对于部分严重的吸入性损伤患者，痰液可能积聚在支气管和肺泡内，形成痰栓，导致气道阻塞和肺部感染。纤维支气管镜可以直接观察气道内的情况，清除深部的痰液和异物。在进行纤维支气管镜检查和清理时，需要严格遵守操作规程，确保安全。

（四）机械通气支持

1. 适用情况

对于低氧血症严重的患者，特别是出现急性呼吸窘迫综合征（ARDS）时，采用无创或有创机械通气支持，维持适当的血氧水平。吸入性损伤后，患者可能会出现严重的低氧血症，导致组织缺氧和器官功能损害。机械通气可以通过人工方式辅助患者呼吸，增加氧气供应，排出二氧化碳。在选择机械通气方式时，需要根据患者的病情和耐受程度进行判断。

2. 肺保护性通气策略

机械通气采用肺保护性通气策略，如低潮气量（6～8mL/kg）和适当PEEP（呼气末正压），避免加重肺部损伤。吸入性损伤后，患者的肺部组织已经受损，过度的机械通气可能会进一步加重肺部损伤。低潮气量通气可以减少肺泡的过度膨胀和气压伤的发生风险。适当的PEEP可以增加肺泡的稳定性，改善氧合。在实施肺保护性通气策略时，需要根据患者的具体情况调整通气参数。还需密切观察患者的呼吸力学指标和血气分析结果，及时调整通气策略。

（五）抗感染治疗

1. 早期预防性使用抗生素

吸入性损伤后容易继发肺部感染，应根据情况早期预防性使用抗生素，选择覆盖广泛的抗生素控制感染。吸入性损伤破坏了呼吸道的屏障功能，使细菌容易侵入肺部，引起感染。早期预防性使用抗生素可以降低感染的发生风险。在选择抗生素时，需要考虑到可能的致病菌和感染部位，选择覆盖广泛的抗生素。

2. 加强呼吸道护理

加强呼吸道护理，保持气道清洁，减少细菌入侵风险。呼吸道护理包括定期翻身、拍背、吸痰等措施，以促进痰液排出，防止气道阻塞。同时，还需要保持病房的清洁和通风，减少细菌滋生。吸痰时要严格遵守无菌操作原则，避免引起感染。此外，还可以使用生理盐水或药物溶液进行气道冲洗，保持气道清洁。

三、并发症及其防治

（一）呼吸系统并发症

1. 急性呼吸窘迫综合征（ARDS）

急性呼吸窘迫综合征在烧伤合并吸入性损伤中较常见。由于炎症因子的作用，以及渗出液在肺泡内积聚，使肺泡充满液体，气体交换功能严重受损。患者会出现呼吸窘迫，表现为呼吸急促、费力，同时伴有低氧血症。治疗上，机械通气支持是关键措施之一，通过调节合适的通气参数和应用呼气末正压（PEEP），可以维持适当的氧合水平，改善患者的呼吸功能。

2. 肺水肿

吸入性损伤会使毛细血管通透性增加，导致肺泡渗出液积聚，进而引发肺水肿。患者可能出现呼吸困难、咳嗽、泡沫痰等症状。在治疗过程中，应严格监测液体出入量，避免过量补液，以减少肺水肿的风险。医生会根据患者的中心静脉压、尿量等指标调整补液速度和量。同时，可以使用利尿剂等药物促进液体排出，减轻肺水肿症状。

3. 支气管痉挛与气道梗阻

炎症反应会导致支气管痉挛和分泌物增加，进一步加重气道梗阻。患者可能出现喘息、咳嗽、呼吸困难等症状。此时可使用支气管扩张剂，如沙丁胺醇、异丙托溴铵等，缓解支气管痉挛，改善气道通畅性。同时，促进痰液排出也非常重要，可以通过雾化吸入、拍背等方法帮助患者排出痰液。

（二）心血管系统并发症

1. 缺氧性损伤

一氧化碳和氰化氢等毒性物质会造成心肌缺氧，对心脏功能产生严重影响。患者可能出现心律失常、心肌缺血，甚至心源性休克等症状。治疗上，可以通过高流量氧疗和高压氧治疗快速清除体内的一氧化碳，提高血氧饱和度。对于氰化氢中毒，可使用解毒剂如亚硝酸钠和硫代硫酸钠。这些措施可以减轻毒物对心脏的影响，保护心功能。

2. 低血容量性休克

烧伤后大量液体从创面丢失，容易导致低血容量性休克。患者会出现血压下降、心率加快、尿量减少等症状。应根据患者的情况合理补充液体和扩容，防止血压急剧下降。医生会根据患者的体重、烧伤面积等因素计算补液量，并选择合适的液体种类。例如，在补液过程中，密切监测患者的生命体征和血液指标，及时调整补液方案。

（三）感染性并发症

1. 肺部感染

吸入性损伤后，支气管和肺泡的防御机制减弱，容易继发细菌感染，引起肺炎。患者可能出现发热、咳嗽、咳痰等症状。为了预防感染，需早期使用抗生素。常用广谱抗生素如三代头孢或喹诺酮类，可以覆盖常见的病原菌。在选择抗生素时，应根据患者的病情、病原菌培养结果等因素进行调整。

2. 脓毒症

严重的肺部感染可能引发全身性炎症反应,导致脓毒症。患者会出现高热、寒战、低血压等症状。治疗上,需加强感染源控制,如及时清除肺部感染灶。同时,适时升级抗生素治疗,根据病原菌培养和药物敏感试验结果选择敏感的抗生素。早期识别和干预脓毒症非常重要,可以降低患者的死亡率。

第三章　特殊原因烧伤

第一节　电损伤

电损伤是由于电流通过人体而引起的组织损伤，属于特殊类型的烧伤，常发生在意外触电、高压线接触、雷击等情况下。电损伤可对皮肤、肌肉、神经、心脏和其他器官造成严重破坏，尤其是高压电击可能导致深层组织严重损伤甚至致命。电损伤具有隐匿性，因为电流通过人体时，可能只留下小的皮肤入口和出口，但内部损伤严重。其临床处理需特别重视器官监测、创面管理和并发症预防。

一、病理生理机制

（一）热效应导致的组织损伤

1. 局部热损伤表现

电流通过人体时，电能会转化为热能，使局部产生高温。在电流进出口附近，这种热损伤尤为严重。高温会引起组织蛋白质变性，使蛋白质的结构和功能发生改变。细胞也会在高温下坏死，形成干性坏死和焦痂。例如，在触电部位可能出现皮肤发黑、变硬的焦痂，周围组织肿胀。这种局部热损伤不仅影响外观，还会破坏皮肤的屏障功能，增加感染的风险。

2. 深层组织受损情况

深层组织如肌肉、神经和血管也会因热效应受损。肌肉出现凝固性坏死，大面积的肌肉坏死会影响局部血液循环。神经和血管同样受到影响，神经传导功能可能出现障碍，血管受损会导致血液供应不足。例如，患者可能出现肌无力、疼痛，感觉减退或消失，以及肢体肿胀、发凉等症状。严重的情况下，可能会导致肢体功能丧失。

（二）电流直接作用于细胞和神经

1. 对细胞膜的破坏

电流对细胞膜具有直接的破坏作用。在正常状态下，细胞膜严格维持着细胞内外离子的微妙平衡，这对于细胞的正常代谢和功能至关重要。然而，当电流通过时，这种平衡被瞬间打破，扰乱了离子的正常分布，导致细胞内外离子不平衡。这种不平衡状态会对细胞造成严重的损伤甚至导致死亡，极大地影响了细胞的正常功能。

2. 对神经组织的影响

当电流通过神经组织时，会对神经纤维和末梢造成破坏。神经传导功能因此出现障碍，表现为感觉、运动功能障碍，甚至神经麻痹。在严重的情况下，这种神经损伤可能会导致瘫痪。例如，电流可能损伤手部神经，导致手部麻木、无力，无法进行精细动作。

（三）肌肉损伤和横纹肌溶解

1. 肌肉损伤

电流通过肌肉组织时，会造成严重的肌肉损伤。肌肉细胞在受损后，会释放出肌红蛋白等细胞内容物。大量的肌红蛋白进入血液循环，可能会引发急性肾损伤。患者可能出现血尿、少尿等肾脏功能受损的症状。此外，肌肉损伤还会带来疼痛、肿胀和肌肉无力等问题。肌肉损伤不仅影响患者的运动能力，还可能引发其他并发症，如感染等。

2. 横纹肌溶解

横纹肌溶解不仅会造成电解质失衡，还可能导致严重的酸中毒和高钾血症。电解质失衡会对心脏、神经等重要器官的功能产生不良影响。酸中毒会使身体的酸碱平衡失调，干扰细胞的正常代谢。高钾血症对心脏和肾脏功能构成严重威胁，可能导致心律失常和肾衰竭。横纹肌溶解需要及时诊断和治疗，以防止病情进一步恶化。

（四）全身性损伤和心律失常

1. 电流强度和时间的影响

电流通过人体的时间和电流强度直接决定了损伤的程度。高压电流通过心脏时，极有可能导致心律失常，甚至心搏骤停，瞬间危及生命。低压电流同样具有危险性，它可能引起肌肉强直性收缩，进而造成骨折、脱臼等损伤。不同强度和时间的电流对人体的影响差异巨大，需要根据具体情况进行及时的诊断和治疗。

2. 电解质紊乱加重风险

电流可能引起电解质紊乱，如高钾血症、低钙血症等，这会进一步加重心律失常的风险。高钾血症会影响心脏的电生理活动，导致心律失常。低钙血症则会影响肌肉的收缩功能。例如，患者可能出现心悸、抽搐等症状。当出现这些症状时，需要及时进行电解质的调整和治疗。同时，密切监测患者的心功能和电解质水平，以便及时调整治疗方案，防止病情恶化。

二、治疗与修复

电损伤的治疗与修复包括创面处理、功能恢复和系统性支持，需根据损伤程度分阶段实施。

（一）局部创面清创与修复

1. 清创处理

电损伤后，进出口及周围组织往往坏死较为严重。早期进行坏死组织的清创至关重要，这样可以有效减少感染风险。对于深层肌肉坏死的情况，需定期进行清创操作。随着坏死组织的逐步清除，为创面的愈合创造良好条件。在清创过程中，医生会仔细评估坏死组织的范围和程度，采用适当的工具和方法进行清理。持续清创，直至创面有健康肉芽组织生长。

2. 局部修复

对于较深的组织缺损和肌肉坏死，皮瓣移植或复合皮瓣修复是常用的方法。皮瓣可以提供丰富的血液供应和组织支持，有助于创面的愈合和功能恢复。对于小面积创口，自体皮片移植是一种可行的选择。自体皮片来自患者自身，具有良好的相容性和适应性。在进行皮片移植时，医生会选择合适的部位取皮，并将其移植到创面上。通过精细的手术操作，确保皮片与创面紧密贴合，促进创面愈合。

3. 减张处理

电损伤区域的皮肤和软组织常伴有水肿，这会增加组织内的压力，导致进一步的缺血坏死。因此，应进行适度的减张处理。减张处理可以通过切开皮肤和筋膜，释放压力，改善血液循环。同时，还可以使用敷料和绷带进行适当的加压包扎，防止水肿加重。减张处理需要根据患者的具体情况进行调整，避免过度减张或减张不足。

（二）液体复苏与电解质平衡

1. 液体复苏

高压电损伤会导致肌肉和血管的广泛破坏，从而引起大量的体液丢失。因此，需要通过大剂量的液体复苏来维持血容量，防止低血容量性休克的发生。通常采用晶体液（如乳酸林格液）进行补液。在补液过程中，要根据患者的体重、烧伤面积和生命体征等因素来确定补液量和速度。确保尿量充足是液体复苏的重要指标之一，充足的尿量可以反映肾脏的灌注情况。

2. 电解质监测与纠正

在补液的同时，需密切监测电解质水平，尤其是钾离子、钙离子和钠离子。电损伤后，患者容易出现电解质紊乱，这会对心脏和神经系统等重要器官的功能产生不良影响。高钾血症是常见的电解质紊乱之一，可给予钙剂、胰岛素和葡萄糖等药物进行治疗。钙剂可以对抗高钾对心肌的毒性作用，胰岛素和葡萄糖可以促进钾离子进入细胞内，降低血钾浓度。

（三）肌红蛋白尿和急性肾损伤防治

1. 碱化尿液

大量肌红蛋白进入血液后，会对肾脏造成严重的损伤，引发急性肾损伤。碱化尿液是一种有效的防治方法。碳酸氢钠溶液等碱性药物可以使尿液的 pH 升高，防止肌红蛋白在肾小管中沉积。通过碱化尿液，可以减少肌红蛋白对肾脏的损害，降低急性肾损伤的发生风险。根据尿液的 pH 调整碳酸氢钠的用量，确保尿液保持在适当的碱性状态。

2. 利尿治疗

在补液的同时，使用利尿剂（如呋塞米）可以增加尿量，帮助排出肌红蛋白，避免肾脏功能恶化。利尿剂可以促进肾的排尿功能，增加尿液的流量，从而加速肌红蛋白的排出。同时，要密切观察患者的尿量变化，根据尿量调整利尿剂的用量。如果尿量过少，可能需要增加利尿剂的剂量或联合使用其他利尿药物。

（四）心律失常的监测与治疗

1. 心电监测

所有电损伤患者都应进行 24 小时心电监测，尤其是高压电损伤患者。持续的心电监测可以早期发现心律失常，为及时采取治疗措施提供依据。心电监测可以实时记录患者的心电活动，包括心率、心律和心电图变化等。医生会根据心电监测的结果，评估患者的心功能和心律失常的严重程度，制订相应的治疗方案。

2. 药物干预

对于出现心律失常的患者，需要根据具体情况进行药物干预。抗心律失常药物（如利多卡因、胺碘酮等）可以用于治疗不同类型的心律失常。例如，对于室性心律失常患者，可以给予利多卡因静脉注射或持续滴注。对于心房颤动患者，可以使用胺碘酮进行治疗。同时，电解质纠正也是治疗心律失常的重要手段之一。在使用药物干预时，要严格掌握药物的剂量和使用方法，密切观察患者的反应，防止药物不良反应的发生。

三、并发症及其防治

电损伤可能引发一系列的并发症，包括感染、神经系统并发症和长期并发症等。

（一）局部感染与全身性脓毒症

1. 局部感染

电损伤后的创面由于组织坏死及血运不良，为细菌滋生创造了条件，因而容易继发细菌感染。组织坏死使创面成为细菌的温床，而血运不良则导致局部免疫力下降，难以抵御细菌入侵。早期应用广谱抗生素能够广泛覆盖可能的致病菌，降低感染发生的风险。同时，定期进行清创操作，去除坏死组织，保持创面的清洁，为创面愈合创造良好的环境。

2. 脓毒症防治

对于感染严重、出现全身炎症反应的患者，加强脓毒症监测至关重要一旦发现，需及时调整抗生素方案，根据病原菌培养和药物敏感试验结果选择更为敏感的抗生素进行治疗。早期应用血流动力学支持，维持血压稳定，确保重要器官的血液灌注。同时，进行抗炎治疗可以减轻炎症反应，防止脓毒症性休克的发生。

（二）神经系统并发症

1. 神经损伤

电流对神经系统的直接损伤会导致神经传导功能障碍，进而出现麻木、瘫痪等症状。这种损伤可能影响感觉神经和运动神经，给患者的生活带来极大的不便。通过理疗，如电刺激、热疗等方式，可以促进神经的修复和再生。被动运动可以防止肌萎缩，维持关节的活动度。神经康复训练则包括各种针对性的练习，帮助患者恢复部分神经功能。

2. 中枢神经系统损伤

高压电流可能导致中枢神经系统的功能障碍，表现为意识障碍、肌阵挛等。这些症状可能对患者的生命安全造成严重威胁。早期监测脑电活动，能够及时发现中枢神经系统的异常变化。必要时，使用抗惊厥药物和镇静剂进行处理，可以控制症状，减轻患者的痛苦。例如，对遭受高压电损伤的患者进行严密的脑电监测，一旦发现异常，立即采取相应的治疗措施。

（三）长期并发症

1. 创面瘢痕增生与挛缩

电损伤创面愈合后，容易形成瘢痕增生和关节挛缩，这会严重影响患者的肢体功能。压力治疗可以抑制瘢痕的生长，硅胶贴片能够保持创面湿润，促进瘢痕的软化。按摩可以改善局部血液循环，促进瘢痕的修复。同时，进行康复训练可以保持关节的活动度，预防功能障碍的发生。综合运用压力治疗、硅胶贴片、按摩和康复训练等方法，改善瘢痕的外观和质地，提高患者的肢体功能，让患者更好地回归社会。

2. 慢性神经痛

部分电损伤患者可能出现神经病理性疼痛，这种疼痛通常较为剧烈，严重影响患者的生活质量。需要进行镇痛治疗，如使用普瑞巴林、加巴喷丁等药物，可以有效缓解疼痛症状。同时，结合物理治疗，如热敷、按摩、针灸等，可以进一步减轻疼痛。根据患者的疼痛程度和特点，选择合适的镇痛药物和物理治疗方法，可以为患者提供个性化的治疗方案，减轻患者的痛苦，提高患者的生活质量。

第二节　化学烧伤

化学烧伤是由酸、碱或其他有毒化学物质与皮肤或黏膜接触后引起的组织损伤。化学烧伤常见于工业事故、家庭清洁剂误用或意外暴露，造成的损伤范围和深度取决于化学物质的种类、浓度、接触时间和部位。化学烧伤可导致局部组织坏死、严重的全身反应和功能障碍，甚至危及生命。对于化学烧伤的处理，需特别关注创面的及时清洗、中和、感染控制及并发症预防。

一、病理生理机制

化学损伤的病理机制主要与化学物质的物理性质、浓度、接触时间及部位有关。

（一）直接腐蚀性作用

强酸、强碱等化学物质接触皮肤后，会直接与皮肤蛋白质、脂质发生反应，导致组织的凝固性坏死或液化性坏死。

1. 强酸

强酸（如硫酸、盐酸等）具有强烈的腐蚀性。当这些强酸接触皮肤后，会直接与皮肤中的蛋白质和脂质发生反应。强酸会使蛋白质发生凝固性坏死，在接触部位迅速形成干性焦痂。这种焦痂在一定程度上可以限制强酸进一步向深层组织扩展。例如，硫酸溅到皮肤上，会立即引起剧烈疼痛，随后皮肤表面会逐渐形成一层黑色的焦痂。这层焦痂虽然在初期起到了一定的保护作用，但如果处理不当，仍可能导致深层组织的损伤和感染。

2. 强碱

强碱（如氢氧化钠、氢氧化钾等）对皮肤的损害方式与强酸不同。强碱会引发蛋白质液化性坏死，能够深入组织深层。强碱与皮肤接触后，会迅速破坏皮肤的结构，使蛋白质溶解，导致组织液化。这种液化性坏死不仅会损伤皮肤表层，还会对深层的肌肉、血管等组织造成严重破坏。例如，氢氧化钠溶液接触皮肤后，会使皮肤变得柔软、潮湿，甚至出现溃烂。如果不及时处理，强碱会继续向深层渗透，引起严重的出血、感染等并发症。

（二）渗透性和溶解性作用

某些化学物质（如有机溶剂苯、甲苯等）具有很强的渗透性和溶解性。这些有机溶剂能够穿透皮肤表层，溶解皮下脂肪和细胞膜。由于其脂溶性强，容易在体内扩散，造成深层组织损伤。例如，苯可以迅速渗透皮肤，进入血液循环，对神经和血管造成损害。长期接触苯可能导致神经系统功能障碍，如头痛、头晕、记忆力减退等，还可能引起血液系统疾病。

有机溶剂还可通过血液传播，到达远端器官，引发毒性反应和损伤。例如，甲苯进入人体后，可能对肝、肾等器官造成损害，导致肝功能异常、肾衰竭等严重后果。

（三）全身毒性反应

吸收性化学物质进入血液循环后，会引发全身性中毒。这些有毒物质会对神经系统、心血管系统和肾等重要器官造成损伤。例如，氢氟酸具有强吸收性，接触皮肤后，氟离子会迅速被吸收进入血液，引起低钙血症。低钙血症会导致肌痉挛、心律失常等症状，严重时可能危及生命。

苯也是一种有毒物质，长期接触或大量吸入苯会导致肾毒性，引起肾脏功能损害。此外，部分化学物质还可能引发致命性毒性反应。例如，某些农药、重金属等化学物质中毒后，可能导致呼吸衰竭、多器官功能衰竭等严重后果。

二、治疗与修复

化学损伤的治疗与修复重点在于中和化学物质、保护创面和全身支持治疗，根据不同化学物质的特点进行个性化处理。

（一）急性期处理

1. 立即冲洗

接触化学物质后，立即用大量清水冲洗是至关重要的。化学物质在接触皮肤的瞬间就开始对组织造成损伤，而及时的冲洗可以迅速稀释和清除残留的化学物质，减少其对皮肤的进一步伤害。冲洗时间至少应持续 15 ～ 30 分钟，确保尽可能多地将化学物质冲洗掉。对于强碱性物质损伤，由于其具有较强的渗透性，更需要特别注意彻底冲洗，以减少向深层组织渗透。

2. 中和处理

对于特定的化学物质，可以使用适当的中和剂进行处理。例如，氢氟酸损伤可局部应用钙制剂中和。氢氟酸中的氟离子会与体内的钙离子结合，导致全身钙离子紊乱，而钙制剂可以与氟离子结合，减轻其毒性。对于酸烧伤，可考虑使用弱碱性溶液中和，但在选择中和剂时应谨慎，避免引起二次化学反应。在进行中和处理时，应严格按照医生的指导进行。

（二）创面清创与修复

1. 清创与坏死组织去除

化学损伤的创面清创需要尽早进行，以去除坏死组织，减少感染风险。对于液化性坏死的创面，如强碱烧伤，清创必须更加彻底。强碱会使蛋白质液化，坏死组织容易向深层扩展，因此需要及时清除这些坏死组织，防止病情进一步恶化。在清创过程中，医生会根据创面的具体情况，选择合适的方法和工具，尽可能地去除坏死组织，同时避免损伤周围的健康组织。

2. 创面覆盖和湿润处理

（1）生物敷料：因具备良好的生物相容性和透气性在化学烧伤治疗中发挥着重要作用。如猪皮生物敷料，能模拟人体皮肤的部分功能，为创面创造适宜的愈合环境。它可阻挡外部细菌入侵，减少感染概率。同时，其与人体组织的亲和性有助于促进细胞生长和创面修复，加快康复进程。

（2）湿润敷料：通过保持创面湿润，有效减少水分蒸发。如水凝胶敷料，能为创面持续提供湿润环境，这种环境有利于细胞的生长和繁殖。它能促进受损组织的再生，加速创面愈合，减轻患者痛苦，提高治疗效果。

（3）皮片移植或皮瓣修复：当化学损伤深度较大，创面难以自行愈合时，皮片移植或皮瓣修复是可行方案。皮片移植可提供皮肤覆盖，促进创面愈合。对于大面积深度化学烧伤，自体皮片移植能利用自身皮肤修复创面。皮瓣修复则提供更好的血液供应和组织支持，如带蒂皮瓣修复能提高创面的成活率。

3. 创面中和和防护

对于仍可能残留有化学物质的创面，可以使用药物敷料进行中和处理，防止化学残留对皮肤和深层组织的持续破坏。例如，对于氢氟酸烧伤创面，可以使用含有钙制剂的药物敷料进行中和处理。同时，还可以使用抗菌敷料，预防感染的发生。在使用药物敷料时，应根据创面的具体情况选择合适的敷料，并严格按照医生的指导进行使用。

（三）全身支持

1. 电解质和酸碱平衡调整

部分化学物质，如氢氟酸，可引起低钙血症等电解质紊乱。因此，需要密切监测电解质水平，及时发现异常并给予钙剂等补充，防止低钙性心律失常等严重并发症的发生。例如，定期检测患者的血钙水平，根据结果给予静脉注射钙剂或口服钙剂补充。同时，还需要注意酸碱平衡的调整，维持身体的内环境稳定。

2. 补液与利尿治疗

通过补液可以维持循环稳定，保证身体各器官的血液供应。同时，使用利尿剂可以促进毒性物质的排泄，减少对肾脏的损伤。在补液和利尿治疗过程中，需要根据患者的具体情况，调整补液量和利尿剂的种类及剂量。同时，要密切监测患者的尿量、血压、心率等生命体征，以及肾功能等指标，确保治疗的安全有效。

3. 全身解毒治疗

必要时可应用特定的解毒剂，以减轻全身性毒性反应。例如，对于氰化物中毒，可以使用硫代硫酸钠进行解毒。解毒剂的使用需要严格按照医生的指导进行，确保剂量准确、使用时机恰当。同时，要密切观察患者的病情变化，及时调整治疗方案。在进行全身解毒治疗的同时，还需要结合其他支持治疗措施，如维持呼吸功能、保护重要器官等，提高患者生存率。

三、并发症及其防治

化学损伤可引发局部和全身并发症，影响患者的恢复。早期干预和并发症防治有助于提升预后。

（一）局部感染和坏死性筋膜炎

1. 局部感染

化学烧伤创面由于受损组织血供不良，为细菌滋生提供了有利条件，因此容易引发感染。为了预防感染，需要进行早期广谱抗生素预防。在治疗过程中，定期进行清创操作，去除坏死组织，保持创面清洁。同时，使用抗菌敷料如银离子敷料，可以有效减少感染的发生。银离子具有抗菌作用，能够抑制细菌的生长和繁殖。

2. 坏死性筋膜炎

强碱或渗透性强的化学物质容易引发深层组织感染，甚至导致坏死性筋膜炎。这种情况非常危险，需要进行早期清创，及时去除坏死组织。如果感染蔓延，可能需要扩大清创范围，以确保彻底清除感染源。例如，对于强碱烧伤患者，医生会密切观察创面的变化，一旦发现有坏死性筋膜炎的迹象，会立即采取手术治疗，切除坏死组织，防止感染进一步扩散。

（二）电解质紊乱和心律失常

1. 低钙血症

氢氟酸等化学物质容易导致低钙血症，这可能引起心律失常甚至心搏骤停。因此，需要通过补充钙剂来维持血钙稳定。在严重的情况下，可能需要进行静脉注射钙剂。例如，对于氢氟酸烧伤患者，医生会定期检测血钙水平，一旦发现低钙血症，会及时给予钙剂补充，以防止心律失常等严重并发症的发生。

2. 其他电解质失衡

化学物质造成的组织破坏会引起电解质的变化。因此，需要密切监测电解质水平，进行适时补充或纠正，以避免心血管和神经系统并发症。例如，高钾血症可能导致心律失常，低钠血症可能引起脑水肿等。医生会根据电解质检测结果，制订相应的治疗方案，确保患者的电解质平衡。

（三）多器官损伤与中毒性休克

1. 急性肾损伤

某些化学物质（如苯、氢氟酸）具有肾毒性，可能引起急性肾衰竭。为了预防急性肾损伤，需要维持血压和血流动力学稳定，避免低血压引发肾缺血。如果出现急性肾损伤，必要时可行血液透析。例如，对于接触苯的患者，医生会密切观察肾功能指标，一旦发现异常，会及时采取措施，保护肾脏功能。

2. 中毒性休克

某些化学物质可通过血液循环引发中毒性休克，表现为低血压和全身灌注不足。为了防止休克加重，需要通过扩容措施进行治疗。例如，对于中毒性休克患者，医生会迅速给予补液扩容，同时使用血管活性药物提升血压，必要时使用解毒剂清除体内的有毒物质。

（四）长期并发症

1. 瘢痕增生和关节挛缩

深度化学损伤愈合后常伴有瘢痕增生和关节挛缩，这会影响关节的活动。为了减少瘢痕增生，可以通过早期康复锻炼、压力敷料和硅胶贴片等方法进行治疗。如果瘢痕严重影响功能，必要时可行整形手术矫正。例如，患者在创面愈合后，可以进行关节活动度训练，同时使用压力敷料和硅胶贴片抑制瘢痕生长。对于严重的瘢痕挛缩，整形手术可以改善关节的功能和外观。

2. 慢性疼痛与神经损伤

某些化学物质（如氢氟酸）容易引发慢性神经痛和神经病变。在疼痛管理上，可以使用抗神经病理性疼痛药物如普瑞巴林、加巴喷丁等。同时，结合物理治疗可以缓解疼痛症状。例如，对于慢性神经痛患者，医生会根据疼痛程度给予相应的药物治疗，并结合热敷、按摩等物理治疗方法，减轻患者的痛苦。

第二篇
整形与修复

第四章　组织移植

第一节　皮肤移植术

皮肤移植术是整形修复中常用的技术，主要用于处理烧伤、创伤、感染等引起的大面积皮肤缺损，以及其他原因导致皮肤组织缺失的情况。皮肤移植术通过从身体的其他部位取皮移植到缺损区域，促进创面愈合，恢复组织的覆盖，达到改善外观和恢复功能的目的。皮肤移植术分为自体移植、异体移植和异种移植，以自体移植最为常用。

一、常见类型

（一）自体皮肤移植

1. 全层皮肤移植

全层皮肤移植是将供皮区的全层皮肤，包括表皮和真皮完整地移植到受皮区。这种方法适用于面部、手部等对弹性和美观效果要求较高的区域。全层皮肤移植的成活率相对较高，因为它包含了完整的皮肤结构，能够更好地适应受皮区的环境。然而，供皮区的愈合相对较慢，因为全层皮肤的缺失需要较长时间的再生和修复。

2. 部分厚度皮肤移植（中厚皮或薄皮）

部分厚度皮肤移植只取供皮区的部分真皮层，通常分为中厚皮和薄皮两种。这种移植方法创面愈合较快，因为供皮区保留了部分表皮和部分真皮，能够更快地再生。部分厚度皮肤移植适用于大面积创面的覆盖，因为可以从相对较大的供皮区获取足够的皮肤。然而，与全层皮肤移植相比，部分厚度皮肤的弹性和美观度可能稍逊一筹。

（二）异体皮肤移植

异体皮肤移植是从同种异体个体（如亲属或无关供者）采集皮肤进行移植。异体皮肤通常作为临时覆盖材料，用于减轻感染和保护创面。异体皮肤可以提供一定的屏障作用，防止细菌入侵，同时促进创面的愈合。然而，异体皮肤容易引发免疫排斥反应，因为它来自不同的个体，免疫系统会将其识别为异物并进行攻击。因此，异体皮肤需要定期更换，以避免排斥反应加重。

（三）异种皮肤移植

异种皮肤移植是使用动物（如猪）皮肤覆盖创面。异种皮肤主要用于短期保护创面，促进自身组织的愈合。猪皮是最常用的异种皮肤来源之一，因为它的结构与人类皮肤相似，具有一定的生物相容性。然而，异种皮肤的排斥反应较强，因为它与人类的遗传差异较大。因此，异种皮肤需要尽早去除，以免引起严重的免疫反应。

（四）人工皮肤移植

1. 合成材料

（1）胶原蛋白：是人工皮肤移植中常用的合成材料之一。胶原蛋白具有良好的生物相容性和生物可降解性，能够为创面提供结构支撑。它可以模拟皮肤的真皮层结构，促进细胞的黏附、增殖和分化。此外，胶原蛋白还具有一定的保湿性和弹性，有助于维持创面的湿润环境和促进创面的愈合。

（2）透明质酸：也是一种重要的合成材料。透明质酸具有高度的吸水性和保水性，能够在创面形成湿润的环境，促进细胞的生长和创面的愈合。它可以与水分子结合，形成凝胶状物质，填充创面的缺损，为细胞的生长提供支撑。透明质酸还具有抗炎和抗氧化作用，能够减轻创面的炎症反应，促进创面的修复。在人工皮肤中，透明质酸可以与其他材料结合使用，提高人工皮肤的性能。

2. 培养的自体细胞制成的皮肤替代品

培养的自体细胞制成的皮肤替代品在难以愈合的创面治疗中具有重要作用。这种皮肤替代品是通过从患者自身的皮肤组织中提取细胞，进行体外培养和扩增，然后将培养的细胞种植在生物支架上制成的。自体细胞制成的皮肤替代品具有与患者自身皮肤相似的组织学结构和生物学功能，能够更好地适应创面的环境，促进创面的愈合。同时，由于是自体细胞制成，不会引起免疫排斥反应。

二、手术步骤

（一）术前准备

1. 供区和受区的选择

（1）供皮区选择：供皮区通常选择在较为隐蔽的部位，如大腿内侧、臀部等。这样可以在取皮后减少对外观的影响。选择供皮区时，要考虑皮肤的颜色和厚度与受区相匹配，以确保移植后的外观自然。例如，面部受区需要颜色相近、质地较薄的皮肤，大腿内侧的皮肤可能较为适合。同时，供皮区的皮肤应健康无病变，以提高移植的成功率。

（2）受区清创：受区在移植前需进行彻底清创，去除感染或坏死组织。这是确保移植成功的关键步骤。清创过程中，医生会仔细检查创面，使用手术器械或化学消毒剂去除污染物和坏死组织。只有确保受区干净无感染，移植的皮肤才能更好地存活和愈合。

2. 术前清洁与消毒

为了降低感染风险，供皮区和受区在术前必须进行清洁和消毒。可以使用温和的清洁剂清洗皮肤表面，去除污垢和油脂。然后，使用抗菌药物进行消毒，如碘伏、酒精等。对于感染风险较高的患者，可能需要在术前使用全身性抗菌药物预防感染。手术当天，医生会再次对手术区域进行消毒，确保手术环境的无菌。

（二）供皮区取皮

1. 取皮工具选择

供皮区取皮可以使用取皮刀或电动取皮器。取皮刀是一种传统的取皮工具，操作简单，但需要医生具备一定的经验和技巧。电动取皮器则可以更精确地控制取皮厚度，适用于各种不同的需求。根据移植的需要，医生会选择合适的取皮工具。例如，对于全层皮移植，可能需要使用取皮刀进行手工切取；对于部分厚度移植，可以使用电动取皮器调整取皮厚度。

2. 皮肤处理

取下的皮肤应立即放置于生理盐水中保持湿润，避免干燥。干燥的皮肤会影响细胞的活性，降低移植的成功率。生理盐水可以保持皮肤的水分，同时提供一定的营养物质，有助于维持细胞的活力。例如，在取皮后，医生会迅速将皮肤放入生理盐水中，并在移植过程中不断更换生理盐水，确保皮肤的湿润状态。

（三）受皮区准备

1. 彻底清创

受区应进行彻底清创，确保创面无坏死组织或感染。清创过程与供区类似，医生会仔细检查创面，去除所有不健康的组织。同时，要保持创面的微小出血，这有助于移植皮的血管再生。微小出血可以提供生长因子和营养物质，促进移植皮与受区的融合。然后，使用纱布轻轻按压创面，刺激微小出血。

2. 修整受区

根据供皮的大小，修整受区的形状和大小，确保供皮与受区吻合。如果供皮较大，可以将受区边缘适当扩大，以容纳供皮。如果供皮较小，可以将受区边缘修剪整齐，避免浪费。必要时，可将供皮打孔，以利于排出渗出液。打孔可以增加移植皮的透气性，防止积液和感染。如果需要打孔，可以使用特殊的打孔器在供皮上均匀打孔。

（四）固定供皮

1. 固定方法

将供皮平铺于受区，并用缝线、皮肤胶或特殊敷料固定。缝线是最常用的固定方法，可以确保供皮与受区紧密贴合。皮肤胶则可以快速固定供皮，减少手术时间。特殊敷料（如生物敷料、硅胶敷料等）也可以用于固定供皮，同时提供一定的保护作用。在固定过程中，要注意保持供皮的平整和张力适中，避免出现皱褶或过紧的情况。

2. 加压包扎

使用无菌敷料覆盖供皮后，进行加压包扎。加压包扎有助于减少渗出液积聚，促进皮肤与创面的贴合。可以使用纱布、绷带等进行加压包扎，压力要适中，避免过紧或过松。例如，在包扎过程中，医生会根据创面的大小和位置选择合适的敷料和包扎方法。对于关节部位等活动较多的区域，可以使用弹性绷带进行包扎，以提供更好的固定效果。

（五）供区处理

供皮区创面较浅时，一般可自愈。但仍需保持清洁，防止感染。可以使用无菌敷料覆盖创面，定期更换敷料。避免供皮区受到外力摩擦和刺激，以免影响愈合。而全层皮移植的供区需要进行缝合或辅助愈合。缝合可以加快创面的愈合，减少瘢痕形成。辅助愈合方法如使用生物敷料、生长因子等，可以促进创面的修复。

三、术后护理与并发症管理

（一）术后护理

1. 创面护理

（1）保持适度湿润：在术后护理中，创面的适度湿润至关重要。如果皮片过干，容易发生剥离，影响移植效果。湿润敷料或用生理盐水湿润纱布可以维持移植部位的湿度，为皮片的成活创造良好条件。例如，可以定期使用生理盐水轻轻湿润纱布，保持创面的湿润度。同时，要注意观察创面的水分含量，避免过度湿润导致感染。

（2）清洁与更换敷料：根据医嘱定期更换敷料是预防感染的重要措施。在更换敷料时，应小心操作，确保皮片完整且创面清洁。特别要注意观察移植边缘的红肿或渗液情况，这些可能是感染的迹象。例如，更换敷料时，动作要轻柔，避免拉扯皮片。如果发现红肿或渗液，应及时通知医生进行处理，可能需要加强抗感染治疗或调整护理方案。

2. 疼痛管理

（1）术后镇痛：皮肤移植术后通常会有一定的疼痛感，尤其是供皮区。根据患者的具体情况，可以应用非甾体类抗炎药如布洛芬，或弱效阿片类镇痛药（如曲马多）来减轻疼痛不适。例如，对于疼痛较轻的患者，可以先尝试使用布洛芬等非甾体类抗炎药。如果疼痛较为严重，可以考虑使用曲马多等弱效阿片类镇痛药。

（2）局部冷敷：在医嘱允许的情况下，使用冷敷袋短时间冷敷移植部位周围可以缓解疼痛和减少水肿。但要注意冷敷时不应直接接触移植皮片，以免影响愈合。例如，可以将冷敷袋用毛巾包裹后，放在移植部位周围进行冷敷。冷敷的时间一般不宜过长，每次15～20分钟，每天可进行数次。同时，要密切观察患者的反应。

3. 功能康复与活动限制

（1）早期限制活动：术后初期，为了避免牵拉移植皮片导致移植失败，应限制患肢或移植区域的活动，尤其是关节部位。通常在术后3～5天逐渐恢复轻微活动。例如，在关节附近进行皮肤移植后，患者应尽量保持关节处于休息状态，避免过度活动。可以使用支具或石膏等进行固定，限制关节的活动范围。

（2）康复锻炼：待创面稳定后，应根据康复师的指导逐渐开始功能锻炼，以恢复关节的活动度和肌肉的力量。对于移植部位涉及的关节，可以进行逐步增加幅度的活动练习，防止关节挛缩。例如，康复师会根据患者的具体情况制订个性化的康复计划，包括关节屈伸、旋转等活动。在进行康复锻炼时，要循序渐进，逐渐增加活动的难度和强度。

（二）并发症及其管理

皮肤移植术后的常见并发症包括感染、血肿或积液、皮片坏死、瘢痕增生和色素沉着等。有效的并发症管理有助于提高手术成功率，减少术后并发症发生。

1. 感染

术后感染会影响皮片成活。出现感染症状如红肿、发热、渗液增多等时，应及时使用广谱抗生素控制感染，必要时进行局部清创。在术后护理中应严格遵循无菌操作原则，定期更换敷料，保持创面的清洁，避免交叉感染。对于高风险患者，术后可考虑预防性应用抗生素。如发现局部红肿或温度升高，应立即通知医生，及时处理以控制感染的扩散，防止皮片坏死。

2. 移植皮片坏死

术后皮片部分坏死通常发生在血供不良区域。观察移植皮片的颜色变化，若出现发绀色或干瘪现象，可能提示血液供应不足。可采取局部热敷、增加血管扩张药物等方法改善血液循环，促进残存皮片成活。对于已坏死的皮片部分，需要进行清创，去除坏死组织，以减少感染并促进健康组织的再生。必要时可考虑进行二次皮片移植。

3. 瘢痕增生与挛缩

对于有瘢痕增生倾向的患者，术后可使用压力敷料或硅胶贴片，以减少瘢痕组织增生，保持皮肤平整。在术后康复期进行物理治疗和按摩，防止瘢痕挛缩影响关节活动。对于严重挛缩者，需早期干预，避免长期功能受限。对于增生性瘢痕，可在术后较长时间内采用激光治疗（如脉冲染料激光）改善瘢痕外观，减少色素沉着。

第二节　皮片移植

皮片移植是一种广泛应用于整形修复和创面治疗的外科手术方法，通过从供区获取皮肤片移植至缺损区域，促进创面愈合，恢复覆盖功能。皮片移植适用于烧伤、创伤、溃疡、感染或手术后造成的皮肤和软组织缺损，是整形修复手术的重要技术。

一、常见类型

（一）自体皮片移植

1. 薄皮片移植

薄皮片移植是采集表皮和部分真皮，皮片相对较薄。这种移植方式适合大面积覆盖创面，因为可以从相对较小的供区获取较多的皮片。供区愈合较快，能减少患者的痛苦和恢复时间。然而，薄皮片移植后的区域强度和弹性较差，可能在外观和功能上不尽如人意。在护理过程中，需要特别注意保护移植区域，避免外力摩擦和碰撞。

2. 中厚皮片移植

中厚皮片包含表皮和较多真皮层，具有较高的强度、弹性和较好的美观效果。它适合需要较好功能恢复和美观效果的区域，如手部和面部。中厚皮片移植后，皮肤的质地和颜色更接近正常皮肤，能提高患者的生活质量。但是，中厚皮片的采集对供区的损伤相对较大，需要一定的时间恢复。在供区护理方面，要注意保持清洁，避免感染，促进伤口愈合。

3. 全厚皮片移植

全厚皮片移植是取供区的全层皮肤，包括表皮和整个真皮层。这种皮片的强度、弹性和耐久性均较好，常用于小面积缺损的修复，特别是面部等暴露区域。全厚皮片移植后的外观和功能最为接近正常皮肤，但供区需要缝合或特殊护理。供区的愈合时间较长，可能会留下明显的瘢痕。在术后，患者需要遵循医生的建议，进行精心的护理和康复训练。

（二）异体皮片移植

异体皮片移植采用同种异体供者的皮肤。在烧伤或其他紧急情况下，异体皮片通常用于临时覆盖创面，以减轻创面感染风险和体液丢失。异体皮片可以为创面提供一定的保护，促进创面的愈合。然而，由于异体皮片来自他人，会引发较强的排斥反应，最终需要移除。在使用异体皮片的过程中，医生应密切观察患者的反应，及时处理可能出现的排斥现象。

（三）异种皮片移植

异种皮片移植是使用动物皮（如猪皮）短期覆盖创面。猪皮等动物皮具有一定的生物相容性，可以在一定程度上预防感染和保护创面。异种皮片移植通常作为临时保护手段，因为最终会被人体排斥。与异体皮片相比，异种皮片的来源相对广泛，成本较低。但是，异种皮片的排斥反应也较为明显，需要在适当的时候移除。

（四）人工皮片移植

人工皮片移植是使用合成材料（如胶原蛋白）制成的皮肤替代物。人工皮片适用于覆盖难以愈合的创面，尤其是慢性溃疡、烧伤后较为常见。人工皮片可以为创面提供一定的结构支持和保护，促进创面的愈合。与自体皮片、异体皮片和异种皮片相比，人工皮片具有部分优势，如可以大规模生产、不受供体限制等。但是，人工皮片的性能可能不如自体皮片，在美观和功能恢复方面可能存在一定的差距。

二、手术步骤

（一）供区选择和皮片采集

供区的选择对于皮片移植的成功至关重要。应选择隐蔽部位如大腿内侧、臀部等，这些区域相对不影响美观，且皮肤弹性较好、血供丰富，有利于皮片的采集和供区的愈合。使用取皮刀或电动取皮器时，要根据不同的移植需求选择合适的厚度采集皮片。薄皮和中厚皮可以较为容易地直接取下，而全厚皮移植由于取走了供区的全层皮肤，所以需要对供区进行缝合，以促进伤口愈合并减少感染风险。

（二）受区准备

1. 彻底清创

移植区域必须进行彻底清创，确保创面清洁、无坏死组织和感染。这是皮片成活的关键步骤。通过手术或其他方法去除受区的污染和坏死组织，为皮片提供健康的生长环境。例如，对于烧伤创面，要仔细清除焦痂和坏死组织，防止感染扩散到移植的皮片。必要时可以多次清创，确保创面达到最佳状态。

2. 控制出血

受区的出血量需控制在适中水平。少量出血对皮片成活有帮助，因为血液里含有生长因子等利于皮片与创面结合的物质。若出血过多，可能会影响皮片贴合。可采用轻度加压止血的方法，如用纱布轻轻按压受区。这样既能控制出血，又不会对皮片的铺贴造成不良影响。例如，在处理受区时，密切观察出血情况，及时调整按压力度，为皮片移植创造良好条件。

（三）皮片铺贴与固定

1. 铺贴皮片

皮片应平整地铺贴在受区，避免皱折和移位，否则会影响成活和外观。大面积覆盖时，可在皮片上打孔或网状切割，便于排出皮下积液，促进贴合。例如，在进行大面积皮片铺贴时，操作要格外小心，通过细致的调整确保皮片平整。若出现局部隆起或凹陷，可能导致皮片部分区域无法良好成活，影响整体移植效果。

2. 固定皮片

可使用缝线、皮肤胶或缝合钉固定皮片边缘，使其与创面密切贴合。术后覆盖无菌敷料并加压包扎，防止移位和积液。例如，根据皮片位置和大小选择合适固定方法，调整固定力度。若固定不当，皮片在愈合过程中可能出现移位，影响愈合效果，甚至导致移植失败。因此，要确保皮片在整个愈合阶段保持稳定。

（四）供区处理

对于薄皮和中厚皮采集后的供区，由于愈合相对较快，需要保持清洁和干燥，避免感染。可以使用无菌敷料覆盖，定期更换敷料。而全厚皮移植的供区则需要进行缝合，并使用敷料保护，以防感染。例如，在供区愈合过程中，要注意观察有无红肿、渗出等感染迹象，及时处理。同时，要避免供区受到外力摩擦和刺激，促进伤口的愈合。

三、术后护理与并发症管理

（一）术后护理

1. 移植区护理

（1）避免创面挤压：术后保持移植区稳定极为重要。要避免外界压力或摩擦对移植区造成不良影响。在选择体位时，应特别注意不能让身体对皮片产生直接压力，因为压迫可能导致血液循环受阻，进而影响皮片成活。同时，避免穿紧身衣物等可能对移植区产生压力的物品，为皮片创造良好的生长环境。

（2）湿性环境管理：在移植区应用湿润敷料能有效防止皮片过度干燥。湿润环境有助于维持创面的湿润状态，促进表皮再生，降低瘢痕增生的风险。例如，可选择合适的湿性敷料，定期更换，保持创面的湿度适中。同时，观察皮片的状态，若出现异常，及时调整敷料的使用方法。这样能为皮片的生长提供适宜的环境，促进创面的顺利愈合。

2. 营养与水分管理

（1）高蛋白、高维生素食物：术后的营养支持对于移植成活和创面愈合起着至关重要的作用。建议摄入高蛋白、高热量的食物，以满足身体的代谢需求。尤其要增加富含维生素 C、维生素 A 及锌的食物，这些营养素有助于胶原合成及免疫增强。

（2）维持水电解质平衡：充足的水分摄入和电解质平衡有助于创面代谢的正常进行。脱水状态可能会影响愈合，因此要确保患者摄入足够的水分。同时，注意监测电解质水平，如有需要，可通过饮食调整或补充电解质溶液来维持平衡。这样能为创面的愈合提供良好的代谢环境，促进皮片的顺利生长。

3. 康复锻炼和体位管理

（1）限制活动与体位管理：移植后早期应限制活动，特别是移植区在关节等部位的患者。避免移植皮片的过度牵拉及位移，以防止影响皮片的成活。通常在术后 1 ～ 2 周，患者应逐步恢复轻度活动。同时，指导患者正确的体位，避免对移植区造成压力。在恢复活动的过程中，要密切观察皮片的状态，如有异常，及时调整活动强度。

（2）康复理疗：在创面愈合期，应开始循序渐进的康复训练。这有助于预防因术后固定导致的关节挛缩、肌萎缩等并发症，逐步恢复移植区域的功能。例如，可在康复师的指导下进行关节活动度训练、肌肉力量训练等。康复训练要根据患者的具体情况制订个性化的方案，逐渐增加训练的难度和强度。同时，要注意患者的耐受程度，避免过度训练造成损伤。

（二）并发症及其管理

皮片移植术后的常见并发症包括皮片坏死、感染和瘢痕增生等。有效管理并发症可提高皮片移植的成功率，保障创面愈合质量。

1. 皮片坏死

皮片坏死通常与血供不良、感染或皮片挤压有关。早期识别坏死表现如皮片颜色发绀或局部干瘪，有助于及时采取措施。对早期缺血状况可采用局部热敷、低强度理疗等手段促进血液循环，必要时使用血管扩张药物。对坏死区域进行清创，去除坏死组织以预防感染扩散，若坏死面积大，必要时进行二次皮片移植。

2. 感染

术后护理中应严格遵守无菌原则，及时更换敷料，保持创面的干净和无菌。一旦出现感染症状如红肿、发热或渗液增多，应根据感染类型使用适当的抗生素。对于局部感染，可局部应用抗菌药物控制感染。移植术后持续观察创面的状态，如发现感染风险较高或感染加重，应尽早采取引流或清创等措施。

3. 瘢痕增生

压力敷料和硅胶贴片能有效减少瘢痕增生。适当的压力治疗可减少瘢痕的增厚和挛缩。术后逐渐进行理疗、按摩等措施，有助于瘢痕软化，预防挛缩性瘢痕形成。对于有明显增生倾向的患者，早期介入更为重要。在瘢痕稳定后，可选择脉冲染料激光等疗法，减轻瘢痕增生和色素异常，提高外观效果。

皮片移植是一种重要的皮肤修复手段。通过选择合适的供区，采集不同厚度的皮片，对受区进行彻底清创后进行移植。术后应做好创面护理、疼痛管理、功能康复及营养支持等工作。皮片移植能有效修复受损皮肤，促进创面愈合，恢复皮肤功能和外观，为患者带来新的希望，提高生活质量，在临床治疗中具有重要的应用价值。

第三节　皮瓣移植

皮瓣移植是一种在整形修复手术中广泛应用的技术，用于修复深度创伤、大面积皮肤缺损、烧伤、瘢痕挛缩及部分先天性或获得性畸形。皮瓣移植是指将供区的皮肤及其下层组织（如皮下脂肪、肌肉等）连同其血管一起移植到缺损区域，以恢复组织的血供、结构和功能。与皮片移植相比，皮瓣移植适用于需要更好血供、耐压性和弹性的区域，成活率更高，功能恢复更好。

一、常见类型

（一）按血供分类

1. 随机皮瓣

随机皮瓣没有特定的血管支配，主要依靠周围组织的血供来成活。由于血供相对不稳定，通常适用于较小的区域。这种皮瓣在选择时应考虑周围组织的血运情况，以确保皮瓣能够存活。在手术过程中，要尽量减少对周围组织的损伤，以保证皮瓣的血供。如果皮瓣过大，可能会出现血供不足，导致皮瓣坏死。

2. 轴型皮瓣

轴型皮瓣由特定的血管供应，如皮下动脉或肌皮动脉。这种皮瓣成活率高、血供良好，适合较大面积的缺损和重要部位的修复。轴型皮瓣的设计需要根据血管的分布进行，以确保皮瓣能够得到充足的血液供应。在手术中，要准确找到供应血管，并进行精细的吻合，以保证皮瓣的成活和功能恢复。

（二）按移植方式分类

1. 局部皮瓣

局部皮瓣的供区和受区距离较近，通常在原位转移至缺损区。常见的局部皮瓣有推进皮瓣、旋转皮瓣和滑行皮瓣。这些皮瓣的优点是手术操作相对简单，血供可靠。

推进皮瓣适用于线性缺损的修复，可以将周围的皮肤向前推进覆盖创面。旋转皮瓣则适用于圆形或弧形缺损，可以通过旋转周围的皮肤来覆盖创面。滑行皮瓣适用于较大面积的缺损，可以将周围的皮肤向一侧滑动覆盖创面。

2. 远位皮瓣

远位皮瓣是从远离受区的供区取皮瓣，通过皮下隧道或显微外科技术将其移植到受区。这种皮瓣适用于受区周围没有合适供区的情况。例如，对于手部的严重损伤，可能需要从腹部或腿部取皮瓣进行修复。在手术中，要注意保护皮瓣的血供和神经，避免损伤。同时，要确保皮瓣能够顺利通过皮下隧道或进行显微外科吻合，以保证皮瓣的成活。

3. 游离皮瓣

游离皮瓣是完全切断供区血管后移植到受区，再通过显微外科技术在受区与供区血管吻合。这种皮瓣适用于复杂和远距离的皮瓣移植修复。游离皮瓣的手术难度较大，需要高超的显微外科技术。在手术中，要准确找到供区和受区的血管，并进行精细的吻合，以保证皮瓣的成活和功能恢复。同时，要注意术后的护理，避免血管痉挛和血栓形成。

（三）按组织类型分类

1. 皮肤皮瓣

皮肤皮瓣由皮肤和皮下组织构成，适用于浅表缺损的修复。这种皮瓣的优点是手术操作简单，血供可靠。例如，对于小面积的皮肤擦伤或烧伤，可以选择皮肤皮瓣进行修复。在手术中，要注意选择合适的供区，确保皮瓣的颜色和质地与受区相匹配。同时，要注意保护皮瓣的血供和神经，避免损伤。

2. 肌皮瓣

肌皮瓣由肌肉、皮肤和皮下组织构成，适合修复深层组织和骨骼暴露的创面。肌皮瓣的血供丰富，能够提供良好的组织覆盖和支持。例如，对于严重的创伤或肿瘤切除后的创面，可以选择肌皮瓣进行修复。在手术中，要注意选择合适的肌肉和皮肤，确保皮瓣的血供和功能。同时，要注意保护肌肉的神经和血管，避免损伤。

3. 筋膜皮瓣

筋膜皮瓣由皮肤、皮下脂肪和筋膜组成，适合修复需要耐受压力和摩擦的区域。筋膜皮瓣的血供较好，能够提供一定的强度和稳定性。例如，对于足底或手掌等需要承受压力的部位，可以选择筋膜皮瓣进行修复。在手术中，要注意选择合适的筋膜和皮肤，确保皮瓣的血供和功能。同时，要注意保护筋膜的完整性，避免损伤。

二、手术步骤

（一）术前准备

1. 供区和受区的选择

在进行皮瓣移植手术前，需要谨慎选择供区和受区。供区应挑选血供丰富的部位，这样能提高皮瓣的成活率。同时，供区组织应与受区相似，以确保移植后的外观和功能协调。此外，供区最好位于隐蔽部位，如大腿内侧、臀部等，以减小对美观的影响。例如，对于面部缺损的修复，可选择耳后或锁骨下等相对隐蔽的区域作为供区。

2. 评估血供

对供区和受区的血管进行全面评估至关重要。通过选择合适的皮瓣类型和供血血管，能为手术成功提供保障。必要时可进行影像学检查，如CT血管成像（CTA）或彩色多普勒超声。这些检查可以清晰地显示血管的分布和走行，帮助医生确定最佳的手术方案。例如，对于复杂的皮瓣移植手术，术前的血管评估可以大大降低手术风险，提高皮瓣的成活率。

3. 受区清创

确保受区无感染、无坏死组织是皮瓣成活的关键。必要时进行彻底清创，去除所有不健康的组织，为皮瓣提供良好的生长环境。清创过程中要注意保护周围的正常组织，避免损伤重要的血管和神经。例如，对于感染严重的创面，可能需要多次清创，直到创面达到适合皮瓣移植的条件。

（二）供区皮瓣的切取

1. 切取皮瓣

根据受区的形状和大小精心设计皮瓣，用手术刀或电刀精确切取。在切取过程中，要特别注意保持皮瓣的血管和神经结构完整。这需要医生具备精湛的手术技巧和丰富的经验。例如，对于形状不规则的受区，需要设计出合适的皮瓣形状，以确保皮瓣能够完全覆盖创面，同时又不影响供区的功能。

2. 轴型皮瓣和游离皮瓣

在切取轴型皮瓣和游离皮瓣时，保留血管蒂或完整供血血管至关重要。对于游离皮瓣，需要在显微镜下仔细分离和保护供血血管，防止血管损伤。准确测量血管长度和直径，为受区的精确血管吻合做准备。这一过程要求精细操作，稍有不慎可能影响皮瓣的血供，进而影响手术效果和皮瓣成活。

（三）皮瓣转移至受区

1. 局部皮瓣

局部皮瓣通过在供区附近旋转、滑动或推进至受区。转移过程中要调整好位置，确保皮瓣与受区紧密贴合。如面部局部缺损，选择邻近皮肤供区，采用旋转或推进皮瓣修复。这种方法操作相对简单且血供可靠，适合较小缺损修复。

2. 远位或游离皮瓣

远位或游离皮瓣需要完全切断供血血管，再通过显微外科技术在受区重新吻合血管以确保血液供应。例如，手部严重损伤可能从腹部或腿部取皮瓣。手术中要保护皮瓣血供和神经，避免损伤，同时确保血管吻合精确性以保证皮瓣成活。此过程复杂，对医生技术要求高，需谨慎操作，密切关注皮瓣的状态，及时处理可能出现的问题。

（四）血管吻合与固定

1. 血管吻合

游离皮瓣的血管吻合必须在显微镜下进行，将供区血管与受区血管精确连接，确保血液流通顺畅。这是高难度手术操作，要求医生具备高超的显微外科技术。如吻合血管时要注意口径匹配、吻合角度和张力等因素，避免血管痉挛或血栓形成。

2. 皮瓣固定

用缝合线将皮瓣边缘固定在受区创面上，保证皮瓣与创面紧密贴合，避免移位或渗出积液。固定时注意缝合力度和密度，既确保皮瓣稳定又不影响血供。可采用间断缝合或褥式缝合，根据皮瓣大小形状合理固定。例如，在固定皮瓣时，医生要根据实际情况选择合适的缝合方法，确保皮瓣在愈合过程中保持稳定，为皮瓣的成活和功能恢复创造良好条件

（五）供区的处理

对于局部皮瓣供区，通常可以直接拉拢缝合。但如果供区较大，则可能需要另行皮片移植或二期缝合。在处理供区时，要注意保持供区的清洁和干燥，避免感染，促进伤口的愈合。

三、术后护理与并发症管理

（一）术后护理

1. 血供监测与保护

（1）血流监测：术后持续监测皮瓣的颜色、温度和毛细血管充盈情况至关重要。正常血供时，皮瓣颜色为健康粉红，温度与正常体温相近，毛细血管充盈时间在 2 秒内。若出现发绀、发冷、充盈时间延长等异常情况，应立即评估血供是否出现问题。

（2）调整体位：对于下肢皮瓣移植患者，抬高患肢可防止局部血液淤积，减少静脉回流障碍。手臂皮瓣同样应放置在抬高位置以利血液回流。比如，下肢皮瓣移植患者可在腿下垫软枕，调整到合适高度。手臂皮瓣移植可使用吊带等辅助抬高。正确的体位调整有助于维持良好的血液循环，为皮瓣的成活创造有利条件。同时，患者应避免长时间保持同一姿势，以防止压疮发生。

2. 温度和湿度管理

（1）保持适宜温度：术后保持皮瓣区温暖，避免寒冷环境导致血管收缩。可使用毛巾、被子等保暖，但要防止加热器直接作用于皮瓣，以防热损伤。例如，在寒冷季节，可给患者提供足够的保暖物品，但要注意与皮瓣保持一定距离。适宜的温度才有助于维持血管的正常功能，促进皮瓣的血液供应和愈合。

（2）湿润保护：皮瓣创面应保持适度湿润，避免过干导致皮瓣组织失水。湿润敷料或无菌生理盐水纱布有助于维持适宜的湿度，促进愈合。比如，定期更换湿润敷料，确保其始终保持适度的湿润状态。适度的湿润环境有利于细胞的生长和分裂，加速创面的愈合过程。过干的环境会使皮瓣组织失去水分，影响细胞的正常代谢和修复功能。

3. 皮瓣保护与固定

（1）避免牵拉：避免任何过度牵拉皮瓣，尤其是当皮瓣在关节附近时，应限制关节活动，防止皮瓣移动和断裂。通常建议在术后一周内保持相对静止。例如，患者应严格遵守医嘱，避免不必要的活动。如果皮瓣位于关节处，可使用支具等辅助装置限制关节活动范围。过度牵拉可能导致皮瓣受损，影响其成活和功能恢复。

（2）固定装置：使用轻柔绷带或特殊夹板固定皮瓣，以防止移动和位移。同时确保敷料固定不会影响皮瓣的血流情况。固定皮瓣有助于保持其在正确的位置，促进创面的愈合，同时减少因移动而导致的损伤风险。

（二）并发症及其管理

皮瓣移植的术后常见并发症包括血供障碍、血肿、瘢痕挛缩等，及时的干预对保障皮

瓣存活至关重要。

1. 血供障碍

（1）动脉血供不足：动脉血供不足时，皮瓣颜色苍白、发冷且毛细血管充盈延迟。这可能是由于血管吻合口阻塞所致。一旦发现这种情况，应立即检查并采取措施。局部加温可促进血管扩张，改善血供。同时，可使用血管扩张药物。在处理过程中，要密切监测皮瓣状况，观察颜色、温度和毛细血管充盈情况的变化。

（2）静脉回流障碍：表现为皮瓣颜色发绀、发冷并可能伴有肿胀。将皮瓣部位抬高有助于减少静脉回流受阻情况。如果症状无改善，可能需要手术重新评估吻合口。

2. 血肿与积液

血肿表现为皮瓣下方的突起或异常硬化。早期进行穿刺或切开引流非常重要，以免压力增加影响皮瓣血供。同时，要注意无菌操作，防止感染。适当减轻术后包扎压力，可防止血液在皮瓣下淤积。对于皮瓣覆盖较深的创面，需定期检查是否有积液。确保皮瓣下方的血液循环畅通。

3. 瘢痕挛缩

在皮瓣稳定后，逐步进行康复训练，包括按摩、关节活动等。这有助于减少瘢痕挛缩对功能的限制。压力敷料和硅胶贴片可减轻瘢痕增生和挛缩。尤其对于关节部位的皮瓣移植患者，早期使用有助于减少瘢痕增生的风险。若瘢痕挛缩严重，影响美观或功能，可待伤口稳定后进行瘢痕松解术或激光治疗。这可以改善局部外观和功能。

第四节　游离皮瓣移植

游离皮瓣移植是一种高级的整形修复手术，用于修复较大、复杂或远距离的组织缺损。此技术通过显微外科方法，将含有血管的皮瓣完全切离供区，并将其移植到受区，同时将皮瓣的血管和神经与受区的血管和神经吻合，以保持血供和功能。这一技术特别适用于复杂的组织缺损修复，如大面积烧伤、创伤后深层组织缺损、头颈部肿瘤切除后的修复等。

一、手术步骤

（一）术前准备

1. 供区和受区的选择与评估

在进行皮瓣移植手术前，应谨慎选择供区和受区。供区应挑选血供丰富的区域，如前臂、股前内侧、背部等，这些部位的皮肤通常具有良好的弹性和血运，能为皮瓣提供充足的营养支持。同时，供区的皮肤结构应与受区类似，以确保移植后的外观和功能协调。受区则应进行彻底清创，仔细检查并去除所有感染组织，确保创面干净，为皮瓣的成活创造良好环境。

2. 血管和神经评估

通过 CTA（CT 血管成像）或彩色多普勒超声对供区和受区的血管进行详细检查，确保血管足够健康、适合吻合。这些检查可以清晰地显示血管的分布、走行和管径大小，帮助医生判断血管的质量和可行性。同时，也有助于确定最佳的吻合位置和方法。对于神经的评估同样重要，如果供区和受区有神经吻合需求，需要检查神经的完整性和功能状态。

（二）供区皮瓣设计和切取

1. 设计皮瓣

根据受区缺损的形状和大小，精心设计供区皮瓣。在设计过程中，要充分考虑皮瓣的血供、神经分布和组织层次等因素。使用标记笔在供区皮肤上标记皮瓣内的主要血管，以便在切取过程中准确保护血管。例如，对于形状不规则的受区缺损，可以设计一个带有旋转点的皮瓣，通过旋转或推进的方式覆盖创面。同时，要根据受区的需要，确定皮瓣的大小和厚度，确保皮瓣能够完全覆盖创面，同时又不影响供区的功能。

2. 切取皮瓣

在保证皮瓣血供的前提下，小心切取皮瓣。切取过程中，要特别注意保留血管蒂的完整性，因为血管蒂是皮瓣的生命线，直接关系到皮瓣的血供。皮瓣可以包括皮肤、筋膜、肌肉等不同层次的组织，具体的组织层次取决于受区的需求和供区的条件。在切取皮瓣时，要使用锋利的手术刀和精细的手术器械，避免损伤周围的组织和血管。

3. 血管切断

在显微镜下仔细切断皮瓣的供血血管和伴行神经。这一步骤需要高度的技术和耐心，因为血管和神经非常细小，容易受到损伤。在切断血管之前，要确保皮瓣的血供已经通过其他途径得到保障。切断神经时，要注意标记神经的两端，以便在后续的神经吻合过程中准确对接。

（三）受区血管的准备

1. 血管暴露

在受区暴露出适合的动静脉，并仔细分离。这一步骤需要精细的手术技巧和丰富的经验，因为受区的血管可能受到损伤或粘连，需要小心地分离和清理。暴露出来的动静脉应具有良好的血流和弹性，适合与皮瓣的供血血管吻合。例如，对于下肢的创伤，可能需要在受区暴露股动脉和股静脉，通过分离周围的组织和肌肉，找到合适的吻合位置。

2. 清理创面

受区应进行彻底清创，去除所有坏死组织。这是确保术后不发生感染的关键步骤。清创过程中，要使用手术器械和消毒剂仔细清理创面，去除所有污染和坏死的组织。同时，要注意保护周围的正常组织，避免过度清创导致组织缺损。在清创完成后，要用生理盐水冲洗创面，去除残留的细菌和组织碎片，为皮瓣的移植创造良好的环境。

（四）血管和神经吻合

1. 血管吻合

在显微镜下，将供区的动静脉与受区的动静脉进行精确吻合。这是皮瓣移植手术的关键步骤，需要使用显微缝合线和显微技术，确保血管的对接准确、紧密。在吻合过程中，要注意血管的口径匹配、吻合的角度和张力等因素，避免血管痉挛或血栓形成。例如，对于直径较小的血管，可以使用 10-0 或 11-0 的显微缝合线，进行间断缝合或连续缝合。在缝合过程中，要保持血管的湿润，避免干燥和损伤。

2. 神经吻合（如有需要）

如果供区和受区有神经吻合需求，则在显微镜下进行神经吻合。神经吻合的目的是帮助恢复移植区域的感觉或运动功能。在进行神经吻合之前，要仔细检查神经的损伤情况，确定神经的断端位置和长度。然后，使用显微缝合线将神经的两端准确对接，确保神经纤

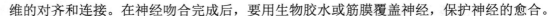

维的对齐和连接。在神经吻合完成后，要用生物胶水或筋膜覆盖神经，保护神经的愈合。

（五）皮瓣的固定和供区处理

1. 皮瓣固定

将皮瓣边缘缝合固定在受区创面上，确保皮瓣与创面贴合紧密。固定过程中，要使用合适的缝合线和缝合方法，确保皮瓣的稳定和牢固。例如，可以使用间断缝合或褥式缝合的方法，根据皮瓣的大小和形状进行合理的固定。同时，要注意避免缝合过紧或过松，影响皮瓣的血供和愈合。在固定完成后，要用无菌敷料覆盖皮瓣，保护皮瓣免受外界污染和损伤。

2. 供区修复

供区创面可根据情况选择直接缝合或用皮片移植覆盖。如果供区创面较小，可以直接缝合，将周围的皮肤拉拢缝合，减少瘢痕的形成。如果供区创面较大，无法直接缝合，则需要用皮片移植覆盖。皮片可以来自患者自身的其他部位，也可以使用人工皮片。在进行皮片移植时，要注意皮片的选择和固定，确保皮片的成活和愈合。

二、术后护理与并发症管理

（一）术后护理

1. 严密血供监测

（1）定期血流评估：术后每 1 ～ 2 小时对皮瓣进行严格的血流评估至关重要。仔细检查皮瓣颜色、温度和毛细血管充盈时间，并详细记录观察结果，以此评估血供是否充足。正常情况下，皮瓣应呈粉红色、保持温暖，且毛细血管充盈时间小于 2 秒。一旦出现异常情况，如皮瓣苍白或发绀等，必须立即报告医生进行处理。

（2）多种监测手段结合：可以结合手持式多普勒超声进行血流监测，这种方法能确保吻合血管通畅。若条件允许，还可采用激光多普勒成像，它能提供更精确的血流数据。

2. 体位管理

（1）保持患肢抬高：为减轻术区的静脉回流压力，在手术初期将患肢抬高是一种有效的方法。这样有助于减轻水肿，促进血液回流。同时，应避免将患肢低位放置，以免血流滞留。例如，可以使用枕头或垫子将患肢抬高至适当高度，同时要注意保持患肢的稳定，避免晃动。定期检查患肢的位置和高度，确保其处于最佳的抬高状态。

（2）避免受压与牵拉：对游离皮瓣尤其要防止牵拉吻合血管的体位。可使用支撑装置或夹板固定受区，防止意外移动。术后应避免用力牵拉、侧卧或弯曲，保持平卧位。可以使用特制的支具或夹板来固定受区，避免皮瓣受到外力的牵拉。同时，要向患者和家属强调保持正确体位的重要性，避免因不当的体位导致皮瓣受损。

3. 避免自主或外部振动

（1）限制大幅度活动：游离皮瓣对血流要求高，因此初期禁止活动移植区域。患者应避免用力咳嗽、打喷嚏或突然移动体位，避免振动对吻合血管的影响。可以为患者提供一些辅助工具，如咳嗽时用手按压胸部，以减轻对皮瓣的振动。同时，密切观察患者的行为，及时纠正不当的动作。

（2）设置缓冲防护：在移植区附近设置缓冲物，防止他人或患者自身因无意碰触移位而导致血管损伤。例如，可以在移植区周围放置柔软的垫子或纱布，起到缓冲作用。同时，要提醒患者和家属注意保护移植区，避免意外碰撞。设置明显的标识，提醒周围人员注意皮瓣的存在，共同为皮瓣的成活创造良好的环境。

（二）并发症及其管理

1. 血管阻塞

（1）动脉阻塞：通常表现为皮瓣苍白、发冷、毛细血管充盈时间延长。一旦发现这种情况，需要立即检查吻合血管。局部温热和血管扩张药物（如硝酸甘油软膏）可帮助恢复血流。局部温热可以促进血管扩张，增加血流。硝酸甘油软膏可以直接作用于血管，扩张动脉，改善血供。如果这些措施无效，可能需要进行二次手术，重新吻合血管或清除阻塞物。

（2）静脉阻塞：表现为皮瓣发绀色、肿胀，伴有触痛。可尝试抬高患肢并进行温敷。严重静脉阻塞时，可能需要切开减压或重新评估吻合部位。

2. 静脉血栓形成

术后严格避免移植区受压是预防血栓的关键。为了预防静脉血栓形成，患者要避免移植区受压，定时更换体位，避免长时间保持同一姿势。对于高风险患者，如患有血液高凝状态的患者，可以使用低分子肝素等抗凝药物进行预防。定期进行多普勒超声检查，监测血流情况。一旦发现血流减慢或停止，要立即进行局部抗凝治疗，如使用肝素钠等药物。同时，可以考虑使用抗血小板药物，如阿司匹林，预防血栓的进一步发展。

3. 慢性瘢痕与挛缩

在皮瓣血供稳定后，进行温和的康复锻炼，逐步增加活动度，防止瘢痕挛缩对关节活动的影响。在愈合后逐步进行物理治疗，通过按摩、压力敷料等方式改善瘢痕，避免过度增生。对于增生性瘢痕，可使用激光疗法和瘢痕内激素注射改善皮瓣的柔韧性和外观。当皮瓣血供稳定后，康复师可以根据患者的具体情况制订个性化的康复计划。

第五节　有蒂皮肤移植术

有蒂皮肤移植术是一种整形外科手术，用于修复局部或邻近区域的软组织缺损。不同于游离皮瓣移植术，有蒂皮肤移植术保持皮瓣的供血血管蒂与供区的连接，确保皮瓣在移植到受区后依靠原始的血供来源成活。这种技术常用于修复面部、四肢等部位的中小面积缺损，以及需要保持供区与受区之间血供连续性的修复情况。

一、常见类型

（一）按蒂部结构分类

1. 随机皮瓣

随机皮瓣没有特定的血管支配，主要依靠皮下丰富的微小血管网来供血。由于血供相对不稳定，通常适用于较小的缺损修复。这种皮瓣在选择时需要考虑缺损的大小和位置，以及周围组织的血运情况。在手术过程中，要尽量减少对周围组织的损伤，以保证皮瓣能够从微小血管网获得足够的血液供应。

2. 轴型皮瓣

轴型皮瓣由特定的血管供应血液，如旋股动脉皮瓣、胸背动脉皮瓣等。这些特定的血管为皮瓣提供了更稳定的血供，使其适合较大范围的缺损修复。轴型皮瓣的设计需要根据血管的分布进行，以确保皮瓣能够得到充足的血液供应。在手术中，要准确找到供应血管，并进行精细的吻合，以保证皮瓣的成活和功能恢复。

（二）按皮瓣移动方式分类

1. 旋转皮瓣

旋转皮瓣是以皮瓣蒂为轴心进行旋转，将皮瓣移到受区。这种皮瓣常用于面部、颈部等邻近缺损的修复。旋转皮瓣的优点是可以利用周围的正常组织来修复缺损，同时保持了局部的解剖结构和功能。在手术中，要注意旋转的角度和方向，确保皮瓣能够完全覆盖创面，同时不影响周围组织的血供。

2. 推进皮瓣

推进皮瓣是通过推进的方式将皮瓣移动到受区。这种皮瓣常用于四肢的浅表缺损修复。推进皮瓣的优点是操作相对简单，血供可靠。例如，对于四肢的线性缺损，可以选择邻近的皮肤作为皮瓣，通过推进的方式覆盖创面。在手术中，要注意推进的距离和方向，确保皮瓣能够完全覆盖创面，同时不影响周围组织的功能。

3. 滑行皮瓣

滑行皮瓣是切开皮瓣两侧，将其沿着皮下滑动至缺损区域。这种皮瓣适用于躯干部和四肢等较平坦部位的缺损修复。滑行皮瓣的优点是可以利用较大面积的皮肤来修复缺损，同时保持了局部的美观。在手术中，要注意切开的深度和方向，确保皮瓣能够顺利滑动，同时不影响周围组织的血供。

（三）按血供模式分类

1. 筋膜蒂皮瓣

筋膜蒂皮瓣的蒂部带有筋膜和皮下组织，以增加皮瓣的血供。这种皮瓣适合耐压部位的软组织修复，如足底、手掌等。筋膜蒂皮瓣的优点是血供较好，能够提供一定的强度和稳定性。

2. 肌皮瓣

肌皮瓣的蒂部带有部分肌肉和肌肉血管，增强了皮瓣的血供和结构强度。这种皮瓣适合深层创面的修复，如肌肉、骨骼等组织的暴露。肌皮瓣的优点是血供丰富，能够提供良好的组织覆盖和支持。例如，对于严重的创伤或肿瘤切除后的创面，可以选择肌皮瓣进行修复。在手术中，要注意保护肌肉和肌肉血管，确保皮瓣的血供和功能。

二、手术步骤

（一）术前准备

1. 供区与受区评估

在进行皮瓣移植手术前，需要根据缺损的位置和面积仔细选择供区。确保供区与受区之间的距离适宜，以便皮瓣蒂能够顺利连接。例如，如果受区在面部，可选择耳后或颈部等相对较近的区域作为供区。评估时要考虑供区皮肤的颜色、质地和厚度是否与受区匹配，以保证移植后的外观协调。同时，还要考虑患者的年龄、身体状况等因素对供区选择的影响。

2. 血供评估

根据解剖特点，选择带血管轴的皮瓣蒂或随机皮瓣。必要时进行影像学检查，如彩色多普勒超声或 CT 血管造影,以确保供血良好。对于轴型皮瓣,要准确确定血管的位置和走行,为手术设计提供依据。对于随机皮瓣,要评估周围微小血管网的血供情况,判断其能否满足皮瓣的成活需求。对于复杂的创面,可能需要结合多种检查手段,全面评估血供。

3. 清创处理

受区应进行彻底清创,去除所有坏死组织。这是确保皮瓣成活的关键步骤。清创过程中要严格无菌操作,避免感染。使用手术器械或化学消毒剂仔细清除受区的污染组织、坏死组织和异物。同时,要注意保护周围的正常组织,避免过度清创导致组织缺损过大。

(二) 皮瓣设计与切取

1. 皮瓣设计

根据受区缺损的形状精心设计皮瓣的形状、大小和蒂部位置。确保皮瓣能够完全覆盖创面,同时考虑到皮瓣的血供和功能需求。例如,如果受区是不规则形状,可以设计一个带有旋转点的皮瓣,通过旋转或推进的方式覆盖创面。在设计过程中,要使用标记笔在供区皮肤上准确标记皮瓣的轮廓和蒂部位置,以便手术时准确切取。

2. 切取皮瓣

按设计切开皮肤及皮下组织,小心保留皮瓣蒂部的血管蒂或轴性血管,以保证血供。切取过程中要使用锋利的手术刀和精细的手术器械,避免损伤周围的组织和血管。例如,对于轴型皮瓣,要在显微镜下仔细分离和保护血管蒂,确保其完整性。对于随机皮瓣,要尽量保留皮下的微小血管网,避免过度剥离。

(三) 皮瓣转移至受区

1. 移动皮瓣

通过旋转、推进或滑动皮瓣,将皮瓣转移至受区创面上。在移动过程中,要注意保持皮瓣的血供,避免过度牵拉或扭曲皮瓣。例如,对于旋转皮瓣,要准确计算旋转角度,确保皮瓣能够完全覆盖创面,同时不影响蒂部的血供。对于推进皮瓣,要注意推进的距离和方向,避免皮瓣张力过大。

2. 蒂部保护

注意避免对皮瓣蒂部的血管压迫或扭曲,确保血流通畅。可以使用柔软的敷料或支撑物保护蒂部,避免外力对其造成损伤。例如,在皮瓣转移后,要将蒂部妥善固定,避免患者的体位变化或活动导致蒂部受压或扭曲。同时,要密切观察蒂部的颜色、温度和毛细血管充盈情况,及时发现并处理血运障碍。

(四) 皮瓣固定

用细缝线将皮瓣边缘与受区创面边缘固定,保持皮瓣在创面上的位置。缝合时要注意针距和缝合的张力,避免过紧或过松。加压包扎皮瓣,避免皮瓣移位和渗出积液。使用无菌纱布和绷带进行适度的加压包扎,注意压力要均匀分布。同时,要观察患者的感觉和血液循环情况,避免包扎过紧导致血运障碍。

(五) 供区处理

若供区皮肤缺损较小,可直接缝合。如果缺损较大,可能需要通过植皮覆盖或待供区自愈。例如,对于较小的供区缺损,可以将周围的皮肤拉拢缝合,减少瘢痕的形成。对于较大的缺损,可以从患者身体的其他部位取皮进行植皮覆盖。如果供区的血供良好,也可以让其自行愈合，但需要密切观察，保持清洁，避免感染。

三、术后护理与并发症管理

（一）术后护理

1. 蒂部保护与血供维护

（1）防止蒂部扭曲和受压：有蒂皮瓣移植术后，蒂部的保护至关重要。应时刻注意避免蒂部受到扭曲、挤压，因为这可能会导致血供受阻，影响皮瓣的成活。根据患者的体位进行调整，如使用特殊的垫子或支撑物，确保蒂部位置不受牵拉或折叠。同时，向患者和家属强调保护蒂部的重要性，避免患者在活动中不小心扭曲蒂部。

（2）温度管理：保持蒂部的温暖环境对于维持血供至关重要。避免血管收缩导致的血流减少，可以使用间接保暖方法，如用被子覆盖受区，但切忌直接加热，以防过热导致皮肤干燥或受伤。例如，在寒冷的季节，可以为患者提供温暖的病房环境，避免温度过低对蒂部血供的影响。同时，要注意观察患者的体温变化，避免过热或过冷。

（3）血供观察：定时检查蒂部和皮瓣的颜色、温度及毛细血管充盈时间是术后护理的重要环节。若出现蒂部变色，如苍白或发绀，提示血供异常，应及时调整蒂部位置。例如，医护人员可以每隔一段时间进行一次检查，记录观察结果，并与之前的情况进行对比。如果发现异常，应立即采取措施，如调整体位、检查敷料是否过紧等。

2. 创面清洁与无菌保护

（1）维持清洁和湿润：移植区和蒂部的清洁与湿润对愈合至关重要。应使用湿润无菌敷料包裹，以保持创面适度湿润。合适的湿性敷料能为皮肤修复创造良好环境，减少瘢痕形成。例如，可选用具有吸收渗出液且能保持湿度的敷料。定期更换敷料过程中，要仔细观察创面，若渗出物增多或有异味，可能是感染迹象，需要及时处理。

（2）避免频繁敷料更换：为减少创面暴露及确保蒂部稳定，应避免频繁更换敷料。根据创面情况和医生建议确定合理更换频率。更换时小心操作，避免刺激蒂部。同时保持敷料清洁、干燥，防止污染。例如，对于较稳定的创面，可适当延长敷料更换间隔。在操作中，动作轻柔，避免拉扯蒂部。这样既能减少患者痛苦，又能降低感染风险。

（3）创面通风：血供稳定后可短时间暴露创面，避免湿气聚集。适当通风能减少细菌繁殖。在医生指导下，选择合适时间暴露创面，但要注意防止污染。同时保持周围环境清洁，定期消毒。例如，可在特定时间段打开敷料，让创面接触空气。但要确保周围环境无灰尘等污染物。定期对病房等环境进行消毒，为创面愈合创造良好的外部条件。

3. 蒂部分离前的准备

（1）逐步减少蒂部负荷：在蒂部分离前，逐步增加受区负重，帮助皮瓣适应分离后的血供变化。根据患者恢复情况，逐渐增加活动量和负重程度。密切观察皮瓣血供，如有异常及时调整。例如，可先从轻微活动开始，逐渐增加负重。同时，通过观察皮瓣颜色、温度等指标，判断血供是否正常。这有助于皮瓣在分离后更好地适应新的血供环境，提高愈合质量。

（2）分离日护理：蒂部分离后应密切观察血供情况，确保皮瓣在新环境下稳定愈合。加强对皮瓣的观察，记录颜色、温度、肿胀程度等指标。如有需要，可使用促进血液循环的药物或物理治疗方法。同时向患者和家属交代注意事项，避免皮瓣受外力损伤。告知患者和家属保护皮瓣的重要性，共同促进皮瓣的顺利愈合。

（二）并发症及其管理

1. 蒂部血供障碍

（1）血管扭曲或挤压：蒂部一旦发生扭曲或挤压，会导致血供受阻。应立即调整蒂部体位，解除蒂部压力，确保血流顺畅。例如，当发现蒂部扭曲或挤压时，应迅速采取措施，如调整患者的体位、松开敷料等。同时，要密切观察皮瓣的血供变化，如有必要，可以进行手术干预，解除血管的压迫。

（2）动脉和静脉血供不平衡：动脉供血不足表现为苍白、毛细血管充盈时间延长，而静脉回流不畅则表现为发绀色、皮瓣肿胀。根据不同的情况采取相应的措施。对于静脉回流不畅，可以将患肢抬高至高于心脏水平的位置，促进血液回流。对于动脉供血不足，可以使用温热的毛巾进行轻柔热敷，但要注意温度不宜过高。

2. 蒂部坏死

（1）早期干预：蒂部坏死可能由血流障碍、感染等原因导致。术后应定时观察蒂部颜色变化，如出现变黑或坏死迹象，应立即进行部分清创，以减少感染扩散的风险。必要时对创面进行细菌培养，根据结果选择合适的抗生素进行治疗。

（2）补救移植：若坏死面积较大，可考虑二次移植，以保证创面闭合和外观修复。例如，如果蒂部坏死面积较大，无法通过清创和保守治疗恢复，应考虑进行二次移植。在进行二次移植前，要对患者的身体状况进行全面评估，制订合理的手术方案。

第六节　随意型皮瓣移植

随意型皮瓣移植是一种不依赖特定血管供血、而是依靠皮下丰富的微血管网供血的皮瓣移植方式。由于不需要保留特定的血管轴，随意型皮瓣在设计和操作上较为简单，常用于修复局部小范围的组织缺损，特别是在面部、手部和其他皮肤较薄、血供丰富的区域。此类皮瓣一般移动距离有限，适用于相邻或附近区域的移植修复。

一、手术步骤

（一）术前准备

1. 供区与受区评估

在进行皮瓣移植手术前，应根据缺损的形状和位置仔细选择供区。通常优先选择相邻区域作为供区，这样可以保证血供的连续性和皮肤颜色的接近性，从而达到良好的功能和美观效果。在评估过程中，要考虑供区皮肤的质地、厚度和弹性等因素，确保与受区的匹配度。同时，还要评估患者的整体健康状况和手术耐受性。

2. 血供和皮瓣尺寸设计

虽然随意型皮瓣依赖于微血管网供血，但仍需要注意供区的皮瓣厚度和尺寸。一般来说，设计的皮瓣不宜过大，以保证血供顺畅。在设计皮瓣时，要充分考虑受区的需求和供区的血供情况。同时，要根据受区的形状和大小，合理设计皮瓣的形状和厚度，以确保皮瓣能够完全覆盖受区，并且血供充足。

3. 受区清创

术前应对受区创面进行彻底清创，去除坏死组织。这是确保皮瓣成活的重要步骤。清创过程中，要严格遵守无菌操作原则，使用手术器械或化学消毒剂仔细清除受区的污染组织、坏死组织和异物。同时，要注意保护周围的正常组织，避免过度清创导致组织缺损过大。在清创完成后，要对创面进行评估，确保无感染迹象，为皮瓣的成活创造良好条件。

（二）皮瓣设计与切取

1. 设计皮瓣形状和大小

根据受区创面的大小和形状精心设计皮瓣。皮瓣的形状和大小应略大于受区，以确保完全覆盖。在设计过程中，要考虑皮瓣的血供和功能需求。例如，如果受区是不规则形状，可以设计一个带有旋转点的皮瓣，通过旋转或推进的方式覆盖创面。同时，要使用标记笔在供区皮肤上准确标记皮瓣的轮廓和大小，以便手术时准确切取。

2. 切取皮瓣

在设计的切口线上切开皮肤和皮下组织，小心保留皮瓣下方的微血管网，以维持血供。切取过程中，要使用锋利的手术刀和精细的手术器械，避免损伤周围的组织和血管。可以在显微镜下进行切取，确保微血管网的完整性。但要注意控制切取的深度和角度，避免切取过深或过浅导致皮瓣血供不足或损伤重要组织。

（三）皮瓣转移

1. 皮瓣移动

切取后的皮瓣沿皮下滑动至受区，调整皮瓣位置，使其覆盖创面并与受区贴合。常见的移动方式有旋转、推进和滑行。在移动皮瓣时，要注意保持皮瓣的血供，避免过度牵拉或扭曲皮瓣。例如，可以使用手术器械轻轻推动皮瓣，避免用力过猛。同时，要根据受区的形状和位置，选择合适的移动方式，确保皮瓣能够完全覆盖创面，并且血供充足。

2. 皮瓣蒂部保护

注意避免皮瓣蒂部的扭曲或压迫，以确保血流通畅。皮瓣蒂部是皮瓣的生命线，直接关系到皮瓣的血供。在转移皮瓣过程中，要使用柔软的敷料或支撑物保护蒂部，避免外力对其造成损伤。例如，可以在蒂部周围放置纱布或海绵，避免蒂部受压。同时，要密切观察蒂部的颜色、温度和毛细血管充盈情况，及时发现并处理血运障碍。

（四）皮瓣固定

用细缝线将皮瓣边缘与受区创面边缘缝合，保持皮瓣与创面的稳定接触。缝合时要注意针距和缝合的张力，避免过紧或过松。适度加压包扎皮瓣，防止渗液积聚和移位。使用无菌纱布和绷带进行适度的加压包扎，注意压力要均匀分布。同时，要观察患者的感觉和血液循环情况，避免包扎过紧导致血运障碍。

（五）供区处理

小范围供区创面通常可直接缝合。如果无法直接缝合，可使用皮片移植进行覆盖，确保供区愈合。在处理供区时，要注意保护供区的血供和神经，避免损伤重要组织。例如，如果供区创面较小，可以将周围的皮肤拉拢缝合，减少瘢痕的形成。如果供区创面较大，无法直接缝合，可以从患者身体的其他部位取皮进行植皮覆盖。

二、术后护理与并发症管理

（一）术后护理

1. 支持皮瓣血流循环

（1）避免局部压迫：随意型皮瓣主要依赖微血管血供，对局部压力极为敏感。术后必须避免对皮瓣区域施加任何压迫或挤压。可通过调整患者体位，如抬高患肢、避免侧卧于移植区等方式，减少外部压力。同时，可使用专门的支架支撑移植区，确保皮瓣上的压力最小化。例如，对于下肢皮瓣移植患者，可使用特制的腿部支架，避免身体重量对皮瓣造成压迫，为皮瓣的血供创造良好条件。

（2）温和加温保护：皮瓣的血流循环相对脆弱，术后适当保持皮瓣区温暖对维持血流通畅至关重要。但要避免直接使用加热垫，因为过高的温度可能导致皮瓣干燥或灼伤。可以采用间接加温的方法，如使用温暖的毛巾轻轻覆盖皮瓣区，或调整病房温度至适宜范围。例如，将病房温度保持在 25℃ 左右，既能让患者感觉舒适，又能为皮瓣提供相对温暖的环境，促进血液循环，同时避免了直接加热可能带来的风险。

2. 固定与稳定皮瓣位置

（1）使用支撑装置：由于随意型皮瓣在受区可能会出现轻微移动，因此需要使用支撑装置来保持皮瓣稳定。夹板、纱布垫等支撑装置可以有效地防止皮瓣位移或因牵拉而导致血供受阻。例如，对于手部皮瓣移植，可以使用定制的夹板固定手部，确保皮瓣在愈合过程中保持稳定位置。同时，要定期检查支撑装置的固定情况，及时调整以适应皮瓣的变化。

（2）防止皮瓣拉扯和移位：术后护理过程中，要严格避免任何拉扯皮瓣的动作。特别是当移植区靠近关节等活动频繁的部位时，更应小心谨慎。应限制移植区附近关节的活动，待血供稳定后再逐步恢复轻度活动。例如，对于膝关节附近的皮瓣移植，可使用支具限制膝关节的活动范围，避免皮瓣受到不必要的拉扯。同时，向患者和家属强调保护皮瓣的重要性，共同防止皮瓣的拉扯和移位。

3. 营养支持与补液管理

（1）高蛋白饮食：术后提供富含蛋白质和维生素的食物，对促进创面愈合和胶原蛋白合成、助力皮瓣稳定愈合具有重要意义。富含蛋白质的食物如瘦肉、鱼类、蛋类等，以及富含维生素 C、维生素 A、锌等的食物，如柑橘类水果、胡萝卜、坚果等，都有助于提高身体的修复能力。

（2）电解质和血容量维持：皮瓣移植对代谢需求较高，术后应维持充足的液体摄入和电解质平衡，以防止血容量下降影响微循环血供。患者应按照医嘱摄入足够的水分，同时通过监测电解质水平，及时调整补充。对于出现电解质紊乱的患者，及时给予相应的治疗，确保血容量和电解质平衡处于正常范围，为皮瓣的顺利愈合提供良好的生理环境。

（二）并发症及其管理

1. 血供不足

随意型皮瓣因其微血管血供易受影响，血供不足会表现为皮瓣颜色苍白或发绀。可采取温和加温、抬高患肢或局部轻度按摩等方法改善血流，若无效则应进一步检查血供状况。使用局部低剂量血管扩张药物（如硝酸甘油软膏）有助于改善微循环，同时可以用温水泡敷或红外线理疗来辅助血流恢复。

2. 感染

术后严格执行无菌操作，避免不必要的创面暴露。敷料更换时注意无菌环境，并根据需要使用抗菌敷料减少感染风险。一旦发现感染迹象如红肿、渗液，应及时应用抗生素控制感染。局部可使用抗菌喷雾或药膏进一步防护感染蔓延。若感染导致部分组织坏死，需尽早进行清创，去除坏死组织，防止感染向深层扩散。

3. 瘢痕增生和挛缩

术后早期使用轻柔的压力敷料或硅胶贴片，以预防瘢痕增生和挛缩，特别是在关节等部位，防止瘢痕影响活动。待皮瓣血供稳定后，可逐步进行按摩和物理治疗，防止挛缩和僵硬，保持皮肤柔软度和弹性。对于增生性瘢痕，可以考虑在后期使用激光疗法或局部注射类固醇，帮助改善外观并减少瘢痕硬度。

第七节　皮瓣移植延迟术

皮瓣移植延迟术（Flap Delay Procedure）是一种特殊的皮瓣移植技术，主要通过逐步分离皮瓣的部分血管供应，使皮瓣在逐渐适应减少的血供后增强血管网络，从而提高皮瓣的成活率。这种方法适用于预期移植的皮瓣血供不足或皮瓣设计较大、血管网络较弱的情况，常用于复杂部位、大面积缺损修复、皮瓣需要远距离转移等需要增强皮瓣血供的情境。

一、手术步骤

皮瓣移植延迟术通常分为两个或三个阶段进行，每个阶段逐步减少皮瓣的血供。

（一）第一阶段：皮瓣设计与部分血管分离

1. 皮瓣设计

根据受区缺损的大小和形状精心设计皮瓣。准确测量缺损区域的长度、宽度和深度等参数，以此确定皮瓣所需的形状和大小。在供区皮肤上使用标记笔清晰地标记出皮瓣的轮廓及蒂部的位置，确保设计的合理性和准确性。例如，对于面部的缺损，可以根据周围正常皮肤的纹理和颜色，设计出形状相似、大小合适的皮瓣，以实现最佳的修复效果。

2. 部分血管分离

切断皮瓣周围的部分血管，这是一个需要高度精准操作的步骤。在显微镜下，使用精细的手术器械小心地分离并切断那些对皮瓣成活影响较小的血管，使皮瓣在减少血供的情况下仍能存活。同时，保留主要的蒂部血管供应，以维持皮瓣的基本成活条件。例如，对于较大面积的皮瓣，可以逐步切断一些次要的血管分支，确保在不影响整体血供的前提下进行操作。

3. 皮瓣固定

将皮瓣置于原位，进行缝合并加压包扎。使用细缝线将皮瓣边缘与周围正常组织缝合固定，确保皮瓣的位置稳定。然后，使用无菌纱布和绷带进行适度的加压包扎，观察皮瓣对减少血供的适应情况。在包扎过程中要注意压力的均匀分布，避免局部压力过大影响血供。同时，密切观察皮瓣的颜色、温度和肿胀程度等指标，及时发现并处理可能出现的问题。

（二）第二阶段：进一步减少血供

1. 进一步分离血管

在皮瓣适应了初步的血供减少后，进行进一步的血管分离操作。更加小心地分离皮瓣蒂部周围的血管，逐渐减少皮瓣的血供来源。这个过程需要谨慎控制，使皮瓣逐步适应进一步减少的血流，同时诱导皮瓣内部血管网络的扩展。例如，可以通过逐步切断一些较小的血管分支，观察皮瓣的反应，调整分离的速度和程度，以确保皮瓣的安全。

2. 观察与评估

继续密切观察皮瓣的颜色、温度和弹性等指标。通过这些指标可以判断皮瓣在减少血供情况下的存活和适应情况。例如，正常的皮瓣应该保持一定的温度和弹性，颜色红润。如果出现皮瓣颜色变暗、温度降低或弹性变差等情况，可能意味着血供不足，需要及时调整操作或采取相应的措施。同时，还可以使用辅助检查手段，评估皮瓣内部的血流情况。

（三）第三阶段：完全切除血管蒂并移植

1. 切断主要血管蒂

当皮瓣已适应减少的血供后，进行关键的一步操作，即切断皮瓣的主要蒂部血管，将皮瓣完全分离。这需要在确保皮瓣内部已经建立了足够的侧支循环的情况下进行，以保证皮瓣在移植后能够存活。例如，在切断主要血管蒂之前，可以再次使用多普勒超声等检查手段，确认皮瓣内部的血流情况。同时，要做好应急准备，一旦出现问题能够及时采取措施处理。

2. 皮瓣转移至受区

将皮瓣移植到受区，仔细调整皮瓣的位置，使其与受区紧密贴合。使用细缝线将皮瓣边缘与受区创面边缘缝合固定，确保皮瓣的稳定性。例如，可以根据受区的形状和大小，对皮瓣进行适当的修剪和调整，以实现最佳的贴合效果。同时，要注意缝合的技巧和方法，避免过紧或过松影响血供和愈合。

3. 加压包扎

使用无菌纱布和绷带进行适度的加压包扎，防止渗液积聚，促进皮瓣和创面的贴合。在包扎过程中要注意压力的大小和均匀性，避免局部压力过大导致血供障碍。同时，要定期观察皮瓣的情况，及时调整包扎的力度和方式，确保皮瓣的顺利愈合。

二、术后护理与并发症管理

（一）术后护理

1. 皮瓣血供监测

（1）动态观察血供：术后密切监测皮瓣的颜色、温度和毛细血管充盈情况至关重要。这是评估血供是否正常的关键指标。健康的皮瓣通常呈现粉红色，温度与周围正常组织相近，且毛细血管充盈时间不超过 2 秒。医护人员应定时进行观察并记录，若出现苍白、发冷或发绀等异常情况，可能意味着血供受阻或缺氧。此时应立即进行进一步检查和处理。

（2）局部加温：维持适度温暖有助于改善皮瓣的血流量。可通过间接加温的方式，如使用温暖的毛巾覆盖在皮瓣周围，但要避免直接加热，以防过热影响皮瓣成活。可将毛巾用温水浸湿后拧干，轻轻覆盖在皮瓣区域，保持温度适中。同时，要密切观察皮瓣的反应，避免温度过高导致皮肤干燥或受损。

2. 创面与蒂部保护

（1）防止牵拉和扭曲：术后初期，移植区应避免活动，以防止蒂部牵拉、扭曲，从而影响血流。移植区需保持适当的静止状态，直到血供稳定为止。例如，可以使用固定装置（如夹板或支具）来限制移植区的活动。同时，向患者和家属强调保持静止的重要性，避免因不当活动导致蒂部受损。在患者休息和活动时，要密切观察蒂部的位置和状态。

（2）固定和支撑：使用无菌纱布、夹板或其他支撑装置轻柔固定皮瓣和蒂部，可防止因位置移动而影响皮瓣的稳定性。避免受区直接受压，以免阻碍血液循环。对于需要特殊固定的部位，可以使用定制的夹板或支撑装置，确保皮瓣和蒂部在正确的位置上。同时，要定期检查固定和支撑的效果，及时调整以适应皮瓣的变化。

（3）分次分离护理：在逐步分离蒂部的过程中，护理应格外小心。这是为了保证皮瓣逐步适应减少的血供，并在分离部位保持清洁和无菌。分离过程中，要严格遵守无菌操作原则，使用精细的手术器械进行操作。分离后，要密切观察皮瓣的反应，及时处理可能出现的问题，如出血、感染等。同时，要保持分离部位的清洁，定期更换敷料，促进创面的愈合。

3. 创面护理与敷料管理

（1）适度湿润：创面敷料保持适度湿润，可防止皮瓣干燥，为愈合创造良好环境。湿润的环境有助于促进细胞生长和修复，减少瘢痕形成。例如，可以选择具有保湿功能的敷料，如湿性敷料或含有透明质酸的敷料。定期检查敷料的湿度，根据需要进行更换或补充水分。同时，要注意观察创面的情况，如有渗出物增多或异味，应及时处理。

（2）更换敷料的频率：尽量减少敷料更换次数，以减少对创面的刺激和摩擦。每次更换时，要严格保持无菌操作，避免不必要的感染风险。例如，根据创面的情况和医生的建议，确定合理的敷料更换频率。在更换敷料时，要小心操作，避免对皮瓣和创面造成损伤。同时，要注意观察创面的愈合情况，如有需要，可以调整敷料的类型或更换频率。

（二）并发症及其管理

1. 血供不足

（1）动脉供血不足：通常表现为皮瓣颜色苍白或发冷。首先应调整体位，保证患肢抬高，以促进血液回流。若持续存在供血不足的情况，可使用局部温敷，如用温热的毛巾轻轻覆盖在皮瓣区域，以促进血管扩张。同时，可以应用血管扩张剂，如硝酸甘油等，但要注意剂量和使用方法。必要时，考虑再次评估蒂部状况，查找可能的阻塞或狭窄部位。

（2）静脉回流障碍：表现为皮瓣发绀、肿胀。此时应确保创面适度减压，可抬高患肢，促进静脉回流。同时，可以进行温和按摩，但要注意力度和方法，避免对皮瓣造成损伤。必要时进行局部减压，如切开减压或使用负压吸引装置，以减少静脉高压导致的淤积。同时，要密切观察皮瓣的变化，及时调整减压措施。

2. 皮瓣部分坏死

皮瓣局部坏死通常由于血供不足或感染引起。术后要密切观察皮瓣是否出现变黑、干瘪等表现。若出现坏死，应尽早去除坏死组织，以防进一步感染扩散。对于部分坏死的皮瓣，可以尝试微波理疗等局部加温措施，促进血液循环和残存组织的存活。同时，要注意控制治疗的时间和温度，避免对周围正常组织造成损伤。

3. 感染

术后严格遵守无菌操作，保持创面的干燥和清洁，定期更换敷料，避免创面受污染。对于高风险患者，可早期使用广谱抗生素预防感染。若有感染迹象，如红肿、渗液增多等，应进行抗生素治疗，同时视需要进行局部清创。例如，在手术过程中，严格遵守无菌操作规范，使用无菌器械和敷料。术后，保持创面干燥，避免沾水或受到其他污染。对于容易感染的患者，如糖尿病患者或免疫力低下的患者，可以在医生的指导下早期使用广谱抗生素进行预防。

第八节 轴型皮瓣移植概述

轴型皮瓣移植是一种基于特定血管轴的皮瓣移植方法，利用皮瓣下的主干血管供应血液，使皮瓣具有较强的血供、成活率高、耐受较远距离的转移，适用于修复中大面积的软组织缺损。轴型皮瓣因其丰富的血供和良好的成活率，广泛应用于创伤修复、烧伤、肿瘤切除术后缺损填补等情况。

一、常见类型

（一）轴向皮瓣

轴向皮瓣的血供主要依赖于皮下血管网的轴向血供。在人体中，其主干血管通常沿着特定的解剖走向分布。如前臂的桡动脉逆行岛状皮瓣，就是一种典型的轴向皮瓣。这种皮瓣具有良好的血供，能够为移植部位提供充足的营养支持，从而确保皮瓣的成活。同时，轴向皮瓣还具备一定的灵活性，可以根据不同的创面需求进行设计和调整。它非常适合中小面积的皮肤修复，在临床应用中发挥着重要作用。

（二）肌皮瓣

肌皮瓣由肌肉组织及覆盖其上方的皮肤层组成，主要由肌肉中的主要血管供血。如胸大肌皮瓣，在临床上被广泛应用于胸部、面部和头颈部的缺损修复。肌皮瓣的优势在于它可以提供较大的组织块，能够有效地填充深层缺损。同时，由于其血供丰富，肌皮瓣具有良好的成活率。在手术过程中，医生会根据患者的缺损情况，选择合适的肌皮瓣进行修复。此外，肌皮瓣还可以与其他组织瓣联合使用，以达到更好的修复效果。

（三）穿支皮瓣

穿支皮瓣通过供区的皮下穿支血管供血。由于其供血血管较细小且分布较多，穿支皮瓣具有更大的灵活性。这种皮瓣非常适合需要精细覆盖的小范围区域，如头面部等部位。穿支皮瓣可以根据创面的具体形状和大小进行个性化设计，从而实现更加精准的修复。在手术中，医生需要借助先进的影像学技术和精细的手术操作，准确地找到穿支血管，并确保皮瓣的血供稳定。穿支皮瓣的应用为小范围精细修复提供了一种有效的解决方案。

二、手术步骤

轴型皮瓣移植手术涉及细致的解剖结构识别和血供保障，以确保皮瓣的成活和功能恢复。

（一）术前设计

1. 选择皮瓣类型和供区

根据缺损部位的具体位置、形状及大小，仔细选择适当的皮瓣类型和供区。如果缺损部位在面部，可能会选择颜色、质地相近的供区，如耳后皮肤等。同时，要考虑皮瓣的血供情况和成活率。通过对患者身体状况和缺损部位的综合评估，确定最佳的皮瓣方案。然后在皮肤表面标记供血血管走向，为后续手术操作提供清晰的指引。

2. 检查供区皮肤弹性

认真检查供区皮肤的弹性，这对于确定皮瓣的大小、厚度及供血范围至关重要。如果供区皮肤弹性较差，可能无法提供足够大的皮瓣，或者在切取皮瓣后会对供区造成较大的损伤。通过触摸、拉伸等方法评估皮肤弹性，结合缺损部位的需求，合理确定皮瓣的参数。同时，要考虑供区的美观和功能影响，尽量选择在隐蔽部位或对功能影响较小的区域作为供区。

（二）皮瓣切取

1. 精确切割皮瓣周边皮肤和组织

按照设计切取皮瓣时，要确保精确切割皮瓣的周边皮肤和组织。这需要使用锋利的手术器械和精细的操作技巧。在切割过程中，要避免损伤周围的神经、血管等重要结构。同时，要注意保持皮瓣的完整性和血供。例如，对于轴向皮瓣，要沿着主干血管的方向进行切割，避免损伤血管；对于肌皮瓣，要包含肌肉层，确保皮瓣的血供和营养供应。

2. 不同类型皮瓣的切取方法

若选择轴向皮瓣，应严格沿主干血管的解剖走向切割。这样可以确保皮瓣的血供稳定，提高皮瓣的成活率。在切割过程中，要小心分离血管周围的组织，避免损伤血管。如果是肌皮瓣，需要包含肌肉层，这就要求在切取时更加谨慎，避免损伤肌肉中的主要血管和神经。同时，要根据缺损部位的需求，合理确定肌肉层的厚度和范围。

（三）血管分离与显露

1. 清晰分离血管蒂

清晰分离皮瓣的血管蒂对于确保充分的血流供应至关重要。在分离过程中，要使用精细的手术器械和显微手术技术。通过小心地分离周围的组织，暴露血管蒂，并确保其完整性。同时，要注意避免损伤血管，以免影响皮瓣的血供。

2. 显微手术确认血管状态

血管分离与显露过程中常需要进行显微手术来确认血管状态。在显微镜下，可以更加清晰地观察血管的口径、内膜情况及是否存在血栓等问题。如果发现血管有损伤或者病变，应及时进行处理。例如，可以进行血管吻合或者修复，确保血管的通畅性。对于游离皮瓣移植，更是需要在显微镜下精确吻合供区和受区血管，以保证皮瓣的血供和成活。

（四）皮瓣转移和固定

1. 确保血供顺畅

将皮瓣转移至缺损区时，要确保其在移植位置的血供顺畅。这需要在转移过程中小心操作，避免扭曲、拉伸或者压迫皮瓣的血管。同时，要根据缺损部位的形状和大小，合理调整皮瓣的位置，确保皮瓣能够完全覆盖缺损区域。例如，可以使用手术器械轻轻托起皮瓣，避免直接用手接触皮瓣，以免损伤血管。

2. 使用吸收缝线固定皮瓣边缘

使用吸收缝线固定皮瓣边缘，保持皮瓣表面平整。吸收缝线可以在一定时间内被人体吸收，避免了拆线的痛苦和二次损伤。在固定皮瓣边缘时，要注意缝线的张力适中，既不能过紧导致皮瓣缺血，也不能过松导致皮瓣移位。同时，要确保皮瓣边缘与缺损区域的皮肤紧密贴合，促进愈合。

（五）供区关闭

1. 选择关闭方式

供区的皮肤通常使用皮肤移植或直接缝合，以减少供区的损伤。如果供区皮肤缺损较小，可以直接进行缝合。在缝合过程中，要注意保持皮肤的张力适中，避免过紧导致伤口裂开或者影响局部血液循环。如果供区皮肤缺损较大，无法直接缝合，则需要进行皮肤移植。可以从患者身体的其他部位取皮，如大腿内侧、腹部等，进行移植覆盖供区创面。

2. 减少供区损伤

无论采用哪种关闭方式，都要尽量减少供区的损伤。在手术过程中，要注意保护供区的神经、血管等重要结构，避免影响供区的功能。同时，要注意供区的美观，尽量选择在隐蔽部位取皮，或者采用美容缝合技术，减少瘢痕的形成。在术后，要对供区进行妥善的护理，保持伤口清洁、干燥，促进伤口愈合。

三、术后护理与并发症管理

（一）术后护理

1. 血供监测

术后密切观察皮瓣颜色、温度和毛细血管充盈时间是至关重要的。医护人员应定时进行检查，通常每小时观察一次。正常情况下，皮瓣颜色应与周围正常皮肤相近，呈现红润色泽。如果出现颜色改变，如变暗、苍白等，或者温度下降，都可能是血供不足的表现。这可能是血管痉挛、血栓形成或者压迫等原因引起的。一旦发现这些异常情况，应立即通知医生进行进一步的检查和处理，以确保皮瓣的成活。

2. 感染控制

采用无菌敷料覆盖伤口是预防感染的重要措施。无菌敷料可以有效地阻挡外界的细菌和污染物，减少感染的风险。每天更换敷料可以确保伤口的清洁和干燥，同时也可以及时发现感染的迹象。如果出现红肿、热痛等感染表现，需要立即处理。医生可能会进行伤口分泌物的培养和药物敏感试验，以确定感染的病原菌，并选择合适的抗生素进行治疗。

3. 镇痛及抗凝治疗

根据医生建议，合理使用镇痛药物可以减轻患者术后的不适。术后疼痛可能会影响患者的休息和恢复，因此适当的镇痛治疗是必要的。同时，根据血管情况，可能需要低剂量的抗凝剂以防血栓形成。血栓是皮瓣手术的严重并发症之一，可能会导致皮瓣的血供中断，影响皮瓣的成活。但在使用抗凝剂时，要密切观察患者的出血情况，如有异常应及时调整药物剂量。

4. 活动限制

保持皮瓣及其受区无压力是非常重要的。患者应避免伸展、弯曲等动作，以防止血管扭曲或断裂。特别是在术后早期，皮瓣的血供尚未完全稳定，任何不当的活动都可能对皮瓣造成损伤。可以使用支具或固定装置来限制患者的活动范围，确保皮瓣的安全。同时，要向患者和家属进行详细的健康教育，让他们了解活动限制的重要性，共同配合做好术后护理。

（二）并发症管理

1. 血管危象

血供不足是皮瓣手术的最常见并发症，通常发生于术后 48 小时内。血管危象表现为皮瓣变暗、温度下降，这是由于血管痉挛、血栓形成或者压迫等原因引起的。一旦发现血管危象，应立即检测血管通畅性。可以通过多普勒超声、血管造影等检查方法来确定血管的情况。如果发现血管堵塞，必要时可进行再吻合或解除血管压迫。

2. 皮瓣坏死

若皮瓣出现部分或完全坏死，通常与血供不足或术中损伤有关。对于部分坏死，可以通过清创促进愈合。清创可以去除坏死组织，减少感染的风险，同时也可以刺激周围的健康组织生长，促进创面的愈合。如果皮瓣完全坏死，则需要考虑二次移植或其他修复方案。在决定二次移植之前，要对患者的身体状况进行全面评估，确定患者是否能够耐受再次手术。

3. 感染

术区或供区感染可能引发皮瓣的部分坏死。感染是皮瓣手术的严重并发症之一，可能会导致皮瓣的血供中断，影响皮瓣的成活。如果出现感染迹象，需要进行抗生素治疗。医生会根据感染的严重程度和病原菌的类型选择合适的抗生素。严重者可能需要再次手术清创，去除感染组织，促进创面的愈合。同时，要加强感染的预防措施。

4. 供区并发症

供区皮肤移植后可能发生的并发症包括瘢痕增生和皮肤张力不良。瘢痕增生可能会影响供区的美观和功能，皮肤张力不良可能会导致伤口裂开或愈合不良。为了减少这些并发症的发生，需要在术后进行皮肤护理和弹性带压迫治疗。皮肤护理可以包括保持伤口清洁、使用保湿剂等。弹性带压迫治疗可以减少瘢痕增生，促进伤口的愈合。同时，要定期对供区进行检查，及时发现并处理并发症。

第九节　头颈部常用的轴型皮瓣移植

在头颈部的重建和修复中，轴型皮瓣移植是一种关键的技术，利用特定血管的供血支持皮瓣移植，以保证皮瓣的血供稳定和成活率高。头颈部区域涉及面部的外观、功能性器官的保护和重建，轴型皮瓣移植在肿瘤切除、外伤后的组织缺损修复中应用广泛。

一、颞浅动脉皮瓣

（一）解剖特征

1. 供血来源

颞浅动脉皮瓣的血供来自颞浅动脉，该动脉起源于颈外动脉，并在耳前及颧骨区域向上分布，形成广泛的血管网，深入至颞部皮肤和皮下组织。颞浅动脉的分支走行较浅，便于在手术过程中清晰地观察和保护供血结构。血管分支的解剖关系明确，减少了分离时的操作难度，确保切取皮瓣后可以有效吻合，维持充分血流量。颞浅动脉的供血在头颈部皮瓣手术中属于浅表层级，能够为皮瓣提供稳定而充足的血供，术后成活率高。

2. 皮瓣组成

颞浅动脉皮瓣主要由皮肤和皮下组织构成，组织较薄，适合于面部和颞部浅表软组织缺损的覆盖和修复。皮瓣薄而柔软的结构使其能够贴合颞部和面部的自然曲线，适应复杂的解剖轮廓需求，尤其在鼻翼、耳郭等区域可以提供细致的修复效果。皮瓣的薄度和柔韧性允许根据受区的形状和结构进行塑形，确保覆盖后能够紧密贴合在缺损区域上，既保证了美观效果，又满足功能性的恢复需求。

3. 解剖位置优越

颞浅动脉的解剖位置靠近颞部和耳郭区域，使其在面部软组织缺损修复中切取和操作较为便捷。位于颞部的切口可以巧妙隐藏于发际线内，术后瘢痕不明显，对美观影响较小。由于其解剖位置邻近面部缺损常见部位，颞浅动脉皮瓣可以在短时间内完成供区切取，减少术中操作时间和损伤风险。此外，颞浅动脉皮瓣的取材位置接近面颊、耳周和眼眶周围，使其在美学修复上具备优势。

（二）适应证

1. 耳郭和头皮缺损修复

颞浅动脉皮瓣广泛用于耳郭和头皮缺损的修复。耳郭解剖复杂且组织薄，对供血要求高，颞浅动脉皮瓣的血供充分、柔软且贴合性好，能够自然地覆盖耳郭的弯曲结构，恢复耳部的形态和功能。头皮缺损常因肿瘤切除或外伤造成，而颞浅动脉皮瓣可有效填补头皮缺损区域，血供稳定的特点也降低了术后坏死的风险。

2. 面部浅层软组织修复

颞浅动脉皮瓣适用于面部浅层缺损修复，尤其是在鼻翼、颧骨和上颌区域的软组织覆盖需求中表现优异。面部的美观需求高，颞浅动脉皮瓣因其血供可靠且组织较薄，非常适合细致的面部修复需求。其柔软的特性和高血供适应面部精细结构的覆盖，能够满足美学和功能的双重修复。

3. 颞区瘢痕重建

颞浅动脉皮瓣在颞部及面部浅表瘢痕的重建中具有重要作用，尤其适用于因外伤、手术或烧伤造成的瘢痕修复。皮瓣的薄度和弹性能够更好地贴合瘢痕部位，与正常皮肤的纹理融合效果好，使修复后的皮肤平整、自然。该皮瓣适合需要精确覆盖的瘢痕修复，可降低术后瘢痕收缩的风险，提供美观和功能性兼具的修复。

（三）优点

1. 血供可靠

颞浅动脉皮瓣由颈外动脉分支供血，具有血流量大且分布浅表的特点。这为皮瓣提供了稳定可靠的血液供应，能有效支持皮瓣的成活，极大地降低了术后出现血管并发症的风险。该皮瓣的血供系统相对独立，确保了术后皮瓣区域良好的血液循环。这种优势使其在移植中具有较高的成活率，广泛适用于多种面部及头皮缺损修复，为患者带来更好的治疗效果。

2. 柔韧性强

皮瓣组织薄、柔软且富有弹性，非常适用于头颈部轮廓复杂的部位。在耳郭、颞部及面部多曲面区域，皮瓣能够完美顺应轮廓的弯曲，移植后可保持自然外观。其在需要柔软覆盖和精细修复的部位应用效果极为优异，避免了术后移位或隆起情况的发生。这种柔韧性使皮瓣在头颈部修复中具有独特的优势，为患者带来更加自然美观的修复效果。

3. 隐蔽性好

颞浅动脉皮瓣的切取部位位于面部侧方，切口能够巧妙地隐藏在发际线内，术后瘢痕不明显，对美观的影响极小。对于面部美观需求高的患者来说，颞浅动脉皮瓣提供了一种理想的切取和修复方式。术后能够最大程度地保持正常面部轮廓的完整性，显著提升美观效果，让患者在恢复健康的同时，也能保持良好的外貌形象。

二、枕动脉皮瓣

(一) 解剖特征

1. 供血来源

枕动脉皮瓣由枕动脉供血。枕动脉从颈外动脉分支，沿枕骨上方及周围肌肉分布，延伸至后头部及颈部区域，为皮瓣提供充足血流。枕动脉的解剖走行清晰，在切取时易于操作和分离，确保术后皮瓣的血流量充足。这一供血特性使皮瓣在移植后保持良好的成活率，适用于血供需求高的头后部区域。枕动脉的血供结构为皮瓣提供持久稳定的支持，术中分离难度小，便于吻合。

2. 皮瓣组成

枕动脉皮瓣包括头皮和皮下组织，皮瓣较薄，但弹性适中，适用于后头部的浅表或中层组织缺损的覆盖。枕动脉皮瓣的皮下组织含量适中，既能适应头颈后方的自然轮廓，也能在较大缺损的修复中提供必要的支撑和覆盖。皮瓣的柔韧性使其能够贴合头颈部曲面结构，适合需要自然恢复形态的修复区域。

3. 位置便捷

枕动脉皮瓣位于头后部，切取位置在头部后侧，术后瘢痕隐蔽，能够很好地满足头颈部的美观需求。手术切口可以隐藏于头发下方，对前头部和面部外观不产生影响。此外，枕动脉的解剖位置靠近颈部和后头部缺损区，使枕动脉皮瓣在手术切取和移植过程中减少了牵拉距离，便于短时间内完成供区切取及血管吻合，降低了手术风险。

(二) 适应证

1. 后头部软组织缺损修复

枕动脉皮瓣在后头部软组织缺损修复方面表现出色。因肿瘤切除、创伤或烧伤导致的头皮和软组织缺损，常需要有效的修复手段。枕动脉皮瓣具有良好的弹性和柔韧性，能够完美适应头后部的曲线。它可以为缺损部位提供稳定的覆盖，与周围组织自然融合，从而达到良好的修复效果。

2. 颈部上部和后头皮瘢痕修复

适用于颈部上方和后头皮的瘢痕覆盖和修复。瘢痕区域的组织由于缺乏血供，往往容易萎缩和收缩。而枕动脉皮瓣血供充足，皮瓣厚度适中，能够有效覆盖瘢痕。它可以恢复正常皮肤的弹性和柔软性，改善外观，使瘢痕区域自然平整。

3. 耳后及枕骨区域缺损

耳后及枕骨区域位于头部后侧，一旦出现缺损，修复难度较大。而枕动脉皮瓣在此处发挥重要作用。当这些区域缺损时，枕动脉皮瓣能提供恰到好处的皮肤和组织厚度。它可恢复缺损区域的自然外观和弹性，确保修复后的部位与周围组织协调一致。例如，耳后肿瘤切除后，枕动脉皮瓣能精准地覆盖缺损处，促进伤口愈合，减少术后并发症。其独特的优势为患者提供了可靠的修复方案，提升了患者的生活质量和自信心。

(三) 优点

1. 血供稳定

枕动脉具有充足的血流量，为皮瓣持续提供血供支持。这极大地保障了皮瓣的成活率，降低了手术风险。其分支结构清晰，在切取和移植过程中，血管吻合相对容易，减少了术后血管栓塞的风险。例如，手术时医生能更准确地进行操作，确保皮瓣血供稳定。这为患者的康复提供了坚实基础，提高了手术的成功率，让患者能更快地恢复健康。

2. 隐蔽性强

枕动脉皮瓣的切取部位在后头部，这使术后瘢痕极为隐蔽。对于头部后侧或耳后的缺损修复，它具有独特优势。术后瘢痕不影响外观，满足了患者对美观的高要求。例如，在头后部修复中，能让患者在恢复健康的同时，不必担心瘢痕带来的心理负担，为患者带来更好的心理安慰。

3. 组织柔韧，适应性好

枕动脉皮瓣组织柔软且弹性良好，能紧密贴合头后部轮廓。在修复头颈部曲面区域缺损时，效果十分理想。其适度的厚度和弹性，移植后能自然融入周围组织，毫无突兀感。

第十节 躯干部常用的轴型皮瓣移植

在躯干部的软组织重建中，轴型皮瓣移植是一种重要的技术，利用特定的血管供血，确保皮瓣血供稳定、成活率高，能够满足大面积、深层次软组织缺损修复的需求。常用于胸腹部、背部等部位的创伤修复、肿瘤切除术后重建，以及烧伤后组织缺损的覆盖和修复。

一、腹壁下动脉穿支皮瓣（DIEP 皮瓣）

（一）解剖特征

1. 供血来源

腹壁下动脉穿支皮瓣的血供主要源自腹壁下动脉。此动脉自髂外动脉处分出后，在腹壁深层稳定走行。随后，通过众多穿支血管穿越腹直肌，逐步向上延伸至皮下组织，进而构建起丰富且复杂的血管网络。这种独特的血供模式，使在进行皮瓣切取时，能够在不损伤腹直肌的前提下顺利完成操作。通过精心保护主要的穿支血管，可有力地确保皮瓣获得充足的血液供应，同时显著降低供区肌肉损伤的风险，为手术的成功实施奠定坚实基础。

2. 皮瓣组成

该皮瓣主要由皮肤、皮下组织和筋膜层构成，通常不涉及腹直肌。由于不包含肌肉组织，DIEP 皮瓣相对较为薄且质地柔软。这种特性使其在胸壁和腹部软组织修复中具有独特优势。皮瓣的结构设计便于进行成形操作，能够根据缺损部位的具体大小和形态进行灵活调整，从而确保能够精确地覆盖缺损区域，实现最佳的修复效果。

3. 柔韧性和适应性

DIEP 皮瓣主要由皮肤和皮下组织组成，厚度适中，具备良好的柔韧性。这使其能够完美适应胸腹部的自然曲线，尤其适合用于较大面积的覆盖需求。皮瓣具有强大的适应性，可根据不同的需求进行塑形，能够满足多种结构的修复需求。在手术过程中，医生可以根据患者的具体情况对皮瓣进行个性化调整，以达到最佳的治疗效果。

（二）适应证

1. 乳房重建

DIEP 皮瓣在乳腺癌切除术后的乳房重建中得到了广泛应用。其柔软的皮肤和皮下组织能够高度逼真地重塑乳房形态，为患者提供自然的外观和舒适的手感。由于 DIEP 皮瓣供血丰富，成活率极高，因此成为乳房再造中的常用选择。它能够满足患者对术后美观的高需求，帮助患者恢复自信，提高生活质量。

2. 胸腹壁缺损修复

适用于胸壁或上腹部的较大缺损修复，如因肿瘤切除或外伤导致的胸腹部软组织缺损。DIEP 皮瓣的柔软度适中，面积也较为可观，能够有效覆盖较大面积的缺损区域，为受损部位提供充分的血供和良好的弹性。在修复过程中，皮瓣能够与周围组织良好融合，促进伤口愈合，恢复胸腹部的正常功能和外观。

3. 腹部整形和瘢痕修复

在腹壁瘢痕、瘢痕修复中，DIEP 皮瓣也发挥着重要作用。其丰富的血供能够为瘢痕区域提供良好的愈合环境，加速组织再生，减少并发症的发生。通过精确的手术操作，DIEP 皮瓣可以有效地修复瘢痕，确保修复后的自然美观效果，让患者的腹部恢复光滑平整。

（三）优点

1. 肌肉保护性强

DIEP 皮瓣在切取过程中，仅选取皮肤、皮下组织及主要穿支血管，而不会破坏腹直肌。这种操作方式避免了供区肌肉功能的损伤，减少了术后并发症的发生概率，同时也缩短了患者的恢复时间。在保证皮瓣血供的同时，最大限度地保护了供区的组织结构和功能完整性，为患者的康复提供了有力保障。

2. 组织量充足

DIEP 皮瓣具有较大的面积，能够提供充足的皮肤和皮下组织量。这一特点使其非常适用于需要大面积覆盖的胸腹部缺损修复。在手术中，医生可以根据缺损的具体情况，合理利用皮瓣的组织量，实现自然外观的修复效果。丰富的组织量还为皮瓣的塑形和调整提供了更多的可能性，满足了不同患者的个性化需求。

3. 血供稳定

腹壁下动脉为 DIEP 皮瓣提供了充足的血液供应。穿支血管成活率高，术后并发症风险低。这种稳定的血供使皮瓣能够长期维持自然的形态和柔韧性，为乳房和胸腹部缺损修复提供了理想的选择。在长期的恢复过程中，皮瓣能够与周围组织良好融合，保持稳定的功能和外观，为患者带来持久的治疗效果。

二、臀上动脉穿支皮瓣（SGAP 皮瓣）

（一）解剖特征

1. 供血来源

臀上动脉穿支皮瓣的血供主要来源于臀上动脉穿支血管。臀上动脉作为髂内动脉的重要分支，沿着臀部区域稳定走行。随后向上向外不断分支，进而形成广泛且复杂的穿支网络，为臀部皮肤提供了极为丰富的血流量。这种充足的供血特性不仅有力地保证了皮瓣的成活率，而且穿支血管分布相对浅表，这在手术过程中极大地方便了医生对血管的分离操作。

2. 皮瓣组成

SGAP 皮瓣主要由臀部皮肤和皮下组织构成，并不包含臀肌。这使皮瓣的厚度处于适中状态，非常适合用于中深层次的软组织缺损覆盖。该皮瓣结构具有良好的弹性，能够根据不同的手术需求进行灵活调节形状。这种特性为术后恢复自然外观提供了有力保障。同时，皮瓣切取后能够完整保留臀肌，从而不会对臀部肌肉功能产生不良影响。

3. 柔韧性和体积适中

SGAP 皮瓣能够提供适中的组织厚度和良好的柔韧性，这使其非常适用于胸腹部和臀部等部位的自然修复。皮瓣的厚度适中，既能够为受损区域提供充足的覆盖面积，又不会显得过于厚重，尤其适合用于乳房和臀部等对形态要求较高的部位。在手术过程中，医生可以根据具体情况对皮瓣进行精细调整，以实现最佳的修复效果。

（二）适应证

1. 乳房重建

SGAP 皮瓣在乳房重建领域应用广泛，特别适合乳腺癌术后的乳房再造。其皮瓣具有柔韧的质地且厚度适中，既能为乳房提供自然的覆盖效果，又能赋予良好的触感。这为乳房重建后的形态恢复提供了理想选择，能够帮助患者重拾自信，提高生活质量。在乳房再造手术中，医生可以根据患者的具体需求，合理利用 SGAP 皮瓣的特性，实现自然美观的修复效果。

2. 臀部缺损修复

SGAP 皮瓣非常适合用于臀部缺损的修复，尤其在臀部瘢痕、肿瘤切除或外伤引起的软组织缺损中效果显著。该皮瓣血供充足且弹性良好，能够适应较大范围的缺损区域覆盖需求。通过精确的手术操作，SGAP 皮瓣可以为臀部缺损部位提供自然外观，促进伤口愈合，恢复臀部的正常功能和外观。

3. 腹壁或下腰部缺损修复

SGAP 皮瓣在用于下腰部及腹壁缺损修复方面具有显著优势。其厚度适中的特性，使在腰腹部能够实现良好覆盖，从而保障了自然的美观呈现。尤其对于下腰部或腹部手术后的软组织修复，SGAP 皮瓣更是理想之选。在修复过程中，皮瓣能够与周围组织紧密融合，通过建立良好的血运和组织连接，为患者提供稳定的修复效果。这有助于促进伤口愈合，恢复受损区域的正常结构和功能，进而推动患者身体的全面康复。

（三）优点

1. 不损伤肌肉组织

SGAP 皮瓣在切取时不涉及臀肌，这从根本上降低了供区功能丧失的风险。通过完整保留臀部肌肉的完整性，患者在术后能够维持正常的运动能力和生理功能。这种操作方式在减少手术对患者身体损伤程度的同时，也缩短了患者的康复周期。提高了患者的生活质量，使患者能够更快地回归正常生活和工作。此外，不损伤肌肉组织还减少了术后并发症的发生。

2. 组织量充足，适合大面积修复

SGAP 皮瓣能够提供丰富的皮肤和皮下组织量，这使其在需要覆盖大面积缺损的部位表现出色。尤其在乳房和臀部的修复中，皮瓣能够自然、贴合地覆盖缺损区域，实现良好的外观效果。丰富的组织量为医生在手术中提供了更多的选择和操作空间，医生可以根据不同的缺损情况进行个性化的修复方案设计。通过精确调整皮瓣的形状和大小，实现最佳的治疗效果。

3. 血供充足，皮瓣成活率高

臀上动脉穿支为 SGAP 皮瓣提供了丰富的血液供应，这确保了皮瓣的高成活率。术后血供稳定，极大地降低了术后血管并发症的发生率。长时间内，皮瓣能够维持良好的形态和功能，为患者的康复提供了可靠的支持。在手术过程中，医生可以充分利用皮瓣的血供优势，提高手术的成功率和患者的满意度。稳定的血供也有助于促进皮瓣与周围组织的融合，加速伤口愈合，提高修复效果的持久性和稳定性。

第十一节　上、下肢常用的轴型皮瓣移植

在上、下肢的创面修复和组织重建中，轴型皮瓣移植是一项重要的技术，通过利用特定血管供血，确保皮瓣在转移后有稳定的血供和较高的成活率。上、下肢的皮瓣移植既要满足功能恢复的需求，又要兼顾外观和耐用性。

一、上臂旋肱后动脉皮瓣

（一）解剖特征

1. 供血来源

上臂旋肱后动脉皮瓣的供血主要源自旋肱后动脉。旋肱后动脉从腋动脉处分出后，沿着上臂后侧紧密围绕肱骨前行，进而形成一个较为清晰的血供网络。此网络具有充足的血流，分布规律明确。在进行皮瓣切取操作时，这种清晰的血供分布便于医生进行精准操作，同时也有利于保护血管结构。旋肱后动脉的分支相对较为固定，这使在手术过程中易于分离，并且能够有效地保护血供，为皮瓣移植后的血供稳定性提供了坚实保障。

2. 皮瓣组成

该皮瓣由皮肤、皮下组织和筋膜层构成，非常适合用于覆盖上臂外侧的浅表缺损。由于不包含上臂肌肉组织，因此在切取皮瓣时能够有效地保护供区的肌肉功能。皮瓣的厚度处于适中状态，这使其能够适合覆盖较大范围的上臂外侧缺损。适中的厚度既不会过厚影响外观和功能，也不会过薄导致覆盖效果不佳，能够为受损区域提供良好的修复。

3. 位置便捷，弹性好

旋肱后动脉皮瓣的位置靠近上臂和肩部，具有显著的便捷性。在切取皮瓣时，切口可以选择较为隐蔽的部位，如上臂内侧或肩关节后方，术后不会对整体外观造成明显影响。此外，皮瓣具有较好的柔韧性和弹性，能够适应上臂和肩部的运动需求，在活动过程中不会出现僵硬或不适的情况，为患者的术后恢复提供了良好的条件。

（二）适应证

1. 肘部和上臂外侧软组织缺损

上臂旋肱后动脉皮瓣在肘部和上臂外侧的软组织缺损修复中得到了广泛应用。特别适用于覆盖外伤或术后导致的中层组织缺损到深层组织缺损。由于皮瓣厚度适中且柔韧性良好，能够自然地覆盖肘关节及上臂区域的外露组织，为其提供有效的保护。适中的厚度使皮瓣能够填充缺损区域，而良好的柔韧性则使其能够随着关节的活动而自然弯曲，不会对运动造成限制。

2. 肩部软组织缺损修复

上臂旋肱后动脉皮瓣适用于肩关节周围的软组织修复，尤其在肩部外伤或手术后的软组织重建中表现出色。皮瓣可以为肩关节提供柔软的覆盖，紧密贴合肩关节的解剖结构。

这不仅能够避免因缺损导致的活动受限，还能有效恢复肩部的外观。在肩部修复中，皮瓣的柔韧性和弹性能够适应肩关节的复杂运动，为患者提供良好的功能恢复。

3. 上臂深层创伤覆盖

在上臂外伤导致的深层组织暴露（如筋膜或骨骼外露）时，上臂旋肱后动脉皮瓣表现优异。其厚度和弹性能够为深层结构提供有效的保护，避免进一步的损伤。皮瓣能够覆盖暴露的组织，恢复自然形态，促进伤口愈合。在这种情况下，皮瓣的血供充足，能够为受损区域提供足够的营养支持，加速组织再生。

（三）优点

1. 血供充足，成活率高

旋肱后动脉为皮瓣提供了充足而稳定的血供。这种血供特点确保了皮瓣在移植后能够获得足够的血流支持，从而降低了皮瓣坏死和血管阻塞的风险。充足的血供还能够促进皮瓣与周围组织的融合，加速伤口愈合。因此，上臂旋肱后动脉皮瓣是上臂和肩部修复的可靠选择，能够为患者提供良好的治疗效果。

2. 厚度适中，柔韧性佳

皮瓣的厚度适中，既能覆盖深层缺损，又不会过于厚重，进而影响外观和功能。同时，皮瓣具备较好的柔韧性，非常适合肩肘关节等运动较多的区域。在这些区域，皮瓣能够随着关节的活动而自然弯曲，不会出现僵硬或不适的情况。皮瓣的这种特性既能恢复自然形态，又可实现功能性修复，为患者的术后恢复提供了良好的条件。

3. 术后瘢痕隐蔽

旋肱后动脉皮瓣的切口可以选择在上臂内侧或肩关节后方等较为隐蔽的部位。术后瘢痕较小，对外观的影响较小，能够满足美观修复的需求。这种隐蔽的切口设计非常适合在上臂和肩部需要隐蔽切口的患者，能够减少患者的心理负担，提高患者的满意度。

二、股前外侧皮瓣（ALT皮瓣）

（一）解剖特征

1. 供血来源

股前外侧皮瓣的血供主要源自旋股外侧动脉穿支。旋股外侧动脉起始于股深动脉，通过众多穿支血管为大腿外侧皮肤提供血液供应，进而形成丰富且复杂的血供网络。这种独特的供血模式具有重要优势，它允许在切取皮瓣时不损伤股四头肌，既能确保皮瓣获得充足的血液供应，又能提高皮瓣的成活率。穿支血管具有清晰的解剖走行，这使在皮瓣切取过程中，医生能够方便地进行分离操作，并有效地保护血管，为皮瓣的成功移植奠定基础。

2. 皮瓣组成

ALT皮瓣由皮肤、皮下组织和筋膜层共同组成。其重要特点是不包含股四头肌，从而有效地保护了股四头肌的功能。皮瓣结构的厚度适中，这使其非常适合用于覆盖下肢大面积缺损。适中的厚度既能为缺损区域提供充足的覆盖面积，又能给予一定的支撑力，促进伤口的愈合和组织的再生。在下肢修复中，ALT皮瓣能够与周围组织良好融合。

3. 柔韧性和适应性

ALT皮瓣相对较厚但质地柔软，具有良好的柔韧性。这使它能够很好地适应下肢的自然轮廓，与下肢的形态紧密贴合。皮瓣面积大且弹性好，能够适应不同形状和大小的缺损区域。尤其在小腿、膝盖和髋部等需要大面积组织填充的区域，ALT 皮瓣能够提供稳定的覆盖，满足这些部位对组织的需求。其良好的适应性为下肢复杂缺损的修复提供了有力支持。

（二）适应证

1. 下肢软组织缺损修复

ALT 皮瓣在下肢大面积软组织缺损修复中得到广泛应用。特别是在小腿和膝关节区域，由于该区域经常受到外伤、疾病等因素的影响，容易出现大面积软组织缺损。ALT 皮瓣面积大且血供丰富，能够为这些缺损区域提供可靠的覆盖，促进伤口愈合。通过精确的手术操作，ALT 皮瓣可以与周围组织良好融合，恢复下肢的正常功能和外观。

2. 膝关节覆盖修复

ALT 皮瓣非常适用于膝关节外伤或术后缺损的覆盖修复。膝关节作为人体重要的关节之一，活动度高，对柔韧性和血供要求较高。ALT 皮瓣能够提供稳定的覆盖，满足膝关节的特殊需求。其良好的柔韧性能够适应膝关节的活动，不会对关节的运动造成限制。同时，丰富的血供能够促进伤口愈合，恢复膝关节的正常功能。

3. 创伤或肿瘤切除后的深层修复

在创伤或肿瘤切除后导致的深层组织缺损中，ALT 皮瓣可以发挥重要作用。它能够为缺损区域提供必要的覆盖和弹性，促进组织再生和伤口愈合。特别是在下肢大面积软组织重建中，ALT 皮瓣具有独特的优势。其大面积和良好的弹性能够满足复杂缺损的修复需求，为患者的康复提供有力保障。

（三）优点

1. 血供充足

旋股外侧动脉穿支为 ALT 皮瓣提供了丰富的血液供应。这种充足的血供能够有效保障皮瓣的成活率，使其适用于下肢大面积、深层缺损的修复。丰富的血管分布降低了术后血供不足的风险，确保皮瓣在长期内能够维持良好的功能。在下肢修复中，稳定的血供有助于促进伤口愈合，减少并发症的发生，提高患者的康复效果。

2. 面积大，覆盖范围广

ALT 皮瓣具有面积大的显著优点，能够为大面积软组织缺损提供广泛的覆盖。这一特点使其特别适合大范围软组织缺损的修复，尤其是在下肢部位。通过合理的设计和切取，ALT 皮瓣能够实现良好的填充和保护效果，恢复下肢的正常结构和功能。大面积的覆盖范围为医生在手术中提供了更多的选择和操作空间，提高了手术的成功率。

3. 组织厚度适中，弹性良好

ALT 皮瓣的组织厚度适中，弹性良好，非常适合在膝关节等运动较多的部位进行修复。其弹性能够使皮瓣紧密贴合下肢的曲线，保证术后功能和美观效果兼具。在运动过程中，皮瓣能够随着下肢的活动而自然伸展和收缩，不会对关节的运动造成限制。而且，适中的厚度既能提供足够的覆盖和支撑，又不会过于厚重影响外观和功能。

第十二节　肌皮瓣移植概述

肌皮瓣移植是一种常用于修复深层组织缺损的手术方法，广泛应用于外伤、肿瘤切除和感染等导致的组织缺损的重建。由于肌皮瓣较厚，能够为深层缺损提供有效的覆盖，适用于多种复杂的修复需求。肌皮瓣移植手术在流程、术后护理和并发症管理方面要求较高，以确保皮瓣成活和患者恢复。

一、手术步骤

肌皮瓣移植手术的过程主要分为供区皮瓣的切取、血管吻合和皮瓣移植三个主要步骤，每一步都需要精准操作以保证皮瓣成活率。

（一）供区设计与标记

在进行手术前，医生需要对供区进行全面而细致的评估。这包括对供区的血供情况进行分析，选择那些供血丰富且适合进行皮瓣切取的区域，如胸大肌、背阔肌或腹直肌等部位。在手术标记过程中，医生需要借助先进的影像学技术等手段确认主要血管的位置，精心设计切口路径。这样的设计旨在确保皮瓣血供的完整性，为后续的手术操作提供良好的基础。只有经过充分评估和准确标记，才能最大程度地提高手术的成功率，减少术后并发症的发生。

（二）皮瓣切取

手术开始后，医生在供区按照预先设计的切口谨慎地切取肌皮瓣。在切取过程中，应特别小心地保护供血动脉及其伴行静脉，如胸背动脉或腹壁下动脉等。确保其血供稳定至关重要，这需要医生具备精湛的手术技巧和丰富的经验。同时，医生还应注意皮瓣的厚度和长度，根据目标区域的具体需求进行合理调整，在满足修复要求的同时，尽量避免对供区造成不必要的损伤。精准的皮瓣切取是手术成功的关键环节之一。

（三）血管吻合

将皮瓣移至缺损区域后，需要通过显微外科技术进行供区和受区的动、静脉吻合。这一步骤极为关键，要求医生具备高超的显微外科操作技能。血管吻合必须精准无误，确保血管通畅。只有这样，才能保证皮瓣在新的位置能够获得足够的血液供应，降低术后血管堵塞或皮瓣坏死的风险。精确的血管吻合是皮瓣移植成功的核心要素，直接关系到患者的术后恢复效果和手术的最终成败。

（四）皮瓣固定与缝合

完成血管吻合后，医生将皮瓣固定在缺损区域。此时，需要调整皮瓣的张力，使其能够平整地覆盖缺损部位，确保皮瓣与周围组织紧密贴合。然后进行精细缝合，以促进伤口的愈合和皮瓣的稳定。最后，根据需要放置引流管，这可以有效地防止术后皮下积液或血肿的形成，为皮瓣的成活和患者的康复创造良好的条件。每一个环节都需要医生的精心操作和细致处理，以确保手术的成功和患者的良好预后。

二、术后护理与并发症管理

肌皮瓣移植术后护理直接影响皮瓣的成活率和患者的康复质量。术后护理包括皮瓣的观察、伤口护理和功能性康复训练，并发症管理则包括预防和处理血供障碍、感染、血肿等。

（一）术后护理

1. 皮瓣观察

术后对皮瓣的密切观察至关重要。需要每小时进行一次检查，主要观察皮瓣的颜色、温度和毛细血管反应。正常状态下，皮瓣应呈现粉红色，温度适中且毛细血管反应迅速。这是因为良好的血供是皮瓣成活的关键因素。若出现皮瓣发黑、温度下降等异常情况，可能意味着存在血供障碍，需要立即进行评估并采取相应措施。及时发现问题并处理，能够有效提高皮瓣的成活率，确保手术效果。

2. 伤口护理

术后伤口的护理对于预防感染至关重要。应保持伤口清洁、干燥，避免外界污染。严格按照医嘱进行伤口换药，仔细观察是否有渗出或感染迹象。术后 3～5 天是关键时期，此阶段伤口尚未完全愈合，容易受到感染。因此，需要加强消毒和换药频率，降低感染风险。良好的伤口护理有助于促进伤口愈合，减少并发症的发生。

3. 引流管理

引流管在术后起着重要作用。妥善管理引流管可以有效防止术后血肿和积液的形成。术后应确保引流通畅，密切观察引流液的量和颜色。一般来说，当引流量减少后，可在 3～5 天考虑拔除引流管。但在拔管前，必须确保无活动性出血或渗液，以减少并发症的发生。准确判断引流情况，适时拔除引流管，有助于患者的康复。

4. 功能康复训练

针对取皮瓣部位，如背阔肌、腹直肌等，术后适时进行功能性康复训练是必要的。训练应循序渐进，避免过度活动导致伤口裂开或影响皮瓣成活。在专业人员指导下进行局部活动，逐步恢复供区肌肉功能。对于需要保持上肢或躯干部活动的患者，康复训练尤为重要。通过科学合理的康复训练，能够提高患者的生活质量，促进身体功能的恢复。

（二）并发症管理

1. 血供障碍管理

血供障碍是肌皮瓣移植术后常见的并发症之一。主要包括动脉血流不足或静脉回流受阻。其表现通常为皮瓣颜色变暗、温度降低、毛细血管反应迟钝等。一旦怀疑血管阻塞，应立即采取措施。如重新打开血管或进行抗凝处理，以恢复血供。必要时可行血管探查术，或在超声、血管造影等技术的指导下进行血管疏通。及时处理血供障碍，能够有效提高皮瓣的成活率，降低手术失败的风险。

2. 感染管理

感染是影响肌皮瓣成活的重要因素。术后应预防性使用抗生素，以降低感染的发生概率。同时，保持伤口清洁，及时更换敷料。如果出现红肿、脓性分泌物等感染迹象，应立即采取措施。这可能包括增加抗生素剂量、进行清创或引流等。在必要时，进行微生物培养以确定感染的病原体，从而进行对症治疗。有效的感染管理能够保障皮瓣的成活和患者的康复。

3. 血肿和积液的处理

术后血肿和积液会对皮瓣造成压迫，影响血供，从而降低皮瓣的成活率。因此，应密切监测引流情况。如果发现引流量增加、引流液颜色变暗等异常情况，应立即检查是否有血肿或积液形成。如果积液量大，可行超声引导下穿刺或切开排液，以解除皮瓣受压，恢复血液循环。及时处理血肿和积液，能够为皮瓣的成活创造良好的条件。

4. 瘢痕增生与功能障碍

在皮瓣愈合后，可能出现瘢痕增生，尤其在上肢、下肢和肩部等经常活动的部位。瘢痕增生可能影响关节活动度，导致功能障碍。可采取瘢痕贴、局部注射或物理治疗等方法改善瘢痕组织，减小其对功能的影响。术后应持续进行康复训练，特别是在肩关节、肘关节等活动部位。通过康复训练，可以避免瘢痕导致的关节活动受限，提高患者的生活质量。

第十三节　头颈部常用的肌皮瓣移植

在头颈部的重建和修复中，肌皮瓣移植是一项常见且有效的技术，特别适用于需要深层组织覆盖、结构支撑和功能恢复的部位。头颈部的肌皮瓣移植主要用于大面积软组织缺损的修复，常见的皮瓣包括胸锁乳突肌皮瓣、斜方肌皮瓣等。

一、胸锁乳突肌皮瓣

（一）解剖特征

1. 供血来源

胸锁乳突肌皮瓣的主要血供源自颈外动脉的分支，即胸骨上动脉和锁骨上动脉。这些血管在颈部构建起了密集且复杂的血供网络，为胸锁乳突肌持续提供稳定的血流支持。其血管走行相对稳定，位置较为表浅，这在切取皮瓣的过程中具有重要意义。医生能够较为容易地分离并保护主要血管，从而确保移植后的皮瓣血供充足。这种充足的血供能够显著降低术后皮瓣坏死的风险，为手术的成功和患者的康复提供有力保障。

2. 皮瓣组成

该皮瓣由胸锁乳突肌、皮肤和皮下组织共同构成。皮瓣厚度处于适中状态，非常适用于头颈部中层和深层软组织的缺损修复。其中，肌肉的存在为缺损区域提供了足够的支撑和填充作用，而皮肤和皮下组织则覆盖在表面，共同参与缺损区域的整体修复过程。这种结构组合使皮瓣在修复过程中能够发挥出良好的功能和外观效果。

3. 解剖位置便捷

胸锁乳突肌位于颈侧部位，与头颈部缺损常见区域较为接近，这为切取和移植操作带来了极大的便利。其解剖位置的优势使切口能够较好地隐藏起来，术后不会对颈部活动产生较大影响。因此，胸锁乳突肌皮瓣成为头颈部深层缺损修复的理想选择之一，能够在实现修复功能的同时，满足患者对美观和颈部活动功能的需求。

（二）适应证

1. 颈部软组织缺损

胸锁乳突肌皮瓣主要应用于修复颈部软组织的缺损情况，如颈部手术或创伤后所导致的深层软组织缺损。其厚实的肌肉组织能够发挥有效的填充和保护作用，为缺损区域提供稳定的支撑和保护。同时，肌肉组织还能够提供血供，促进组织的愈合过程，加速患者的康复。在颈部软组织缺损修复中，胸锁乳突肌皮瓣具有独特的优势和重要的应用价值。

2. 下颌骨和颈部复合缺损

胸锁乳突肌皮瓣在下颌骨切除后或颈部复合组织缺损的修复中具有重要作用。当下颌骨缺损时，该皮瓣能提供柔软且充足的覆盖，尤其是在进行下颌重建后，可有效覆盖骨骼区域。这种覆盖不仅有助于恢复患者的外形，使其面部轮廓更加自然，还能在一定程度上恢复下颌的功能，如咀嚼、语言表达等。通过皮瓣的移植，患者的外观效果更加理想。

3. 咽喉部修复

在咽喉部肿瘤切除后，胸锁乳突肌皮瓣可用于软组织的覆盖。它在维持呼吸道通畅性方面发挥着关键作用，可确保患者的呼吸功能正常。同时，该皮瓣还能帮助恢复部分吞咽和语音功能，为患者的日常生活带来极大的便利。在咽喉部修复中，胸锁乳突肌皮瓣因其独特的优势成为常用选择。它能够促进伤口愈合，减少并发症的发生。

（三）优点

1. 血供充足，成活率高

胸锁乳突肌皮瓣的血供来自颈外动脉的分支，具有血流丰富且稳定的显著特点。这种充足的血供为皮瓣提供了强大的生命力支持。在移植后，高血流量确保了皮瓣能够获得足够的营养物质和氧气，从而具有较高的成活率。大幅降低了术后血管并发症的发生概率，为手术的成功和患者的康复奠定了坚实的基础。

2. 便于切取和操作

由于胸锁乳突肌位于颈部浅表区域，使切取和移植操作较为便捷。在手术过程中，医生能够更加容易地进行操作，减少手术时间和降低手术难度。同时，这种操作方式不易影响患者的颈部活动范围，术后切口较为隐蔽，特别适合美观要求高的颈部修复。这为患者带来了更好的手术体验和康复效果。

3. 弹性适中，贴合自然

胸锁乳突肌皮瓣的肌肉组织厚度适中，富有弹性。这种特性使皮瓣能够与头颈部的自然曲线较好地融合，呈现出自然美观的外观效果。其柔软度适合在颈部或面颈连接部位进行修复，能够为患者提供美观而自然的覆盖效果。在头颈部修复中，这种贴合自然的特点能够满足患者对美观的需求，提高患者的生活质量。

二、斜方肌皮瓣

（一）解剖特征

1. 供血来源

斜方肌皮瓣拥有丰富多样的血供来源。其中，枕动脉在颈部发挥重要作用，为斜方肌的上部提供稳定的血液供应。而肩胛上动脉和肩胛下动脉则共同为斜方肌的中下部源源不断地输送血液。由于这些动脉分支众多，且具有较大的血流量，使在切取皮瓣后，依然能够确保皮瓣获得稳定的血供。这种充足的血供为皮瓣的成活提供了坚实的基础，大幅降低了术后皮瓣坏死的风险，为手术的成功实施提供了有力的保障。

2. 皮瓣组成

斜方肌皮瓣主要由斜方肌的肌肉组织及覆盖在其上方的皮肤构成。这种结构使其非常适合用于覆盖较大面积的软组织缺损。斜方肌肌肉厚实，具有一定的支撑力，不仅适用于深层组织的修复，还能在需要支撑结构的地方发挥重要作用，为缺损区域提供支撑和覆盖的双重功能。医生可以根据具体的缺损情况，合理利用斜方肌皮瓣的组成，实现最佳的修复效果。

3. 位置适中，便于转移

斜方肌位于背部上方，靠近肩部和颈部区域，这一独特的解剖位置使其在覆盖颈部和后脑区域的缺损时具有显著优势。斜方肌的解剖位置接近头颈部，使皮瓣切取后转移路径较短，能够快速覆盖缺损区。这种便捷的转移方式减少了手术时间和难度，提高了手术的效率和成功率。同时，较短的转移路径也有助于减少皮瓣在转移过程中的损伤风险。

（二）适应证

1. 颈背部软组织缺损修复

斜方肌皮瓣在覆盖颈部、肩部和上背部的软组织缺损方面应用广泛。尤其对于深层和较大面积的缺损修复，斜方肌皮瓣表现出色。由于斜方肌较为厚实，能够为缺损区域提供较为牢固的组织覆盖，促进伤口的愈合和组织的再生。在修复过程中，斜方肌皮瓣能够与周围组织良好融合，恢复受损区域的正常功能和外观。

2. 头颈部深层软组织修复

头颈部肿瘤切除或外伤常导致软组织缺损，斜方肌皮瓣在此类情况中适用性强。斜方肌肌肉量大且血供丰富，能有效覆盖面颈部较大缺损区域。对于需要血供支持和肌肉支撑的部位，其作用尤为关键。通过精确的手术操作，斜方肌皮瓣可对头颈部深层软组织缺损进行有效修复。它不仅能恢复受损区域的结构完整性，还能促进功能恢复。

3. 枕骨区域和后脑勺的缺损修复

在头部枕骨区域或后脑勺的缺损修复中，斜方肌皮瓣展现出独特优势。其位置接近缺损区域且血供充足，能良好地覆盖缺损，恢复头部自然外形，防止深层组织外露。在修复过程中，皮瓣为缺损区域提供稳定的支撑和保护，有利于促进伤口愈合和组织再生。斜方肌皮瓣的应用在该部位的缺损修复中具有重要意义，为患者带来更好的康复效果和生活质量。

（三）优点

1. 血供充足，适合大面积覆盖

斜方肌皮瓣由多个血管供血，血供丰富且稳定。这使其在需要广泛软组织填充的头颈部修复中表现卓越。高血流量确保了移植后的皮瓣成活率高，降低了术后血供不足的风险。医生在手术中可充分利用这一优势，提高手术成功率和患者满意度。稳定的血供为皮瓣的存活和功能发挥提供了坚实基础，为头颈部大面积缺损的修复提供了可靠保障。

2. 组织量丰富，提供有效支撑

斜方肌的肌肉组织厚且量大，能为深层和较大面积的缺损区域提供充足填充和支撑。在深层组织缺损修复中，其发挥重要作用。结构稳定使移植后较少发生移位，为缺损区域提供长期稳定修复。丰富的组织量为医生提供了更多操作空间，可根据不同缺损情况进行个性化修复。斜方肌皮瓣的这一优点为患者的康复提供了有力支持。

3. 适用范围广，操作便捷

斜方肌皮瓣在颈部、头部、上背部缺损修复中广泛应用。其解剖位置靠近头颈部缺损区，转移路径短，便于快速覆盖。切口位置隐蔽，不影响颈部和肩部外观。便捷的操作方式和良好的外观效果使其成为头颈部缺损修复的理想选择之一。这种皮瓣的广泛适用性和操作便捷性为临床医生提供了更多治疗选择，提高了手术效率，同时也满足了患者对美观的需求。

第十四节　躯干部常用的肌皮瓣移植

在躯干部的软组织修复中，肌皮瓣移植是一项重要的技术，广泛应用于胸壁、腹壁及会阴部等深层次组织缺损的修复。肌皮瓣移植通过肌肉和皮肤组织的联合供血，提供了稳定的血供和较好的组织覆盖效果，适用于大面积和深层组织缺损。躯干部常用的肌皮瓣移植包括背阔肌皮瓣、腹直肌皮瓣等。

一、背阔肌皮瓣

（一）解剖特征

1. 供血来源

背阔肌皮瓣主要由胸背动脉供血。胸背动脉起源于腋动脉，这一特点使其能够为皮瓣提供充足的血液供应。在手术过程中，胸背动脉的走行位置和分支清晰可见，这使医生能够更加容易地进行分离和保护操作。通过精细的手术技巧，可以确保胸背动脉为皮瓣提供稳定且充足的血流量。

2. 皮瓣组成

背阔肌皮瓣由背阔肌和覆盖其上的皮肤层组成。背阔肌较为宽厚，这一特点使其能够为广泛缺损的修复提供大面积的覆盖。对于需要大范围填充的缺损，背阔肌皮瓣具有独特的优势。例如，在大面积烧伤或创伤后的修复中，背阔肌皮瓣可以提供足够的组织来填充缺损部位，恢复受损区域的功能和外观。同时，皮肤层的存在可以使修复后的部位更加自然美观，提高患者的满意度。

3. 皮瓣覆盖范围广

背阔肌皮瓣的面积大且弹性较好，这使它可以从背部转移至多个躯干区域。由于其具有较大的灵活性和可转移性，背阔肌皮瓣非常适合用于大面积修复和组织缺损重建。例如，在胸部、腹部或背部的大面积缺损修复中，背阔肌皮瓣可以根据需要进行裁剪和塑形，以满足不同部位的修复需求。同时，其良好的弹性可以使皮瓣在移植后更好地适应新的位置，减少术后并发症的发生。

（二）适应证

1. 胸壁和乳房重建

背阔肌皮瓣常用于乳腺癌术后的乳房重建手术。该皮瓣提供的覆盖面积足够大，可以用于乳房形态的重塑。在乳房重建过程中，背阔肌皮瓣可以与其他组织结合使用，如假体或自体脂肪移植，以达到更好的美观效果。

2. 大面积软组织缺损

背阔肌皮瓣在大面积软组织缺损修复方面表现出色。对于腹壁或背部的大面积缺损，如烧伤或外伤导致的深层组织损伤，修复难度较大，往往需要大量组织。背阔肌皮瓣因其覆盖范围广，能够提供充足的组织覆盖。其血供良好，确保了移植后的组织能够得到充分的营养供应，促进伤口愈合。同时，弹性良好的特点使皮瓣在适应缺损部位的形状和张力时更加灵活，减少了术后并发症的发生，极大地提高了修复效果，为患者的康复带来希望。

3. 多区域转移修复

背阔肌皮瓣由于供血丰富且位置相对灵活，在多区域转移修复中具有重要作用。如在上臂、肩部等区域的缺损修复中，该皮瓣可以发挥独特优势。它能够提供足够的组织和稳定的血供，为伤口愈合创造良好条件。其良好的弹性和柔韧性使修复后的部位更加自然美观，患者的满意度也随之提高。在实际应用中，医生可以根据不同部位的缺损情况，精心设计皮瓣的转移方案，确保皮瓣能够完美地适应新的位置，实现最佳的修复效果。

（三）优点

1. 供血稳定

胸背动脉的丰富血流量保证了背阔肌皮瓣的成活率。由于血供充足，皮瓣在移植后不容易发生血管阻塞或坏死等并发症。这使术后恢复效果良好，患者能够更快地恢复健康。

2. 面积大，弹性好

背阔肌皮瓣能够提供较大面积的覆盖，并且具有良好的弹性和柔韧性。这使它非常适合多区域、大范围的软组织修复。例如，在大面积烧伤或创伤后的修复中，背阔肌皮瓣可以根据需要进行裁剪和塑形，以满足不同部位的修复需求。同时，其良好的弹性可以使皮瓣在移植后更好地适应新的位置，减少术后并发症的发生。

3. 应用范围广

背阔肌皮瓣因其体积和柔韧性，适合用于多种躯干部缺损修复。特别是胸部、乳房和背部的大面积修复，背阔肌皮瓣具有显著的效果。例如，在乳腺癌术后的乳房重建、腹壁或背部的大面积缺损修复及其他需要组织移植的部位，背阔肌皮瓣都可以发挥重要作用。其广泛的应用范围为患者提供了更多的治疗选择，提高了患者的生活质量。

二、腹直肌皮瓣

（一）解剖特征

1. 供血来源

腹直肌皮瓣的主要供血来自腹壁下动脉和腹壁上动脉。这两条动脉分支明确，能够为皮瓣源源不断地输送丰富的血液，为皮瓣提供充足的血流保障。在手术过程中，由于腹壁动脉的解剖走行清晰明确，医生能够更加便捷地进行分离和处理操作。这样可以最大程度地保证皮瓣的血供完整性，提高手术的成功率。

2. 皮瓣组成

腹直肌皮瓣由腹直肌和其上的皮肤层组成。其厚度适中，既不会过于单薄影响支撑效果，也不会过厚显得臃肿。肌肉层为皮瓣提供了较强的支撑力，这种组织构成非常适合覆盖大面积的躯干部缺损。同时，它还能为深层组织提供一定的填充作用，使修复后的部位更加饱满自然。例如，在乳房重建手术中，腹直肌皮瓣的肌肉层可以为新乳房提供支撑，皮肤层则可以恢复乳房的外观。

3. 位置和灵活性

腹直肌皮瓣位于腹部中线区域，这个位置相对便捷，便于手术切取。同时，它还能灵活转移至多个躯干部位，为不同部位的缺损修复提供了可能。例如，在乳房重建手术中，腹直肌皮瓣可以从腹部转移至胸部；在腹壁修复手术中，它可以在腹部不同区域进行转移。这种灵活性使腹直肌皮瓣在躯干部缺损修复中具有广泛的应用前景。

（二）适应证

1. 乳房重建

腹直肌皮瓣常用于乳腺癌切除后的乳房重建。其厚度和弹性适中，能够很好地重塑乳房形态。移植后的乳房自然美观，患者的满意度较高。

2. 腹壁修复

腹直肌皮瓣在腹壁缺损修复中作用显著。尤其对于腹部外伤、手术切口并发症或肿瘤切除后的腹壁重建，应用广泛。当腹部遭受外伤后，腹壁组织可能严重受损，此时腹直肌皮瓣能为缺损部位提供足够的组织覆盖和强力支撑。它可填补受损区域，促进伤口愈合，恢复腹壁的完整性和正常功能。例如，在严重的腹部外伤案例中，腹直肌皮瓣通过精确的移植手术，能有效修复破损的腹壁结构，为患者的身体恢复奠定基础。

3. 盆腔及会阴部修复

腹直肌皮瓣可转移至会阴部或盆腔缺损区域，满足会阴和下腹区域深层组织覆盖需求。会阴部肿瘤切除后往往留下较大缺损，腹直肌皮瓣能及时发挥作用。它为这些部位提供良好组织覆盖和支撑，加快伤口愈合，恢复会阴部的功能和外观。例如，在会阴部复杂的手术修复中，腹直肌皮瓣凭借其独特优势，能有效改善患者的术后生活质量。

（三）优点

1. 血供充足

腹壁上下动脉为腹直肌皮瓣带来丰富血供。这确保了皮瓣成活率高，大幅减少术后并发症。在手术中，医生充分利用这一优势，确保皮瓣获得充足营养和氧气，促进生长和愈合。例如，丰富的血供使皮瓣在移植后能迅速适应新环境，为修复部位提供稳定的血液支持，提高手术成功率。

2. 提供良好支撑

腹直肌皮瓣的肌肉层具备充足支撑力，非常适合深层缺损区域的填充和支撑需求。在乳房和腹壁重建中表现突出，能为修复部位提供稳定支撑。例如，在乳房重建中，防止乳房下垂；在腹壁重建中，恢复张力和强度。它为患者带来更好的身体功能恢复。

3. 术后外观自然

腹直肌皮瓣组织厚度适中且弹性好，术后外观恢复自然。在乳房重建中效果显著，皮肤层可与周围皮肤自然融合，肌肉层塑造自然形态和触感。患者术后恢复自信，生活质量提高。例如，经过精心设计的乳房重建手术，使用腹直肌皮瓣后，外观几乎与正常乳房无异，让患者重新找回生活的信心。

第十五节　上肢肌皮瓣移植

上肢的肌皮瓣移植主要用于大面积软组织缺损、创伤、肿瘤切除后的修复，以及深层结构（如肌腱、骨骼）外露的创面覆盖。上肢的肌皮瓣移植需要兼顾功能恢复和美观性，因此选择的肌皮瓣一般需具备良好的柔韧性和适当的厚度。常用于上肢的肌皮瓣包括前臂桡侧旋前圆肌皮瓣和肱二头肌皮瓣等。

一、前臂桡侧旋前圆肌皮瓣

(一) 解剖特征

1. 供血来源

旋前圆肌皮瓣的主要血供来源为尺动脉，这条动脉从前臂内侧稳定地延伸，为旋前圆肌持续提供充足的血流量，确保其营养供应的充足性。尺动脉的分支相对较浅，这在手术过程中具有显著优势，使医生能够较为容易地进行分离和保护操作。由于拥有稳定的血供，旋前圆肌皮瓣在移植后展现出较高的成活率，极大地降低了术后皮瓣坏死的风险。

2. 皮瓣组成

旋前圆肌皮瓣由旋前圆肌及覆盖其上的皮肤和皮下组织共同构成。旋前圆肌虽然较薄，但具有一定的厚度，这使其非常适合覆盖前臂浅表到中层的软组织缺损。其皮肤组织较为柔软，且具有易于塑形的特点，能够适应不同形态和大小的缺损区域。特别是在前臂和腕关节周围的软组织修复中，这种特性能够为手术提供更多的灵活性和适应性。

(二) 适应证

1. 前臂和腕部软组织缺损

旋前圆肌皮瓣在适用于前臂及腕部的浅表和中层软组织缺损修复方面表现出色。特别是在外伤或肿瘤切除后导致筋膜或肌腱外露的情况下，该皮瓣能够提供有效的覆盖，保护深层结构。通过精确的手术操作，旋前圆肌皮瓣可以与周围组织良好融合，促进伤口愈合，恢复前臂和腕部的正常功能和外观。在这些复杂的缺损修复中，旋前圆肌皮瓣成为了可靠的选择。

2. 神经和肌腱暴露修复

在手腕或前臂区域神经、肌腱外露的情况下，旋前圆肌皮瓣发挥着重要作用。其通过自身的厚度和柔韧性，可以覆盖暴露的结构，避免外界摩擦引发的损伤。同时，它还能改善缺损区域的保护功能，为神经和肌腱的恢复创造良好的环境。在神经和肌腱修复中，旋前圆肌皮瓣的应用能够提高患者的康复效果和生活质量。

3. 关节修复和保护

旋前圆肌皮瓣在腕关节及肘关节的软组织修复中表现良好。由于其结构较为柔软，非常适合关节活动频繁的部位。它能够有效避免术后活动受限，为关节周围提供柔韧性覆盖。在关节修复中，旋前圆肌皮瓣能够与关节的运动需求相适应，促进关节功能的恢复，为患者的日常活动提供保障。

(三) 优点

1. 血供稳定

旋前圆肌皮瓣的血供来自尺动脉，具有血流量稳定且分支明确的特点。在手术过程中，医生可以便捷地进行分离和保护操作。术后皮瓣成活率高，大幅减少了血供不足引起的并发症风险。这种稳定的血供为皮瓣的存活和功能发挥提供了可靠保障，使旋前圆肌皮瓣在临床应用中具有较高的安全性和有效性。

2. 组织柔韧，适合前臂覆盖

旋前圆肌皮瓣较薄，柔韧性好，非常适用于前臂和腕关节的覆盖需求。它能够提供自然的外观和良好的贴合性，特别是在需要精细覆盖的关节区域表现出色。其柔软的组织特性能够适应关节的运动，不会对活动造成限制。在前臂和腕关节的修复中，旋前圆肌皮瓣的柔韧性为患者带来了更好的康复效果和生活质量。

3. 切取和转移便捷

旋前圆肌位于前臂近端，切取位置靠近前臂的缺损部位，易于转移。这一特点缩短了手术操作时间，提高了手术效率。同时，术后恢复较快，供区的创伤较小，不影响前臂的功能。对于前臂小面积缺损，旋前圆肌皮瓣是理想的选择。它为患者提供了一种安全、便捷的修复方式，促进了患者的快速康复。

二、肱二头肌皮瓣

（一）解剖特征

1. 供血来源

肱二头肌肌皮瓣的主要血供源自肱动脉，这条重要的动脉沿着上臂内侧稳步行进，为肱二头肌持续提供丰富的血流支持。肱动脉及其分支在上臂的解剖结构呈现出清晰的状态，这种清晰的解剖结构使供血稳定可靠。在进行皮瓣移植时，这一特性有助于保持血供的完整性，为皮瓣在移植后的成活提供有力保障。

2. 皮瓣组成

肱二头肌肌皮瓣由肱二头肌及覆盖其上的皮肤和皮下组织共同构成。肱二头肌组织相对较厚，这使其非常适合覆盖上臂和肘部较深的缺损。由于其厚度处于适中状态，能够在需要支撑和填充的部位发挥可靠的覆盖作用，尤其适用于覆盖深层和中层的组织缺损。这种结构组成能够为受损区域提供良好的修复基础，促进组织的再生和愈合。

（二）适应证

1. 上臂软组织缺损

肱二头肌肌皮瓣在适用于上臂深层软组织缺损的修复方面表现出色。特别是在外伤或肿瘤切除后导致的组织缺损中，能够为受损区域提供有效的填充和支撑。皮瓣较厚的特点使其非常适合覆盖深层次的肌腱和骨骼暴露区域，为这些部位提供保护，促进伤口的愈合和组织的再生。在上臂软组织缺损的修复中，肱二头肌肌皮瓣成为一种可靠的选择。

2. 肘关节周围的软组织修复

在肘关节周围的软组织缺损中，肱二头肌肌皮瓣因其具有柔韧性且厚度适中的特点，能够在保持肘关节活动性的同时提供覆盖。这种特性可以降低术后关节活动受限的风险，为患者的关节功能恢复创造良好条件。在肘关节周围的修复中，肱二头肌肌皮瓣能够与关节的运动需求相适应，提高患者的生活质量。

3. 肩部复合缺损修复

肱二头肌肌皮瓣可用于覆盖肩部的复合缺损，尤其在肩关节和上臂外侧缺损时能够提供稳定的覆盖效果。其厚实的组织可为肩部深层结构提供有力的支撑和保护，促进肩部的功能恢复。在肩部复合缺损的修复中，肱二头肌肌皮瓣发挥着重要作用，为患者的康复带来积极的影响。

（三）优点

1. 血供充足且成活率高

肱二头肌由肱动脉供血，血管走行清晰。在手术过程中，这一特点便于血管的保护和吻合操作。皮瓣移植后，由于血供充足，成活率高，能够有效降低皮瓣坏死的风险。这种可靠的血供为皮瓣的存活和功能发挥提供了坚实保障，提高了手术的成功率和患者的满意度。

2. 厚度适中，适合深层修复

肱二头肌皮瓣厚度适中，非常适合上臂和肘关节的中深层缺损修复。其组织结构较为稳定，能够在深层修复中提供有效的填充作用。尤其在覆盖骨骼和肌腱外露的情况下，肱二头肌皮瓣能够为受损区域提供良好的保护，促进组织的愈合和功能恢复。

3. 切取和塑形灵活

肱二头肌位于上臂，其解剖结构便于切取和塑形操作。皮瓣可以根据缺损部位的具体情况进行调整，以满足上臂和肘部的修复需求。同时，切口较为隐蔽，在恢复后对外观的影响较小。这种灵活的切取和塑形特点为手术提供了更多的选择和可能性，满足了患者对美观和功能恢复的双重需求。

第十六节　下肢常用的肌皮瓣移植

在下肢的软组织重建和修复中，肌皮瓣移植是一种关键的技术，主要用于修复因创伤、溃疡、感染或肿瘤切除等原因导致的软组织缺损，尤其在深层结构（如肌腱、骨骼）暴露的情况下应用广泛。下肢常用的肌皮瓣包括股薄肌皮瓣、腓肠肌皮瓣等。

一、股薄肌皮瓣

（一）解剖特征

1. 供血来源

股薄肌皮瓣的主要供血源自股动脉的分支，其中穿通动脉和内收肌动脉起着关键作用，为股薄肌持续提供稳定的血液供应。股动脉及其分支在大腿内侧区域有序行进，这种解剖位置特点在皮瓣切取时具有重要意义。医生能够较为便利地进行分离和保护操作，从而确保了术后血供的充足性。这一优势确保了皮瓣在移植后的高成活率。

2. 皮瓣组成

股薄肌皮瓣由股薄肌及覆盖其上的皮肤和皮下组织共同构成。股薄肌本身相对较薄，这使其非常适合覆盖下肢较浅层次的缺损。虽然股薄肌较薄，但它能够提供较大的面积，适用于覆盖范围较广的浅表缺损。其皮肤层较为柔软，厚度适中，这种特性使其非常适合膝关节或大腿区域的软组织修复。

（二）适应证

1. 膝关节周围软组织缺损

股薄肌皮瓣在膝关节周围的软组织缺损修复中具有独特优势。膝关节由于活动度高，需要柔软而灵活的覆盖。股薄肌皮瓣的厚度适中，能够完美满足关节活动的需求，同时为关节提供自然的保护。通过精确的手术操作，股薄肌皮瓣可以与膝关节周围的组织紧密贴合，促进伤口愈合，恢复膝关节的正常功能和外观。

2. 大腿中层软组织修复

在大腿中层软组织缺损的情况下，股薄肌皮瓣能够发挥重要作用。它能够提供充足的覆盖面积，与周围组织良好贴合，避免供区的过度暴露。股薄肌皮瓣血供充足的特点能够帮助损伤区域恢复血液循环，促进组织的再生和愈合。在大腿中层软组织修复中，股薄肌皮瓣为患者的康复提供了有力支持。

3. 下肢创伤后的浅表缺损

股薄肌皮瓣适用于下肢较浅层的创面覆盖，如大腿或小腿外伤、烧伤等导致的浅表缺损。股薄肌皮瓣提供的覆盖既柔软又贴合，能够自然地保护下肢暴露的结构。在下肢创伤后的浅表缺损修复中，股薄肌皮瓣能够为患者带来良好的康复效果。

（三）优点

1. 血供稳定，成活率高

股薄肌皮瓣的主要血供来自股动脉分支，具有血流量稳定的特点。在手术过程中，医生易于进行吻合操作，这确保了移植后皮瓣的高成活率。股薄肌皮瓣能够有效避免因血供不良导致的坏死或组织退化，为患者的康复提供了可靠保障。稳定的血供为皮瓣的存活和功能发挥提供了坚实的基础，提高了手术的成功率和患者的满意度。

2. 切取和转移便捷

股薄肌位置较为表浅且靠近大腿内侧，这使切取和转移过程相对简单。术后患者恢复较快，不会对下肢功能产生明显影响。因此，股薄肌皮瓣是下肢浅表缺损的理想选择。其便捷的切取和转移特点为手术的顺利进行和患者的快速康复提供了有力支持。

3. 柔韧性好，适合覆盖关节区域

股薄肌皮瓣具有良好的柔韧性，能够顺应膝关节的自然弯曲。股薄肌皮瓣较薄的厚度既提供了覆盖，又不影响关节的自然活动，保障了术后功能恢复。在关节区域的修复中，股薄肌皮瓣的柔韧性为患者带来了更好的康复效果。

二、腓肠肌皮瓣

（一）解剖特征

1. 供血来源

腓肠肌皮瓣的主要供血来自腘动脉及其分支，特别是腓肠动脉。腘动脉在膝关节后侧分支，沿腓肠肌表面形成广泛的血供网络，能够提供丰富的血液支持。腓肠肌血供结构较为明确，血管分支浅表，便于在术中进行分离和保护。血供的丰富性使腓肠肌皮瓣成活率较高，是下肢深层组织修复的优质选择。

2. 皮瓣组成

腓肠肌皮瓣由腓肠肌和覆盖其上的皮肤、皮下组织组成。腓肠肌结构厚实，能够为下肢深层次的缺损提供强有力的支撑和覆盖。腓肠肌皮瓣的厚度适中但弹性较好，适合在膝关节及小腿的深层组织覆盖中使用。腓肠肌的弹性结构适用于顺应关节和肌腱的曲线，可以根据缺损部位的需求进行灵活塑形。

（二）适应证

1. 膝关节及小腿深层组织缺损

腓肠肌皮瓣在膝关节和小腿深层缺损修复中发挥着广泛而重要的作用。尤其在骨骼外露或关节损伤的情况下，其优势更为明显。腓肠肌具有一定的厚度和强大的支撑力，能够为骨骼和关节提供有效的保护，实现良好的填充和覆盖效果。通过精确的手术操作，腓肠肌皮瓣可以与周围组织紧密结合，促进受损区域的愈合和功能恢复。

2. 小腿肌腱和骨骼保护

在小腿肌腱或骨骼暴露的修复中，腓肠肌皮瓣具有独特的价值。其厚实的组织能够有效地覆盖暴露的深层结构，避免外界环境对肌腱和骨骼造成进一步的损伤。同时，腓肠肌皮瓣还能为局部提供良好的愈合环境，促进组织的再生和修复。在小腿肌腱和骨骼保护方面，腓肠肌皮瓣的应用能够提高患者的康复成功率，减少并发症的发生。

3. 大面积创伤修复

在下肢大面积的创伤修复中，腓肠肌皮瓣展现出卓越的性能。它能够为受损区域提供良好的支撑和充足的血供，非常适合深层软组织的覆盖和保护。特别是在需要肌肉填充和稳定覆盖的情况下，腓肠肌皮瓣表现出色。通过合理的手术设计和精细的操作，腓肠肌皮瓣可以有效地修复大面积创伤，恢复下肢的正常功能和外观。

（三）优点

1. 血供丰富，皮瓣成活率高

腓肠肌皮瓣的血供主要来自腘动脉，具有血流量大且稳定的特点。这一优势使皮瓣在移植后具有极高的成活率，大幅降低了术后并发症的风险。特别是在需要充足血供的深层组织缺损修复中，腓肠肌皮瓣能够为受损区域提供丰富的营养物质和氧气，促进组织的愈合和再生。稳定的血供为皮瓣的存活和功能发挥提供了坚实的基础。

2. 厚度适中，适合深层次覆盖

腓肠肌皮瓣相对较厚，非常适合深层组织的支撑和保护。其结构稳固，能够在移植后为深层组织提供强力的支撑。尤其在下肢大范围缺损修复需求中，腓肠肌皮瓣能够发挥重要作用。它可以有效地填充缺损区域，恢复下肢的正常结构和功能。

3. 柔韧性佳，适用于关节和复杂结构

腓肠肌皮瓣具有良好的柔韧性，能够适应膝关节和小腿的复杂结构。在膝盖和小腿的覆盖中，腓肠肌皮瓣能够提供自然贴合的效果，不会影响患者的运动功能。其柔韧性使皮瓣能够在关节活动时保持良好的适应性，减少对关节的束缚和限制。在关节和复杂结构的修复中，腓肠肌皮瓣的柔韧性为患者带来了更好的康复效果和生活质量。

第五章 皮肤软组织扩张术

第一节 概述

皮肤软组织扩张术是一种通过在皮下植入扩张器逐渐扩展皮肤和软组织的手术方法，用于修复皮肤缺损和软组织缺损。扩张术通过逐渐注入生理盐水，使扩张器膨胀，从而促进周围皮肤和软组织的生长，提供足够的组织来覆盖缺损区域。该技术常用于整形外科、美容外科及烧伤修复等领域，特别适用于面部、四肢等需要皮肤颜色和质地相近的缺损区域修复。

一、扩张术的优势

（一）自然过渡

皮肤软组织扩张术所带来的自然过渡效果在临床应用中具有显著优势。扩张后的皮肤经过一段时间的生长和适应，能够呈现出与周围组织高度一致的颜色、质地和厚度。这一特性在外观上实现了更为自然的融合，避免了传统移植手术中常见的色差和质地差异问题。传统移植手术可能由于供区与受区的差异而导致不自然的外观，影响患者的心理和社交生活。而扩张后的皮肤能够更好地融入周围组织，为患者带来更加自信和满意的外观效果。

（二）供区创伤小

扩张术在供区创伤方面具有明显优势。该技术的供区在患者自身皮肤上完成，无须从其他部位取皮。这一特点避免了其他部位可能出现的瘢痕和创伤，减少了供区并发症的发生风险。传统的取皮方法可能导致供区出现疼痛、感染、瘢痕增生等问题，影响患者的康复和生活质量。而扩张术通过利用自身皮肤的扩张能力，在不增加额外创伤的情况下满足修复需求，为患者提供了一种更加安全、有效的治疗选择。

（三）可控性强

皮肤软组织扩张术的可控性在美容整形领域中具有重要意义。扩张过程可以根据患者的具体需求逐渐调整扩张速度和容量。医生能够根据患者的个体差异、缺损部位的大小、形状及美容需求的复杂性，精确地控制扩张的进程。这种可控性确保了扩张效果的自然和对称，满足了复杂的美容需求。例如，在面部除皱和乳房重建等手术中，医生可以根据患者的面部轮廓和乳房形态，精细地调整扩张器的大小和扩张速度，以达到最佳的美容效果。

（四）扩展应用广泛

皮肤软组织扩张术的应用范围广泛，不仅在先天畸形和瘢痕修复方面发挥着重要作用，还适用于美容塑形手术中的提升和改善需求。在先天畸形的矫正中，扩张术能够为畸形部位提供足够的皮肤组织，实现自然的外观修复。在瘢痕修复中，扩张后的皮肤能够替代瘢痕部位，减少色差和质地差异。此外，在面部除皱、乳房重建等美容塑形手术中，扩张术能够为手术提供更多的皮肤和软组织，提升手术效果，满足患者对美的追求。

二、手术步骤

（一）术前准备

1. 详细评估

在进行皮肤软组织扩张术之前，应通过影像学检查（如超声、CT 扫描等）及全面的临床检查，对皮肤和软组织的厚度、弹性进行精确评估。同时，仔细分析扩张需求区域的大小、形状及血供情况。这有助于确定扩张的可行性和潜在风险，为选择合适的扩张器和制订个性化的手术方案提供依据。只有充分了解这些因素，才能确保手术的安全性和有效性。

2. 扩张器的选择

根据扩张需求，应谨慎选择合适形状和容量的扩张器。圆形、椭圆形等不同形状的扩张器适用于不同的扩张区域和需求。确保扩张器的大小和位置适合扩张区域至关重要，这需要综合考虑缺损部位的形状、周围组织的条件及预期的扩张效果。选择合适的扩张器能够提高手术的成功率，减少并发症的发生，为患者带来更好的治疗体验。

3. 手术设计

在扩张器的植入位置、注水周期及预期扩张量上进行细致设计是手术成功的关键。植入位置应考虑到缺损区域的位置和周围组织的情况，确保扩张后的皮肤能够顺利转移到缺损区。注水周期应根据患者的具体情况进行合理安排，既要保证皮肤和软组织的安全生长，又要在合理的时间内达到预期的扩张效果。预期扩张量的设计应基于缺损区域的大小和形状，确保扩张后的皮肤能够完全覆盖缺损部位。

（二）扩张器植入

1. 切开皮肤

在扩张区域旁边进行皮肤切开时，应采用精细的手术技术。沿皮下组织层分离，形成适当大小的腔隙，这个过程需要小心操作，避免损伤周围的血管、神经和重要组织。腔隙的大小应与扩张器的尺寸相匹配，确保扩张器能够顺利植入且周围组织无张力。准确的皮肤切开和腔隙分离是扩张器植入成功的基础，为后续的手术步骤提供了良好的条件。

2. 植入扩张器

将扩张器植入腔隙内时，要确保其位置合适。通过调整扩张器的方向和深度，使其与周围组织协调一致，避免出现扭曲或移位。同时，要确保周围组织无张力，这可以减少术后并发症的发生，如皮肤坏死、扩张器外露等。在植入过程中，医生需要仔细检查扩张器的完整性和密封性，确保其正常工作。

3. 导管固定

注水导管的固定至关重要，它将延伸至皮肤表面或较浅处，以便术后进行注水操作。固定导管时要确保其牢固可靠，防止移位或脱落。可以采用缝合、粘贴等方法进行固定，同时要注意保护导管，避免其受到外力的牵拉或损伤。良好的导管固定能够保证注水操作的顺利进行，为皮肤和软组织的扩张提供保障。

（三）扩张器充水

1. 定期注水

术后 2 ～ 3 周开始进行定期注水，这是皮肤软组织扩张的关键步骤。每周注入适量的生理盐水，使扩张器逐渐膨胀，从而促进皮肤和软组织的生长。注水的量应根据患者的具体情况和皮肤张力进行调整，避免过度注水导致皮肤坏死或扩张器破裂。定期注水需要严格遵守操作规程，确保注水的安全和有效性。

2. 观察扩张进度

每次注水后，应仔细观察皮肤张力、扩张效果及患者的舒适度。皮肤张力是判断注水是否合适的重要指标，过度紧张的皮肤可能会导致血液循环障碍和组织坏死。扩张效果应与预期目标进行比较，及时调整注水量和注水周期。同时，要关注患者的舒适度，如有疼痛、不适等症状，应及时处理。逐渐增加注水量，直至达到预期的扩张效果。

（四）扩张器取出与皮肤修复

1. 扩张完成

当扩张器达到预期的扩张量和皮肤松弛度时，意味着扩张过程完成。此时，医生需要对扩张效果进行全面评估，确定是否可以进行取出手术。评估内容包括扩张后的皮肤质量、血供情况及与缺损区域的匹配程度等。只有在确保扩张效果良好的情况下，才能安排取出手术，为皮肤修复做好准备。

2. 取出扩张器

在皮肤切口处取出扩张器时，应小心操作，避免损伤扩张后的皮肤和周围组织。将扩张器完整取出后，将扩展后的皮肤移至缺损区，并进行缝合固定。缝合过程要精细准确，确保皮肤的对合良好，减少瘢痕形成。完成修复后，要对伤口进行妥善的护理，防止感染和其他并发症的发生。皮肤修复是手术的最后一步，也是实现患者外观改善和功能恢复的关键环节。

三、术后护理与并发症管理

（一）术后护理

1. 扩张器护理

术后对扩张器的护理至关重要。应密切观察扩张器周围皮肤的变化，包括红肿、发热、疼痛等异常症状。每天对扩张区域进行细致检查，以确保扩张器位置稳定，不发生移位。医生通常会依据扩张区域的皮肤状况来精心安排逐步注入扩张液的时间和剂量。这样做的目的是避免对皮肤造成过度的张力和压力，防止皮肤因过度扩张而受损。

2. 感染预防

扩张器植入后，皮肤张力较大，这使术后护理必须严格遵守无菌操作规范。定期更换敷料是预防感染的重要措施之一，它有助于保持扩张区域的清洁和干燥，减少细菌滋生的机会。必要时，应用抗生素可以进一步预防感染的发生。若发现渗出物增多、皮肤发热或局部红肿等症状，应立即通知医生进行评估，以确定是否存在感染风险。

3. 伤口护理

术后伤口的护理对于手术的成功至关重要。伤口应保持清洁、干燥，定期换药，以防止创口感染。在扩张器注入期间，患者应避免剧烈活动，以防皮肤受损。同时，要密切注意扩张区域是否有破裂或渗漏的迹象，尤其在压力较大的区域。一旦发现这些问题，应及早采取处理措施，防止皮肤撕裂。通过精心的伤口护理，可以促进伤口的愈合和扩张过程的顺利进行。

4. 扩张液注入管理

扩张液的注入应严格按照医嘱逐渐进行。通常一周注射一次或两次，每次注入量需根据皮肤的扩张情况灵活调整。注入时要缓慢进行，确保皮肤逐步适应张力，减少皮肤的压力损伤。合理的扩张液注入管理能够保证扩张过程的安全和有效，避免因注入不当而导致的皮肤损伤和并发症的发生。医生和患者应密切配合，共同做好扩张液注入的管理工作。

(二) 并发症管理

1. 感染

感染是扩张术后最常见的并发症之一。通常表现为扩张器周围皮肤发红、肿胀、渗出增多，甚至出现脓性分泌物。对于轻度感染，可以使用局部或口服抗生素进行治疗，并保持扩张区域清洁。对于严重感染，可能需要进行引流或移除扩张器，待感染控制后再行扩张。及时发现和处理感染并发症，能够避免感染的进一步恶化，提高手术的成功率。

2. 皮肤坏死

在扩张过程中，皮肤张力过大或扩张速度过快可能导致局部血液循环障碍，进而引发皮肤坏死。为预防这种情况的发生，注入扩张液时应循序渐进，避免急速扩张。如果发生皮肤坏死，应立即停止注入扩张液，评估坏死范围。然后清除坏死组织，并进行进一步的修复治疗。通过合理的扩张管理和及时处理皮肤坏死，可以减少并发症的影响，促进患者的康复。

3. 扩张器外露

当皮肤扩张至一定程度后，薄弱区域可能出现扩张器外露。这通常与皮肤厚度不足、扩张压力过大或感染有关。在扩张器外露的情况下，应立即停止扩张，进行伤口清创和覆盖处理。必要时，更换或取出扩张器，以避免进一步的组织损伤。及时处理扩张器外露问题，能够防止并发症的恶化，保障患者的安全和手术的效果。

第二节　扩张术在整形美容外科的应用

皮肤软组织扩张术是一项重要的整形美容技术，通过逐渐扩展皮肤和软组织来获得额外的组织覆盖，满足整形美容手术中对大面积相似皮肤组织的需求。广泛应用于去除瘢痕、头皮重建、隆乳术、耳郭和鼻部畸形的矫正，以及面颈部除皱等美容需求。

一、瘢痕修复与去除

(一) 应用场景

瘢痕的存在往往给患者带来诸多困扰，无论是因烧伤、手术还是外伤所导致的瘢痕，尤其是出现在面部、颈部等明显部位时，不仅在外观上影响美观，还可能对患者的心理产生负面影响。皮肤软组织扩张术在这种情况下成为一种有效的解决方案。通过逐步扩张正常皮肤，使其面积增大，然后用扩张后的正常皮肤替代瘢痕部位。

（二）优点

采用扩张后的新生皮肤组织进行瘢痕修复具有显著优势。首先，新生皮肤的颜色、质地与原皮肤极为一致，这使修复后的区域与周围正常皮肤完美融合，几乎看不出明显的差异。这种自然的外观效果能够极大地提升患者的自信心和生活质量。其次，它能更好地替代瘢痕区域，有效降低瘢痕挛缩的风险。

二、头皮缺损修复与秃发重建

（一）应用场景

头皮缺损和秃发问题在临床上较为常见，无论是先天性的头皮缺损、后天性的外伤或疾病导致的局部秃发，还是烧伤后的头皮损伤，都对患者的外貌和心理造成了巨大压力。在这些情况下，皮肤软组织扩张术展现出独特的应用价值。对于需要大面积修复的秃发患者，扩张术尤为适用。通过扩张头皮皮肤，为秃发区域提供足够的皮肤覆盖，可促进头发的生长。

（二）优点

扩张后的头皮皮肤含有毛囊，这是其关键优势之一。这些毛囊在移植到秃发或缺损部位后，能够实现自然生发效果。与传统的植皮方法相比，避免了植皮造成的毛发生长不自然的问题。传统植皮可能导致头发稀疏、生长方向不规则等问题，而扩张后的头皮皮肤能够保持自然的毛发生长状态，为患者带来更美观的外观。

三、隆乳术与乳房再造

（一）应用场景

在隆乳术和乳房再造领域，皮肤软组织扩张术发挥着重要作用。这一技术对于乳腺癌切除后的乳房重建尤为关键。首先使用扩张器扩展乳房区域的皮肤，为后续的假体植入或自体组织移植创造良好的条件。无论是因疾病导致的乳房缺失，还是先天性乳房发育不良，扩张术都能为患者提供更多的皮肤和软组织，确保手术的成功进行。

（二）优点

该方法能够确保皮肤覆盖充足，这是其重要优势之一。在乳房重建过程中，充足的皮肤覆盖能够提高乳房的自然度和对称性。与直接植入假体相比，扩张术避免了皮肤张力过大、轮廓不自然的问题。扩张后的皮肤能够更好地适应假体或自体组织，使乳房的外观更加自然、美观。同时，这种技术也减少了手术并发症的风险，为患者带来更安全、可靠的治疗效果。

四、面部、耳郭和鼻部畸形矫正

（一）应用场景

面部、耳郭和鼻部的先天或后天畸形是整形外科领域的常见问题。小耳畸形、鼻缺损等情况不仅影响患者的外貌，还可能对其心理和社交功能产生负面影响。皮肤软组织扩张术为这些畸形的矫正提供了新的途径。通过扩张正常皮肤，获得额外的皮肤组织，用于覆盖较小的耳部或鼻部结构，完成外观的修复。

（二）优点

扩张后的皮肤质地与面部相匹配，这是其显著优势。这种自然的质地能够使修复后的耳部或鼻部与面部整体更加协调，达到更好的外观效果。与传统的修复方法相比，它减少了供区的创伤。传统方法可能需要从身体其他部位取皮，导致供区留下瘢痕和功能障碍。而扩张术利用自身的皮肤组织进行修复，降低了供区的损伤风险，为患者带来更理想的治疗体验。

第六章 头皮与颅骨的整复手术

第一节 概述

头皮与颅骨的整复手术主要用于修复因外伤、肿瘤切除、感染或先天性畸形导致的头皮和颅骨缺损。此类手术通过重建颅骨结构、覆盖头皮缺损并恢复头部的外形，使患者获得功能性和美观性的双重改善。头皮与颅骨的整复手术因涉及复杂的解剖结构，需要根据缺损大小、部位及具体病因制订个体化的治疗方案，常用技术包括皮肤软组织扩张术、游离皮瓣移植、人工骨填充等。

一、主要修复方法

（一）皮肤软组织扩张术

1. 原理

皮肤软组织扩张术在头皮修复中具有独特的原理。通过在头皮下精准植入扩张器，利用逐渐注水的方式使扩张器缓慢膨胀，从而对头皮产生持续的张力，刺激头皮组织逐渐伸展和扩张，进而增加可用皮肤的覆盖面积。这个过程是一个渐进的生理适应过程，使头皮在不遭受过度创伤的情况下实现面积的扩增，为后续的修复手术创造良好的条件。

2. 应用

皮肤软组织扩张术适用于头皮较大面积缺损的修复，尤其是在需要覆盖秃发区域时，其优势更为明显。头皮较大面积缺损可能由多种原因引起，如烧伤、外伤或肿瘤切除等。在这些情况下，皮肤软组织扩张术能够为头皮提供足够的正常皮肤组织，恢复头皮的完整性。通过精确的手术规划和操作，可以将扩张后的头皮组织巧妙地转移到缺损部位，实现自然的外观修复。

3. 优点

皮肤软组织扩张术的优点在于能够保留皮肤的颜色、质地和毛发。这是因为扩张的是患者自身的头皮皮肤，所以在修复后与周围组织能够高度融合，呈现出自然的外观效果。与其他修复方法相比，这种自然的修复效果不仅在美观上更具优势，而且在心理上也能给予患者更大的信心和舒适感。头皮的颜色和质地与周围正常皮肤一致，减少了患者的困扰。

（二）游离皮瓣移植

1. 原理

游离皮瓣移植是一种复杂而有效的头皮修复技术。其原理是从身体其他部位获取带有完整血管的皮瓣，如股前外侧皮瓣、背阔肌皮瓣等。这些皮瓣通常包含皮肤、皮下组织和血管，通过显微外科技术将皮瓣的血管与头皮缺损部位的血管进行精确吻合，重新建立血供。这个过程需要高度专业的手术技巧和精细的操作，以确保皮瓣的成活和功能恢复。

2. 应用

游离皮瓣移植主要用于大面积头皮缺损或皮肤扩张术无法完全覆盖的区域，特别是在深层创面的修复中发挥着重要作用。当头皮缺损面积过大，或者存在深层组织损伤时，单纯依靠皮肤软组织扩张术可能无法满足修复需求。此时，游离皮瓣移植能够提供足够的皮肤和组织覆盖，同时利用其丰富的血供促进创面的愈合。

3. 优点

皮瓣血供充足是游离皮瓣移植的显著优点之一。由于皮瓣带有自身的血管系统，在移植后能够迅速建立新的血供，从而保证了皮瓣的成活率。高成活率使该技术在需要耐压和长期覆盖的区域表现出色。头皮作为人体的一个特殊部位，经常受到外界压力和摩擦，需要具有足够的强度和稳定性。游离皮瓣的移植能够为头皮缺损部位提供坚实的覆盖。

（三）人工骨材料填充

1. 材料

在颅骨缺损修复中，常用的人工骨材料具有各自的特点。钛网具有良好的强度和生物相容性，能够为颅骨提供稳定的支撑。聚醚醚酮（PEEK）材料具有与人体骨骼相似的力学性能和生物惰性，不容易引起免疫反应。羟基磷灰石是一种天然的骨矿物质，具有良好的生物活性，能够促进骨组织的生长和修复。这些材料经过严格的筛选和测试，可以确保安全性和有效性。

2. 应用

人工骨材料填充主要用于颅骨缺损区域的填充和支撑，恢复颅骨的外形和防护功能。特别是对于较大或形状复杂的骨缺损，人工骨材料能够提供精确的定制化解决方案。颅骨缺损可能由外伤、肿瘤切除或先天性畸形等原因引起，严重影响患者的外观和脑部安全。通过使用人工骨材料进行填充，可以有效地恢复颅骨的完整性，保护脑组织免受外界伤害。

3. 优点

人工骨材料的优点在于质地坚硬、稳定性好。这些材料能够承受一定的外力，为颅骨提供可靠的防护。同时，它们具有较轻的重量，减少了患者的负担。在恢复颅骨形态方面，人工骨材料可以根据患者的具体情况进行定制，实现精准的修复。通过先进的制造技术和设计理念，人工骨材料能够与周围的颅骨组织良好融合，为患者带来更好的治疗效果。

二、手术步骤

（一）清创与缺损评估

在手术初始阶段，进行彻底的清创操作至关重要。这包括细致地去除伤口处的坏死组织、潜在的感染源及异物。通过这样的处理，能够最大程度地确保无感染残留。清创完成后，精确测量缺损的大小和深度，这对于制订具体的修复方案起着关键作用。对软组织和骨质的缺损区域进行仔细检查，能够明确修复的范围及确定所需要的材料类型和数量。

（二）颅骨修复

当缺损涉及颅骨时，通常需要采用适当的修复方法。自体骨移植、人工材料［如钛网、聚醚醚酮（PEEK）等］是常见的选择。根据缺损的大小，精心切割修复材料，使其与颅骨缺损的形状和大小完美契合。然后使用螺钉进行固定，确保骨移植材料与颅骨紧密贴合，以实现稳定的修复效果。对于小面积的骨缺损，可能无须进行骨修复，仅覆盖软组织即可。

（三）软组织修复

在修复骨结构之后，头皮和软组织的覆盖是关键步骤。通常采用皮瓣移植或皮肤扩张术。对于较小的头皮缺损，可以选择局部皮瓣，利用周围正常组织进行修复。而对于较大的缺损，则需要考虑远端皮瓣或使用皮肤扩张器来获取足够的皮肤组织。皮瓣的选择应综合考虑缺损面积、供区血供、手术目的及美观需求等因素。

（四）皮肤覆盖

在部分头皮较薄或血供不足的部位，需要采用皮肤移植或皮瓣覆盖技术。如果头皮能够充分覆盖骨面，则进行缝合操作。然而，如果需要更多的覆盖，则应考虑植皮或应用带蒂皮瓣。在进行皮瓣和骨面的缝合时，需要格外小心，避免产生张力和皮瓣移位。确保血供稳定对于皮瓣的成活和伤口的愈合至关重要。

三、术后护理与并发症管理

（一）术后护理

1. 伤口护理

术后的伤口护理对于手术的成功恢复至关重要。保持伤口干燥、清洁是基本要求，同时需要严格遵循无菌操作规范，定期进行换药处理。头皮虽然血供丰富，但由于其位置特殊，容易受到外界因素影响而发生感染，尤其是在使用植皮或皮瓣的情况下，感染风险会进一步增加。因此，需要特别留意伤口有无渗液、红肿及感染迹象。

2. 引流管理

在手术过程中放置引流管是为了防止术后出现血肿和积液等并发症。引流管必须保持通畅，以便顺利排出渗出液。术后应根据引流液的量和性质进行定期检查，评估手术部位的恢复情况。当引流量逐渐减少且无活动性出血后，通常在 3～5 天后可以考虑拔除引流管。合理的引流管理能够减少术后并发症的发生，促进伤口的愈合。

3. 血供观察

如果使用皮瓣进行修复，密切观察皮瓣的血供情况是关键。正常的皮瓣应呈现出颜色粉红、温暖且毛细血管反应迅速的状态。一旦皮瓣颜色变暗或温度下降，就应警惕可能出现的血供障碍问题。这可能是血管受压、血栓形成等原因引起的。必要时应及时联系医生进行处理，以避免皮瓣坏死等严重后果。

（二）并发症管理

1. 感染

感染是头皮与颅骨整复术后最为常见的并发症之一。感染的迹象表现为伤口红肿、分泌物增加及发热等症状。对于轻微感染，可以应用抗生素进行控制。然而，如果感染严重且伴有脓肿或皮瓣感染，则可能需要进行清创手术或重新植皮。对于严重感染的患者，为了确保彻底清除感染，还可能需要移除扩张器或骨移植物。

2. 扩张器并发症

若手术中使用了扩张器，可能会出现渗漏、扩张器外露或移位等问题。当出现渗漏或外露情况时，应立即停止扩张，并对术区进行清洁和消毒处理。必要时，需要重新调整或更换扩张器。如果扩张器移位较严重，可能需要移除扩张器，待术后合适时机重新植入。对扩张器并发症的及时处理可以避免进一步的损伤。

3. 骨不连与移植物脱落

在颅骨修复中，如果使用了人工材料或骨移植，可能会出现骨不连或移植物脱落的情况。若术后患者出现头部局部疼痛、肿胀或压痛等症状，应怀疑骨移植物存在问题。必要时可通过影像学检查进行确认。对于轻度的骨不连，可以考虑观察或进行固定处理。而严重的移植物脱落则可能需要进行二次手术进行重新修复。

第二节　在颅面外科的应用

在颅面外科中，头皮与颅骨的整容修复手术是一项重要技术，常用于修复因先天性畸形、外伤、肿瘤切除及感染性疾病引起的头皮和颅骨缺损。颅面外科的整容修复不仅要重建颅骨的结构和强度，还需要兼顾头皮的覆盖、功能恢复和外观的美观，最终达到保护脑组织、恢复头部外形，以及改善患者生活质量的目的。

一、先天性颅面畸形

（一）应用场景

先天性颅面畸形是一组复杂的出生缺陷，其中颅缝早闭表现为颅骨缝过早闭合，限制了头颅的正常生长，导致头颅形状异常。颅骨缺损可能是胚胎发育过程中的异常所致，使头部缺乏完整的保护结构。头皮发育不良则可能影响头发的生长和头皮的正常功能。这些先天性畸形在新生儿和儿童中较为常见，不仅给患儿带来身体不适，还可能影响其心理发育。此外，这些畸形还可能影响大脑的正常发育，增加颅内压，对患儿的生命健康构成威胁。

（二）手术目标

对于先天性颅面畸形的治疗，手术目标是多方面的。首先，通过颅骨重塑，纠正头颅的异常形状，缓解颅内压，为大脑的正常发育创造条件。颅骨重塑需要精确的手术规划和高超的技术，以确保在不损伤大脑组织的前提下，实现颅骨的理想形态。其次，头皮扩张可以增加头皮的面积，用于覆盖颅骨缺损区域，同时改善外观。

二、创伤性头皮和颅骨缺损

（一）应用场景

交通事故、坠落和工伤等意外事件是导致创伤性头皮和颅骨缺损的主要原因。在这些情况下，强大的外力作用常造成严重的头部损伤，包括头皮的撕裂、软组织的挫伤及颅骨的骨折和缺损。如果损伤严重，还可能伴有脑组织的暴露，这不仅增加了感染的风险，还可能对大脑造成直接的损伤。创伤性头皮和颅骨缺损对患者的生命安全和身体健康构成了严重威胁，同时也给患者及其家庭带来了巨大的心理负担和经济负担。

（二）手术目标

对于创伤性头皮和颅骨缺损的修复，手术目标是恢复头部的完整性和保护脑组织。首先，使用游离皮瓣或扩张器修复头皮，可以提供足够的皮肤和软组织覆盖缺损区域，防止感染和进一步的损伤。游离皮瓣具有丰富的血供和良好的组织相容性，可以快速愈合。扩张器则可以通过逐渐扩张头皮，增加可用的皮肤面积，为后期的修复提供更多的选择。同时，采用自体骨或人工骨填充颅骨缺损，可以恢复头部的结构完整性，保护脑组织免受外界的伤害。

三、肿瘤切除后的重建

（一）应用场景

头皮肿瘤如基底细胞癌和颅骨肿瘤（如骨瘤、骨肉瘤等疾病），在手术切除后常会留下明显的缺损。特别是当肿瘤位于影响头部外观的区域时，缺损不仅给患者带来身体上的创伤，还严重影响其心理状态和社交生活。例如，患者可能因为头部的缺损而感到自卑，不愿意参与社交活动。此外，缺损还可能影响头部的保护功能，增加感染的风险。因此，肿瘤切除后的重建对于患者的康复至关重要。

（二）手术目标

在肿瘤切除后的重建中，手术目标是恢复患者的面部对称性和自然轮廓。首先，使用皮瓣移植或软组织扩张术修复头皮缺损，可以提供足够的皮肤和软组织覆盖创面，恢复头部的外观。皮瓣移植可以根据缺损的大小和形状选择合适的皮瓣，实现个性化的修复。软组织扩张术则可以通过逐渐扩张头皮，获取更多的皮肤，为修复提供更多的选择。同时，采用人工骨或自体骨重建颅骨，可以恢复颅骨的结构完整性，实现面部的对称性和轮廓自然。

四、美学修复需求

（一）应用场景

部分患者可能因为颅骨不对称、头皮萎缩或秃发等因素而寻求美学修复。这些情况可能是先天性的，也可能是由于外伤、疾病治疗后遗症或年龄增长等原因引起的。美学问题不仅影响患者的外观，还可能对其心理状态和社交生活产生负面影响。例如，颅骨不对称可能导致患者在拍照或社交场合中感到不自信，头皮萎缩或秃发可能影响患者的形象和职业发展。因此，美学修复需求在现代社会中越来越受到关注。

（二）手术目标

为满足美学修复需求，手术目标是恢复头皮和颅骨的外观，提升患者的自信心和生活质量。首先，通过扩张术增加头皮的面积，可以改善秃发区域或不对称情况。扩张术需要根据患者的具体情况制订个性化的方案，以确保扩张的效果和安全性。其次，皮瓣移植可以提供更多的组织用于修复萎缩部位，实现美观效果。骨重塑则可以调整颅骨的形态，提升美观度。

第七章　面部器官畸形与缺损的修复

第一节　眶骨缺损的修复

眶骨缺损修复主要用于治疗由外伤、肿瘤切除、先天性缺陷或感染引起的眶骨缺损。眶骨缺损会影响眼眶结构的完整性，导致眼球移位、双眼不对称、视力障碍等问题，严重影响患者的面部外观和视功能。修复的目的是恢复眼眶结构的完整性、改善眼球位置、对称性及面部轮廓，从而恢复功能性和美观性。

一、主要修复方法

（一）人工材料修复

1. 常用材料

在眶骨缺损修复中，常用的人工材料包括钛网、聚醚醚酮（PEEK）及羟基磷灰石等。钛网具有良好的强度和可塑性，能够根据眶壁形态进行精确塑形。PEEK材料具有与人体骨骼相似的力学性能和生物相容性，不容易引起免疫反应。羟基磷灰石是一种天然的骨矿物质，具有良好的生物活性，能够促进骨组织的生长和修复。

2. 优点

人工材料具有生物相容性高、抗感染、强度高、重量轻等特点。高生物相容性使材料能够与人体组织良好融合，减少排异反应的发生。抗感染特性有助于降低术后感染的风险，为患者的康复提供保障。高强度的材料能够稳定支撑眶内容物，防止眼球下陷等并发症的发生。重量轻的特点则减少了患者的不适，提高了患者的生活质量。

3. 适应证

人工材料修复适用于中小范围眶骨缺损，特别是外伤或肿瘤切除后的眶下壁和眶内壁修复。在这些情况下，人工材料能够提供稳定的支撑和填充，恢复眶骨的结构完整性。对于中小范围的缺损，人工材料的塑形和固定相对容易，能够实现较好的修复效果。

（二）自体骨移植

1. 常用骨源

在自体骨移植中，常用的骨源包括髂骨、颅骨、肋骨等。这些骨源具有良好的生物相容性，能够与周围骨组织逐渐融合，实现天然的支撑和填充效果。髂骨具有丰富的骨量和良好的可塑性，适用于大面积的眶骨缺损修复。颅骨和肋骨则可以根据缺损的部位和形状进行选择，提供个性化的修复方案。

2. 优点

自体骨组织能够与周围骨组织逐渐融合，具有天然的支撑和填充效果。这种融合过程有助于恢复眶骨的结构完整性和功能，提高修复的稳定性和持久性。此外，自体骨移植的感染率低，因为自体组织不会引起免疫反应，降低了术后感染的风险。

3. 适应证

自体骨移植适用于大面积或复杂眶骨缺损，尤其是年轻患者或对生物相容性要求高的病例。对于大面积或复杂的缺损，自体骨移植能够提供足够的骨量和良好的支撑，恢复眶骨的结构完整性。年轻患者的骨组织再生能力较强，自体骨移植能够更好地促进骨组织的愈合和修复。对生物相容性要求高的患者，自体骨移植是一种理想的选择，因为自体组织不会引起排异反应。

（三）复合组织移植

1. 方法

复合组织移植是一种利用包含软组织和骨组织的复合皮瓣进行眶骨缺损修复的方法。常见的复合皮瓣如前臂桡侧复合皮瓣，包含了皮肤、皮下组织、肌肉和骨组织等多种成分，既能够修复骨缺损又能提供软组织覆盖。这种方法适用于大面积、深层缺损的修复，能够一次性恢复骨和软组织的完整性。

2. 优点

复合组织移植适合大面积、深层缺损的修复，能够一次性恢复骨和软组织的完整性。对于复杂的眶骨缺损，单纯的骨修复或软组织修复往往不能满足需求。复合组织移植能够同时提供骨组织和软组织的修复，恢复眶骨的结构完整性和面部的外观。此外，复合组织移植能够减少手术次数和患者的痛苦，提高修复的效率和成功率。

3. 适应证

复杂眶骨缺损伴随软组织缺损，尤其适合需要多层次修复的病例。在这些情况下，复合组织移植能够提供全面的修复方案，满足患者的功能和美观需求。对于需要多层次修复的病例，复合组织移植能够根据缺损的不同层次进行个性化的修复，提高修复的效果和质量。

二、手术步骤

（一）清创与缺损评估

在眶区手术初始阶段，清创至关重要。对伤口和缺损部位应进行细致的清创操作，彻底清除坏死组织和感染源，为后续手术创造清洁的环境。通过先进的影像学技术（如 CT 扫描、MRI 等）进行精确评估，能够准确确定缺损范围和重建需求。这一过程有助于医生全面了解病情，选择最适宜的修复材料。精确的评估为手术的成功奠定了基础，确保能够针对不同的缺损情况进行个性化的修复方案设计，提高手术的有效性和患者的康复效果。

（二）切口设计

切口设计在眶区手术中应高度谨慎。通常选择隐蔽性高的切口方式，如经眼睑下缘切口或眉弓切口，以减少术后瘢痕对患者外观的影响。在设计切口时，必须避免损伤周围重要结构，如视神经、眼肌、泪腺等。这需要医生对眶区解剖结构有深入的了解和精准的手术技巧。通过合理的切口设计，既能保证手术的顺利进行，又能最大程度地减少手术对患者的伤害。

（三）骨结构重建

根据缺损的范围与位置选择合适的修复材料是骨结构重建的关键。钛网和 PEEK 具有良好的生物相容性和塑形性，适用于较大面积的骨缺损修复。它们能够根据眶骨形态进行精确调整，为眶骨提供稳定的支撑。自体骨则适用于小面积修复，可减少异物反应。将修复材料按眶骨形态调整后置入缺损区域，确保紧密贴合，有助于恢复眶内结构的完整性和稳定性，为后续的组织修复和功能恢复创造条件。

（四）固定与缝合

将修复材料精确固定在眶骨缺损处是确保手术成功的重要环节。通常采用微型钛钉、螺钉等进行固定，确保材料稳固。在骨结构复位完成后，对软组织进行逐层缝合，恢复眼周组织的正常形态和功能。缝合时应避免过大张力，以确保术后血供畅通。精细的缝合技术能够减少术后并发症的发生，促进伤口愈合，提高患者的康复质量。

（五）眼眶组织复位与支撑

根据手术需求，进行眼球的适当支撑和复位对于维持眼部功能至关重要。确保眼球在眶内的位置正确并维持正位，可提高患者的眼部功能和外观。视患者情况，可适当放置支撑材料，如硅胶片，以防止组织下陷并保持眼眶的外形。这一措施有助于恢复眼眶的正常生理结构，提高患者的生活质量。

三、术后护理与并发症管理

（一）术后护理

1. 伤口护理

术后伤口护理对于手术的成功恢复至关重要。保持伤口的干燥和清洁是预防感染的基本要求。每天换药有助于及时发现伤口的异常情况，如红肿、渗液或发热等感染迹象，以便采取相应的处理措施。术后1周内避免触碰或揉搓术区，防止缝线或固定材料移位。通常在术后1～2周进行拆线，此时伤口基本愈合，拆线后仍需要继续观察伤口情况。

2. 眼部护理

术后48小时内保持抬头位，可利用重力作用减少眼部肿胀。冰敷或冷敷能收缩血管，减轻肿胀，每次15分钟，每天数次。注意观察眼球位置和视力变化，是因为术后可能出现眼球移位、复视等情况，若出现视力下降、视物模糊等症状，应立即联系医生，以便及时进行诊断和处理，防止进一步的眼部损伤。

（二）并发症管理

1. 感染

感染是眶骨修复术后常见的并发症之一。通常表现为手术区域红肿、疼痛、发热和分泌物增加。轻度感染可局部应用抗生素或口服抗生素进行治疗，通过抑制细菌生长来控制感染。严重感染时，可能需要清创或移除感染的材料，以防止感染扩散至周围组织或眶内结构。术后定期换药，能及时发现感染迹象并采取措施，防止感染扩散，确保手术效果和患者的康复。

2. 眼球移位与复视

术后可能由于眶内支撑不足、组织移位或眼外肌受损导致眼球移位或复视。轻度复视或眼球移位通常可随愈合逐渐缓解，这是因为身体具有一定的自我修复能力。但严重者可能需要通过二次手术进行调整，以恢复眼球的正常位置和功能。术后需要密切观察眼球位置及视力变化，进行必要的眼部检查，以便及时发现问题并采取相应的治疗措施，防止进一步损伤。

第二节　鼻部缺损与畸形的修复

鼻部缺损和畸形修复主要用于治疗由外伤、肿瘤切除、先天性畸形或感染引起的鼻部组织缺损或结构异常。鼻部修复手术的主要目的是恢复鼻子的形态、结构和功能，改善呼吸道通畅，同时在美学上实现自然和谐的外观。修复手术涉及软组织、软骨及骨组织的多层次重建，常用方法包括局部皮瓣移植、软骨移植、皮肤扩张术等。

一、主要修复方法

（一）局部皮瓣移植

1. 方法

在鼻部软组织缺损的修复中，局部皮瓣移植是一种基于精细解剖和手术技巧的重要方法。首先，医生会根据鼻部缺损的具体部位和形状进行全面评估，仔细分析周围可用的皮肤组织。然后，从相邻的部位（如鼻唇沟或额部等区域）选择合适的皮瓣。这些皮瓣通常具有特定的血管供应和组织特性，能够在转移过程中保持良好的活力。在手术操作中，医生会将皮瓣小心地分离并转移至缺损区域，确保皮瓣与缺损部位的边缘精确对齐和缝合。

2. 适应证

局部皮瓣移植主要适用于小面积鼻翼、鼻尖等部位的软组织缺损。这些部位的缺损可能由多种原因引起，如外伤、肿瘤切除或先天性畸形等。对于小面积的缺损，局部皮瓣能够提供足够的组织覆盖，同时避免了从远处取皮带来的额外创伤和并发症。此外，局部皮瓣的颜色、质地与鼻部皮肤接近，能够实现自然的外观修复，满足患者对美观的需求。

3. 优点

局部皮瓣具有诸多显著优点。首先，皮瓣的颜色和质地与鼻部皮肤高度接近，这使修复后的外观非常自然，几乎看不出明显的差异。皮瓣与周围组织的融合度高，能够与鼻部的整体外观协调一致。其次，供区创伤小是局部皮瓣的另一个重要优势。由于皮瓣取自相邻部位，对供区的功能和外观影响较小，患者的恢复时间也相对较短。

（二）额部皮瓣移植

1. 方法

额部皮瓣移植是一种较为复杂但效果显著的鼻部缺损修复方法。手术首先从额头部位获取皮肤和皮下组织。然后，经过前额皮瓣设计，根据鼻部缺损的形状和大小，将皮瓣进行裁剪和塑形。在转移过程中，医生会运用显微外科技术，将额部皮瓣的血管与鼻部的血管进行吻合，以确保皮瓣的血供充足。最后，将皮瓣覆盖在鼻部缺损区域，并进行细致的缝合固定。

2. 适应证

额部皮瓣移植适合鼻部较大面积缺损的修复，尤其是鼻背、鼻翼等部位的缺损。这些较大面积的缺损通常需要更多的组织来进行修复，而额部皮瓣能够提供足够的皮肤和皮下组织。此外，对于部分复杂的鼻部缺损，如伴有深部组织损伤或畸形的情况，额部皮瓣也可以作为一种有效的修复手段。额部皮瓣的应用需要医生根据患者的具体情况进行全面评估。

3. 优点

额部皮肤质地接近鼻部，具有相似的颜色、厚度和纹理，这使修复后的鼻部外观更加自然。额部皮瓣血供丰富，这是因为额部有丰富的血管网络，能够为皮瓣提供充足的营养和氧气，提高皮瓣的成活率。通过分阶段修复，可以逐步调整皮瓣的形态和位置，使修复效果更加完美。在分阶段修复过程中，医生会根据患者的恢复情况和需求，进行适当的调整和优化，以确保最终的修复效果符合患者的期望。

（三）软骨移植

1. 方法

软骨移植是鼻部修复中的关键方法之一。医生会根据患者的具体情况，从鼻中隔、耳软骨或肋软骨等部位取材。在取材过程中，需要考虑软骨的质量、大小和形状，以确保能够满足修复的需求。对于不同的软骨来源，医生会采用不同的取材方法和技术，以确保取材过程的安全和有效。然后，将取材后的软骨进行精细的雕刻和塑形，根据鼻部缺损的情况，将软骨用于重建鼻梁、鼻尖等支撑结构。

2. 适应证

软骨移植适用于鼻梁、鼻尖的支撑不足，或软骨缺损导致的畸形。这些情况可能由外伤、先天性畸形或鼻部手术失败等原因引起。软骨移植能够提供稳定的支撑结构，恢复鼻部的立体感和功能。对于复杂的鼻部畸形，软骨移植可以与其他修复方法相结合，实现更加全面和有效的修复。

3. 优点

软骨具有较高的生物相容性和稳定性，这使它能够与周围组织良好融合，减少排异反应的发生。软骨移植能够有效重建鼻部的支撑结构，恢复鼻部的形态和功能。同时，软骨的取材相对方便，可以根据患者的具体情况选择合适的软骨来源。不同的软骨来源具有不同的特点和优势，医生会根据患者的需求和身体状况进行综合考虑。

二、手术流程

（一）缺损范围评估与术前设计

在鼻部修复手术前，进行详细的缺损范围评估至关重要。通过先进的影像学技术和临床检查，精确确定鼻部缺损的部位、程度及周围组织的状况。这一评估过程为选择适当的修复方案提供了依据。术前设计更是关键环节，需要综合考虑鼻部外形、鼻梁高度、鼻孔对称性等多方面因素。精心的术前设计旨在确保术后能够达到自然美观的效果。

（二）软骨移植或重建

鼻部结构的支撑在很大程度上依赖于软骨。当鼻中隔或鼻翼结构缺损严重时，自体软骨移植成为必要手段。常用的软骨来源包括鼻中隔软骨、耳软骨和肋软骨等。这些软骨具有不同的特性和适用范围。根据鼻部缺损情况，将软骨精心雕刻至适当形状，然后准确植入鼻部缺损区域。这一过程需要高度的专业技能和精细操作，以重建鼻部的支撑结构和轮廓。

（三）软组织修复

对于鼻翼、鼻尖等软组织缺损，皮瓣移植是常用的修复方法。可能需要使用局部皮瓣或远端皮瓣移植进行覆盖修复。常用的皮瓣有额部皮瓣、耳后皮瓣、前臂皮瓣等。在选择皮瓣时，需要根据缺损的大小和位置进行综合考虑，确保血供稳定且能提供足够的软组织量以覆盖缺损区。皮瓣移植的成功与否取决于对皮瓣的选择、切取和移植技术的掌握，以及术后护理。

（四）皮肤覆盖

较小的鼻部缺损可通过直接缝合恢复皮肤覆盖，但对于较大缺损则需要应用皮瓣或植皮。皮瓣移植时，需要将皮瓣巧妙地转移至缺损区域，并确保血供充足。对于鼻梁或鼻尖的外露区域，皮肤覆盖需要格外注意色泽和厚度是否接近鼻部原生皮肤，以减少术后瘢痕的显著性。这需要精细的手术技巧和对皮肤特性的深入了解，以实现自然美观的修复效果。

（五）整形缝合

在修复鼻部结构和覆盖皮肤后，细致的缝合是关键步骤。这需要确保皮肤紧密贴合且张力适当，以减少瘢痕形成，尽量保持鼻部自然外形。另外，鼻部缝合要求极高的精度和技巧，需要医生具备丰富的经验和专业知识。术后可能根据情况放置引流管，以防止术后出血或积液，确保手术部位的正常恢复。这一过程需要密切观察和精心护理，以提高手术的成功率。

三、术后护理与并发症管理

（一）术后护理

1. 伤口护理

术后鼻部伤口的护理对于手术的成功恢复至关重要。保持伤口清洁、干燥是预防感染的关键措施。每天使用无菌生理盐水清洗，可有效去除伤口表面的污垢和细菌，同时避免外力碰撞，以保护鼻部刚刚修复的结构。术后初期，患者应避免剧烈活动或俯身。术区覆盖的敷料需要保持清洁，每天更换可防止外部污染的侵入，为伤口的愈合创造一个无菌的环境。

2. 冷敷与肿胀控制

术后鼻部出现肿胀和轻微出血是常见的生理反应。通常在术后 48 小时内应用冷敷来减轻肿胀。冷敷时应间隔进行，每次约 15 分钟，这样既能达到消肿的目的，又能避免直接接触伤口而发生感染。肿胀可能会持续数天，但随着身体的恢复，会逐渐消退。在此期间，患者应保持耐心，遵循医生的建议进行护理。

3. 支撑与固定

鼻部修复后通常需要支撑和固定，以确保鼻部形态的稳定。术后佩戴鼻夹或鼻部石膏支架，能够有效地维持鼻部形态，减少移位的风险。这些支架为鼻部提供了外部的支撑力，有助于修复后的组织在正确的位置上愈合。一般来说，术后 1 ～ 2 周后可移除支架，但具体时间需根据患者的恢复情况而定。

（二）并发症管理

1. 感染

鼻部虽然血供丰富，但术后仍容易发生感染。感染的表现通常为红肿、热痛和脓性分泌物。当感染风险较高时，应预防性应用抗生素，以降低感染的发生概率。若出现感染迹象，可加大抗生素剂量，以控制感染的发展。严重感染可能需要进行清创手术，去除感染组织，并在必要时重新进行修复。及时发现和处理感染是确保手术成功的重要环节。

2. 软骨移位或吸收

软骨在术后可能会发生轻微移位或吸收，从而导致鼻部形态改变。轻微移位可通过术后支架固定逐渐改善，因为支架可以提供一定的压力，帮助软骨回到正确的位置。然而，严重移位则需要二次手术进行调整。为减少软骨吸收，可采用固定材料（如钛钉）进行支撑，增加软骨的稳定性，降低吸收的风险。

3. 瘢痕增生与挛缩

鼻部瘢痕增生可能会影响美观和鼻部形态，特别是在鼻尖和鼻翼区域。术后定期进行按摩可以促进血液循环，减少瘢痕增生的可能性。必要时，可使用瘢痕贴或激光治疗来改善瘢痕的外观。对于瘢痕挛缩影响鼻孔形态的情况，可能需要进行二次修复手术，以恢复鼻部的正常功能和美观。及时处理瘢痕问题对于患者的心理和生理健康都非常重要。

第三节　唇颊部缺损与畸形的修复

唇颊部缺损与畸形的修复主要应用于修复由先天性畸形、外伤、肿瘤切除及感染引起的唇部、口角及面颊部缺损。唇颊部的修复目标不仅是恢复面部的正常形态和对称性，还需要恢复重要的功能性，包括进食、语言、表情及美观等。修复方法因缺损部位和程度不同而有较大差异，主要包括局部皮瓣移植、复合皮瓣移植、组织转位等方法。

一、主要修复方法

（一）局部皮瓣移植

1. 方法

在唇部缺损修复中，局部皮瓣移植是一种常用的方法。通过选取口腔周围的局部皮瓣，如改良 Abbe 皮瓣、唇部 V-Y 推进皮瓣等，进行精细的手术操作可将其移植至缺损区域。改良 Abbe 皮瓣通常从下唇或上唇的一侧切取，旋转后修复对侧的缺损。唇部 V-Y 推进皮瓣则是通过在唇部设计特定的三角形切口，将皮瓣向前推进以覆盖缺损。

2. 适应证

局部皮瓣移植适用于小到中等面积的唇部、口角缺损。这种缺损可能是外伤、肿瘤切除或先天性畸形等原因引起。对于小到中等面积的缺损，局部皮瓣能够提供足够的组织覆盖，同时保持唇部的自然形态和功能。局部皮瓣的颜色和质地与周围的唇部组织接近，能够实现自然的外观修复，减少明显的色差和质地差异。

3. 优点

局部皮瓣具有诸多优点。首先，局部皮瓣的颜色、质地接近周围的唇部组织，自然度高。这使修复后的唇部外观非常自然，与周围的面部特征协调一致。其次，局部皮瓣能够恢复唇部的形态和口腔功能。通过精确的手术操作，局部皮瓣可以重建唇部的轮廓、唇红和唇缘，恢复唇部的闭合功能和口腔的正常生理功能。

（二）复合皮瓣移植

1. 方法

复合皮瓣移植是一种较为复杂的唇部缺损修复方法。利用前臂、胸大肌或肩胛皮瓣等复合皮瓣进行移植，这些皮瓣包含皮肤、肌肉及血管结构。在手术过程中，需要进行精细的解剖和分离，将复合皮瓣从供区切取并移植到唇部缺损区域。然后，通过显微外科技术将皮瓣的血管与唇部的血管进行吻合，以确保皮瓣的血供充足。最后，将皮瓣的肌肉和神经与唇部的相应结构进行连接，以恢复表情肌功能和面部轮廓。

2. 适应证

复合皮瓣移植适用于大面积复合组织缺损，特别是伴有肌肉和神经缺损的严重情况。这种缺损可能是严重的外伤、肿瘤切除或先天性畸形等原因引起。对于大面积的复合组织缺损，单一的皮瓣或组织移植往往无法满足修复需求。复合皮瓣能够提供多层次的软组织、肌肉及神经，为唇部的修复提供了更全面的解决方案。

3. 优点

复合皮瓣具有显著的优点。首先，复合皮瓣能够提供多层次的软组织、肌肉及神经，恢复表情肌功能和面部轮廓。通过将皮瓣的肌肉和神经与唇部的相应结构进行连接，可以恢复唇部的运动功能和表情表达能力。其次，复合皮瓣的血供丰富，成活率高。由于皮瓣包含了血管结构，能够为移植后的组织提供充足的营养和氧气，提高皮瓣的成活率。

（三）唇部组织转位术

1. 方法

唇部组织转位术是一种针对中等到重度唇缺损的修复方法。将残存的唇部组织进行重新定位或转位，以恢复唇红、唇缘。在手术过程中，医生会根据缺损的具体情况，设计合适的转位方案。例如，对于唇裂术后或外伤后的唇缺损，可以将残存的唇部组织进行旋转、推进或移位，以填补缺损区域。然后，通过精细的缝合和整形，使转位后的唇部组织与周围的组织完美融合，恢复唇部的自然形态和功能。

2. 适应证

唇部组织转位术适合中等到重度的唇缺损，特别是在唇裂术后或外伤后的修复中。这种缺损可能导致唇部的形态和功能严重受损，需要进行复杂的修复手术。唇部组织转位术能够充分利用残存的唇部组织，避免使用外部皮瓣，减少供区创伤。同时，转位后的唇部组织与周围的组织具有相似的颜色、质地和生理特性，能够实现自然的修复效果。

3. 优点

唇部组织转位术具有明显的优点。首先，避免使用外部皮瓣，减少供区创伤。这对于患者来说，可以降低手术的风险和减少并发症的发生，缩短恢复时间。其次，恢复效果自然。转位后的唇部组织与周围的组织融合良好，外观自然，能够恢复唇部的正常形态和功能。唇部组织转位术需要医生具备精湛的手术技巧和丰富的经验，以确保手术的成功和最佳的修复效果。

二、手术流程

（一）缺损范围评估与术前设计

术前需要对唇颊部缺损区域进行全面评估，包括确定其大小、深度与位置。设计方案要充分考虑唇线、嘴角及脸部轮廓等因素，以实现术后对称且自然美观的效果。此外，还需要评估唇颊部肌肉功能、黏膜层和皮肤完整性，据此判断是否需要皮瓣或植皮，为手术制订科学合理的方案，确保修复效果符合生理功能与美学要求，提高患者生活质量与心理满意度。

（二）软组织重建

唇颊部功能重建需要兼顾肌肉与皮肤修复，常利用局部或远端皮瓣。如颊黏膜皮瓣质地接近，前臂皮瓣血供丰富，颞浅动脉皮瓣也有其优势。皮瓣选择依据缺损范围和血供情况，确保有效覆盖缺损部位，为后续功能恢复奠定基础。这需要医生综合考虑各种因素，制订个性化的修复方案，以达到最佳的治疗效果，恢复唇颊部的正常生理功能和外观。

（三）皮肤覆盖与皮瓣移植

较小缺损可直接缝合或局部组织转移。较大唇颊缺损可能需要皮瓣移植或植皮。带蒂皮瓣适用于靠近唇部缺损修复，游离皮瓣则用于大面积缺损。皮瓣需要调整至合适形状和大小，实现自然过渡，避免过度拉伸和张力。这要求医生具备精湛的手术技巧和丰富的经验，根据患者具体情况选择最佳的修复方式，确保术后外观自然，功能恢复良好。

（四）功能修复与缝合

修复唇颊部肌肉结构，确保口腔开闭功能和表情肌肉的正常运作。在唇部缺损修复中，需要特别注意唇线的平整和对称。缝合时从内层到外层逐层缝合，避免张力影响伤口愈合。唇线处的缝合需要细致，以减少瘢痕，力求对称美观。若术区放置引流管，通常在缝合完成后放置，以防止术后血肿和积液。

三、术后护理与并发症管理

（一）术后护理

1. 伤口护理

唇颊部术后伤口的护理对于手术的成功恢复至关重要。保持伤口干燥、清洁能有效防止感染，每天使用无菌盐水清洁可去除伤口表面的异物和分泌物。术区应避免直接接触水，以降低感染的风险。术后初期每两天更换一次敷料，可及时观察伤口情况并保持伤口的清洁。拆线通常在术后7～10天进行，此时需要仔细观察缝合处是否有红肿、渗液等感染迹象，以便及时处理。

2. 口腔卫生管理

进食后漱口尤为重要，可防止食物残留影响伤口愈合。使用无菌生理盐水或氯己定溶液漱口可以保持口腔清洁，减少细菌滋生导致感染的可能性。

3. 饮食管理

术后饮食管理对于伤口的恢复也非常重要。逐步从流质饮食过渡到半流质饮食，可减少对伤口的刺激。避免进食过硬、辛辣、刺激性食物，可防止伤口疼痛和炎症反应。注意减少嘴部活动，防止牵拉缝合处，引起伤口裂开。饮食避免过热，以减少对缝合部位的刺激。建议术后2周内避免咀嚼坚硬食物，以保护伤口，促进愈合。

（二）并发症管理

1. 感染

感染是唇颊部修复术后常见的并发症之一。表现为伤口红肿、渗出液增多、发热等。轻度感染可以通过局部或口服抗生素控制，抑制细菌的生长。严重感染需要进行清创，去除感染组织，并进行药物敏感试验调整抗生素类型，以确保抗生素的有效性。术后保持术区干燥，注意口腔卫生是防止感染的重要措施，可减少细菌的滋生和降低感染的风险。

2. 瘢痕挛缩

术后可能出现瘢痕挛缩，影响唇部或面颊的活动度。对于较轻的瘢痕，可通过按摩和使用瘢痕贴减轻挛缩，促进瘢痕的软化和修复。严重挛缩可能影响功能，需要进行二次手术或瘢痕修复治疗，以恢复唇线平整和自然。及时处理瘢痕挛缩问题，可提高患者的生活质量和面部美观度。

3. 唇线或面部不对称

术后唇线或唇颊形态不对称是较常见的美学问题。轻微不对称可能随愈合逐渐改善，严重不对称需要在术后 6 个月至 1 年后进行二次修复，通过调整皮瓣或肌肉修复达到对称效果。二次修复需要医生根据患者的具体情况进行个性化设计，以实现最佳的美学效果。

第四节　耳郭缺损与畸形的修复

耳郭缺损与畸形的修复是整形外科和颅面外科中的重要课题，广泛用于因先天性畸形、外伤、感染或肿瘤切除导致的耳郭缺损和畸形的重建。耳郭修复不仅涉及形态的重建，还需要恢复耳朵的功能性和外观美感，达到整体面部的协调。

一、主要修复方法

（一）自体软骨移植

1. 方法

在耳郭修复中，自体软骨移植是一种常用的方法。由于肋软骨具有足够的量和良好的韧性，通常选取肋软骨作为耳郭框架的移植物。在手术过程中，医生会根据患者的耳部缺损情况，将肋软骨精心雕刻成耳郭的形状。然后，通过精细的手术操作将其植入缺损区域，确保软骨与周围组织的紧密结合。

2. 优点

软骨作为移植物具有诸多优点。首先，软骨具有良好的生物相容性，能够与人体组织和谐共处，减少排异反应的发生。其次，软骨的成活率高，一旦植入成功，能够长期稳定地存在于缺损区域。此外，软骨还具有较强的抗感染能力，能够降低术后感染的风险。这些优点使软骨成为耳郭重建的理想材料之一。

3. 适应证

自体软骨移植主要用于小耳症或耳郭大面积缺损的情况。小耳症是一种先天性畸形，患者的耳郭发育不全，需要进行重建。对于耳郭大面积缺损，如外伤、烧伤等原因造成的缺损，自体软骨移植能够提供足够的支撑和结构，恢复耳郭的形态和功能。尤其在患者年轻且供区软骨健康的情况下，自体软骨移植的效果更为显著。

（二）皮肤软组织扩张术

1. 方法

皮肤软组织扩张术是耳郭重建中的一种重要方法。首先，在耳部或耳周区域选择合适的部位植入扩张器。扩张器通常是一个硅胶制成的囊袋，可以通过逐渐注水的方式进行扩张。随着注水的进行，周围的软组织会逐渐被拉伸和扩展。经过一段时间的扩张，扩张器周围的皮肤会变得松弛，为耳郭重建提供足够的皮肤覆盖。在扩张完成后，医生会将扩张器取出，利用扩张后的皮肤进行耳郭的重建。

2. 优点

皮肤软组织扩张术具有显著的优点。扩展后的皮肤与周围组织颜色和质地相似，能够实现自然的修复效果。这是因为扩张后的皮肤是患者自身的组织，与周围的皮肤具有相同的生物学特性。此外，扩张后的皮肤具有良好的弹性和血供，能够更好地适应耳郭的形态和功能需求。这种修复方法能够减少术后的色差和质地差异，提高患者的满意度。

3. 适应证

皮肤软组织扩张术适用于需要大面积皮肤覆盖的耳郭重建情况。例如，耳郭撕裂或烧伤造成的缺损。在这些情况下，皮肤软组织扩张术能够提供足够的皮肤组织，为耳郭的重建创造良好的条件。通过扩张器的逐渐扩张，可以使皮肤逐渐适应缺损区域的需求，提高修复的成功率和效果。

（三）复合皮瓣移植

1. 方法

复合皮瓣移植是一种较为复杂的耳郭重建方法。使用包含皮肤和软骨的复合组织皮瓣，如颞浅动脉皮瓣进行耳郭重建。在手术过程中，医生会从供区切取复合皮瓣，并将其移植到耳郭缺损区域。然后，通过精细的手术操作将皮瓣与周围组织进行缝合和固定，确保皮瓣的血供和稳定性。复合皮瓣的选择和设计需要根据患者的具体情况进行个性化调整。

2. 优点

复合皮瓣具有独特的优点。首先，复合皮瓣能够提供多层次的覆盖，包括皮肤和软骨组织。这使耳郭的形态和支撑能够得到更好的恢复。其次，复合皮瓣的血供良好，能够提高移植后的成活率。由于皮瓣包含了血管结构，能够为移植后的组织提供充足的营养和氧气，降低组织坏死的风险。此外，复合皮瓣还能够与周围组织更好地融合，提高修复的自然度。

3. 适应证

复合皮瓣移植适用于伴有皮肤和软骨缺损的耳郭缺损情况。特别是在创伤性或肿瘤切除后，耳郭可能同时存在皮肤和软骨的缺损。在这些情况下，复合皮瓣能够提供全面的修复方案，恢复耳郭的形态和功能。复合皮瓣移植需要医生具备丰富的经验和高超的技术，同时也需要患者的积极配合和耐心等待，以实现最佳的修复效果。

二、手术流程

（一）缺损评估与术前设计

在耳郭修复手术前，进行全面的缺损评估至关重要。通过先进的影像学检查手段，如

CT 扫描、MRI 等，结合细致的临床观察，精确确定缺损或畸形的范围、部位和深度。综合考虑耳郭对称性及形态需求，是为了实现术后耳部的自然美观与功能正常。术前评估过程有助于医生深入了解病情，为制订个性化的修复方案提供依据。术前设计需要高度关注耳郭的外形轮廓、耳垂和耳郭的比例，运用美学原理和解剖知识进行规划，以确保术后效果自然。

（二）软骨支架构建

耳郭的结构支撑主要依赖于软骨支架。自体软骨，如肋软骨、耳郭残余软骨等，因其良好的成活率和生物相容性，成为构建耳郭支架的常用材料。医生根据缺损区域的具体情况和耳部整体形态，对软骨进行精细雕刻。这一过程需要高度的专业技能和艺术审美，使软骨形状符合耳郭轮廓。将雕刻好的软骨植入耳部后，通过精细的缝合进行固定，确保支架的稳定性。这为后续的皮肤覆盖和软组织修复奠定了基础，也决定了耳郭的基本形态和支撑力度。

（三）皮肤覆盖与软组织修复

耳郭表面的皮肤覆盖对于修复效果至关重要。若缺损较小，可直接缝合，以实现快速愈合和自然外观。对于大面积缺损，通常需要皮瓣移植。常用的皮瓣包括乳突区皮瓣、颞浅动脉皮瓣或前臂皮瓣等。医生根据耳郭的自然曲线和轮廓，将皮瓣调整成合适的形状。确保血供充足是皮瓣移植成功的关键，能够使皮瓣与软骨支架良好贴合，实现自然的外观。这一过程需要综合考虑皮瓣的来源、血供特点和耳部的解剖结构。

（四）整形缝合

将皮肤和软组织覆盖在软骨支架上后，进行精细的整形缝合是手术的关键环节。首先，确保外形对称，这需要医生在缝合过程中高度关注耳部的各个细节，特别注意耳垂和耳郭的连接部位。其次，确保耳郭轮廓的完整性，这需要精确的缝合技术和对解剖结构的深入理解。另外，缝合时尽量减少张力，保证血供，避免术后皮瓣移位。术后可能需要在耳郭周围放置引流管，以减少血肿风险，促进伤口愈合。这一过程需要医生的耐心和细心，以实现最佳的修复效果。

三、术后护理与并发症管理

（一）术后护理

1. 伤口护理

术后耳郭的伤口护理对于手术的成功恢复至关重要。保持耳郭清洁和干燥是预防感染的基本要求。每天更换敷料有助于及时观察伤口情况，若发现红肿、渗液等感染迹象，可及时采取相应措施。伤口应保持通风，避免覆盖过多，防止湿热环境滋生细菌。清洁的环境有利于伤口愈合，降低感染风险。同时，遵循医生的建议进行伤口护理，可促进伤口的快速恢复。

2. 耳郭固定与保护

术后耳郭固定是保持形态的重要措施。常用敷料、支架或绷带包扎，可确保耳郭在愈合期间不变形、不移位。避免侧睡或触碰术区，可防止外力对耳郭造成损伤。保持抬头位能减轻术区压力，减少肿胀。固定和保护措施需要持续到耳郭完全愈合，以确保手术效果的稳定性。在此期间，患者应严格遵守医生的嘱咐，避免不必要的活动，以免对耳郭造成不良影响。

3. 冷敷与肿胀控制

术后 48 小时内间歇性冷敷可有效减轻肿胀。每次 15 分钟的冷敷时间既能达到消肿目的，又能避免直接接触耳郭引发伤口感染。肿胀通常在术后一周内逐渐消退，这是身体自然恢复的过程。必要时，可应用抗炎药物进一步减轻肿胀。冷敷和药物治疗相结合，可加速术后恢复，提高患者的舒适度。

(二) 并发症管理

1. 感染

耳郭区域血供丰富，但也容易发生感染，尤其是软骨区域。感染后容易形成脓肿，严重影响手术效果和患者健康。感染的迹象包括红肿、发热、疼痛、分泌物增多等。轻度感染可使用局部抗生素进行治疗，抑制细菌生长。严重感染可能需要清创，甚至移除感染区域的软骨支架，以彻底控制感染。及时发现和处理感染是确保手术成功的关键。

2. 软骨吸收与移位

自体软骨移植后可能出现轻度吸收，导致耳郭形态轻微改变。这通常在术后半年内逐渐稳定。若吸收明显或支架移位，可能需要进行二次修复。为避免软骨吸收，术中应固定稳固，确保软骨支架的稳定性。同时，避免术后过度压迫耳郭，减少外力对软骨的影响。定期复查有助于及时发现问题，采取相应的处理措施，确保耳郭的形态和功能。

3. 瘢痕增生与挛缩

术后耳郭可能出现瘢痕增生，影响美观并导致耳郭挛缩。轻微的瘢痕增生可以通过按摩、瘢痕贴片和局部激光治疗改善。这些方法可促进瘢痕软化，减少增生。严重瘢痕挛缩可能需要进行二次手术修复，以恢复耳郭的自然外形和弹性。医生应根据患者的具体情况制订个性化的治疗方案，提高患者的满意度。同时，患者也应积极配合治疗，注意术后护理。

第八章　四肢与躯干软组织缺损的修复

第一节　手部畸形与缺损的修复

手部畸形与缺损的修复主要用于治疗因先天性畸形、外伤、感染或肿瘤切除导致的手部组织缺损、结构畸形及功能障碍。修复手术的核心目的是恢复手部的形态、结构和功能，使患者能够恢复日常活动能力和提高生活质量。手部修复手术包括皮瓣移植、骨骼重建、神经肌腱修复等方法，具体方案根据缺损和畸形的部位、程度和患者需求而定。

一、主要修复方法

（一）皮瓣移植

1. 局部皮瓣移植

在手部修复中，局部皮瓣移植适用于手部小范围的皮肤和软组织缺损。V-Y推进皮瓣、指侧皮瓣等局部皮瓣具有独特的优势。这些皮瓣取自手部邻近区域，其颜色、质地与受区相近，能更好地恢复手指的自然外观。手术过程中，医生根据缺损的具体情况精心设计皮瓣，确保其能够准确覆盖缺损部位。局部皮瓣移植操作相对简便，对供区的损伤较小。

2. 远端皮瓣移植

对于较大面积的手部缺损，远端皮瓣移植是一种有效的方法。前臂皮瓣、掌背皮瓣等能够提供足够的软组织和丰富的血供。这些皮瓣的选取需要考虑缺损的位置、大小及手部的功能需求。手术过程中，医生需精细地切取和移植皮瓣，确保皮瓣与受区的良好贴合。远端皮瓣移植为手掌和手背大面积的覆盖提供了可靠的解决方案，有助于恢复手部的外观和功能。

3. 游离皮瓣移植

当手部缺损较大或伴有血管损伤时，游离皮瓣移植成为必要选择。从远端部位如前臂或大腿取皮瓣，通过显微手术连接血管，以保证血供。游离皮瓣移植技术要求高，需要医生具备精湛的显微外科技术。在手术前，医生需要对供区和受区进行详细评估，制订精确的手术方案。游离皮瓣移植能够为严重的手部缺损提供有效的修复，恢复手部的功能和外观。

（二）骨骼重建

1. 自体骨移植

对于指骨或掌骨缺损，自体骨移植是一种常用的方法。从髂骨或尺骨取骨移植，用于重建手指或手掌的骨结构。自体骨具有良好的生物相容性和骨传导性，能够与受区骨组织融合，促进骨再生。手术过程中，医生需要根据缺损的大小和形状精心雕刻自体骨，确保其能够准确填充缺损区域。自体骨移植为手部骨骼的重建提供了可靠的材料，有助于恢复手部的功能。

2. 骨延长术

骨延长术适用于骨骼缺损较大或先天性手指发育不良的病例。通过逐步牵引延长骨组织，促进骨再生，恢复骨长度。骨延长术需要使用特定的器械，如外固定架。在手术过程中，医生需要精确地控制牵引速度和力度，确保骨组织的正常生长。骨延长术是一种较为复杂的手术方法，需要患者的密切配合和长期的康复治疗。

3. 人工骨移植

当自体骨不可用时，人工骨材料（如羟基磷灰石）可用于填充缺损区域，恢复骨结构和支撑力。人工骨具有良好的生物相容性和可降解性，能够逐渐被人体组织吸收和替代。手术过程中，医生需要根据缺损的情况选择合适的人工骨材料，并确保其能够准确填充缺损区域。人工骨移植为手部骨骼缺损的修复提供了一种替代方案，但其效果可能不如自体骨移植。

（三）神经与肌腱修复

1. 神经吻合

手部神经损伤会导致手指感觉和运动功能障碍。通过显微手术将受损的神经端连接起来，恢复神经的传导功能至关重要。特别是正中神经和尺神经的修复，对恢复手指的感觉和运动功能具有重要意义。神经吻合手术需要在显微镜下进行，医生需要精确地对齐神经断端，并使用细如发丝的缝线进行缝合。手术后，患者需要进行长期的康复治疗，以促进神经再生。

2. 肌腱移植

肌腱损伤会影响手指的屈曲和伸展功能。使用患者自身肌腱或同种异体肌腱，修复或替代已损伤的肌腱是一种有效的方法。在手术过程中，医生应根据肌腱损伤的情况选择合适的肌腱移植方法。肌腱移植后，需要进行适当的固定和康复训练，以确保肌腱的愈合和功能恢复。

3. 肌肉和神经移植

当手指或手部肌肉大量缺损时，可从其他部位（如股薄肌）移植肌肉和神经，恢复手部的功能性运动。肌肉和神经移植手术是一种较为复杂的手术方法，需要医生具备丰富的经验和精湛的技术。在手术前，医生需要对供区和受区进行详细评估，制订精确的手术方案。手术后，患者需要进行长期的康复治疗，以促进肌肉和神经的再生和功能恢复。

二、手术流程

（一）缺损评估与术前设计

术前进行全面评估是手部缺损修复的重要基础。通过详细的临床检查、影像学分析等手段，确定缺损部位、范围及深度，同时准确评估手部关节、肌腱、血管和神经的受损情况。术前设计方案应综合考虑多方面因素，手指长度决定了手部的整体比例，关节活动范围影响手部的功能发挥，功能需求则涵盖了日常生活和工作中的各种动作要求。

（二）骨与关节重建

当手指缺损涉及骨骼和关节时，骨重建至关重要。自体骨移植利用患者自身的骨组织，具有良好的生物相容性和骨传导性，能有效修复骨缺损。钛合金材料则具有高强度和稳定性，适用于特定的骨缺损情况。小关节重建可选择骨移植物、人工关节或关节融合术，根据具体情况权衡功能恢复和稳定性。骨重建后，通过螺钉或钢板固定确保结构稳定，为手指提供可靠的支撑结构，恢复其正常的力学功能。

（三）软组织修复与神经重建

手部功能依赖于软组织的完整性和神经的连通性。肌腱修复在手部重建中起着关键作用，肌腱移植或肌腱转位可重建手指的屈伸功能。神经损伤时，进行神经吻合或移植是恢复手指感觉和运动功能的重要手段。神经重建应确保精确吻合，避免神经移位或张力过大，这需要高超的显微外科技术和精细的操作。精确的神经重建有助于术后功能的良好恢复。

（四）皮肤覆盖与皮瓣移植

对于手指和手掌缺损的皮肤覆盖，有多种修复方式。小面积缺损可直接缝合，操作简便且愈合较快。大面积缺损则应采用皮瓣移植或植皮，局部皮瓣、远端皮瓣或游离皮瓣（如前臂皮瓣、股前外侧皮瓣等）可提供足够的皮肤组织。确保皮瓣血供充足并能贴合缺损区是手术成功的关键，需要精细的手术设计和操作，以恢复手部的外观和功能。

（五）整形缝合与外形修复

完成骨、肌腱和皮肤覆盖后，精细缝合至关重要。确保伤口张力适中，可避免移位和二次缺损，促进伤口愈合。缝合时注意手指长度和外形的对称性，以及手指之间的比例协调，有助于恢复手部的美观。术后放置引流管可预防血肿和积液，为伤口愈合创造良好的环境。整形缝合与外形修复不仅注重功能恢复，也关注手部的美观，提高患者的满意度。

三、术后护理与并发症管理

（一）术后护理

1. 伤口护理

术后伤口护理对于手部功能恢复至关重要。保持伤口清洁是预防感染的关键，通过定期更换敷料，可及时观察伤口情况，若出现红肿、渗液等感染迹象，能迅速采取相应措施。手部创口避免直接接触水，可有效防止污染。术后初期将手部保持抬高位，利用重力作用减少肿胀，促进血液循环。这有助于伤口愈合，为后续的康复训练创造良好条件。

2. 功能恢复训练

术后早期进行适度康复训练对恢复手指活动度和力量意义重大。训练应循序渐进，根据患者的具体情况制订个性化方案，避免过度用力导致伤口撕裂。握拳、捏合、屈伸等训练可促进关节活动度恢复和肌腱滑动，恢复手部的正常功能。在理疗师的专业指导下进行康复训练，能确保训练的科学性和有效性，显著提升恢复效果。

3. 支具与固定

手部骨和关节修复术后，佩戴支具或夹板进行固定是必要的。这可防止骨和关节移位，为愈合提供稳定的环境。固定通常持续数周，具体时间根据骨愈合情况而定。拆除支具后，应逐步进行活动训练，避免关节僵硬。合理的固定和适时的活动训练相结合，有助于恢复手部的正常功能和形态。

（二）并发症管理

1. 感染

手部血供丰富，但也容易感染，尤其是软骨和骨修复区域。感染的症状表现为伤口红肿、分泌物增多和发热。轻微感染可通过局部和口服抗生素控制，抑制细菌生长，减轻炎症反应。严重感染可能需要清创处理，去除感染组织，防止感染扩散。术后保持无菌操作和定期换药是有效预防感染的重要措施，可降低感染风险，确保手术效果和患者的健康。

2. 神经恢复不全

手部神经重建后可能出现感觉恢复不完全或神经痛。轻度神经症状通常会逐渐缓解，这是身体自然恢复的过程。严重神经损伤可能需要二次手术进行修复。术后康复训练和电刺激有助于加快神经恢复，促进神经再生和功能重建。然而，完全恢复可能需要数月甚至更长时间，需要患者保持耐心和信心，积极配合治疗和坚持康复训练。

手部畸形与缺损修复手术涉及多种复杂的技术手段，通过皮瓣移植、骨骼和关节重建、神经肌腱修复等方法，能够恢复手部的基本功能和外观。术前精确的评估与设计、手术过程中的细致操作，以及术后严格的护理与康复训练是确保手术成功的关键。

第二节　肘瘢痕挛缩的修复

肘部瘢痕挛缩是指由于外伤、烧伤或手术后形成的瘢痕组织导致肘关节活动受限，严重时影响手臂的屈伸功能。修复的主要目标是释放瘢痕、恢复关节活动度，并避免或减少瘢痕的再次形成。常用的修复方法包括瘢痕切除、皮瓣移植、皮肤软组织扩张术等。

一、主要修复方法

（一）瘢痕切除与松解

1. 适应证

瘢痕切除与松解主要适用于瘢痕面积较小、挛缩程度较轻的病例。在这类情况下，局部形成的瘢痕组织对关节活动的限制相对不那么严重，通过及时有效的手术切除和松解操作，可以较为顺利地恢复关节的正常活动范围。此类病例多是由于轻度的创伤、外科手术或是烧伤等原因所导致的瘢痕形成。如果在早期阶段就进行恰当的干预，往往能够取得更为理想的效果，避免瘢痕进一步发展加重对关节功能的不良影响。

2. 方法

在手术实施过程中，首先将挛缩的瘢痕组织进行切除，接着对周围的组织予以松解，目的在于解除瘢痕对关节的牵拉与限制作用。对于呈线性的瘢痕，可以直接进行切除后再进行缝合。这种处理方式相对较为简单，对患者造成的手术创伤也比较小。然而，当面对大面积的瘢痕时，单纯地切除后往往无法直接进行缝合，此时就可能需要结合皮瓣移植的方法来覆盖创面，以实现皮肤的连续性恢复和外观的改善。

3. 优点

瘢痕切除与松解的方法具有手术创伤较小的显著优势，尤其适合处于早期挛缩阶段的患者。早期进行干预，能够有效避免瘢痕进一步挛缩恶化，从而最大程度地降低对关节功能的负面影响。同时，直接切除后进行缝合或者结合皮瓣移植，可以较为迅速地恢复皮肤的完整性，降低瘢痕对患者外观的不良影响，提升患者的生活质量和心理状态。

（二）皮瓣移植

1. 适应证

皮瓣移植适用于较大面积瘢痕挛缩切除后无法直接缝合的情况。当瘢痕面积较大时，单纯地进行切除操作后会形成较大的皮肤缺损，此时必须采用皮瓣移植的方法来覆盖创面，以促进创面的愈合和恢复受区的外观与功能。这种情况在严重的烧伤、创伤或者慢性瘢痕挛缩等病例中较为常见。

2. 方法

（1）邻近区域的皮瓣：如局部皮瓣、背侧皮瓣，这些皮瓣具有与受区相近的颜色、质地和厚度，能够更好地与受区融合，恢复受区的外观和功能。局部皮瓣可以从瘢痕周围的正常皮肤组织中切取，操作相对简便，对供区的损伤也较小。背侧皮瓣则可以从手部或前臂的背侧获取，适用于手部等特定部位的瘢痕修复，能够提供较为理想的皮肤覆盖和功能恢复。

（2）远端皮瓣：如前臂皮瓣、股前皮瓣，当邻近区域的皮瓣无法满足需求时，可以选择远端皮瓣。这些皮瓣具有丰富的血供和较大的面积，可以覆盖较大面积的创面。但是，远端皮瓣的切取和移植需要较高的技术水平，并且可能会对供区造成一定程度的损伤。在选择远端皮瓣时，需要综合考虑供区和受区的情况，制订个性化的手术方案。

3. 优点

皮瓣具有良好的血供，愈合率较高。皮瓣移植后，由于其自带血供，可以较快地与受区建立血液循环，为创面的愈合提供充足的营养和氧气，促进创面的快速愈合。同时，皮瓣可以提供较大面积的皮肤覆盖，有效地防止再次挛缩的发生。皮瓣的质地和颜色与周围组织相近，能够取得较为自然的外观效果，减少患者的心理负担。

（三）皮肤软组织扩张术

1. 适应证

皮肤软组织扩张术适用于慢性挛缩、需要大面积皮肤覆盖的情况。慢性瘢痕挛缩通常需要经过较长时间的治疗和修复过程，而皮肤软组织扩张术可以为这种情况提供一种有效的解决方案。对于那些由于烧伤、创伤或其他原因导致的大面积瘢痕挛缩，皮肤软组织扩张术能够提供足够的皮肤组织，满足创面修复的需求。

2. 方法

首先，在瘢痕旁的正常皮肤下植入扩张器。然后，通过逐步注水的方式对扩张器进行扩张。随着注水的进行，扩张器周围的皮肤会逐渐被拉伸和扩张，从而获得额外的皮肤组织。在扩张完成后，取出扩张器，用扩展出的皮肤覆盖瘢痕切除后的缺损部位。这种方法需要经过一定的时间周期，患者需要耐心配合治疗。

3. 优点

扩展后的皮肤颜色和质地与周围组织相似，效果自然。由于扩张的皮肤是患者自身的组织，与周围的皮肤具有相同的生物学特性，因此在外观上能够与周围皮肤融为一体，达到较为理想的修复效果。同时，皮肤软组织扩张术可以减少瘢痕复发的可能性。通过逐步扩张皮肤，可以降低皮肤的张力，降低瘢痕形成的风险。

二、手术流程

（一）瘢痕松解

手术开始时，通过切口进入挛缩的瘢痕组织区域。医生根据瘢痕的厚度、范围和挛缩程度，逐步进行瘢痕组织的切除和松解，以释放肘关节的活动空间。切除瘢痕时需保护周围的神经、血管和肌腱，以防止损伤。瘢痕松解后，可进行关节活动测试，确保肘关节活动范围恢复正常。

（二）软组织移植

若瘢痕切除后出现较大的软组织缺损，软组织移植则成为必要手段。为填补缺损区域、恢复皮肤弹性并保护关节，常用局部皮瓣移植和远端皮瓣移植等修复方式。皮瓣选择需综合考虑瘢痕区域的大小和血供需求。在移植过程中，需确保皮瓣与受区的良好贴合，促进血液循环的建立，以提高移植成功率，恢复肘关节周围的软组织完整性和功能。

（三）皮肤覆盖

对于瘢痕切除后的缺损区域，应根据缺损面积选择合适的覆盖方式。小面积缺损可通过直接缝合覆盖，操作相对简单且愈合较快。对于较大面积的缺损区域，通常采用植皮或皮瓣覆盖来修复表皮。皮瓣的选择应充分考虑肘部的活动度需求，确保在手术后能够维持关节的柔韧性和伸展性。植皮时，要确保皮肤张力适当，避免术后移位和收缩，影响手术效果。

（四）整形缝合

完成皮肤覆盖后，进行逐层缝合至关重要。这一过程要求确保皮肤和深层组织的平整与对位，防止因张力过大导致术后伤口裂开。缝合时应努力降低瘢痕增生的风险，尽量沿自然皮纹方向缝合，以实现术后外观自然。术后放置引流管可有效预防血肿和积液的形成，为伤口愈合创造良好的环境。整形缝合不仅注重功能恢复，还注重术后外观。

三、术后护理与并发症管理

（一）术后护理

1. 伤口护理

术后伤口的护理对于手术的成功恢复至关重要。保持伤口清洁、干燥是预防感染的基本要求。每天更换敷料有助于及时观察伤口情况，若出现红肿、渗液或发热等感染迹象，可迅速采取相应的治疗措施。避免肘部过度活动或摩擦，是为了防止缝合处张力过大，从而避免伤口开裂。这需要患者在术后严格遵循医嘱，减少不必要的肘部运动，保护伤口。

2. 支具固定

术后佩戴肘部支具或夹板是为了保持关节在适当的伸展位。这可以避免肘部在恢复期出现不必要的挛缩或关节角度改变，为关节的正常恢复创造稳定的环境。固定支具的时间应根据手术情况而定，通常在术后 1 ～ 2 周内逐渐减少固定。在此期间，患者应逐渐适应减少支具固定的过程，并在医生的指导下进行逐步的活动训练。

（二）并发症管理

1. 感染

感染是肘部瘢痕修复术后常见的并发症之一。感染的表现通常为伤口红肿、热痛和分泌物增多。轻度感染可通过局部和口服抗生素治疗，抑制细菌的生长，减轻炎症反应。严重感染则可能需要清创，去除感染组织，防止感染扩散。术后保持术区的清洁和干燥，注意无菌操作，是减少感染发生风险的重要措施。这需要患者和医护人员严格遵守无菌操作规范。

2. 挛缩复发

术后若未及时进行康复训练，肘部可能再次出现挛缩。康复训练对于预防挛缩复发至关重要。术后应按时进行关节活动训练，避免因瘢痕组织再次增生导致的挛缩复发。术后3个月内为关键期，在此期间，建议在理疗师的指导下按计划进行逐步增加的活动训练。理疗师可以根据患者的具体情况制订个性化的康复方案，确保训练的科学性和有效性。

3. 瘢痕增生

术后瘢痕可能增生，影响美观和肘部的活动度。若出现瘢痕增生，可采用多种治疗方法。瘢痕贴片可以减少瘢痕的张力，促进瘢痕的软化。局部按摩可以改善血液循环，促进瘢痕的吸收。注射药物可以抑制瘢痕组织的生长。对严重瘢痕挛缩的情况，可使用激光治疗或进一步手术修复。这些治疗方法需要根据瘢痕的具体情况选择，以达到最佳的治疗效果。

第三节　下肢畸形与缺损的修复

下肢畸形与缺损的修复手术主要用于因先天性畸形、外伤、感染或肿瘤切除等因素引起的下肢软组织、骨骼或关节缺损，恢复下肢的结构完整性、负重功能及外观。下肢的修复需要考虑到稳定性、活动能力及承重需求，因此通常结合皮瓣移植、骨骼重建、关节置换以及神经肌腱修复等方法，针对不同类型的缺损和畸形制订个体化的修复方案。

一、主要修复方法

（一）皮瓣移植

1. 局部皮瓣移植

局部皮瓣移植在下肢小面积软组织缺损的修复中具有重要作用。逆行小腿皮瓣、足背皮瓣等局部皮瓣，因其与受区邻近，具有相似的组织特性和血供来源，能够为创面提供良好的覆盖。在手术过程中，医生应根据缺损的具体位置和形状，精心设计皮瓣，确保其能够准确覆盖创面，同时避免对周围重要结构造成损伤。

2. 远端皮瓣移植

对于下肢大面积软组织缺损，远端皮瓣移植是一种有效的修复方法。股前外侧皮瓣、胫后皮瓣等具有较大的面积和丰富的血供，能够为创面提供足够的软组织覆盖。在选择远端皮瓣时，医生需综合考虑缺损的大小、形状、位置及患者的全身情况。手术过程中，需要精细的解剖和吻合技术，确保皮瓣的血供和成活。

3. 游离皮瓣移植

在严重损伤或伴随血管损伤的情况下，游离皮瓣移植成为必要的选择。通过显微外科技术，将复合皮瓣（如前臂皮瓣、腹直肌皮瓣等）移植到下肢缺损部位，并进行血管吻合。游离皮瓣移植技术要求高，需要医生具备精湛的显微外科技术和丰富的经验。在手术前，医生需对供区和受区进行详细评估，制订精确的手术方案。

（二）骨骼重建

1. 自体骨移植

自体骨移植是下肢骨骼重建的常用方法之一。从髂骨或腓骨等部位取骨移植至缺损处，能够为骨骼提供良好的支撑和修复。自体骨具有良好的生物相容性和骨传导性，能够促进骨再生和愈合。在手术过程中，医生需根据缺损的大小和形状，精心雕刻自体骨，确保其能够准确填充缺损区域。自体骨移植适用于较小面积的骨缺损，能够有效恢复下肢的骨骼结构。

2. 骨延长术

骨延长术适用于长骨缺损和先天性下肢短缩的情况。通过骨牵引装置逐步延长骨骼，能够促进骨再生和生长。骨延长术需要较长的治疗时间和严格的康复训练，患者需要有足够的耐心和配合度。在手术过程中，医生应精确控制牵引速度和力度，确保骨组织的正常生长。骨延长术能够为下肢长骨缺损和先天性短缩提供有效的治疗方法，改善患者的生活质量。

3. 人工骨移植

当自体骨不可取用时，人工骨移植是一种可行的选择。羟基磷灰石等人工骨材料具有良好的生物相容性和骨传导性，能够为骨骼提供一定的支撑力。在手术过程中，医生应根据缺损的情况选择合适的人工骨材料，并确保其能够准确填充缺损区域。人工骨移植适用于无法进行骨移植的情况，能够为下肢骨骼缺损提供一定的修复作用。

（三）神经与肌腱修复

1. 神经吻合

神经损伤会导致下肢感觉和运动功能障碍。在显微镜下缝合损伤的神经，能够恢复神经传导功能，促进神经再生和修复。特别是坐骨神经和腓神经的修复，对恢复下肢的感觉和运动功能至关重要。神经吻合手术需要精细的操作和高超的技术，医生应准确对齐神经断端，并使用细如发丝的缝线进行缝合。手术后，患者需要进行长期的康复训练，以促进神经再生。

2. 肌腱移植

肌腱损伤会影响下肢的屈伸功能。使用同种异体肌腱或患者自体肌腱修复或替代已损伤的肌腱，能够恢复下肢的屈伸功能。在手术过程中，医生应根据肌腱损伤的情况选择合适的肌腱移植方法。肌腱移植后，需要进行适当的固定和康复训练，以确保肌腱的愈合和功能恢复。肌腱移植能够为下肢肌腱损伤提供有效的治疗方法，提高患者的生活质量。

（四）关节置换与重建

1. 人工关节置换

人工关节置换常用于严重的膝关节或髋关节缺损。通过人工关节替代受损关节，能够改善下肢的活动能力，减轻疼痛，提高患者的生活质量。人工关节置换手术需要精确的术前评估和手术操作，医生应根据患者的具体情况选择合适的人工关节类型和尺寸。手术后，患者需要进行康复训练，以适应人工关节的功能。

2. 关节固定术

在关节无法重建或活动需求较低时，关节固定术是一种可行的选择。通过手术将关节固定在一定的位置，能够恢复下肢的支撑功能。关节固定术适用于部分严重的关节损伤或疾病，如关节严重畸形、感染等。关节固定术操作相对简单，但会限制关节的活动度。在选择关节固定术时，医生应综合考虑患者的病情和生活需求。

二、手术流程

（一）缺损评估与术前设计

在进行下肢缺损修复手术前，全面而详细的缺损评估是关键的第一步。通过临床检查、影像学技术等手段，对缺损的大小、深度和范围进行精确测量和分析，同时深入了解骨骼、肌腱、血管和神经的损伤情况。术前设计应充分考虑下肢的长度、对称性及承重功能需求。医生结合影像学检查结果，综合分析患者的具体病情，制订个性化的修复方案。

（二）骨重建与关节修复

当下肢缺损涉及骨骼时，可采用多种方法进行修复。对于小面积缺损，自体骨（如髂骨）或同种异体骨是常用的修复材料，它们具有良好的生物相容性和骨传导性，能够促进骨再生。对于较大缺损，钛合金、PEEK 等人工材料则更为适用。骨固定通常通过螺钉或钢板进行，确保修复后的骨骼结构稳定。若关节受到损伤，关节置换或融合术可能是必要的选择。

（三）软组织和肌腱重建

下肢功能的恢复高度依赖于肌肉和肌腱的完整性。对于受损的肌腱和肌肉，可以采用肌腱转位、肌腱移植或缝合等方法进行重建。肌腱转位是将功能正常的肌腱转移到受损部位，以恢复下肢的屈伸功能。肌腱移植可使用自体或同种异体肌腱，为受损肌腱提供替代。若神经受损，可能需要进行神经移植或神经吻合。这些措施有助于恢复部分感觉和运动能力。

（四）皮肤覆盖与皮瓣移植

皮肤覆盖是下肢缺损修复的重要环节。其方式取决于缺损的面积和深度。小面积的缺损可通过直接缝合进行修复，操作相对简单且愈合较快。对于较大面积的缺损，则需要皮瓣移植或植皮。常用的皮瓣如股前外侧皮瓣、腹部皮瓣等，具有丰富的血供和足够的组织量。皮瓣的选择应考虑其血供情况及能否适应下肢的活动需求，以防止术后移位或皮瓣坏死。

（五）整形缝合

在完成下肢缺损的修复后，进行逐层缝合至关重要。这一过程需确保皮肤、软组织和深层结构对位良好，以促进伤口的愈合和恢复正常的解剖结构。缝合时要保证张力适中，避免张力过大导致术后裂开。缝合结束后，可能需要在术区放置引流管，以减少血肿和积液的风险。引流管能够及时排出术区的渗出液，为伤口愈合创造良好的环境。

三、术后护理与并发症管理

（一）术后护理

1. 伤口护理

术后伤口的护理对于下肢修复手术的成功恢复至关重要。保持伤口清洁、干燥是预防感染的基本要求，每天换药有助于及时观察伤口的变化情况。仔细观察伤口有无红肿、渗液或发热等感染迹象，以便在早期发现感染并采取相应的治疗措施。下肢由于体位的影响，血液回流相对较慢，容易导致肿胀。手术后初期抬高患肢，可有效减少肿胀和出血风险。

2. 支具和夹板固定

术后佩戴支具或夹板固定下肢是确保骨和关节修复稳定性的重要措施。支具和夹板能够限制下肢的活动范围，为骨和关节的愈合提供稳定的环境。固定时间一般为 6～8 周，具体时间应根据骨愈合情况而定。在拆除支具后，应逐步恢复活动，避免关节僵硬。这需要在医生的指导下进行有计划的康复训练，逐渐增加活动强度和范围，以恢复下肢的正常功能。

（二）并发症管理

1. 感染

感染是下肢修复术后常见的并发症之一。感染的表现通常为伤口红肿、发热和分泌物增多。轻度感染可通过局部或口服抗生素治疗，抑制细菌的生长，减轻炎症反应。严重感染则需要进行清创手术，去除感染组织，防止感染扩散。术后严格执行无菌操作和定期换药是有效降低感染风险的重要措施。医护人员应严格遵守无菌操作规范，保持伤口的清洁。

2. 皮瓣坏死

皮瓣移植后可能因血供不足出现部分或全部坏死。表现为皮瓣颜色变暗、温度下降等。轻度血供不足可通过局部热敷改善血液循环，促进皮瓣的恢复。若皮瓣坏死严重，则需要进行二次手术清除坏死组织并重新修复。在皮瓣移植后，应密切观察皮瓣的血供情况，及时发现问题并采取相应的处理措施。

3. 骨不连与移位

术后骨移植区可能出现骨不连或移位，导致恢复不良。定期进行影像检查，如 X 线检查、CT 扫描等，可以及时确认骨愈合情况。轻度骨不连可通过固定和限制活动进行观察，为骨的愈合创造有利条件。严重骨不连可能需要二次手术进行骨移植。在术后康复过程中，患者应遵循医生的建议，避免过度活动，防止骨移位的发生。

第四节 躯干畸形与缺损的修复

躯干畸形与缺损的修复主要用于因先天性畸形、外伤、感染或肿瘤切除导致的胸腹部、背部等区域的软组织、肌肉、骨骼和皮肤缺损。修复手术的主要目标是恢复躯干的形态、结构和功能，确保内脏器官的保护和支撑，恢复患者的活动能力和生活质量。通常结合皮瓣移植、骨骼重建、肌肉移植等多种方法，根据缺损的部位和严重程度制订个性化治疗方案。

一、主要修复方法

（一）皮瓣移植

1. 局部皮瓣移植

局部皮瓣移植在较小面积的皮肤和软组织缺损修复中具有重要作用。邻近区域的皮瓣有背阔肌皮瓣、腹直肌皮瓣等，由于其与缺损部位距离较近，组织特性相似，血供相对稳定，成为常用的修复选择。在手术过程中，医生会根据缺损的具体情况精心设计皮瓣，确保其能够准确覆盖缺损区域，同时尽量减少对供区的损伤。

2. 远端皮瓣移植

对于较大面积的缺损，带血管蒂的皮瓣（如大腿前外侧皮瓣）成为有效的修复手段。

这些皮瓣具有较大的面积和丰富的血供，能够为广泛的缺损提供良好的覆盖。在选择远端皮瓣时，医生需要综合考虑缺损的大小、形状、位置及患者的全身情况。手术过程中，精细的解剖和血管吻合技术至关重要，以确保皮瓣的成活和功能恢复。

3. 游离皮瓣移植

在伴随血管损伤的广泛缺损区域，游离皮瓣移植是一种高难度但有效的修复方法。通过显微外科技术，将复合皮瓣移植到缺损部位，并进行血管吻合以保证血供。这种方法需要医生具备精湛的显微外科技术和丰富的经验。在术前，医生会对供区和受区进行详细评估，制订精确的手术方案。游离皮瓣移植能够为复杂的缺损提供个性化的修复。

（二）肌肉移植

1. 背阔肌移植

背阔肌作为带蒂肌皮瓣在胸壁或腹壁缺损区域的修复中具有重要价值。背阔肌具有丰富的血供和较大的体积，能够提供厚实的软组织覆盖。在手术中，医生会将背阔肌连同其血管蒂一起移植到缺损部位，通过精细的缝合和固定，确保肌皮瓣的成活和功能恢复。背阔肌移植适用于各种原因导致的胸壁或腹壁缺损，为患者提供了有效的修复手段。

2. 腹直肌移植

腹直肌常用于腹壁修复，尤其适合较大的缺损修复。腹直肌具有良好的强度和支撑作用，能够为腹壁提供稳定的支撑。在手术中，医生会根据缺损的情况选择合适的腹直肌移植方法，如带蒂移植或游离移植。腹直肌移植需要严格的手术操作和术后护理，以确保移植的成功和患者的康复。

3. 胸大肌移植

胸大肌在胸壁缺损的修复中发挥着重要作用，特别适合乳腺切除或胸部肿瘤切除后需要厚实覆盖的患者。胸大肌具有丰富的血供和良好的弹性，能够为胸壁提供良好的外观和功能恢复。在手术中，医生会将胸大肌移植到缺损部位，通过精细的缝合和塑形，恢复胸壁的完整性。胸大肌移植为胸壁缺损的患者带来了希望，提高了他们的生活质量。

（三）骨骼重建

1. 人工材料填充

对于胸骨或肋骨缺损，人工材料［如钛网或聚醚醚酮（PEEK）等］作为支撑材料被广泛应用。这些材料具有良好的生物相容性和强度，能够为胸腔内部器官提供有效的保护。在手术中，医生会根据缺损的大小和形状选择合适的人工材料，并进行精确的植入和固定。人工材料填充为骨骼缺损的修复提供了一种可靠的选择，尤其适用于复杂的缺损情况。

2. 自体骨移植

自体骨移植是一种传统的骨缺损修复方法。取患者髂骨或肋骨用于小范围的骨缺损修复，具有良好的生物相容性和骨传导性。对于年轻患者或对生物相容性要求较高的情况，自体骨移植是一种理想的选择。在手术中，医生会将自体骨精心雕刻并植入缺损部位，通过固定和促进骨愈合的措施，确保移植的成功。自体骨移植需要考虑供区的损伤和恢复。

二、手术流程

（一）缺损评估与术前设计

在进行躯干缺损修复手术前，全面而细致的评估至关重要。通过临床检查、影像学技术等手段，对躯干缺损的大小、深度和位置进行精确测量和分析，以确定损伤的具体范围及手术修复的迫切需求。根据缺损部位的不同，仔细评估骨骼结构如肋骨、脊柱等，以及软组织、肌肉的受损情况，同时关注可能受损的神经和血管。

（二）骨与软组织重建

当躯干缺损涉及肋骨、胸骨或脊柱等重要骨骼结构时，应采用合适的人工材料进行支撑结构的重建。钛网、钛合金板或聚醚醚酮（PEEK）等材料具有良好的生物相容性和力学性能，能有效恢复胸廓或背部的支撑功能，防止胸壁塌陷及脏器受压。完成骨修复后，软组织重建不可或缺。通过肌肉移植如背阔肌、胸大肌或肌肉转位等方法，填补缺损区域并提供结构支撑，恢复躯干的稳定性和功能。这一过程需要精确的手术操作和对解剖结构的深入理解。

（三）软组织覆盖与皮瓣移植

躯干的修复需要充足的软组织覆盖。对于较大的软组织缺损，通常采用皮瓣移植或植皮的方法。局部皮瓣如胸壁皮瓣、背部皮瓣等适用于中小面积的覆盖，它们具有与周围组织相近的特性，能更好地融合。大面积缺损则可能需要远端皮瓣，如腹部皮瓣、股前外侧皮瓣等，这些皮瓣血供丰富，能提供足够的组织量。皮瓣移植应充分考虑血供情况和覆盖区域的活动需求，确保皮瓣成活并维持覆盖的稳定性，实现良好的修复效果。

（四）皮肤覆盖与缝合

在完成骨和软组织修复后，进行皮肤覆盖是关键步骤。小面积的皮肤缺损可直接缝合，操作相对简单且愈合较快。对于中大面积的缺损，则应采用皮瓣移植或植皮。皮瓣应与周围组织自然贴合，减少术后张力，防止皮瓣坏死或变形。通过精细的缝合技术，确保皮瓣成活并最大限度地恢复自然外观，提高患者的生活质量和心理满意度。

（五）整形缝合与引流

逐层缝合皮肤、软组织和深层结构时，应确保皮肤平整、对位良好，以减少张力，促进伤口愈合。缝合后通常在术区放置引流管，以防止术后血肿或积液的形成。引流管能够及时排出渗出液，为伤口创造良好的愈合环境。引流管通常在术后 3～5 天视引流情况拔除，在此期间应密切观察引流液的量和性质，确保手术部位的正常恢复。

三、术后护理与并发症管理

（一）术后护理

1. 伤口护理

术后伤口的护理对于躯干缺损修复的成功至关重要。保持伤口干燥和清洁是预防感染的关键措施。每天换药有助于及时观察伤口的变化情况，若发现红肿、渗液或发热等感染迹象，可及时采取相应的治疗措施。术后避免过度活动，可防止缝合处张力增加，从而避免伤口开裂。在伤口完全愈合前避免洗浴，可有效降低伤口因接触水分而引发感染的风险。

2. 引流与出血控制

术后引流管在排除血液和渗液方面发挥着重要作用，能够有效避免术区积液和血肿的形成。引流管需保持通畅，每天观察引流量和颜色，以便及时发现是否存在活动性出血。

当引流液逐渐减少时，表明术区恢复良好，可以拔除引流管。

3. 疼痛管理

术后躯干区域的疼痛可能会影响患者的呼吸和活动。根据疼痛情况给予适当的镇痛药物，能够帮助患者缓解疼痛，早期进行活动和呼吸锻炼。疼痛管理结合冷敷，每次冷敷15 分钟，可有效减轻术后肿胀。合理的疼痛管理有助于提高患者的舒适度，促进患者的康复。

（二）并发症管理

1. 感染

躯干手术感染是常见的术后并发症之一。感染的表现通常为术区红肿、发热、渗液等症状。轻度感染可使用抗生素进行治疗，抑制细菌的生长，减轻炎症反应。严重感染则需要进行清创处理，去除感染组织，防止感染扩散。术后严格执行无菌操作和定期换药是有效降低感染风险的重要措施。医护人员应严格遵守无菌操作规范，患者也应积极配合护理。

2. 血肿与积液

术后血肿和积液可能导致皮瓣移位和压迫，影响手术效果。术中放置引流管可以减少积液的发生，若引流不畅，可能需要在超声引导下进行穿刺引流。术后避免对术区施加压力，可降低血肿的风险。及时发现并处理血肿和积液问题，能够避免并发症的进一步恶化，促进患者的康复。

3. 皮瓣坏死

皮瓣移植术后可能因血供不足导致部分或全部坏死。表现为皮瓣颜色暗淡、温度降低等。轻度坏死可通过局部热敷和药物治疗来改善血供，促进皮瓣的恢复。若皮瓣严重坏死，应及时清除坏死组织，并考虑二次手术进行皮瓣移植或植皮。密切观察皮瓣的血供情况，及时发现并处理皮瓣坏死问题，对于提高手术成功率至关重要。

第九章 外生殖器/肛周畸形与缺损的修复

外生殖器与肛周区域的畸形及缺损修复主要用于因先天性发育异常、外伤、感染、手术或肿瘤切除等原因导致的组织缺损及功能障碍。修复手术的核心目标是重建结构、恢复功能，并改善外观。此类手术涉及复杂的组织结构，包括皮肤、肌肉、血管和神经，常用的修复方法包括皮瓣移植、肌肉移植及整形手术等。

一、主要修复方法

（一）皮瓣移植

1. 局部皮瓣移植

局部皮瓣移植在小面积缺损的修复中具有重要作用。对于外生殖器或肛周的小面积缺损，邻近区域皮瓣（如会阴皮瓣、股内侧皮瓣）是常用的修复选择。这些皮瓣具有与受区相近的组织特性和血供来源，能够较好地适应缺损部位的生理环境。在手术过程中，医生会根据缺损的具体情况精心设计皮瓣，确保其能够准确覆盖缺损区域，同时尽量减少对供区的损伤。

2. 带血管蒂皮瓣

对于中等面积的缺损，带血管蒂的皮瓣（如股前外侧皮瓣、臀大肌皮瓣）能够提供充足的组织量和良好的血供。这些皮瓣具有较大的面积和丰富的血管网络，能够确保移植后的组织存活。在选择带血管蒂皮瓣时，医生需要综合考虑缺损的大小、形状、位置及患者的全身情况。手术过程中，精细的解剖和血管吻合技术至关重要，以确保皮瓣的成活和功能恢复。

3. 游离皮瓣移植

在大面积缺损且伴有血管损伤的情况下，游离皮瓣移植是一种有效的修复方法。从远端区域如前臂取皮瓣，通过显微外科技术实现血管吻合，能够为缺损部位提供足够的组织覆盖和血供。游离皮瓣移植技术要求高，需要医生具备精湛的显微外科技术和丰富的经验。在术前，医生会对供区和受区进行详细评估，制订精确的手术方案。

（二）肌肉和肌皮瓣移植

1. 腹直肌皮瓣

腹直肌皮瓣在腹壁、会阴区的缺损修复中具有重要价值。它能够提供厚实的软组织覆盖，适用于深部缺损的修复。腹直肌皮瓣作为复合组织，具有良好的血供和强度，能够为缺损部位提供稳定的支撑。在手术中，医生会根据缺损的情况选择合适的腹直肌皮瓣移植方法，如带蒂移植或游离移植。腹直肌皮瓣移植需要严格的手术操作和术后护理，以确保移植的成功。

2. 股薄肌皮瓣

股薄肌皮瓣用于外生殖器和会阴部的深层次修复。它具有柔软的质地和良好的血供，能够适应复杂的形态需求。股薄肌皮瓣可以提供良好的覆盖和功能恢复，尤其适用于需要精细修复的部位。在手术中，医生会将股薄肌皮瓣移植到缺损部位，通过精细的缝合和固定，确保皮瓣的成活和功能恢复。

3. 臀大肌皮瓣

臀大肌皮瓣特别适用于肛周的缺损修复。它能够为缺损区提供稳固和充足的覆盖，减少术后功能受限。臀大肌皮瓣具有丰富的血供和较大的体积，能够承受肛周的压力和摩擦。在手术中，医生会根据肛周缺损的情况选择合适的臀大肌皮瓣移植方法，确保皮瓣的成活和功能恢复。

（三）整形与功能性重建手术

1. 阴茎／阴道重建

对于外生殖器缺损的患者，阴茎成形术或阴道成形术是重要的整形与功能性重建手术。使用皮瓣或复合组织重建外生殖器形态，能够恢复患者的性功能和美观。在手术中，医生会根据患者的性别、年龄、缺损情况等因素制订个性化的手术方案。阴茎／阴道重建手术需要精细的解剖和缝合技术，以及对患者心理需求的关注。

2. 肛门重建手术

对于肛周缺损较大的患者，肛门复位或再造手术是必要的。通过恢复肛门的控便功能，重建括约肌功能，能够提高患者的生活质量。肛门重建手术需要综合考虑肛周的解剖结构、缺损程度和患者的全身情况。手术过程中，医生会采用合适的技术和材料，确保肛门的功能恢复和稳定性。

二、手术流程

（一）缺损评估与术前设计

在进行外生殖器和肛周缺损修复手术前，全面而精准的缺损评估是关键的第一步。通过临床检查结合先进的影像学检查手段，如超声、CT 扫描等，对缺损的部位、范围及深度进行详细测量和分析，准确评估结构损伤及神经、血管的受损情况。术前设计应充分考虑特定解剖结构的独特需求，综合考虑生殖、排泄功能及美观等多方面因素。精心设计的手术方案旨在确保修复后能够最大程度地恢复这些重要功能，同时实现自然美观的外观。

（二）软组织重建

外生殖器和肛周部位的修复高度依赖软组织的填充与重建。对于缺损较小的区域，局部组织转移修复是一种可行的方法，操作相对简单且能快速恢复。而对于较大的缺损，则需要采用皮瓣移植。常用的皮瓣如腹部皮瓣、股内侧皮瓣等，在选择时需要考虑血供需求，确保皮瓣能够存活并良好生长。术中还需要充分考虑结构的柔韧性和适应性，以确保术后皮瓣能够适应该部位的活动范围，避免因活动受限而影响患者的日常生活和功能恢复。

（三）神经与血管修复

若神经、血管在缺损过程中受损，及时进行神经吻合和血管修复至关重要。在生殖器和肛周区域，神经修复尤为关键，它有助于恢复敏感度，降低神经性疼痛的风险，提高患者的生活质量。

（四）皮肤覆盖与缝合

在修复软组织结构后，对缺损区域进行皮肤覆盖是关键步骤。对于小面积缺损，可直接进行缝合，操作简便且愈合较快。对于较大面积的缺损，则需要植皮或皮瓣移植，确保皮肤与周围组织贴合自然，减少色差和质地差异。在缝合过程中，应避免产生张力，以防缝合处开裂或出现血供障碍。对于有肛周缺损的患者，应特别注意避免影响肛门的正常收缩和排便功能，确保手术的安全性和有效性。

（五）功能恢复

在修复手术中，应尽最大努力恢复外生殖器的结构和功能。对于男性生殖器的修复，包括阴茎、阴囊的形态重建，恢复其正常的生理功能和外观。女性则包括阴道口、阴唇的重建，提高生活质量。对于肛周修复，确保肛门功能完整并恢复正常的排泄功能至关重要。若需要，可进行肛门括约肌的修复和重建，通过精细的手术操作和术后康复训练，确保术后排便顺畅，为患者的康复创造良好条件。

三、术后护理与并发症管理

（一）术后护理

1. 伤口护理

术后伤口的护理对于外生殖器和肛周部位的手术恢复至关重要。保持伤口清洁、干燥是预防感染的基本要求，避免接触水可有效降低感染的风险。每天使用无菌盐水或抗菌液清洗伤口，能够去除伤口表面的细菌和异物，防止感染的发生。初期较高的换药频率有助于及时观察伤口的变化情况，若发现红肿、渗液和出血等感染迹象，可迅速采取相应的治疗措施。避免术区直接接触不洁物或外力摩擦，能够防止伤口开裂或感染。

2. 引流与肿胀控制

术后在术区放置引流管是为了降低血肿和积液的风险。保持引流通畅至关重要，可预防渗液积聚引发感染。密切观察引流液的量和性质，当引流液逐渐减少后，一般在 3～5 天后可拔除引流管。此外，术后冷敷可减轻早期肿胀，通过降低局部温度，减少血管渗出，帮助控制术区疼痛和肿胀。合理的引流和肿胀控制措施有助于手术部位的顺利恢复。

3. 抗菌治疗

外生殖器和肛周部位由于其特殊的解剖位置，感染风险较高。术后通常会预防性使用抗生素以防止感染，尤其是肛周修复。若有感染迹象，应根据具体情况加大抗生素剂量或更换药物，并密切监测病情变化。及时有效的抗菌治疗能够控制感染，促进伤口的愈合。

（二）并发症管理

1. 感染

感染是外生殖器和肛周手术后最常见的并发症之一。感染的表现可能为伤口红肿、发热、分泌物增多等。轻度感染可使用局部抗生素进行控制，抑制细菌的生长，减轻炎症反应。严重感染则可能需要清创处理，去除感染组织，防止感染扩散。保持术区清洁、严格执行无菌操作及适当使用抗生素有助于减少感染的发生。

2. 排便困难或失禁

肛周修复手术后可能导致排便功能障碍。若有排便困难或便秘，使用软便剂可以帮助患者顺利排便，减少排便时对手术部位的压力。若出现失禁，可进行针对性的康复训练，通过锻炼肛门括约肌的功能，提高排便控制能力。严重失禁可能需要进行二次手术修复或肛门括约肌强化训练。及时处理排便功能障碍，能够提高患者的生活质量。

3. 瘢痕增生和挛缩

外生殖器或肛周的瘢痕增生可能影响功能和美观。轻微瘢痕增生可通过局部按摩、瘢痕贴片或注射药物治疗，促进瘢痕的软化和吸收。严重瘢痕挛缩可能需要二次手术修复，通过切除瘢痕组织，重新进行缝合和整形。对于生殖器部位的瘢痕增生，可根据需要进行激光治疗，改善外观。积极处理瘢痕增生和挛缩问题，能够提高患者的满意度。

第三篇
医疗美容与整形

第十章　体型与形体雕塑外科技术

第一节　体型及分类

体型和形体雕塑外科技术主要用于调整和改善身体轮廓，满足患者对外形的美学需求。体型分类是制订手术方案和选择雕塑技术的重要依据，根据体脂分布、骨架形状及肌肉发达程度，常见体型大致可以分为四类，每种体型对应不同的塑形需求和手术方法。

一、体型的主要分类

（一）苹果型体型

1. 特点

苹果型体型的主要特征是脂肪集中分布于上半身，以腹部区域最为明显。腹部的脂肪堆积使腰腹部宽度增加，呈现出较为圆润的轮廓。与四肢相比，上半身的脂肪比例较高，而四肢则相对纤细，形成了鲜明的对比。这种体型的形成可能与多种因素有关，如遗传、饮食习惯等。身体的脂肪分布特点使苹果型体型的人在外观上呈现出上重下轻的视觉效果。

2. 常见人群

苹果型体型在男性中较为常见，这可能与男性的生理特点和生活方式有关。男性往往更容易在腹部积累脂肪，尤其是随着年龄的增长和运动量的减少。此外，苹果型体型也可见于女性，特别是在绝经后。绝经后女性的激素水平发生变化，身体的脂肪分布也会相应改变，更容易出现腹部脂肪堆积的情况。

3. 塑形重点

对于苹果型体型的人来说，塑形的重点可以放在腰腹部的脂肪减少和塑形上。例如，可以考虑采用冷冻溶脂、射频溶脂等非侵入性的减脂技术，精准地减少腰腹部的脂肪细胞数量。同时，也可以结合紧肤技术，如超声刀、热玛吉等，提升腰腹部的皮肤紧致度，改善因脂肪减少而可能出现的皮肤松弛问题。此外，对于部分腹部脂肪堆积严重且难以通过非手术方法改善的人群，也可以考虑腹部吸脂手术，但需要注意手术风险和术后恢复。

（二）梨型体型

1. 特点

梨型体型的显著特点是脂肪主要堆积在下半身，尤其是臀部和大腿部位。臀部的脂肪堆积使臀围较宽，大腿也相对较为粗壮，而腰围则相对较细。这种体型的形成可能与遗传、激素水平等多种因素有关。梨型体型的人在外观上呈现下重上轻的形态，身体的重心较低。从脂肪分布角度来看，下半身的脂肪堆积可能是为了保护身体的重要器官，如子宫、卵巢等。

2. 常见人群

梨型体型多见于女性，尤其是那些脂肪容易堆积在下半身的人群。女性的生理特点和激素水平使她们更容易在臀部和大腿部位积累脂肪。此外，长期久坐、缺乏运动、饮食不均衡等不良生活习惯也可能导致梨型体型的形成。部分特定的职业人群，如办公室职员、司机等，由于长时间坐着工作，下半身的血液循环不畅，也容易出现梨型体型。

3. 塑形重点

对于梨型体型的人来说，塑形的重点可以放在臀部和大腿的脂肪去除与塑形上。可以考虑采用冷冻溶脂、射频溶脂等技术针对臀部和大腿的特定部位进行减脂。同时，也可以结合身体塑形技术，如激光溶脂紧肤、射频紧肤等，提升下半身皮肤的紧致度。对于部分臀部和大腿脂肪堆积严重且皮肤松弛的人群，也可以考虑臀部和大腿吸脂手术，但同样需要注意手术风险和术后恢复。此外，还可以通过注射瘦腿针等方式来改善腿部线条。

（三）沙漏型体型

1. 特点

沙漏型体型的主要特点是腰部较细，胸围和臀围较宽，身体曲线明显。这种体型的人通常具有较为匀称的身材比例，胸部和臀部的丰满与腰部的纤细形成了鲜明的对比，呈现出优美的曲线。沙漏型体型的形成可能与遗传、激素水平、饮食习惯和运动等多种因素有关。从身体结构的角度来看，沙漏型体型的人通常具有较窄的腰部和较宽的骨盆。

2. 常见人群

沙漏型体型在女性中较为多见，被认为是较具美感和比例和谐的类型。这种体型的女性通常具有较高的雌激素水平，这有助于促进胸部和臀部的发育，同时保持腰部的纤细。此外，良好的饮食习惯和适量的运动也有助于维持沙漏型体型。部分经常进行有氧运动和力量训练的女性，更容易拥有沙漏型身材。

3. 塑形重点

对于沙漏型体型的人来说，塑形的重点在于在保持现有曲线的前提下，进一步微调腰围、胸臀部曲线。可以考虑采用非侵入性的身体塑形技术，如超声溶脂、射频紧肤等，来增强身体的轮廓感。同时，也可以通过注射丰胸、丰臀等方式来进一步突出身体的优势部位，但需要注意选择正规的医疗机构和合适的产品，以确保安全和效果。此外，还可以结合某些皮肤护理技术，如激光嫩肤等，提升身体皮肤的质量。

（四）倒三角型体型

1. 特点

倒三角型体型的主要特点是肩部较宽，胸围大，但腰臀部相对较窄，整体呈倒三角形。这种体型的人通常具有宽阔的肩膀和发达的胸部肌肉，而腰部和臀部则相对较细。倒三角型体型的形成可能与遗传、运动习惯、激素水平等多种因素有关。从身体结构的角度来看，倒三角型体型的人通常具有较宽的骨骼结构和发达的肌肉群。

2. 常见人群

倒三角型体型多见于男性，这与男性的生理特点和运动习惯有关。男性通常具有较高的雄激素水平，这有助于促进肌肉的生长和发育。此外，经常进行上半身力量训练的男性，如举重运动员、健身爱好者等，更容易拥有倒三角型身材。倒三角型体型也可见于经常锻炼上半身的女性，这些女性通过针对性的训练，使上半身的肌肉得到了充分的发展。

3. 塑形重点

对于倒三角型体型的人来说，塑形的重点在于调整肩腰比，增加下半身脂肪或肌肉量，以协调比例。可以考虑采用下半身的塑形技术，如自体脂肪移植到臀部和腿部，增加下半身的丰满度。同时，也可以结合肩部和胸部的减脂技术，如冷冻溶脂、射频溶脂等，减少上半身的脂肪量。此外，还可以通过注射肉毒素等方式来缩小肩部肌肉，改善肩宽问题。但需要注意操作的安全性和效果的自然性。

二、形体雕塑外科技术应用

根据上述体型分类，雕塑外科技术主要集中于脂肪抽吸、体型填充、皮肤紧致、肌肉轮廓雕塑等方面，帮助塑造理想的体型轮廓。

（一）脂肪抽吸术

1. 适用体型

脂肪抽吸术主要适用于苹果型、梨型和肥胖体型。对于苹果型体型，可针对性地去除腰腹部过多的脂肪堆积，改善上半身的轮廓；梨型体型则能有效减少大腿、臀部等下半身的局部脂肪，使身体比例更加协调。此术式通过物理手段将特定部位的脂肪细胞吸出，适用于那些通过饮食和运动难以有效去除局部脂肪的人群。

2. 部位

脂肪抽吸术常见的部位包括腰腹部、大腿、臀部、背部等。腰腹部是脂肪容易堆积的部位，抽吸后可以收紧腰围，改善腹部形态；大腿和臀部的脂肪抽吸可以塑造更纤细的下半身线条；背部的脂肪抽吸则能使背部更加平坦，改善体态。在进行脂肪抽吸时，医生会根据患者的具体情况和需求，制订个性化的手术方案，选择合适的抽吸部位和抽吸量。

（二）体型填充术

1. 适用体型

体型填充术适用于沙漏型、矩形型和倒三角型，主要用于增强曲线感。沙漏型体型可通过填充进一步突出胸部和臀部的曲线，使身体更加性感迷人；倒三角型体型则可以通过填充臀部和腿部，增加下半身的体积，调整肩腰比，使身体比例更加协调。填充材料通常采用自体脂肪或安全的填充材料，自体脂肪来源于患者自身，具有较好的生物相容性。

2. 部位

体型填充术的部位主要包括胸部、臀部、腰部等。胸部填充可以增加胸围，改善胸部形态；臀部填充可以提升臀线，使臀部更加丰满；腰部填充则可以打造出更加纤细的腰部曲线。在进行填充术时，医生会根据患者的身体比例和需求，选择合适的填充部位和填充量，以达到自然、美观的效果。同时，填充术后需要注意护理，避免感染和移位等并发症的发生。

（三）皮肤紧致术

1. 适用体型

皮肤紧致术适合因脂肪去除、体重减轻引起皮肤松弛的任何体型。当身体的脂肪大量减少或体重快速下降时，皮肤可能会失去弹性，变得松弛下垂。这种情况不仅影响美观，还可能对身体的功能造成一定影响。皮肤紧致术通过各种技术手段，如激光、射频、超声刀等，刺激皮肤胶原蛋白的再生，增强皮肤的弹性，使松弛的皮肤重新紧致起来。此术式可以针对腹部、臀部、大腿等部位进行，根据不同部位的皮肤特点，选择合适的治疗方法和参数。

2. 部位

腹部、臀部、大腿等部位是常见的皮肤松弛部位。腹部在减肥后容易出现松弛的肚腩，影响美观；臀部和大腿的皮肤松弛也会使身体线条变得不流畅。皮肤紧致术可以有效地改善这些部位的皮肤状态，提升身体的整体美观度。在进行皮肤紧致术之前，医生会对患者的皮肤状况进行评估，制订个性化的治疗方案。

（四）肌肉轮廓雕塑术

1. 适用体型

肌肉轮廓雕塑术特别适合矩形和倒三角体型，可增强肌肉轮廓，提升身体线条。此术式通常结合运动训练和物理治疗等方法，通过刺激肌肉的生长和收缩，达到雕塑肌肉轮廓的目的。同时，也可以采用非侵入性的技术，如电刺激、超声波等，辅助肌肉的训练和恢复。

2. 部位

腹肌、胸肌、臀肌等是肌肉轮廓雕塑术的主要部位。腹肌的雕塑可以打造出平坦的腹部和迷人的马甲线；胸肌的锻炼可以增加胸部的厚度和立体感；臀肌的强化则可以提升臀线，使臀部更加翘挺。在进行肌肉轮廓雕塑术时，需要根据患者的身体状况和目标，制订个性化的训练计划和治疗方案。同时，患者也需要配合饮食和生活习惯的调整，以达到更好的效果。

第二节　人体形体美学相关知识

人体形体美学是研究人体轮廓、曲线、比例、姿态等外在形态的学科，关注的是整体形态的和谐美感及身体局部的曲线变化。在现代审美标准下，形体美学广泛应用于塑形美容、健美运动、服装设计等领域，以帮助人们通过体态优化来提升外形自信与美感。

一、人体形体美学的核心要素

（一）比例

1. 黄金比例

在人体美学领域，黄金比例 1:1.618 被公认为一种理想的比例关系，其广泛应用于面部以及身体的各个部分之间的间距和长度比例。例如，腰臀比（WHR）和肩腰比（WSR）等指标，若能趋近于黄金比例，便能够实现一种和谐的美感。黄金比例的存在并非偶然，它反映了人体结构在数学层面上的一种美感，是美学与生物学相互结合的体现。

2. 三分法

三分法是将身体从头到脚划分为三个等分，即头到胸、胸到腰、腰到脚。当这三段比例处于均衡状态时，人体会呈现出匀称且修长的外观。这种划分方式是基于人体的自然比例而产生的，在艺术、设计及人体美学评估等多个领域都有着广泛的应用。通过巧妙的服装搭配、良好的体态调整及针对性的锻炼等方法，可以更加凸显身体的三部分比例。

3. 局部比例

在人体美学中，手臂、腿长、肩宽等局部比例的对称与协调对于实现最佳的形态美感起着至关重要的作用。人体美学强调这些区域的相对比例应保持平衡，只有这样才能达到最为理想的形态。通过有针对性的锻炼、整形手术或者合理的服装搭配等方式，可以对局部比例进行调整，使其更加符合美学标准，从而提升整体的美观程度。

（二）曲线

1. 腰臀曲线

腰臀曲线在女性的体型美中占据着重要的地位。理想的腰臀曲线不仅强调曲线的平滑过渡，同时也高度关注比例的协调。通常情况下，标准的腰臀比大约在 0.7。腰臀曲线的优美程度反映了女性身体的柔美特质及潜在的生育能力。通过科学的锻炼、合理的饮食控制及可能的塑形手术等方式，可以塑造出理想的腰臀曲线，进而极大地提升女性的魅力。

2. 身体线条

身体轮廓的自然流畅是整体美观的重要因素之一。肩部、腰部、臀部的过渡流线对身体的整体美观起着决定性作用。通过锻炼、塑形手术等方式塑造流畅线条，可以提升曲线美。锻炼可以增强肌肉的力量和耐力，使身体线条更加流畅。塑形手术则可以在一定程度上调整身体的局部线条，使身体线条更加紧致。但塑形手术需要选择正规的医疗机构。

3. 肌肉线条

在男性美学中，肌肉形态尤为重要。结实而不过分夸张的肌肉线条，如胸肌、腹肌、上臂等部分，会使身体轮廓更具力量感和立体感。肌肉线条的形成需要通过长期的力量训练和合理的饮食控制。力量训练可以刺激肌肉的生长和发育，增加肌肉的体积和力量。在塑造肌肉线条的过程中，需要注意适度原则，避免过度训练导致肌肉损伤。

（三）对称性

1. 整体对称

双侧对称的体态能够使身体看起来更加和谐。无论是手臂、腿部、肩部的对称性，还是腰臀比的均匀性，都能让整体外观显得更加自然协调。对称性在人体美学中是一个重要的原则，它反映了身体结构的平衡与稳定。通过保持良好的生活习惯、适度的运动锻炼及正确的体态姿势，可以努力维持身体的整体对称性，提升整体的美观度。

2. 局部对称

在局部上，如肩宽与臀宽、腿部长度与上身长度的比例保持对称，通常会显得体型更均衡而匀称。局部对称在身材比例方面的对称性有助于塑造立体感。通过服装搭配和整形手术等方式可以调整局部的对称性。例如，选择合适的上衣和裤子款式，可以平衡肩宽和臀宽的比例。整形手术则可以在一定程度上调整身体的局部比例，但需要谨慎考虑风险和效果。

二、人体形体美学的分类与特点

（一）女性体型美学

1. 曲线美

在女性形体美学中，柔美的曲线被高度重视。细腰凸显女性的纤细与优雅，丰臀则增添了女性的性感魅力，流畅的腿部线条更是展现出女性的灵动之美。腰臀比在 0.7 左右被认为是较为理想的状态，这一比例不仅在视觉上给人以舒适感，还可能与女性的生育能力等生理特征相关。曲线美的塑造可以通过合理的饮食、适度的运动及良好的生活习惯来实现，展现出女性独特的柔美气质。

2. S 型曲线

S 型曲线作为公认的女性理想体型之一，从胸部的饱满到腰部的纤细，再到臀部的圆润，形成了自然而迷人的曲线。这种曲线体现了女性的柔和之美，同时也散发着性感的魅力。S 型曲线的塑造需要综合考虑身体各个部位的比例协调，通过针对性的锻炼和塑形，如瑜伽、普拉提等运动，可以有效地提升身体的柔韧性和线条感，展现出女性的优雅与魅力。

3. 整体比例协调

女性体型美学中，头身比例在 7:1 ～ 7.5:1 被视为较为理想的状态，这一比例能够使女性看起来更加高挑和优雅。此外，四肢的纤长和协调感也至关重要。修长的手臂和腿部能够增加女性的气质，而协调的四肢比例则使整体形象更加和谐。通过合理的饮食控制和适度的运动锻炼，可以促进身体的生长发育和比例协调，展现出女性的完美体型。

（二）男性体型美学

1. 力量感

男性体型美学更加强调力量感和肌肉的结实度。宽肩给人以稳重和可靠的感觉，厚胸则展现出男性的强壮体魄，清晰的腹肌更是男性健康和自律的象征。力量感的塑造需要通过有针对性的力量训练，如举重、俯卧撑、仰卧起坐等运动，同时结合合理的饮食和充足的休息，以促进肌肉的生长和发育，展现出男性的阳刚之气。

2. 倒三角形体型

宽肩窄腰的倒三角形结构是男性理想体型之一，这种体型展现出男性的健美和力量。倒三角形体型的塑造需要注重肩部、背部和腰部的训练，通过增加肩部和背部的肌肉量，同时减少腰部的脂肪堆积，可以有效地打造出倒三角形的体型。此外，合理的饮食和良好的生活习惯也是保持倒三角形体型的关键。

3. 肌肉的分布与线条

适度的肌肉分布，尤其是上臂、胸部、腹部等部分的肌肉线条，会提升男性体型的立体感。这些部位的肌肉线条不仅展现了男性的力量感，还增加了身体的美感。肌肉的分布和线条的塑造需要通过科学的训练方法和合理的饮食计划，同时注重休息和恢复，以避免过度训练和受伤。通过坚持不懈的努力，可以打造出具有立体感的男性体型。

（三）中性体型美学

1. 平衡感

中性体型美学不强调性别化的曲线，而是注重身体的平衡与匀称。这种体型适合不追求曲线美或力量感的人群，强调自然和舒适。平衡感的塑造需要通过合理的饮食和适度的运动，保持身体各个部位的比例协调。同时，选择适合自己的服装和发型，也可以更好地展现中性体型的美感。

2. 纤瘦流线型

中性体型美学追求流线型的纤瘦体态，强调自然的身体比例与和谐。这种体型给人以简洁和清爽的感觉，适合追求简约生活方式的人群。纤瘦流线型的塑造需要通过健康的饮食和适度的有氧运动，如跑步、游泳等，同时避免过度饮食和缺乏运动导致的肥胖。保持良好的生活习惯和心态，也是展现中性体型美学的重要因素。

3. 运动体型

中性体型在运动中显得更灵活，适合跑步、瑜伽等需要高柔韧性和协调性的活动。这种体型的人通常具有较好的身体协调性和灵活性，能够更好地适应各种运动的要求。通过坚持运动，可以保持身体的健康和活力，同时也能够展现出中性体型的独特魅力。选择适合自己的运动项目和运动强度，结合合理的饮食和休息，是保持中性体型的关键。

人体形体美学通过科学的比例、曲线、对称性、姿态等要素为标准，帮助人们更好地理解和塑造自身形体美。无论是通过运动、手术，还是饮食管理等方式，塑形都应以健康为基础，结合个人特点制订个性化的形体优化方案，以达到更具美感、和谐的身体形态。

第三节　形体雕塑外科技术

形体雕塑外科技术是通过手术方式调整人体形态，以达到改善体型、增加美感和满足个性化审美需求的目的。此类技术主要集中于去除局部多余脂肪、调整体型曲线、增加或减少特定部位的体积及重塑肌肉线条。常见的形体雕塑手术包括吸脂术、脂肪填充术、腹壁整形术、体型雕塑等，具体方案依据不同部位的形态特点和患者需求制订。

一、吸脂术

吸脂术是一种通过负压抽吸装置将皮下多余脂肪吸出，从而改善局部轮廓的手术方式，适用于各种体型的塑形需求。常见吸脂部位包括腰腹、大腿、臀部、上臂、背部、下颌等。

（一）传统负压吸脂术

传统负压吸脂术是一种较为常见的吸脂方式。其通过负压抽吸设备产生的吸力，将皮下多余的脂肪细胞吸出体外。该方法操作相对简单，医生能够较为精准地控制吸脂的部位和量。由于手术过程对身体的创伤相对较小，患者术后恢复通常较快。然而，在进行传统负压吸脂术时，需要严格把握吸脂的程度，避免过度抽吸导致皮肤凹凸不平或其他并发症的发生。

（二）超声吸脂术

超声吸脂术借助超声波的能量来辅助吸脂。超声波能够软化脂肪组织，使其变得更加容易被吸出。这种方法特别适合用于去除局部顽固的脂肪堆积区域。通过精确调节超声波的强度和频率，可以在不损伤周围重要组织的情况下，有效地破坏脂肪细胞。超声吸脂术对于部分难以通过传统方法去除的脂肪区域，如深层脂肪等，具有较好的效果。

（三）激光吸脂术

激光吸脂术利用特定波长的激光能量来溶解脂肪。激光在溶解脂肪的同时，还能刺激皮肤胶原蛋白的增生，从而适用于那些存在皮肤松弛问题的部位。该方法能够在去除脂肪的同时改善皮肤的紧致度，使吸脂后的部位更加平滑自然。不过，激光吸脂术需要使用专业的激光设备，并且医生需要根据患者的具体情况调整激光参数，以确保手术的安全和有效性。

（四）水动力吸脂术

水动力吸脂术通过水流的冲击来分离脂肪细胞。这种方式能够较为温和地将脂肪从周围组织中分离出来，对周围组织的损伤较小。由于创伤小，患者术后恢复相对较快。水动力吸脂术能够更加精准地控制吸脂的过程，减少对神经、血管等重要组织的损伤风险。同时，该方法还可以根据不同患者的需求进行个性化的调整，以达到更好的吸脂效果。

二、脂肪填充术

脂肪填充术是将自体脂肪从身体某一部位抽取出来，经过净化处理后再注入到需要增大或改善轮廓的区域。脂肪来源自体，生物相容性好，不易排斥且手感自然，常用于面部（如额头、苹果肌、太阳穴）、胸部、臀部和手部等区域。

（一）面部脂肪填充

面部脂肪填充是一种有效的面部年轻化手段。通过将自体脂肪从身体其他部位抽取并经过处理后，注入到面部凹陷区域，如太阳穴、脸颊、泪沟等部位。这一过程可以改善面部的凹陷状况，提升面部轮廓的立体感。脂肪细胞的填充使面部更加饱满，从而让面部看起来更年轻、富有活力。同时，自体脂肪具有良好的生物相容性，减少了排异反应的风险。

（二）丰胸脂肪填充

丰胸脂肪填充是一种较为自然的丰胸方法。将患者自身的脂肪组织抽取出来，经过净化处理后，注射到胸部。这种方式能够增加胸部的丰满度，使胸部更加挺拔。与传统的假体丰胸相比，自体脂肪丰胸效果更加自然，手感也更接近真实的乳房组织。但脂肪填充的成活率可能会受到多种因素影响，需要医生进行专业评估和操作。

（三）臀部脂肪填充

臀部脂肪填充主要是为了改善臀部的形态和曲线。对于那些对自身曲线有较高要求的患者来说，这是一种理想的选择。通过将自体脂肪注入臀部，可以增加臀部的体积和翘度，塑造出更加迷人的臀部曲线。脂肪填充能够使臀部看起来更加圆润、丰满，提升整体的身材比例。同时，自体脂肪填充后的臀部手感自然，与周围组织融合良好。

三、腹壁整形术（腹部塑形）

腹壁整形术主要通过去除腹部多余皮肤、脂肪，并收紧腹壁肌肉，塑造平坦紧致的腹部轮廓。适合腹部松弛、下垂的患者，常用于产后腹部恢复和显著体重减轻后皮肤松弛的修复。术后需要佩戴塑身衣固定，效果持久，能显著改善腹部线条。

（一）迷你腹壁整形

迷你腹壁整形术主要针对下腹部小范围的皮肤和脂肪进行去除。对于那些皮肤松弛程度不严重的患者而言，此方法较为适宜。该手术通过精准的切口设计和细致的操作，去除下腹部多余的皮肤和脂肪组织，从而改善腹部的外观。手术创伤相对较小，恢复时间较短，能够在一定程度上提升患者的腹部紧致度和美观度，满足患者对轻度腹部塑形的需求。

（二）全腹壁整形

全腹壁整形适用于腹部皮肤松弛较为明显的患者。此手术不仅能够去除大量松弛的皮肤和脂肪，还可以同时修复腹直肌分离的问题。通过广泛的切口和深入的操作，对整个腹部进行重塑。全腹壁整形手术较为复杂，需要医生具备丰富的经验和精湛的技术。术后患者需要经过一段时间的恢复和护理，但可以获得显著的腹部塑形效果，恢复腹部的平坦和紧致。

四、肌肉雕塑术

肌肉雕塑术旨在通过手术手段增强特定区域的肌肉轮廓，使其在皮下更具立体感。常用于腹肌、胸肌、上臂、臀肌等部位的塑形，适合追求明显肌肉线条的人群。

（一）假体植入

假体植入是一种通过将特定形状的假体植入到胸肌、臀部等部位，以增加该部位体积和改善轮廓的手术方法。对于那些希望快速获得明显肌肉体积和轮廓的患者来说，假体植入是一种选择。然而，假体植入手术存在一定的风险，如感染、移位等，需要患者在术前充分了解并与医生进行详细的沟通和评估。

（二）腹肌分割术

腹肌分割术是通过抽脂等方法显现腹肌轮廓，使其更具层次感。该手术通常先利用抽脂技术去除腹部多余的脂肪，然后通过精细的操作，凸显出腹肌的线条。这种方法可以为那些追求明显腹肌效果但又难以通过传统锻炼方式获得的患者提供一种解决方案。但腹肌分割术需要严格的手术操作和术后护理，以确保手术效果的自然和持久。

第四节　形体塑造的历史回顾

形体塑造作为提升人体美学的手段，其历史可追溯到古代。在漫长的发展过程中，人们逐渐掌握了从非手术方式到现代医学技术的形体雕塑手段，以迎合不同文化背景下对美的追求。形体塑造的历史见证了从自然锻炼到外科整形的演变，涉及身体塑形、体态调整、体脂管理等多方面。

一、古代形体塑造的萌芽

（一）古埃及和希腊时期

1. 体型与美的关系

在古埃及的雕塑和壁画中，男女常以健美的体型呈现，反映出当时对身体力量与健康的崇尚。古希腊则高度注重身体的对称与比例，认为这是美的重要体现。肌肉的匀称和线条美感被视为理想的身体形态，这种观念源于对人体自然之美的深刻认知。它不仅体现了外在的审美追求，还反映了当时对健康、活力和完美的综合理解，为后世的美学观念奠定了基础。

2. 运动塑形

古希腊设立了丰富的健身训练课程，如摔跤、投掷等体育项目。这些运动不仅旨在强健体魄，更是实现美学理想的重要途径。通过参与体育活动，人们能够锻炼肌肉、塑造体型，同时培养勇气和竞技精神。这种将运动与美学相结合的理念，对现代的健身和塑形观念产生了深远影响，强调了身体活动在追求美感和健康方面的重要性。

3. 雕像美学

古希腊艺术家创造了众多展现黄金比例下完美体型的雕像。这些雕像中的形体比例和曲线美学，体现了古希腊人对人体美的极致追求。黄金比例的运用使雕像具有和谐、匀称的美感，成为后世塑形标准的早期参考。其对肌肉线条的细腻刻画和身体比例的精准把握，为后来的艺术家和塑形者提供了灵感和范本。

（二）古印度与中国的修身实践

1. 瑜伽与身体控制

古印度的瑜伽体系作为形体塑造的早期方式之一，通过一系列的体位法来调节身体平衡。这些体位法能够增强身体的柔韧性和力量，同时促进身心的和谐统一。瑜伽强调对身体的自我认知和控制，通过各种姿势的练习，人们可以改善身体的姿态和线条，达到健康与美感的完美结合。瑜伽的修身理念对现代的健身和塑形方法有着重要的启示作用。

2. 气功与内养

在古代中国，气功和太极等运动强调通过内在调养来增强体力和塑造体态。这些运动通过呼吸调节和缓慢运动，实现身体的和谐与匀称。气功注重内在气息的运行和调节，以达到身心平衡的状态。太极则以柔克刚，通过缓慢而流畅的动作，增强身体的柔韧性和协调性。它们共同体现了古代中国人对身体内在修养的重视，为现代的塑形理念提供了独特的视角。

二、近现代形体塑造的发展

（一）19世纪：现代健身的兴起

1. 体操运动的普及

19世纪，欧洲体操运动迅速兴起。这一现象标志着系统性锻炼对于形体塑造的重大影响开始被人们广泛认知。体操为人们的锻炼提供了一种结构化的方式，通过各种动作的组合，能够有针对性地锻炼不同部位的肌肉，提升身体的柔韧性和协调性。这种系统性的锻炼方式推动了大众对于健康体型的追求，使人们意识到通过积极的锻炼可以塑造出更加优美的形体。

2. 健美运动的发源

健美运动由德国健美先驱尤金·桑多等人大力推广。他们强调肌肉发达的体型美，将力量与美感相结合。这种理念逐渐被大众所接受，成为现代健美的雏形。健美运动不仅注重身体的外在形态，还强调通过科学的训练方法和合理的饮食来实现目标。它为人们提供了一种追求完美体型的新途径，激发了人们对自身身体潜能的探索和开发。

（二）20世纪初：非手术形体雕塑的尝试

1. 塑身衣与紧身衣的流行

20世纪早期，塑身衣和紧身衣在西方社会开始流行。这些服饰主要用于束缚腰腹、提升胸部，帮助女性塑造出纤细的腰部曲线和丰满的胸部轮廓。塑身衣和紧身衣的设计通常采用弹性材料，能够对身体施加一定的压力，从而改变身体的形状。然而，长期穿着这些服饰可能会对身体造成一定的压迫和不适，因此其使用也存在一定的争议。

2. 整形外科的萌芽

随着第一次世界大战的结束，战伤整形手术得到了极大的发展，这也推动了现代整形外科的兴起。战伤整形手术主要用于鼻部和耳部的重建等，为形体雕塑外科技术奠定了基础。这些手术不仅帮助受伤的士兵恢复了外貌，也为后来的整形技术提供了宝贵的经验。整形外科的发展为人们提供了一种通过手术改变身体形态的选择。

（三）20世纪中期：吸脂术与体形雕塑

1. 吸脂术的发明

20世纪70年代，意大利医生阿曼多·瓦克西尼和法国医生伊夫·杰拉德·伊勒斯相继发展出安全的吸脂术。吸脂术通过小切口抽吸皮下脂肪，能够快速有效地去除局部多余的脂肪，逐渐成为塑形技术的里程碑。这种技术的出现为那些想要改善身体轮廓的人们提供了一种新的选择，同时也推动了整形美容行业的发展。

2. 自体脂肪填充

自体脂肪填充技术在吸脂术的基础上发展而来。该技术将抽吸出的脂肪经过处理后重新注入到其他部位，如丰胸、面部填充等。自体脂肪填充实现了形体轮廓的立体塑造，具有自然、持久的效果。由于使用的是患者自身的脂肪组织，因此降低了排异反应的风险，提高了手术的安全性和成功率。

（四）20世纪末：微创技术和多样化塑形手段

1. 微创吸脂技术

微创吸脂技术是指激光吸脂、超声吸脂和水动力吸脂等微创技术。激光吸脂利用激光能量溶解脂肪，超声吸脂通过超声波振动破坏脂肪细胞，水动力吸脂则利用水流冲击分离脂肪细胞。这些微创技术的出现满足了人们对于更加安全、高效的塑形方法的需求。

2. 假体植入技术

随着时代的发展，用于丰胸、丰臀等部位的硅胶假体植入技术逐渐成熟。硅胶假体具有良好的弹性和稳定性，能够为身体提供持久的支撑和塑形效果。男性胸肌、臀部和小腿假体植入手术也开始出现，以满足男性对健美体型的需求。假体植入技术为那些想要快速改变身体形态的人们提供了一种选择，但同时也存在一定的风险和并发症。

3. 激光和射频塑形

非手术方式如激光溶脂、射频紧肤技术，通过特定的能量作用于皮肤和皮下组织，帮助去除局部脂肪并紧致皮肤。激光溶脂利用激光能量破坏脂肪细胞，射频紧肤则通过射频能量刺激胶原蛋白增生，提升皮肤的紧致度。这些非手术方式为不适合手术的患者提供了新的选择，同时也具有较低的风险和较短的恢复时间。

三、21世纪：现代形体雕塑技术的多样化

（一）自体脂肪移植与干细胞技术的结合

自体脂肪移植在整形美容领域的应用不断拓展，尤其是在丰胸、面部填充和丰臀等手术中已日趋成熟。干细胞技术的引入为自体脂肪移植带来了新的突破。干细胞具有自我更新和多向分化的能力，能够促进脂肪细胞的成活和再生，提高脂肪填充的成活率。同时，干细胞还可以刺激局部皮肤和组织的再生，改善肤质，使填充效果更加自然持久。

（二）3D技术在形体雕塑中的应用

3D成像和打印技术在形体雕塑中发挥着重要作用。术前，医生可以利用3D成像技术对患者的身体进行精确扫描和测量，制订个性化的手术方案，并通过3D打印模型进行模拟，提前预测术后效果。这不仅有助于医生更精确地雕塑目标区域，还能让患者直观地看到术后的可能变化，从而提升患者的满意度。3D技术的应用提高了形体雕塑的准确性

和安全性。

（三）非侵入性形体塑形技术

1. 冷冻溶脂

冷冻溶脂是一种非侵入性的局部塑形方法。它通过特定的低温设备，将冷冻能量传递至脂肪细胞，使其逐渐凋亡并被身体自然代谢。这种方法不需要切口，对身体的损伤较小，适合腰腹、大腿等局部脂肪堆积区域。冷冻溶脂具有操作简便、恢复快等优点，为那些不希望接受手术的患者提供了一种有效的塑形选择，满足了人们对安全、便捷塑形方法的需求。

2. 超声溶脂

超声溶脂利用高频超声波的震荡作用破坏脂肪细胞。超声波能够精确地聚焦在脂肪层，使脂肪细胞破裂，然后通过身体的代谢系统排出体外。超声溶脂过程无创伤，对周围组织的影响较小。它可以针对特定部位进行精准塑形，适用于不同身体部位的脂肪去除。超声溶脂技术的发展为形体雕塑提供了一种非侵入性的高效方法。

3. 射频塑形

射频塑形通过射频能量加热皮下脂肪层，刺激胶原蛋白的增生，从而紧致皮肤的同时减少脂肪。射频能量能够深入皮下组织，促进血液循环和新陈代谢，对轻微脂肪堆积和皮肤松弛者效果较好。射频塑形无须手术，无明显恢复期，可多次进行治疗以达到更好的效果。它为那些希望改善皮肤松弛和轻微脂肪问题的患者提供了一种温和有效的选择。

（四）微雕技术的发展

1. 腹肌微雕术

腹肌微雕术是一种针对腹肌线条的精细化塑形技术。通过定向吸脂去除腹部多余的脂肪，再结合肌肉分割技术，雕塑出清晰的腹肌线条。这种技术满足了患者对运动体型的追求，尤其适合那些有一定健身基础但难以通过自然锻炼获得明显腹肌的人群。腹肌微雕术需要医生具备精湛的技术和丰富的经验，以确保手术的安全和效果。

2. 精细化吸脂

精细化吸脂采用小口径针头进行精准抽脂。这种方法适用于面部、下巴等小范围区域的塑形，能够更加精细地控制吸脂量和部位，使塑形效果更加自然。精细化吸脂对医生的技术要求较高，需要准确把握脂肪层的分布和厚度，避免对周围组织造成损伤。它为小范围区域的形体雕塑提供了一种精准、有效的方法，满足了患者对细节美的追求。

第五节　腹部形体塑造

腹部形体塑造是通过手术或非手术手段，去除腹部多余脂肪、收紧腹壁肌肉及皮肤，从而打造平坦紧致的腹部轮廓，满足美观与健康的双重需求。腹部塑形方法种类多样，适合不同的体型和需求，常见的方法包括吸脂术、腹壁整形术、自体脂肪移植等。

一、主要方法

（一）腹壁整形术

1. 完整腹壁整形术

完整腹壁整形术主要针对皮肤松弛和脂肪堆积较为显著的患者群体。例如，大幅度体重减轻后的人群，其腹部皮肤因失去支撑而明显松垂；产后女性由于孕期腹部扩张，也可能出现严重的腹部皮肤松弛。手术在下腹部进行较大切口，精准去除多余的皮肤和脂肪组织，并对腹部肌肉进行紧致处理。这一术式能够显著改善腹部整体外观，但手术创伤相对较大，恢复期较长。

2. 迷你腹壁整形术

迷你腹壁整形术适用于皮肤松弛和脂肪堆积程度较轻的患者，尤其是腹部下半部分出现皮肤松弛的情况。手术切口较小，降低了手术创伤和风险，恢复期也相对较短。其效果主要集中在腹部下半部分，能够有效改善该区域的皮肤松弛状态。然而，对于腹部整体松弛较为严重的患者，迷你腹壁整形术可能无法达到理想的效果。

3. 复合腹壁整形术

复合腹壁整形术结合了传统腹壁整形术和脂肪抽吸术的优势。对于皮肤松弛和脂肪堆积都较明显的患者，该术式能够同时去除多余的脂肪和收紧皮肤，全面改善腹部轮廓。通过综合运用两种技术，可以更有效地解决复杂的腹部问题，为患者带来更显著的塑形效果。但手术过程相对复杂，需要医生具备较高的技术水平和丰富的经验。

（二）脂肪抽吸术

1. 腹部脂肪抽吸

腹部脂肪抽吸是一种微创的塑形方式，通过特定的器械以较小的切口将腹部多余的皮下脂肪吸出。该手术适用于皮肤弹性较好的患者，且脂肪堆积主要集中在特定区域。手术能够快速有效地减少腹部脂肪堆积，改善腹部外形。然而，术后可能会出现一定程度的肿胀和淤青，需要患者进行适当的护理和恢复。患者术后也需保持健康的生活方式，以维持手术效果。

2. 高解剖层脂肪抽吸

高解剖层脂肪抽吸是一种更为精细的脂肪去除方式。它通过精确的解剖学定位，可以针对特定区域的脂肪层进行分解和吸除。这种方法能够有效地避免对重要神经和血管的损伤，提高手术的安全性。高解剖层脂肪抽吸适用于对塑形要求较高的患者，能够实现更加精准的腹部轮廓塑造。但该术式对医生的技术水平要求较高，需要丰富的经验和精湛的操作技巧。

3. VASER 超声脂肪抽吸

VASER 超声脂肪抽吸利用先进的超声波技术溶解脂肪细胞。这种技术能够更加精确地塑造轮廓，同时还具有收紧皮肤的作用。在腹部塑形中，VASER 超声脂肪抽吸是一种较为先进的选择。它能够针对不同的脂肪堆积情况进行个性化的处理，达到理想的塑形效果。然而，该技术设备较为昂贵，手术费用相对较高，且需要专业的医生进行操作。

（三）非手术塑形技术

1. 冷冻溶脂

冷冻溶脂是一种非侵入性的塑形技术，通过特定的冷冻设备对腰腹部局部脂肪堆积区域进行低温处理，从而杀死脂肪细胞。被破坏的脂肪细胞会逐渐被身体代谢排出。这种技术适合那些不希望接受手术、但又想改善局部脂肪堆积的患者。冷冻溶脂过程相对舒适，无须切口且恢复期较短。但需要多次治疗才能达到明显的效果，且对于大面积的脂肪堆积效果有限。

2. 射频紧肤

射频紧肤利用射频能量对皮下脂肪进行加热，刺激胶原蛋白的增生，从而达到收紧腹部皮肤的效果。该技术适合皮肤松弛但脂肪堆积较少的患者。射频紧肤无须手术，操作相对简单，且恢复期短。但需要多次治疗才能维持较好的效果，且对于严重的皮肤松弛可能效果不明显。同时，患者在治疗后需要注意皮肤的护理，以保持治疗效果。

二、注意事项与恢复

（一）注意事项

1. 伤口护理

术后伤口区域的护理对于手术的成功恢复至关重要。保持该区域清洁、干燥能有效降低感染的可能性。严格按照医生要求定期更换伤口敷料，可防止细菌滋生。避免外力碰触或摩擦伤口，能避免伤口开裂，确保伤口正常愈合。术后数周内避免沐浴尤其是浸水，是因为水分可能携带细菌进入伤口，增加感染风险。在此期间，患者应密切观察伤口情况。

2. 支具与弹性衣物

术后穿着弹性腹带或束腹带，对腹部起到固定作用，有助于减轻肿胀并促进腹部塑形。束腹带通过减少伤口张力，为伤口愈合提供良好的环境，同时帮助皮肤更好地贴合新的腹部曲线。弹性衣物应全天佩戴，根据医生指导逐步减量，通常持续 4 ～ 6 周。这一过程有助于维持腹部的稳定，促进术后恢复。

3. 体位与活动管理

术后保持半卧位或轻微弯曲的仰卧位，可有效减轻腹部切口张力，防止拉扯伤口。在术后两周内，避免剧烈活动或提重物，防止腹部肌肉受压，影响伤口愈合。术后一周可尝试轻微步行，这有助于促进血液循环，加速肿胀恢复，但应避免过度活动。合理的体位和活动管理才有助于伤口愈合和身体恢复。

（二）恢复过程

1. 饮食管理

术后的饮食管理对恢复起着关键作用。保持营养均衡的饮食，摄取高蛋白和富含维生素的食物，能够为组织修复提供必要的营养支持。术后前数天选择清淡、流质饮食，避免辛辣、刺激食物，可减少术后出血和肿胀的发生。充足的水分摄入有助于改善浮肿，促进身体的新陈代谢。患者应根据自身情况，合理调整饮食结构，确保摄入足够的营养，促进身体的恢复。

2. 瘢痕护理

术后数周内避免日晒，可防止瘢痕加深。伤口愈合后，使用瘢痕贴或瘢痕软化霜，并定期进行按摩，有助于瘢痕软化和平整。瘢痕的淡化通常需要 6 ～ 12 个月的时间，在此过程中，患者需要耐心护理，遵循医生的建议，以获得更好的恢复效果。

3. 恢复性锻炼

术后 6 ～ 8 周后，在医生指导下逐步进行恢复性锻炼，如轻度有氧运动和柔韧性训练，有助于肌肉弹性恢复。避免剧烈的腹部锻炼，防止对腹直肌和伤口造成额外压力。完全恢复后，可逐步恢复常规锻炼。合理的恢复性锻炼可以促进身体功能的恢复，提高身体素质。

第六节　上臂形体塑造

上臂形体塑造是针对上臂区域进行的塑形手术和非手术干预,主要通过去除多余脂肪、收紧松弛的皮肤、增强肌肉线条,从而塑造紧致且具有线条感的上臂轮廓。常见的上臂塑形方法包括上臂吸脂、上臂提升术(上臂皮肤紧致术)、非手术射频塑形等。

一、主要方法

(一)上臂吸脂术

上臂吸脂术是一种针对上臂局部脂肪堆积的塑形手段。对于有局部脂肪堆积且皮肤松弛不明显的患者而言,此术式能快速有效地去除上臂多余脂肪,实现塑形效果。手术创伤相对较小,患者术后恢复较快。

1. 传统负压吸脂

传统负压吸脂是上臂吸脂术的常见方法之一。它通过负压设备产生的吸力,将上臂局部堆积的多余脂肪吸出。操作过程相对简单,医生可以较为精准地控制吸脂的部位和量。这种方法对于脂肪堆积较为明显的上臂区域效果显著。然而,在操作过程中需要注意避免过度吸脂,以免对周围组织造成损伤。术后患者需要遵循医生的建议进行护理,以确保手术效果。

2. 激光辅助吸脂

激光辅助吸脂结合了激光技术与吸脂原理。激光能够溶解脂肪细胞,同时刺激皮肤胶原蛋白的产生,从而达到去除脂肪和收紧皮肤的双重效果。对于轻度松弛的上臂,这种方法尤为适用。激光辅助吸脂需要专业的设备和技术支持,医生需要根据患者的具体情况调整激光参数,以确保手术的安全和有效性。

(二)上臂提升术(上臂皮肤紧致术)

上臂提升术主要针对上臂皮肤松弛明显的患者,通过去除多余皮肤和脂肪,收紧皮肤和软组织,使上臂轮廓更加紧致。对于显著减重或年纪较大而皮肤弹性较差的人群尤为适用。

1. 内侧上臂提升术

内侧上臂提升术是一种较为常见的上臂提升方法。切口位于上臂内侧,能够较好地隐藏瘢痕。手术过程中,医生会去除从上臂内侧的腋窝到肘部内侧的多余皮肤,并收紧皮下组织。这种方法对于皮肤松弛明显的上臂区域效果显著,但手术创伤相对较大,术后恢复时间较长。患者需要在术后严格遵循医生的护理建议,以减少并发症的发生。

2. 微创上臂提升术

微创上臂提升术采用小切口进行手术,适用于轻度松弛的上臂。这种方法创伤较小,恢复时间相对较短。通过小切口,医生可以去除少量的多余皮肤和脂肪,并进行适度的皮肤收紧。微创上臂提升术需要医生具备精湛的技术和丰富的经验,以确保手术效果的自然和美观。

(三)非手术塑形技术

非手术塑形技术通过物理或射频等方式去除上臂脂肪、收紧皮肤,适用于轻度松弛或脂肪堆积不多的上臂。具有无创伤、恢复期短、效果自然等优点。

1. 冷冻溶脂

冷冻溶脂是一种非侵入性的塑形技术。它通过特定的低温设备，将冷冻能量传递至上臂局部的脂肪细胞，使脂肪细胞逐渐凋亡并被身体自然代谢。这种方法适合轻度脂肪堆积的上臂，无须手术，无创伤，恢复期短。但需要多次治疗才能达到明显的效果，且对于大面积的脂肪堆积效果有限。

2. 射频紧肤

射频紧肤利用射频能量产生的热量，深入皮下组织，加热脂肪和胶原纤维。这种技术能够促进胶原蛋白的再生和重组，从而达到收紧皮肤的效果。对于轻度松弛的上臂皮肤，射频紧肤是一种有效的非手术塑形方法。它无须切口，操作相对简单，恢复期短。但需要多次治疗才能维持较好的效果，且对于严重的皮肤松弛可能效果不明显。

3. 超声溶脂

超声溶脂利用高频超声波的震荡作用破坏脂肪细胞。这种技术能够精准地聚焦在上臂的脂肪层，使脂肪细胞破裂，然后通过身体的代谢系统排出体外。超声溶脂具有无创塑形效果较好的优点，适用于轻度脂肪堆积的上臂。但同样需要专业的设备和技术支持，且可能需要多次治疗才能达到理想的效果。

二、注意事项与恢复

（一）注意事项

1. 穿戴塑身衣

上臂吸脂术后，应立即穿上专用上臂塑身衣。塑身衣通过施加适当压力，助力手臂塑形，同时能有效减少术后肿胀。一般来说，应持续穿戴 4 ～ 6 周。在这段时间里，它可促使组织稳定，预防皮肤松弛。坚持正确穿戴塑身衣，能为手臂的良好恢复和理想形态奠定基础。患者应严格遵循医生建议，确保塑身衣发挥最大功效，以实现术后手臂的恢复。

2. 保持切口干燥

保持切口干燥是预防感染的关键。术后一周内，手臂绝不能接触水分，像桑拿、游泳等活动必须禁止。因为水可能携带细菌侵入切口，引发严重感染。只有经医生确认愈合后，方可恢复正常清洁。在此期间，可小心用湿毛巾擦拭手臂其他部位，但要远离切口。严格保持切口干燥、清洁，对手术成功和身体健康至关重要。

3. 避免剧烈活动

术后前两周，应避免手臂剧烈活动。抬重物或过度伸展可能导致伤口撕裂，加重肿胀，阻碍恢复。例如，不要尝试提起过重物品，也不要大幅度伸展手臂。让手臂保持放松，避免用力。这能为伤口愈合创造良好环境，减轻肿胀，促进身体恢复。务必遵循医生建议，合理安排活动，确保手术成功和手臂快速恢复。

（二）恢复期管理

1. 肿胀管理

（1）冷敷缓解：术后 48 小时内，冷敷可有效减轻肿胀。准备冰袋，用干净毛巾包裹后轻轻置于手术部位。冷敷能收缩血管，减少局部血液流动，缓解肿胀和疼痛。每次冷敷时间不宜过长，不应超过 15 分钟，以免损伤皮肤。可间隔一段时间重复冷敷，持续进行以控制肿胀。冷敷过程中，密切观察皮肤反应，若出现过度冰冷或不适，应立即停止。

（2）热敷促进恢复：48 小时后，可轻柔热敷。热敷能促进血液循环，加速组织新陈代谢，有助于消肿和恢复。使用热水袋或热毛巾时，注意温度不宜过高，以免烫伤皮肤。热敷时轻轻将热水袋或热毛巾放置在手术部位，不要用力按压。每次热敷时间可适当延长，但也不宜过长，一般为 15 ～ 20 分钟。

2. 逐步恢复活动

（1）初期限制活动：术后一周内，应尽量减少手臂运动。避免伸展、抬重物等用力动作，防止伤口拉扯，影响愈合。可进行简单活动，如轻轻握拳、松开，但不可过度用力。此阶段让手臂充分休息，为伤口愈合创造良好条件。同时，保持良好姿势，避免手臂长时间处于不适当位置，以免加重肿胀和不适。

（2）逐步增加活动量：在医生指导下，逐步恢复手臂轻度活动，可避免肌肉僵硬。通常两周后，可开始进行简单伸展运动和轻度力量训练，但要循序渐进，不可过度用力。先从手臂摆动开始，逐渐增加活动幅度和强度。密切关注身体反应，若出现疼痛、肿胀加重等情况，立即停止活动并咨询医生。逐步增加活动量有助于恢复手臂功能，但必须在医生指导下进行。

3. 伤口护理

伤口护理是术后恢复的重要环节。定期更换敷料可保持伤口干净、无菌，防止感染。使用干净敷料，按医生建议更换。若伤口出现红肿、渗液或发热等异常情况，应尽快就医。伤口愈合期内，避免摩擦和阳光暴晒，以减少瘢痕增生和色素沉着。出门时可用防晒霜或遮盖物保护伤口，避免阳光直接照射。同时，注意饮食营养均衡，多摄入富含蛋白质和维生素的食物，有助于伤口愈合和身体恢复。

第七节 臀部形体塑造

臀部形体塑造旨在通过手术和非手术方式改善臀部的轮廓、曲线和体积，以实现臀部的美学目标。理想的臀部通常被认为是丰满、上翘、紧致并与腰、腿比例和谐的。臀部形体塑造方法多样，包括脂肪填充、假体植入、臀部提升术及线雕提升等，具体方法取决于臀部的体型、脂肪分布、皮肤弹性和患者的个人需求。

一、主要方法

（一）自体脂肪填充（臀部脂肪移植）

自体脂肪填充，即巴西提臀术，是一种有效的臀部塑形方法。它从身体其他部位（如腰腹、腿部）抽取脂肪，这些部位通常有较多的脂肪储备。抽取的脂肪经过处理，去除杂质和水分，提高脂肪细胞的纯度。然后将处理后的脂肪均匀注射到臀部的多个层次，包括皮下组织、肌肉层等。这样可以保证填充后的臀部形态自然，且提高脂肪的生存率。

自体脂肪填充具有安全性高的优点，因为使用的是自身的组织，不会引起排异反应。同时，自体脂肪填充后效果自然，适合那些皮肤弹性良好、希望通过填充来改善臀部曲线的个体。

（二）假体植入术

假体植入术是通过在臀部肌肉下方放置硅胶假体来实现臀部塑形。在手术前，医生会根据臀部的解剖结构和美学需求，选择合适大小、形状的硅胶假体。假体通常放置于臀大肌下方或肌肉内，这样可以确保假体的稳固性，同时使外观更加自然。

假体植入术效果明显且持久，适合那些脂肪较少、无法通过脂肪填充达到理想效果的个体。然而，假体植入术也存在一定的风险，如感染、假体移位等，需要患者在术前充分了解并与医生进行详细的沟通和评估。

（三）臀部提升术

臀部提升术主要针对皮肤松弛、臀部下垂的个体，尤其是那些因体重显著下降而导致皮肤松弛的人。手术切口位置一般在臀部上方、臀下皱褶处或骨盆区域，这样可以有效地隐藏手术痕迹。在手术过程中，医生会切除多余的皮肤和脂肪，并对松弛的皮肤进行提升和固定。通过收紧软组织，重新塑造臀部的曲线，使其更加紧致和上翘。

臀部提升术可以显著改善臀部的外观，但手术创伤较大，术后恢复时间较长，需要患者严格遵守医嘱进行护理和康复。

（四）线雕提拉

线雕提拉是一种微创手术，适用于皮肤轻度松弛或对非手术提升有需求的患者。手术过程中，将可吸收的提拉线埋入臀部皮下组织。提拉线可以提供支撑和提升效果，使臀部上翘。随着时间的推移，提拉线会逐渐分解，但在分解的过程中会刺激胶原蛋白增生，进一步增加皮肤的紧致度。

线雕提拉具有恢复期短的优点，患者可以在较短的时间内恢复正常生活和工作。然而，线雕提拉的效果相对较短暂，可能需要多次治疗才能维持较好的效果。

二、注意事项与恢复

（一）注意事项

1. 避免压力

臀部手术后的前 2 ~ 4 周，避免直接坐在臀部。直接受压可能对塑形部位产生不良影响，无论是移植的脂肪还是假体，都需要一个稳定的环境以确保良好的存活和位置稳定。采用特殊坐垫或特定坐姿，依靠大腿和背部支撑，能有效分散压力。侧卧位或俯卧位休息和睡觉可减少对臀部的压迫，为术后恢复创造有利条件。

2. 穿戴塑身衣

遵循医生建议穿戴专用塑身衣是臀部手术后的重要环节。通常需要穿戴 4 ~ 6 周，塑身衣在术后恢复中发挥着多方面的作用。它有助于塑形，为臀部提供外部支撑，塑造理想的轮廓。同时，能有效减少术后肿胀，促进组织的稳定。通过对臀部的适度压迫，防止脂肪移位或假体变形，确保手术效果的持久性。

3. 饮食调整

术后避免高盐和高糖食物，可减少肿胀的发生，为组织的修复创造良好的内环境。同时，补充高蛋白、维生素 C 和矿物质有助于支持伤口愈合和组织修复。蛋白质是组织修复的重要物质基础，维生素 C 具有抗氧化作用，可促进胶原蛋白的合成，而矿物质（如锌）

等对伤口愈合也起着积极的作用。

（二）恢复过程

1. 术后前一周

（1）初期肿胀与疼痛：术后 1 ～ 3 天，肿胀明显是臀部手术后的常见现象。此时可采用冷敷来缓解疼痛和减少肿胀。用毛巾包裹冰袋进行冷敷，每次不超过 15 分钟，通过降低局部温度，收缩血管，减少血液流动，从而减轻肿胀和疼痛。医生可能会开具止痛药和抗生素，止痛药用于缓解不适，提高患者的舒适度；抗生素则起到预防感染的作用。

（2）创面护理：按医嘱更换敷料是术后创面护理的关键步骤。保持伤口干燥，避免感染是首要任务。伤口若出现红肿、发热或流脓等症状，表明可能发生了感染，应立即就医。及时有效的创面护理能为伤口的愈合创造良好的条件，减少并发症的发生。定期更换敷料可以保持伤口的清洁，防止细菌滋生。同时，患者应密切观察伤口的变化。

2. 术后第 2 ～ 3 周

（1）逐步恢复活动：在这个阶段，肿胀和疼痛会有所缓解，但仍应避免直接坐下。开始轻度的日常活动有助于身体的恢复，但要避免剧烈的运动和拉伸动作。轻度日常活动可以促进血液循环，增强身体的代谢功能，但过度的运动可能对尚未完全愈合的臀部造成损伤。患者应根据自身的恢复情况，逐渐增加活动量，避免操之过急。

（2）逐渐增加轻度运动：如医生允许，可进行短时间的散步或轻微的下肢活动。这些活动能够促进血液循环，减少术后水肿。然而，应避免任何涉及臀部肌肉剧烈运动。轻微的下肢活动可以带动臀部周围的肌肉和组织，促进血液流动，但剧烈的臀部肌肉运动可能导致伤口撕裂或影响假体的位置。在进行运动时，患者要听从医生的建议，逐渐增加运动时间。

3. 术后第 4 ～ 6 周

（1）恢复期进入稳定阶段：大部分肿胀消退，此时可以逐渐恢复正常坐姿，但仍应注意避免长时间坐在硬表面。随着恢复的进展，臀部的状况逐渐稳定，但长时间坐在硬表面可能对臀部造成压力，影响恢复效果。患者可以选择柔软的坐垫或适当调整坐姿，以减轻臀部的压力。同时，可以开始低强度的臀部运动，如抬腿等。

（2）减少塑身衣穿戴频率：可以开始减少塑身衣的穿戴频率，遵照医嘱逐步过渡至不穿塑身衣的状态。在这个阶段，塑身衣的作用逐渐减弱，身体已经适应了术后的变化。减少塑身衣的穿戴频率要根据医生的建议进行，不可自行决定。逐步过渡至不穿塑身衣的状态可以让身体更好地适应自然状态。

第十一章　脂肪抽吸术

第一节　概述

一、定义与原理

(一) 定义

脂肪抽吸术是一种通过负压吸引或其他辅助技术,将皮下多余脂肪吸出体外的整形手术,常用于塑造体形、改善局部轮廓。脂肪抽吸术主要适用于顽固脂肪堆积且不容易通过饮食和运动消除的部位,如腹部、腰部、大腿、臀部、背部、手臂和下巴等区域。该手术在全球广泛应用,被认为是相对安全、效果显著的体型塑造手段之一。

(二) 原理

主要的脂肪抽吸技术包括传统负压吸脂术、超声吸脂、激光吸脂和水动力吸脂等,不同方法的原理有所不同。

1. 传统负压吸脂

传统负压吸脂是一种较为经典的脂肪抽吸技术。其主要通过机械手段,借助特定的吸脂设备产生负压吸引力,将皮下脂肪组织抽出。在操作过程中,医生会在皮肤表面做小切口,然后将吸脂管插入皮下脂肪层,通过负压作用,使脂肪细胞脱离周围组织并被吸入吸脂管中。这种方法适用于大范围、多部位的脂肪抽吸,能够快速有效地去除大量脂肪。

2. 超声吸脂

超声吸脂利用超声波的物理特性来分解脂肪。高频超声波在皮下组织中产生震动,使脂肪细胞的细胞膜破裂,脂肪颗粒变得更加松散。这种松散的状态使脂肪更容易被抽吸出来。超声吸脂适用于纤维化较重的脂肪区域,因为超声波的能量可以穿透较硬的纤维组织,有效地分解其中的脂肪。超声波还能够在一定程度上保护周围的血管、神经等重要组织。

3. 激光吸脂

激光吸脂是一种结合了激光技术和脂肪抽吸的方法。激光的热能可以融化脂肪,使其变成液态,便于抽吸。同时,激光还能刺激皮肤胶原蛋白的生成,具有一定的紧致皮肤效果。这种方法适用于脂肪较薄、皮肤弹性较差的部位,能够在去除脂肪的同时改善皮肤松弛的问题。此外,激光设备的成本较高,也限制了其在部分医疗机构的广泛应用。

4. 水动力吸脂

水动力吸脂采用了先进的流体力学原理。通过使用加压水流,将脂肪细胞从周围组织中分离出来,然后再将其温和抽出。这种方法适用于精细部位的脂肪去除,因为水流的作用相对较为柔和,能够减少对周围组织的损伤。水动力吸脂的创伤相对较小,术后恢复较快。水动力吸脂设备还可以根据不同的部位和脂肪情况进行调节,提高了手术的安全性和有效性。

二、适用范围与人群

脂肪抽吸术适用于局部脂肪堆积明显但体重相对正常的患者，常用于改善难以通过运动或饮食减肥去除的脂肪部位。具体适用部位包括腹部、腰部、大腿、臀部、手臂等区域。

（一）适用范围

1. 腹部和腰部

腹部和腰部是脂肪容易堆积的常见部位。吸脂手术在这一区域具有广泛的适用性，主要用于改善因长期久坐、不良生活习惯等因素导致的腹部和腰部脂肪堆积问题。通过精准去除多余脂肪，可以帮助收紧腹腰部轮廓，使身体线条更加流畅。这不仅有助于提升外在美观，还能增强患者的自信心。

2. 大腿和臀部

大腿和臀部的脂肪堆积会影响身体的整体比例和线条美感。吸脂手术适用于大腿外侧、内侧、膝盖内侧和臀部等部位的脂肪去除。针对不同部位的脂肪特点，医生可以制订个性化的手术方案，以达到腿部和臀部线条的流畅。通过吸脂手术，可以精确地去除这些部位的多余脂肪，塑造出理想的身材曲线，提升患者的生活质量。

3. 手臂和背部

上臂及背部的脂肪堆积会给人带来臃肿感，影响整体形象。吸脂手术适用于这两个部位的脂肪堆积问题，帮助改善手臂松弛和背部轮廓。对于上臂，过多的脂肪可能导致手臂看起来粗壮，影响美观和日常活动。背部的脂肪堆积则可能使背部线条不清晰，影响穿着服装的效果。通过吸脂手术，可以去除这些部位的多余脂肪，使手臂更加紧致，背部线条更加优美。

（二）适用人群

1. 脂肪局部堆积者

脂肪局部堆积者是吸脂手术的主要适用人群之一。这类人群通常体重处于正常范围，但身体的某些部位却存在明显的脂肪堆积，且难以通过运动和饮食等传统方法得到有效改善。可能是遗传因素、激素水平变化或生活方式等原因导致。吸脂手术可以针对这些局部脂肪堆积区域进行精准的脂肪去除，实现局部塑形的效果。

2. 皮肤弹性较好者

皮肤弹性在吸脂手术后的恢复过程中起着重要作用。脂肪抽吸后，皮肤需要一定的弹性回缩以适应新的轮廓。因此，皮肤弹性较好的人群更适合进行吸脂手术，术后效果也会更佳。这类人群的皮肤具有较好的伸展性和回缩能力，能够在脂肪去除后迅速恢复紧致状态，避免出现皮肤松弛等不良后果。

3. 有健康体重者

脂肪抽吸术并非减肥手段，而是一种局部塑形的方法。它适用于体重健康或接近正常范围者，效果更为明显。对于体重过重的人群，单纯依靠吸脂手术可能无法达到理想的效果，甚至可能对身体造成不良影响。在进行吸脂手术前，医生通常会评估患者的体重和身体状况，确保患者适合手术。

不适宜人群包括肥胖症患者、皮肤松弛严重者、血液循环障碍者、怀孕或哺乳期女性及有严重疾病（如心脏病、糖尿病）的患者。

三、效果与持久性

（一）效果

术后即可看到脂肪去除带来的形体改善，但由于初期肿胀，真实的形体变化通常在术后 1～3 个月逐渐显现。经过脂肪抽吸后，局部区域的脂肪明显减少，身体轮廓更加匀称，可达到理想的塑形效果。脂肪抽吸不仅能去除多余脂肪，还可以通过控制吸脂量对身体轮廓进行精细化塑造，帮助实现线条流畅、紧致的效果。

（二）持久性

成年人的脂肪细胞数量相对固定，脂肪抽吸术可以永久减少目标部位的脂肪细胞数量，因此效果是持久的。但由于脂肪细胞体积可变，如果术后不保持健康生活方式，其他部位的脂肪细胞体积可能增大，导致体形重新变化。另外，术后皮肤弹性较好的患者恢复更好，效果更加持久。对于皮肤弹性较差者，术后建议穿戴塑身衣，以帮助皮肤贴合新轮廓。

脂肪抽吸术是一种通过去除局部多余脂肪来改善体型的有效方法，技术种类丰富，能满足不同体型、脂肪分布和个性化塑形需求。尽管其效果显著，但作为有创手术，术前需谨慎评估和选择适合的方法，术后严格护理以减少风险和并发症，从而达到理想的体型塑造效果。

第二节　脂肪抽吸术的方法

脂肪抽吸术的方法根据不同技术手段和设备有所区别，主要包括传统负压吸脂、超声波辅助吸脂、激光辅助吸脂、水动力辅助吸脂、动力辅助吸脂等。每种方法各有特点，适用于不同的脂肪分布情况和患者需求。

一、传统负压吸脂术

传统负压吸脂术是最为常见的方法之一。它主要利用细小的吸脂管，借助负压抽吸的原理将皮下脂肪吸出体外。这种方法适用于腹部、腰部、大腿等脂肪堆积较为明显的区域。

（一）手术步骤

1. 标记抽脂区域

术前，医生会依据患者的身体特征及期望的塑形效果，在目标部位进行细致的标记，精确地画出吸脂范围和设计线。这一过程是手术成功的关键基础，它不仅能够确保吸脂的准确性和对称性，还为后续的手术操作提供了清晰明确的指引。通过严谨的标记，可以有效地避免过度吸脂或吸脂不足的情况发生，从而实现理想的身体塑形效果。同时，标记过程也需要考虑到患者的皮肤弹性、脂肪分布特点及身体的整体比例等因素，以确保效果自然和谐。

2. 局部麻醉或肿胀麻醉

在抽脂部位注射肿胀液是手术中至关重要的环节之一。肿胀液主要由生理盐水、利多卡因和肾上腺素等成分组成。其作用在于减少术中出血和疼痛。肿胀液能够使脂肪组织膨胀，为吸脂管的插入和脂肪的吸出创造更有利的条件。同时，其中的肾上腺素可以起到收缩血管的作用，可有效降低手术过程中的出血量。利多卡因则能够提供局部麻醉效果，减轻患者的疼痛感。此外，肿胀液还可以起到一定的止血作用，降低手术风险。

3. 插入吸脂管

通过在标记好的部位做小切口，将吸脂管小心地插入皮下组织。吸脂管的插入需要非常谨慎，以避免损伤周围的神经、血管和其他重要组织。医生需要凭借丰富的经验和精湛的技术，准确地把握插入的角度和深度。一旦吸脂管插入到位，就可以开始以负压方式吸出脂肪。在这个过程中，医生需要根据不同部位的脂肪特点和患者的具体情况，调整吸脂的力度和速度，确保脂肪的均匀吸出。

4. 均匀抽吸

在皮下层进行均匀抽吸是确保手术效果自然的核心环节。医生需要高度掌握好吸脂的力度和深度，避免局部堆积导致不平整。均匀抽吸可以使脂肪分布更加均匀，术后皮肤表面更加平滑。在操作过程中，医生需要不断地调整吸脂管的位置和角度，确保每个部位都能得到充分的抽吸。同时，还需要注意避免因过度抽吸对皮肤和皮下组织造成损伤。

（二）优缺点

1. 优点

传统负压吸脂术的技术相对成熟，经过多年的临床实践和不断改进，医生们对这种方法的操作流程和注意事项都非常熟悉。它的适用范围也极为广泛，可以针对不同部位的脂肪堆积进行有效的治疗，无论是腹部、腰部、大腿等大面积的脂肪堆积区域，还是手臂、下巴等小面积的局部肥胖部位，都能取得较好的效果。此外，该方法的效果明显，能够快速去除大量的脂肪，使身体轮廓得到显著改善，满足患者对身材的更高要求。

2. 缺点

然而，传统负压吸脂术也存在不足之处。由于它需要通过吸脂管在皮下组织进行抽吸，不可避免地会对周围组织造成一定的创伤。术后患者可能会出现疼痛、肿胀、淤血等不适症状，恢复期也相对较长。患者需要在术后进行精心的护理和恢复，包括穿着塑身衣、避免剧烈运动、保持伤口清洁等。此外，如果医生操作不当，还可能导致皮肤凹凸不平、感染、出血等并发症的发生。因此，选择经验丰富、技术精湛的医生进行手术至关重要。

二、超声波辅助吸脂（UAL）

超声波辅助吸脂通过超声波振动将脂肪细胞乳化，使其更容易被吸出，且减少对血管和神经的损伤。适用于纤维组织较多或顽固脂肪堆积的部位，如背部、男性乳房。

（一）手术步骤

1. 注射肿胀液

在吸脂手术中，首先进行的步骤是在预定的吸脂部位注射肿胀液。肿胀液通常由生理盐水、利多卡因及肾上腺素等成分组成。其作用在于使脂肪组织膨胀并彼此分离，为后续的操作创造有利条件。注射肿胀液可减少术中出血，使手术视野更加清晰，便于医生准确地定位和处理脂肪组织。同时，利多卡因可起到局部麻醉的作用，减轻患者的疼痛感受。

2. 超声波乳化脂肪

使用超声探头在皮下发出高频超声波，这种超声波能够精准地作用于脂肪细胞，使其乳化。高频超声波的能量能够破坏脂肪细胞的细胞膜，使脂肪细胞内的油脂释放出来，形成乳糜状物质。这个过程具有高度的选择性，能够最大限度地减少对周围组织（如血管、神经等）的损伤。通过超声波乳化脂肪，可以使脂肪更容易被吸出，提高手术的效率。

3. 吸出乳化脂肪

利用负压吸引装置吸出乳化后的脂肪细胞。负压吸引能够有效地将乳化后的脂肪从皮下组织中抽出，达到减少脂肪堆积的目的。在吸出脂肪的过程中，医生需要根据患者的具体情况和手术目标，精确控制吸引的力度和范围，以确保手术的安全性和有效性。同时，要注意避免过度吸引，以免对周围组织造成不必要的损伤。

（二）优缺点

1. 优点

超声吸脂技术能够减少对周围组织的损伤，这是因为超声波的能量可以精准地作用于脂肪细胞，而对周围的血管、神经等组织影响较小。尤其在处理顽固脂肪区域时，超声吸脂表现出独特的优势。对于那些传统吸脂方法难以处理的脂肪堆积部位，如腹部深层脂肪、大腿内侧等，超声吸脂能够更加有效地去除脂肪，达到理想的塑形效果。

2. 缺点

在操作过程中，可能导致局部灼热感。这是由于超声波的能量在乳化脂肪细胞的同时，也会对周围组织产生一定的热效应。虽然这种热效应通常在可接受的范围内，但对于部分敏感的患者来说，可能会引起不适。此外，超声吸脂操作需要更专业的设备。与传统吸脂方法相比，超声吸脂设备更加复杂，价格也相对较高。

三、激光辅助吸脂（LAL）

激光辅助吸脂术利用激光能量将脂肪溶解，同时收紧皮肤，适合希望紧致效果的患者。适合小范围脂肪堆积和轻度皮肤松弛部位，如下巴、手臂。

（一）手术步骤

1. 标记抽脂区域

在进行吸脂手术前，首先需要对抽脂区域进行精确的标记。这一过程是手术成功的关键之一，医生会根据患者的身体状况、需求及美学标准，仔细设计吸脂范围。通过对目标区域的准确标记，可以确保手术的针对性和有效性，避免不必要的损伤。在标记过程中，医生会考虑到脂肪分布的不均匀性、皮肤的弹性及身体的比例等因素，以制订出最适合的方案。

2. 注射肿胀液

注射肿胀液是吸脂手术中的重要步骤之一。肿胀液主要由生理盐水、利多卡因和肾上腺素等成分组成，其作用是减少出血。肿胀液可以使脂肪组织膨胀，彼此分离，从而为吸脂操作创造更好的条件。同时，利多卡因可以起到局部麻醉的作用，减轻患者的疼痛感受。肾上腺素则可以收缩血管，减少出血，降低手术风险。

3. 激光溶脂

激光溶脂是一种先进的吸脂技术。在目标区域，通过激光能量溶解脂肪细胞，同时加热皮肤层，刺激胶原增生。激光的能量可以精确地作用于脂肪细胞，使其破裂并释放出油脂，从而达到溶解脂肪的目的。同时，激光的热能可以刺激皮肤层中的胶原蛋白增生，使皮肤更加紧致。这种技术具有创伤小、恢复快、效果好等优点。

4. 脂肪吸出

使用负压将溶解的脂肪吸出是吸脂手术的最后一步。在激光溶脂后，脂肪细胞已经被溶解成液态，此时可以通过负压吸引装置将其吸出。负压吸引可以有效地将脂肪从皮下组织中抽出，达到减少脂肪堆积的目的。在吸出脂肪的过程中，医生需要根据患者的具体情况和手术目标，精确控制吸引的力度和范围，以确保手术的安全性和有效性。

（二）优缺点

1. 优点

首先，激光溶脂同时具备溶脂和紧肤作用。通过激光能量溶解脂肪细胞的同时，还可以加热皮肤层，刺激胶原增生，使皮肤更加紧致。这种双重作用可以有效地改善身体的轮廓和皮肤的质量，提高手术的效果和患者的满意度。其次，激光溶脂创伤小，恢复快。相比传统的吸脂手术，激光溶脂对周围组织的损伤较小，恢复时间较快。

2. 缺点

首先，激光溶脂不适合大面积吸脂。由于激光溶脂需要逐点进行操作，因此对于大面积的脂肪堆积区域，手术时间会较长，效率较低。其次，激光溶脂的效果依赖设备精度。激光溶脂需要专业的设备和技术支持，设备的精度和性能会直接影响手术的效果。如果设备精度不高，可能会导致溶脂不均匀、皮肤烧伤等不良后果。因此，在选择激光溶脂手术时，患者需要选择正规的医疗机构和专业的医生，以确保手术的安全。

四、水动力辅助吸脂（WAL）

水动力辅助吸脂使用加压水流来分离脂肪细胞，减少对周围组织的创伤，适合大面积脂肪去除。适用于腹部、腰部、大腿等多个部位。

（一）手术步骤

1. 注射水动力肿胀液

在进行水动力吸脂手术时，应在目标部位注入特殊的水动力溶液。这种溶液经过精心调配，能够有效地软化脂肪组织，为后续的手术操作创造有利条件。水动力肿胀液的注入过程需要严格控制剂量和注射位置，以确保脂肪组织能够得到充分的软化，同时避免对周围组织造成不必要的损伤。注入溶液后，脂肪细胞会逐渐被分离和松动，为后续步骤奠定基础。

2. 水流分离脂肪

利用水流加压分离脂肪细胞是水动力吸脂手术的关键步骤之一。通过特定的设备产生加压水流，精准地作用于目标部位的脂肪组织。水流的力量能够温和而有效地分离脂肪细胞，使其从周围组织中脱离出来，变得易于吸出。这个过程需要精确控制水流的压力和方向，以确保脂肪细胞能够被充分分离，同时最大限度地减少对周围组织的损伤。

3. 脂肪吸出

使用负压吸出脂肪是水动力吸脂手术的最后一步。在脂肪细胞被水流分离后，通过负压吸引装置将其从体内吸出。负压的强度需要根据患者的具体情况和手术需求进行调整，以确保脂肪能够被彻底吸出，同时避免对周围组织造成过度的拉扯和损伤。在吸出脂肪的过程中，医生需要密切关注手术进程，确保手术的安全和效果。

（二）优缺点

1. 优点

创伤小是水动力吸脂技术显著优势之一。由于采用了水流分离脂肪的方法，手术过程对周围组织的损伤相对较小，患者术后的疼痛和肿胀程度也较轻，恢复速度较快。其次，水动力吸脂适合多个部位联合吸脂。无论是腹部、腰部、臀部、大腿还是手臂等部位，都可以通过水动力吸脂技术进行有效的脂肪去除，实现身体的整体塑形。

2. 缺点

水动力吸脂对设备的要求较高。水动力吸脂需要使用专门的设备，这些设备通常价格昂贵，技术含量高。医疗机构需要投入大量的资金购买和维护这些设备，这也导致了手术成本的增加。此外，由于设备的复杂性，对医生的操作技术也提出了更高的要求。手术成本较大也是水动力吸脂的一个不足之处。

五、动力辅助吸脂（PAL）

动力辅助吸脂术采用快速振动的吸脂管，通过震动减少吸脂阻力，从而提升吸脂效率和效果。适合大面积脂肪堆积部位，如腰腹部和大腿。

（一）手术步骤

1. 注射肿胀液

在抽脂手术的初始阶段，应在特定的抽脂区域精准地注射肿胀液。肿胀液通常由生理盐水、利多卡因及肾上腺素等成分组成。其主要作用在于减少出血风险。通过注入肿胀液，可使脂肪组织膨胀并彼此分离，为后续的操作创造更有利的条件。这不仅能降低术中出血量，还能使手术视野更加清晰，便于医生准确地定位和处理脂肪组织。

2. 插入吸脂管

采用动力吸脂设备，将吸脂管插入预定的抽脂区域。该设备通过快速振动的方式，能够高效地将脂肪分离。这种振动作用具有高度的精准性，能够选择性地针对脂肪细胞进行破坏，而对周围的血管、神经等重要组织造成的损伤较小。在插入吸脂管的过程中，医生需要根据患者的具体情况和手术目标，精确控制插入的深度和角度。

3. 脂肪吸出

使用负压设备将分离后的脂肪吸出体外。负压设备通过产生强大的吸力，能够有效地将脂肪从皮下组织中抽出。在吸出脂肪的过程中，医生需要根据患者的身体状况和手术需求，精确控制负压的强度和吸出的脂肪量，以确保手术的安全性和有效性。同时，要注意避免过度吸引，从而对周围组织造成不必要的损伤。

（二）优缺点

1. 优点

效率高是动力吸脂技术突出优势之一。动力吸脂设备的快速振动能够迅速分离脂肪细胞，使脂肪的吸出过程更加高效快捷。这对于需要进行大面积抽脂操作的患者来说尤为重要，能够在较短的时间内完成手术，减少患者的痛苦和手术风险。其次，该技术适合大面积操作。由于其高效的操作方式，手术时间也相对较短。

2. 缺点

设备成本较高是动力吸脂的缺点之一。动力吸脂设备通常价格昂贵，这对于医疗机构来说是一笔较大的投资。此外，由于设备的复杂性和专业性，需要专业的技术人员进行维护和保养，这也增加了设备的使用成本。同时，动力吸脂技术对医生的操作技能和经验要求较高，如果医生操作不当，可能会对患者造成严重的损伤。

第三节 脂肪抽吸术的注意事项

脂肪抽吸术是一种相对安全、效果显著的塑形手术，但由于其属于侵入性手术，在术前准备、术中操作和术后恢复中有诸多需要注意的事项。严格遵循这些注意事项，有助于减少手术风险和并发症，确保获得理想的塑形效果。

一、术前注意事项

（一）健康评估与体检

1. 体检

在进行吸脂手术前，全面的体检是必不可少的环节。血常规检查能够反映血液中各种细胞的数量和比例，评估身体的基本健康状况。肝肾功能检测有助于了解肝脏和肾脏的代谢及排泄功能是否正常。凝血功能检查对于判断手术出血风险至关重要，确保凝血机制在正常范围内。心电图则可以监测心脏的电活动，排查潜在的心脏疾病。

2. 病史评估

医生对患者既往史的评估具有重要意义。尤其是心脏病、糖尿病、高血压等慢性疾病，可能会影响手术的安全性和患者的恢复过程。对于有这些慢性疾病的患者，需要更加谨慎地评估手术风险，并制订相应的手术方案。此外，凝血功能异常也可能导致手术中出血风险增加，因此医生需要详细了解患者的凝血功能状况，以确保手术的顺利进行。

（二）术前禁忌药物

1. 避免阿司匹林

在吸脂手术前两周，患者应避免服用阿司匹林等影响凝血的药物。阿司匹林会抑制血小板的聚集功能，从而增加术中和术后出血的风险。为了确保手术的安全进行，患者必须严格遵守这一规定，避免因药物影响而导致手术并发症的发生。

2. 避免中草药及保健品

术前一周，患者应停止服用可能影响凝血功能的中草药或保健品，如鱼油、人参等。这些物质可能会干扰凝血机制，增加手术出血的风险。在手术前停止服用这些物质，可以降低手术风险，确保手术过程中凝血功能正常，减少术后并发症的发生。

（三）术前饮食和禁食

如果采用全身麻醉，手术前 6～8 小时应禁食禁水。这是为了防止在麻醉过程中发生误吸风险。全身麻醉会使患者的吞咽反射和咳嗽反射减弱，胃内的食物和液体可能会反流进入呼吸道，导致严重的并发症。术前一天保持清淡饮食，避免油腻食物，可以确保肠胃状态良好。清淡饮食有助于减少胃肠道的负担，为手术的顺利进行创造良好的条件。

（四）选择适合的手术方法和部位

1. 制订手术方案

在进行吸脂手术前，医生应根据患者的脂肪分布、体型特点和皮肤弹性等因素，选择合适的吸脂技术和部位。不同的吸脂技术适用于不同的情况，医生需要根据患者的具体情况进行选择。同时，为了确保手术的安全和效果，应避免一次手术涉及过大面积。过大面积的吸脂手术可能会增加手术风险和术后并发症的发生概率。

2. 控制吸脂量

每次吸脂量不宜超过 5000mL。过多的吸脂量可能会导致术后并发症的风险增加，如出血、感染、皮肤坏死等。医生应根据患者的身体状况和手术需求，合理控制吸脂量，确保手术的安全和效果。同时，患者也应了解吸脂量的限制，避免过度追求吸脂效果而忽视手术风险。

二、术中注意事项

（一）严格无菌操作

在吸脂手术中，严格无菌操作是预防感染的关键环节。手术过程必须遵循最高标准的无菌原则，以确保患者的安全和手术的成功。吸脂部位的皮肤应进行充分消毒，使用有效的消毒剂彻底清洁皮肤表面，消除潜在的细菌和病毒。手术器械和吸脂管必须经过严格消毒，对于部分关键器械，可选择一次性使用，以杜绝交叉感染的风险。

（二）麻醉管理

1. 麻醉方式

在吸脂手术中，麻醉方式的选择取决于手术的范围和患者的具体情况。局部吸脂通常可以使用局部麻醉，这种麻醉方式能够有效地减轻患者在手术部位的疼痛感，同时对患者的身体影响较小。而对于大面积或多个部位联合吸脂，通常需要使用全身麻醉或静脉麻醉。全身麻醉使患者在手术中完全失去意识。静脉麻醉则在患者清醒的状态下，提供镇痛和镇静效果。

2. 麻醉剂量

合理控制麻醉剂量是确保手术安全的重要因素。麻醉剂量应根据患者的年龄、体重、身体状况和手术的复杂程度等因素进行精确计算。在确保手术中患者无疼痛感的同时，应尽量减少麻醉药物的不良反应。过量的麻醉药物可能会导致患者出现呼吸抑制、低血压等严重并发症，而剂量不足则可能使患者在手术过程中感到疼痛和不适，影响手术的进行。

（三）控制手术时间与吸脂量

在吸脂手术中，控制手术时间和吸脂量是减少术中和术后并发症的关键。手术时间不宜过长，过长的手术时间会增加患者的疲劳感和手术风险。每次手术的吸脂量应控制在安全范围内，这取决于患者的身体状况和手术部位。医生应确保吸脂过程中的均匀性，避免术后出现皮肤凹凸不平的情况。通过合理控制手术时间和吸脂量，可以提高手术的安全性和效果。

（四）监测生命体征

在吸脂手术过程中，监测患者的心率、血压、血氧饱和度等生命体征是确保患者安全的重要措施。术中应持续监测这些生命体征，及时发现和处理异常情况。心率和血压的变化可以反映患者的身体状况和手术的应激程度，血氧饱和度则可以反映患者的呼吸功能和氧气供应情况。如果发现生命体征异常，医生应立即采取相应的措施，以确保患者的安全。

三、术后注意事项

（一）穿戴塑身衣

在吸脂手术后，连续穿戴塑身衣是至关重要的环节。术后应持续穿戴塑身衣 2～3 个月，术后 1 个月内应全天穿戴塑身衣。塑身衣在术后恢复过程中发挥着多方面的重要作用。它能够通过适度的压力实现压迫止血，减少术后出血风险。同时，对吸脂区域起到固定作用，防止脂肪组织移位，确保手术效果的稳定性。此外，还有助于减少肿胀，促进组织液的吸收和回流。并且能使皮肤与深层组织更好地贴合，促进皮肤的回缩和塑形，提升术后的美观度。

（二）保持伤口清洁防感染

保持伤口清洁是预防感染的关键举措。术后应每天更换敷料，确保伤口部位始终处于清洁状态。若出现流血或渗液情况，必须及时清理并更换敷料，以防止细菌滋生。在伤口愈合前，严格避免沾水，因为水分可能携带细菌进入伤口，引发感染。一般来说，术后一周可根据恢复情况进行温水擦洗，但要注意动作轻柔，避免对伤口造成不必要的刺激。

（三）控制活动量与合理休息

术后早期对活动量的控制至关重要。应避免剧烈运动，如提重物、跑步等，因为这些活动可能对伤口造成拉扯，影响伤口愈合或导致吸脂部位的脂肪组织移位。然而，术后数天内可以进行适度的轻微活动，如步行。适度的轻微活动有助于防止血栓形成，促进血液循环，加快身体的恢复进程。同时合理安排活动量和休息时间，能够促进身体的快速恢复。

脂肪抽吸术是一种塑形效果显著的手术，但涉及较多术前、术中及术后的注意事项。术前需要全面体检、合理选择手术方法，术中严格控制吸脂量和操作细节，术后则注重伤口护理、穿戴塑身衣、合理活动和饮食调理。同时，警惕并发症并及时应对，能够更好地保障脂肪抽吸术的安全性和效果，使患者获得理想的体型。

第四节　面颊部脂肪抽吸术

面颊部脂肪抽吸术是一种针对面部特定区域（如面颊、下颌）进行的微创吸脂手术，旨在通过去除过多脂肪，使面部线条更加紧致、轮廓更分明。此手术通常适合面部脂肪堆积明显、面部轮廓不清晰或希望改善"婴儿肥"外观的个体。面颊部脂肪抽吸术有助于塑造精致的下颌轮廓，使脸型更小、更立体。

一、手术步骤

（一）术前准备

1. 面部标记

在面部吸脂手术的术前准备阶段，面部标记起着关键作用。医生会在面颊部进行细致的标记，准确确定脂肪抽吸的部位及轮廓线。这一过程需要高度的精确性，以确保手术的对称性和精确度。通过仔细规划和标记，医生能够明确手术目标区域，为后续的操作提供清晰的指导。标记过程也有助于医生评估患者的面部结构和脂肪分布情况，制订个性化手术方案。

2. 麻醉与消毒

麻醉方式的选择对于手术的顺利进行和患者的舒适度至关重要。通常采用局部麻醉，使患者在清醒状态下感觉不到疼痛。局部麻醉能够减少全身麻醉可能带来的风险，同时让患者在手术过程中保持一定的意识，便于医生与患者进行沟通。在进行麻醉后，对面部进行彻底的清洁和消毒是必不可少的步骤，以防止术中感染。

（二）微小切口

在面颊部位进行吸脂手术时，选择隐蔽切口是为了尽量减少术后可见瘢痕，提高手术的美观度。一般切口位于耳垂或口腔内部，这些位置相对较为隐蔽，术后瘢痕不容易被察觉。切口通常很小，为 $2 \sim 3mm$。这样的小切口不仅能够减少手术创伤，还能加快术后恢复速度。医生在选择切口位置时，会充分考虑患者的面部结构和脂肪分布情况，以确保切口的隐蔽性和手术的有效性。

（三）脂肪分解

脂肪分解是面部吸脂手术中的重要环节。通过插入细小的吸脂管，如直径 $2 \sim 3mm$ 的细管，能够精确地分解脂肪。在这个过程中，医生需要确保抽吸过程对其他组织的损伤最小。为了更精确地分解面颊部脂肪，根据具体情况，可能会选择超声吸脂或水动力吸脂等辅助技术。超声吸脂利用高频超声波的能量将脂肪细胞震碎，使其更容易被吸出。水动力吸脂则通过高压水流将脂肪细胞分离，然后进行抽吸。

（四）脂肪抽吸

采用负压抽吸的方法将松解后的脂肪颗粒均匀地吸出是面部吸脂手术的核心步骤。在这个过程中，医生需要细致控制抽吸量，确保两侧对称并塑造出自然的脸型轮廓。过度抽吸可能导致面部凹陷或不平整，影响美观；而抽吸不足则无法达到理想的手术效果。因此，医生需要根据患者的面部结构和脂肪分布情况，精确控制抽吸量，以实现最佳的手术效果。

（五）切口缝合与包扎

抽吸结束后，使用细小的缝合线对切口进行缝合是为了减少创口，促进伤口愈合。细小的缝合线能够减少瘢痕的形成，提高手术的美观度。术后使用小型纱布或弹性绷带轻压固定，能够控制出血和减轻肿胀。轻压固定可以帮助止血，降低术后出血的风险。同时，弹性绷带的压力还可以促进组织液的回流，减轻肿胀，加快术后恢复速度。

二、术后护理与恢复

（一）术后护理

1. 保持清洁和干燥

在面部吸脂术后，保持切口的清洁至关重要，这是预防感染的关键措施。术后的 $2 \sim 3$ 天应避免洗脸，以防止水分接触切口引发感染。若有清洁需求，可使用湿巾轻轻擦拭未受影响的面部区域。严格的清洁管理有助于切口的顺利愈合，为术后恢复创造良好的条件。保持切口干燥同样重要，潮湿的环境容易滋生细菌，可能导致感染发生。

2. 避免面部用力

术后的 1～2 周应避免咀嚼过硬食物、过多笑或大幅面部表情。这些动作可能会对切口造成压力，增加切口裂开的风险。建议患者食用柔软食物，减少口腔动作，以减轻面部的压力。避免面部用力可以为切口的愈合提供稳定的环境，确保手术效果的实现。同时，减少面部动作也有助于减轻术后的肿胀和疼痛，促进身体的恢复。

3. 穿戴弹力面罩

术后佩戴专用的弹力面罩是面部吸脂术后护理的重要环节。弹力面罩能够帮助塑形，使面部轮廓更加紧致和自然。同时，它还可以减轻肿胀，通过适度的压力促进组织液的回流。此外，弹力面罩支持皮肤贴合新轮廓，有助于皮肤的回缩和恢复。通常建议佩戴 2～3 周，前一周尽量全天佩戴，以充分发挥其作用，后逐渐减少佩戴时间。

（二）恢复过程

1. 术后一周内

术后的 1～3 天，肿胀明显是常见的现象，可能还伴有轻微疼痛和淤青。在此阶段，应避免冷热交替刺激面部，过多的温度变化可能影响伤口愈合和恢复进程。同时，避免过多触摸面部，以防止细菌感染和对伤口造成不必要的压力。术后 3～7 天，肿胀逐渐消退，疼痛感减轻。切口部位的疼痛可通过轻柔冷敷和口服止痛药缓解。

2. 术后 1～2 周

随着时间的推移，面颊部形态逐渐显现，肿胀基本消退，表面淤青也会逐步减轻。通常在 1 周后，患者可恢复正常的轻度活动，但仍需避免大幅度面部表情和咀嚼过硬食物。如果有外部切口，应遵照医嘱更换敷料，保持干燥。定期更换敷料可以防止感染，促进伤口愈合。若有缝线，一般在术后 7～10 天拆线。及时拆线可以减少切口的刺激，促进皮肤的恢复。

3. 术后 3～4 周

在这个阶段，肿胀和淤青基本完全消失，面部轮廓逐渐定型。此时，患者可以恢复正常饮食和轻度运动。正常饮食可以提供身体所需的营养，促进恢复。轻度运动可以促进血液循环，增强身体的代谢功能。若医生允许，可逐渐减少弹力面罩的佩戴时间，直到完全不佩戴。逐渐减少佩戴时间可以让面部适应新的状态，同时也标志着恢复过程进入了一个新的阶段。

4. 术后 1～3 个月

面部轮廓稳定，脂肪去除的效果显现，面颊部变得紧致、线条更为流畅。术后约 3 个月达到最佳效果。在这个阶段，身体已经适应了手术的变化，面部的恢复基本完成。患者可以享受手术带来的美丽改变，但仍应注意保持健康的生活方式，以维持手术效果。定期复查也是必要的，医生可以评估恢复情况，提供进一步的建议和指导。

第五节　乳房脂肪抽吸术

乳房脂肪抽吸术是通过吸出乳房内多余脂肪来减小乳房体积、改善乳房形态的一种整形手术。它主要用于希望减小乳房体积的女性或男性，尤其适合脂肪堆积过多但皮肤弹性良好、乳腺组织发达不明显的患者。该手术可以达到瘦胸效果，同时保留乳房的自然形态。

一、手术步骤

（一）术前准备

1. 标记手术区域

在进行乳房脂肪抽吸术前，精确的手术区域标记至关重要。医生会在乳房周围进行细致的标记，以此确定抽脂部位和抽脂量。通过准确的标记，能够确保手术的对称性，避免术后出现乳房形态不对称的情况。同时，精确的标记也有助于提高手术的精确性，使医生在操作过程中能够更加准确地把握抽脂的范围和深度。

2. 麻醉与消毒

乳房脂肪抽吸术的麻醉方式通常有局部麻醉和全身麻醉两种选择，具体取决于手术范围和个人耐受度。对于较小范围的抽脂手术，局部麻醉可能更为合适，患者在手术过程中保持清醒，但不会感到疼痛。而对于较大范围或对疼痛较为敏感的患者，全身麻醉则可以提供更好的手术体验。在进行麻醉后，对手术区域及周围皮肤进行彻底清洁和消毒是必不可少的步骤。严格的消毒措施能够有效降低术中感染的风险，为手术创造一个安全的环境。

（二）微小切口

乳房脂肪抽吸术通常选择在乳房下皱襞或腋下隐蔽处进行小切口，切口大小一般为2～3mm。这样的切口位置较为隐蔽，术后瘢痕不明显，能够最大程度地减少手术对乳房外观的影响。在选择切口位置时，医生会充分考虑患者的乳房形态和脂肪分布情况，以确保切口的隐蔽性和手术的有效性。

（三）脂肪分解

脂肪分解是乳房脂肪抽吸术的关键环节之一。通过插入细小的吸脂管，通常为2～3mm，进入脂肪层对脂肪进行分解。常见的技术包括传统负压吸脂、超声或水动力吸脂等。这些技术能够将脂肪颗粒均匀分散，便于后续操作。不同的技术具有各自的特点，传统负压吸脂技术成熟，适用于大多数患者；超声吸脂能更精确地分解脂肪，但对医生的技术要求较高。

（四）脂肪抽吸

利用负压设备将分解的脂肪颗粒均匀地抽吸出来是乳房脂肪抽吸术的核心步骤。在抽吸过程中，医生会通过控制吸脂量来确保胸部两侧的对称性，塑造出自然的乳房轮廓。均匀吸脂至关重要，避免乳房表面出现凹凸不平的情况。医生需要根据患者的乳房形态和脂肪分布情况，精确控制吸脂的范围和深度，以确保手术效果美观自然。

（五）缝合与包扎

抽吸结束后，对切口进行缝合是为了促进伤口愈合，减少瘢痕的形成。医生会尽量选择细小的线材进行缝合，以提高缝合的精细度，减少瘢痕的可见度。术后通常使用弹力绷带包扎，以减少出血和肿胀。弹力绷带的压力可以帮助止血，促进组织液的回流，减轻肿胀，加快术后恢复速度。在包扎过程中，医生需要注意包扎的力度和位置，以确保包扎的效果。

二、术后护理与恢复

1. 术后一周内

在乳房脂肪抽吸术后的 1～3 天，乳房区域出现较明显的肿胀和轻微疼痛是常见的术后反应。此时，冷敷可作为一种有效的辅助手段来减轻不适。冷敷通过降低局部温度，收缩血管，减少血液流动，从而缓解肿胀和疼痛。医生可能会开具止痛药，患者应按时服用，这有助于减缓疼痛，提高术后的舒适度。

术后前数天，应避免胸部大幅度活动和上臂用力，因为这些动作可能会对手术部位造成不必要的压力，影响伤口愈合。保持充分休息对于伤口的愈合至关重要，身体在休息状态下能够更好地进行自我修复。

2. 术后 1～2 周

随着时间的推移，大部分肿胀逐渐消退，乳房的形态也逐步显现。此时，患者可以进行轻度日常活动，但仍应避免提重物等可能对胸部造成较大压力的动作。此阶段，全天穿戴塑形内衣具有重要意义。塑形内衣能够维持乳房形态，减轻肿胀，并帮助皮肤贴合新轮廓。同时，注意定期清洁内衣，保持皮肤清洁，以防止细菌滋生，降低感染风险。

3. 术后 2～4 周

在这个阶段，大部分肿胀和淤青完全消退，乳房轮廓较为稳定。患者可逐步恢复轻度运动，但仍应避免高强度的胸部运动，以免对乳房造成不良影响。拆线后，应遵循医生的指导护理切口，以减少瘢痕形成。例如，保持切口干燥、避免摩擦等。拆线后一周左右，可逐步恢复日常清洁和温水淋浴，但要注意动作轻柔，避免对切口造成刺激。

4. 术后 3 个月左右

术后 3 个月左右，通常达到最终效果。乳房形态固定，轮廓更加自然紧致。此时，患者可以恢复正常运动和生活。若切口有轻微瘢痕，可在医生指导下使用瘢痕贴或硅胶软膏等产品来淡化瘢痕。这些产品可以促进瘢痕的软化和消退，提高皮肤的美观度。在整个恢复过程中，患者应保持耐心和积极的心态，配合医生的指导进行护理和康复。

第六节　腹部脂肪抽吸术

腹部脂肪抽吸术是一种通过去除腹部多余脂肪来改善腰腹部轮廓的整形手术，旨在实现腹部平坦、紧致的效果，增强整体体型的美感。此手术适合局部脂肪堆积、腹部松弛不明显的人群，能够显著改善腹部线条，使腹部更平滑、紧实。

一、手术步骤

（一）术前准备

1. 术区标记

在进行腹部脂肪抽吸术前，术区标记是一项至关重要的步骤。医生会根据患者的身体状况、脂肪分布及期望的手术效果，在腹部仔细标记出需要抽脂的区域。通过精确的标记，能够确保抽吸量适当，避免过度抽吸或抽吸不足的情况发生。同时，标记过程也有助于实现腹部轮廓的平衡，使术后的腹部形态更加美观自然。

2. 麻醉与消毒

腹部脂肪抽吸术的麻醉方式通常在局部麻醉或全身麻醉下进行，具体的选择取决于手术范围和个人状况。对于较小范围的抽脂手术，局部麻醉可能更为合适，患者在手术过程中保持清醒，但不会感到疼痛。而对于较大范围或对疼痛较为敏感的患者，全身麻醉则可以提供更好的手术体验。在确定麻醉方式后，对手术区域及周围皮肤进行彻底的消毒是必不可少的步骤。

（二）切口建立

在腹部脂肪抽吸术中，切口的选择至关重要。一般会在腹部下方或侧部选择隐蔽切口，这些位置相对较为隐蔽，术后瘢痕不容易被察觉。切口通常较小，为 2～3mm。小切口不仅便于术后瘢痕的隐藏，还能减少手术创伤，加快术后恢复速度。医生在选择切口位置时，会充分考虑患者的腹部形态和脂肪分布情况，以确保切口的隐蔽性和手术的有效性。

（三）脂肪分解

脂肪分解是腹部脂肪抽吸术的关键环节之一。插入细小的吸脂管后，结合负压或超声、激光等辅助技术将脂肪分解。这些技术能够使脂肪颗粒松散，便于均匀抽吸，避免皮肤表面出现不平整的情况。对于较大面积的脂肪堆积，超声吸脂和水动力吸脂技术尤为适用。超声吸脂利用高频超声波的能量将脂肪细胞震碎，使其更容易被吸出。水动力吸脂则通过高压水流将脂肪细胞分离，然后进行抽吸。

（四）脂肪抽吸

使用负压吸引设备将分解后的脂肪颗粒吸出是腹部脂肪抽吸术的核心步骤。在抽吸过程中，医生会严格控制抽吸量，以确保左右对称和腹部轮廓的平滑自然。均匀处理脂肪层厚度也是非常重要的，这样可以保证术后腹部线条流畅自然。医生需要根据患者的腹部形态和脂肪分布情况，精确控制抽吸的范围和深度，以实现最佳的手术效果。

（五）缝合与包扎

抽脂结束后，对切口进行缝合或自然闭合。通常情况下，由于切口较小，不需要较大的缝合。术后，腹部会使用弹性绷带或塑形衣进行包扎。包扎的目的是减少出血、肿胀并固定腹部形态。弹性绷带或塑形衣的压力可以帮助止血，促进组织液的回流，减轻肿胀，同时还能帮助腹部皮肤贴合新的轮廓，促进恢复。在包扎过程中，医生需要注意包扎的力度和位置。

二、术后护理与恢复

（一）术后护理

1. 穿戴塑形衣

在腹部脂肪抽吸术后，立即穿戴腹部塑形衣具有重要意义。通常需要佩戴 4～6 周，塑形衣能够为腹部提供持续的压力，有助于固定腹部轮廓，使其更加紧致有型。同时，它可以有效减少术后肿胀，促进组织液的回流。此外，还能防止皮肤松弛，为皮肤的回缩和恢复提供支撑。正确穿戴塑形衣并坚持规定时间，对于术后腹部的恢复和最终的效果起关键作用。

2. 冷敷减轻肿胀

术后 48 小时内进行冷敷是减轻术区肿胀和疼痛的有效方法。每次冷敷时间控制在 15 ～ 20 分钟，冷敷时用毛巾包裹冰袋，避免冰袋直接接触皮肤，以防皮肤冻伤。冷敷通过降低局部温度，收缩血管，减少血液流动，从而缓解肿胀和疼痛。在冷敷过程中，患者应密切观察皮肤的反应，如有不适立即停止。严格遵循冷敷的方法和时间，可以有效控制术后肿胀。

3. 避免剧烈活动

术后一周内避免剧烈运动或用力腹部动作至关重要。如弯腰、提重物等动作可能导致切口撕裂和出血，影响伤口愈合。在这个阶段，患者应逐渐恢复日常轻度活动，如缓慢行走等，以促进血液循环，加快身体的恢复进程。避免剧烈活动可以为腹部伤口的愈合创造良好的环境，减少并发症的发生。患者应严格遵守医生的建议，合理安排活动，确保腹部的快速恢复。

（二）恢复过程

1. 术后一周内

在术后的 1 ～ 3 天，腹部肿胀较为明显，这是正常的术后反应，可能还伴有轻微疼痛。按时服用医生开具的止痛药可以有效减轻不适感，提高患者的舒适度。同时，进行冷敷也有助于缓解肿胀和疼痛。术后初期，患者应避免用力活动腹部，保持轻柔动作，尽量平卧或仰卧休息，以减少创口张力。这样可以为伤口的愈合提供稳定的环境，促进伤口的快速愈合。

2. 术后 1 ～ 2 周

随着时间的推移，术区的肿胀逐步缓解，腹部形态逐渐显现。在这个阶段，患者可以开始恢复轻度的日常活动，但需要避免剧烈运动和任何涉及腹部用力的活动。全天佩戴塑形衣仍然非常重要，它可以帮助塑形并预防皮肤松弛。患者应继续遵循医生的建议，注意饮食和休息，保持良好的生活习惯。同时，密切观察腹部的恢复情况，如有异常及时向医生报告。

3. 术后 2 ～ 4 周

术区肿胀和淤青逐渐消失，腹部轮廓基本稳定。此时，患者可恢复日常轻度运动，但应避免高强度的腹部运动，防止对未完全愈合的组织造成压力。如有缝合线，通常在术后 7 ～ 10 天拆线。拆线后，应继续保持创面清洁，避免感染。若有小瘢痕，可在医生指导下使用硅胶贴或瘢痕软膏，帮助瘢痕淡化。在此阶段，患者的身体逐渐恢复，但仍需要注意保护腹部。

4. 术后 3 个月左右

术后 3 个月左右，腹部轮廓基本定型，达到最佳效果。此时，患者可逐渐恢复正常的运动锻炼和生活习惯。建议术后定期随访，了解恢复情况，及时处理可能出现的问题。定期随访可以让医生及时掌握患者的恢复情况，提供进一步的建议和指导，确保效果持久稳定。同时，患者也应保持健康的生活方式，避免再次出现腹部脂肪堆积的情况。

第七节　背部脂肪抽吸术

背部脂肪抽吸术是一种通过去除背部多余脂肪来改善背部轮廓的手术。背部脂肪堆积通常集中在上背部和下背部的特定区域，如肩胛骨附近、腰背部和腋下侧。背部吸脂可以使背部线条更加流畅，改善轮廓，使整体体型更具美感。

一、手术步骤

（一）术前准备

1. 标记手术区域

在进行背部脂肪抽吸手术之前，精确的手术区域标记是至关重要的步骤。医生会仔细地在背部标记出脂肪堆积的区域，这一过程需要凭借丰富的经验和专业的审美眼光。通过明确标记抽脂的部位和范围，能够为后续的手术操作提供清晰的指引，确保手术的准确性和针对性。同时，标记过程中还会特别注重对称性的考量，以保证术后背部的形态美观、协调。

2. 麻醉与消毒

对于背部脂肪抽吸术，麻醉方式的选择通常为局部麻醉或全身麻醉。由于背部区域较为广泛且脂肪层相对较厚，在某些情况下，全身麻醉可以为患者提供更高的舒适度，确保手术过程更加顺利。在确定麻醉方式后，对术区皮肤进行全面消毒是必不可少的环节。严格的消毒程序能够有效地降低术中感染的风险，为手术创造一个安全、无菌的环境。

（二）切口建立

在背部脂肪抽吸手术中，切口的选择至关重要。通常会在隐蔽位置选择 2 ～ 3mm 的小切口，如肩胛骨下方或背部下侧。这样的位置选择能够最大程度地减少术后瘢痕的可见度，确保手术的美观效果。小切口的设计不仅便于手术器械的插入和操作，还能降低手术创伤，加快术后恢复速度。

（三）脂肪分解

脂肪分解是背部脂肪抽吸手术中的关键环节之一。插入细小的吸脂管后，将皮下脂肪进行分解，使脂肪颗粒变得松散，以便于后续的均匀抽吸。由于背部脂肪层相对致密，通常会使用水动力吸脂术或超声吸脂技术。

这些先进的技术能够有效地分解脂肪，同时减小对周围组织的损伤。水动力吸脂技术通过高压水流将脂肪细胞分离，然后进行抽吸，具有精准、高效的特点。超声吸脂则利用高频超声波的能量将脂肪细胞震碎，使其更容易被吸出，同时能够刺激胶原蛋白的产生，有助于术后皮肤的紧致。

（四）脂肪抽吸

使用负压设备将松解的脂肪颗粒均匀地抽出是背部脂肪抽吸手术的核心步骤。在抽吸过程中，医生会严格控制吸脂的深浅和均匀度，以确保背部线条的平滑。背部的形态对于身体的整体美观至关重要，因此需要精确地控制吸脂的程度，避免出现不平整或凹陷的情况。同时，应特别注意边缘过渡区域，确保吸脂部位与周围组织的自然衔接。

（五）缝合与包扎

抽吸结束后，对于切口的处理需要谨慎。一般来说，切口无须大面积缝合。医生可能会使用无缝合的自然闭合方法，或者仅使用少量缝线。这种处理方式能够减少瘢痕的形成，提高手术的美观度。术后，在背部区域包扎压迫绷带或穿戴塑形衣是非常重要的环节。压迫绷带或塑形衣能够帮助背部定型，减少出血和肿胀。

二、术后护理与恢复

（一）术后护理

1. 穿戴塑形衣

在背部脂肪抽吸术后，穿戴背部塑形衣是至关重要的护理措施。一般建议佩戴4～6周，塑形衣能够对背部施加适当的压力，有助于减轻术后肿胀。通过持续的压力作用，促进组织液的回流，减少局部水肿。同时，它还能促进皮肤与新轮廓更好地贴合，为皮肤的回缩和恢复提供支撑。此外，塑形衣还有防止松弛的作用，能够维持背部的紧致形态。

2. 避免背部压力

术后初期，避免长时间平躺或使背部受压对于背部脂肪的恢复至关重要。尤其是在睡觉时，可选择侧卧或适当垫高身体上部，以防止对背部产生直接压力。这种压力可能会影响脂肪的稳定和恢复过程，甚至可能导致手术部位的变形或不适。通过采取这些措施，可以为背部提供一个相对稳定和舒适的恢复环境，减少不必要的压力对手术效果的影响。

3. 保持切口干燥和清洁

术后切口的干燥和清洁是预防感染的关键。应保持切口处干燥，避免直接接触水分或汗液，因为水分和汗液可能携带细菌，增加感染的风险。在切口愈合前，建议避免沐浴，以防止水接触切口。如果有清洁需求，可使用湿巾轻轻擦拭未受术区域。同时，要密切观察切口的情况，如出现红肿、渗液等异常现象，应及时就医。

（二）恢复过程

1. 术后一周内

在术后的1～3天，肿胀明显是常见的术后反应，背部区域会出现轻度疼痛。此时，患者可遵医嘱服用止痛药，以缓解疼痛不适。止痛药能够有效地减轻疼痛，提高患者的舒适度。同时，可以使用冷敷来减轻不适。冷敷通过降低局部温度，收缩血管，减少血液流动，从而缓解肿胀和疼痛。在此阶段，应避免背部用力，尽量保持轻柔动作，适当休息。

2. 术后1～2周

随着时间的推移，背部肿胀会逐步减轻，轮廓逐渐显现，疼痛也会减轻。此时，患者可以逐步恢复轻度日常活动，但仍需要避免高强度上肢活动，以避免对背部造成压力。术后2～4周需要全天佩戴塑形衣，帮助定型、减少肿胀并支撑皮肤。塑形衣在这个阶段起着重要的作用，能够维持背部的形态，促进皮肤的贴合和恢复。

3. 术后2～4周

在这个阶段，背部大部分肿胀和淤青逐渐消失，皮肤逐渐适应新轮廓，背部线条平整自然。患者可以开始低强度运动，如散步、伸展等。这些运动能够促进血液循环，增强身体的代谢功能，有助于恢复。如果切口处有轻微瘢痕，可在医生指导下使用瘢痕软膏或硅胶贴，帮助淡化瘢痕。这些产品能够促进瘢痕的软化和消退，提高皮肤的美观度。

4. 术后3个月左右

术后3个月左右，背部轮廓固定，脂肪去除效果持久且自然，背部线条流畅。此时，患者可逐步恢复正常运动，但建议避免对背部产生长期高强度压力的活动。长期高强度压力可能会导致脂肪的再次堆积或影响背部的形态。另外，保持良好的生活习惯，如合理饮食，保持正确的姿势可使背部脂肪抽吸效果长期维持，背部线条平滑流畅。

第八节　臀部脂肪抽吸术

臀部脂肪抽吸术是一种通过去除臀部多余脂肪来改善臀部曲线的整形手术，旨在使臀部更紧致、线条更加分明，并与腰部和大腿的比例协调。臀部脂肪抽吸术适合脂肪堆积较多、但皮肤弹性良好的患者，有助于修饰臀部轮廓，提升臀部的外观美感。

一、手术步骤

（一）术前准备

1. 术区标记

在臀部脂肪抽吸手术的术前阶段，进行详细的术区标记具有关键意义。医生会以专业的眼光和精准的手法在臀部进行全面的标记，明确需要抽吸的脂肪区域及具体的轮廓线条。通过仔细的规划和标记，能够为手术提供明确的目标和方向，确保术后效果自然且对称。这一过程需要综合考虑患者的身体比例、臀部形态及个人期望等因素。

2. 麻醉与术区消毒

对于臀部脂肪抽吸术，麻醉方式的选择至关重要。通常采用局部麻醉或全身麻醉，具体取决于手术范围和患者的耐受度。局部麻醉适用于较小范围的抽脂手术，患者在手术过程中保持清醒，但手术部位感觉不到疼痛。全身麻醉则适用于较大范围或对疼痛较为敏感的患者，能够提供更舒适的手术体验。在确定麻醉方式后，对臀部进行全面的消毒是必不可少的步骤。

（二）切口建立

在臀部脂肪抽吸手术中，切口的建立需要谨慎选择位置。通常会在臀部隐蔽部位，如臀部下缘、臀沟等位置建立小切口，切口大小为 2 ～ 3mm。这样的位置选择能够最大程度地减少术后瘢痕的可见度，使瘢痕不容易被察觉。小切口不仅便于手术器械的插入和操作，还能加快术后恢复速度。小切口也对医生的操作技术提出了更高的要求。

（三）脂肪分解

脂肪分解是臀部脂肪抽吸手术中的重要环节。插入细小的吸脂管后，结合负压或超声、激光等辅助技术，将脂肪颗粒均匀分解。这些技术能够使脂肪组织变得松散，便于在抽吸过程中均匀去除脂肪。对于臀部脂肪层较厚的区域，可适当采用水动力吸脂技术。水动力吸脂技术通过高压水流将脂肪细胞分离，然后进行抽吸，能够减少对周围组织的损伤。

（四）脂肪抽吸

使用负压抽吸设备将松解的脂肪颗粒抽出是臀部脂肪抽吸手术的核心步骤。在抽吸过程中，医生会通过精细操作严格控制抽吸量。这是因为臀部的形态对于身体的整体美观至关重要，需要确保术后臀部左右对称、曲线平滑。同时，医生会注重处理边缘区域，使脂肪层过渡自然。这样可以避免术后出现局部凹陷或轮廓不均的情况，保证臀部的美观和自然。

（五）缝合与包扎

抽吸完成后，对于切口的处理需要谨慎。切口会被轻度缝合或使用无缝胶带闭合，以促进伤口的愈合和减少瘢痕的形成。医生会在臀部使用塑形绷带或专用弹力服。这些措施能够帮助术区定型，减少术后肿胀和出血。塑形绷带或弹力服通过施加适当的压力，促进组织的愈合和恢复，同时还能维持臀部的形态。

二、术后护理与恢复

（一）术后护理

1. 穿戴塑形衣

在臀部脂肪抽吸术后，穿戴专用的臀部塑形衣或弹力服是重要的护理措施之一。通常需要持续佩戴 4～6 周，这一过程对于术后恢复起着关键作用。塑形衣能够提供适度的压力，有助于减轻肿胀，促进组织液的回流，减少局部水肿。同时，它还能固定臀部形态，防止脂肪移位，确保手术效果的稳定性。塑形衣还有助于促进皮肤贴合新的轮廓。

2. 避免长时间坐压

术后初期，避免长时间坐着至关重要。长时间坐着会对术区施加压力，可能影响脂肪的存活和定型。为了减轻这种压力，可以使用坐垫支撑大腿和腰部，避免臀部直接受力。这样的措施能够为臀部提供一个相对舒适的恢复环境，减少不必要的压力对手术效果的影响。患者应在术后的一段时间内保持警惕，避免长时间坐压，以促进臀部的快速恢复。

3. 保持切口清洁

保持切口的干燥和清洁是预防感染的关键。切口应避免沾水，以降低感染风险。在术后的初期，严格的清洁管理对于伤口的愈合至关重要。通常在术后一周左右可以恢复轻度清洁，但应严格遵医嘱进行。患者应密切观察切口的情况，如出现红肿、渗液等异常现象，应及时就医。保持切口的清洁能够为伤口的愈合创造良好的条件，确保术后恢复的顺利进行。

（二）恢复过程

1. 术后一周内

在术后的 1～3 天，臀部区域肿胀较为明显，这是常见的术后反应，可能还伴有轻微疼痛。此时，按医嘱使用冷敷和口服止痛药可以有效缓解不适。同时，应尽量避免久坐，避免对手术部位造成不必要的压力。术后初期避免用力坐下、弯腰等动作，选择侧卧或趴卧姿势休息，以减轻臀部压力。这些措施能够为伤口的愈合提供稳定的环境，促进术后的恢复。

2. 术后 1～2 周

随着时间的推移，术区的肿胀逐步减轻，臀部轮廓逐渐显现。在这个阶段，患者可以恢复日常轻度活动，但仍需要避免高强度运动和长时间久坐。高强度运动可能会对手术部位造成损伤，影响恢复进程。长时间久坐则可能导致臀部受压，影响脂肪的存活和定型。此阶段需要继续佩戴塑形衣，以帮助定型并支持皮肤恢复紧致。

3. 术后 2～4 周

术后大部分肿胀和淤青已消退，臀部曲线趋于稳定。此时，患者可以逐步恢复轻度运动，如散步或温和的伸展。这些运动能够促进血液循环，增强身体的代谢功能，有助于恢复。但应避免高强度下肢和臀部运动，以免对未完全恢复的臀部造成损伤。拆线后应继续保持切口干燥，避免摩擦。如果出现轻微瘢痕，可在医生指导下使用硅胶贴片或瘢痕软膏淡化。

4. 术后 3 个月左右

术后 3 个月左右，臀部轮廓稳定，脂肪去除效果和臀部曲线达到理想状态。此时，患者可以恢复正常运动和日常活动，但仍需要避免过度施压。过度施压可能会影响手术效果的持久性。术后应按医嘱定期复查，评估恢复情况和术后效果。定期复查能够让医生及时掌握患者的恢复情况，提供进一步的建议和指导，确保术区对称、光滑自然。

第九节　大腿脂肪抽吸术

大腿脂肪抽吸术是一种通过去除大腿多余脂肪来改善大腿轮廓的整形手术，旨在使大腿更纤细、线条更加流畅，增强腿部的美感。此手术适用于局部脂肪堆积、且通过运动和饮食难以改善的大腿区域，是一种有效的塑形方法。根据大腿脂肪的分布情况，手术可以针对大腿内侧、外侧、前侧、后侧等多个部位进行。

一、手术步骤

（一）术前准备

1. 术区标记

在大腿脂肪抽吸手术的术前阶段，术区标记是一项至关重要的工作。医生会仔细地在大腿部位进行标记，明确需要抽吸的具体区域，如大腿内侧、外侧、前侧或膝盖上方等。通过精确的标记，能够为手术提供清晰的目标范围，确保术后的对称性。这一过程需要医生综合考虑患者的身体比例、大腿形态及个人期望等因素。

2. 麻醉与术区消毒

对于大腿脂肪抽吸手术，麻醉方式的选择需要根据手术范围和患者需求来确定。手术通常采用局部麻醉或全身麻醉。局部麻醉适用于小面积、大腿局部抽脂，能够使患者在手术过程中保持清醒，但手术部位感觉不到疼痛。全身麻醉则适合全腿抽脂，为患者提供更舒适的手术体验。在确定麻醉方式后，对大腿部位进行彻底消毒是必不可少的步骤。

（二）切口建立

在大腿部进行脂肪抽吸手术时，切口的选择至关重要。通常会在隐蔽的位置选择小切口，如腹股沟、膝盖内侧等。这些位置相对较为隐蔽，术后瘢痕不容易被察觉。切口较小，为 2 ~ 3mm，既能便于手术器械的插入和操作，又能减少手术创伤，加快术后恢复速度。医生在选择切口位置时，会充分考虑大腿的形态和脂肪分布情况，以确保切口的隐蔽性和手术有效性。

（三）脂肪分解

脂肪分解是大腿脂肪抽吸手术中的关键环节之一。通过插入细小的吸脂管，结合负压抽吸、超声吸脂或水动力吸脂等技术，将脂肪颗粒分散松解。对于脂肪较厚的区域，可以使用超声波或水动力技术。超声吸脂利用高频超声波的能量将脂肪细胞震碎，使其更容易

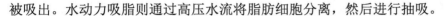

被吸出。水动力吸脂则通过高压水流将脂肪细胞分离，然后进行抽吸。

（四）脂肪抽吸

使用负压设备将分解的脂肪颗粒抽出是大腿脂肪抽吸手术的核心步骤。在抽吸过程中，医生会严格控制吸脂量和位置。这是因为大腿的形态对于身体的整体美观至关重要，需要确保抽吸对称、轮廓自然。大腿吸脂操作需要特别注意均匀性，避免术后出现凹凸不平或腿部线条不顺滑的情况。在抽吸时，重点处理过渡区域，确保腿部轮廓流畅。

（五）缝合与包扎

抽吸结束后，对切口进行缝合或采用无缝胶带闭合。这样的处理方式能够保持创口小而隐蔽，减少瘢痕的形成，提高手术的美观度。术后会在大腿部位穿戴塑形衣或弹性绷带。这些措施能够帮助减少出血、肿胀，固定大腿形态。塑形衣或弹性绷带通过施加适当的压力，促进组织的愈合和恢复，同时还能防止脂肪的再次堆积，确保手术效果的持久性。

二、术后护理与恢复

（一）术后护理

1. 穿戴塑形衣

在大腿脂肪抽吸术后，佩戴大腿专用塑形衣是关键的护理步骤。通常需要持续穿戴4～6周。塑形衣通过施加适度的压力，有助于大腿部位的定型，使其在恢复过程中保持良好的形态。同时，这种压力能够促进组织液的回流，有效减少肿胀。此外，它还能防止皮肤松弛和脂肪移位，为皮肤的回缩和恢复提供支撑。

2. 保持切口干燥

保持切口的清洁和干燥是预防感染的重要措施。切口应避免直接接触水，因为水分可能携带细菌，增加感染的风险。在切口愈合前，应避免泡澡或蒸桑拿等活动，这些活动可能导致切口受潮，延缓愈合进程。如果有清洁需求，可使用湿巾轻轻擦拭未受术区域。密切观察切口的情况，如出现红肿、渗液等异常现象，应及时就医处理。

（二）恢复过程

1. 术后一周内

术后的1～3天，大腿肿胀明显且可能伴有轻微疼痛或淤青，这是常见的术后反应。按医嘱进行冷敷和使用止痛药可缓解不适。冷敷能通过降低局部温度，收缩血管，减轻肿胀和疼痛。止痛药则在必要时提供有效的疼痛缓解。此阶段应保持轻柔动作，避免过度弯曲或用力，以防对手术部位造成额外损伤。术后初期避免长时间站立和上下楼梯，尽量保持腿部放松。

2. 术后1～2周

随着时间的推移，大腿肿胀逐步消退，淤青逐渐缓解，腿部轮廓开始显现。在这个阶段，可以开始轻度活动，但仍应避免剧烈运动。白天和夜间均应穿戴塑形衣，这有助于定型和支撑腿部皮肤。塑形衣在这个阶段持续发挥着重要作用，维持腿部的形态，促进皮肤的贴合和恢复。同时，患者应注意饮食和休息，保持良好的生活习惯，以促进身体的恢复。

3. 术后2～4周

此时，术后大部分肿胀已消退，腿部轮廓平滑，线条明显。可以进行散步、轻微拉伸等低强度运动。这些运动能够促进血液循环，增强身体的代谢功能，有助于恢复。但应避免跳跃、跑步等对大腿有冲击的运动，以免对未完全恢复的腿部造成损伤。拆线后应继续保持切口清洁，若有轻微瘢痕，可在医生指导下使用硅胶贴或瘢痕软膏。

4. 术后 3 个月左右

术后 3 个月左右，大腿轮廓稳定，达到最佳效果。此时可以逐步恢复正常运动，保持腿部的线条和弹性。正常运动有助于维持身体的健康状态，但仍应注意避免过度运动对腿部造成损伤。术后应按医嘱定期随访，医生可以评估恢复情况，提供进一步的建议和指导。定期随访能够确保手术效果的持久性，及时发现并处理可能出现的问题。

第十节　小腿脂肪抽吸术

小腿脂肪抽吸术是通过去除小腿多余脂肪来塑造纤细小腿轮廓的一种微创手术。该手术适合小腿脂肪堆积较多、皮肤弹性较好但通过运动和饮食难以瘦腿的个体。小腿抽脂术能够改善腿部整体线条，使小腿显得更加修长、纤细。

一、手术步骤

（一）术前准备

1. 术区标记

在小腿脂肪抽吸手术的术前阶段，进行详细的术区标记具有重要意义。医生会在小腿部位进行精准的标记，仔细确定脂肪抽吸的部位、量和范围。通过精确的标记，能够为手术提供明确的目标和方向，确保术后效果对称。这一过程需要医生综合考虑患者的小腿形态、脂肪分布及个人的审美需求。

2. 麻醉与术区消毒

对于小腿脂肪抽吸手术，麻醉方式的选择应根据手术范围和患者需求而定。通常使用局部麻醉或全身麻醉。局部麻醉适合小面积抽脂，能够使患者在手术过程中保持清醒，但手术部位感觉不到疼痛。全身麻醉适合大面积或需要较长时间的小腿抽脂手术，为患者提供更舒适的手术体验。在确定麻醉方式后，手术前需对小腿部位进行彻底的清洁和消毒。

（二）切口建立

在小腿脂肪抽吸术当中，切口的建立应谨慎选择位置。通常会在隐蔽位置建立小切口，如膝盖内侧或脚踝部位。这些位置相对较为隐蔽，术后瘢痕不容易被察觉，能够最大程度地减少对外观的影响。切口大小为 2～3mm，小切口既能便于手术器械的插入和操作，又能降低手术创伤，加快术后恢复速度。

（三）脂肪分解

脂肪分解是小腿脂肪抽吸手术中的关键环节之一。通过插入细小的吸脂管（一般直径为 2mm 左右）来分解小腿部位的脂肪。由于小腿部位脂肪层较薄、肌肉较紧密，通常会使用较低压力的吸脂技术，并结合超声或水动力等方式。超声吸脂利用高频超声波的能量将脂肪细胞震碎，水动力吸脂通过高压水流将脂肪细胞分离，将脂肪颗粒分解以便均匀抽吸。

（四）脂肪抽吸

使用负压设备将分解的脂肪颗粒抽出是小腿脂肪抽吸手术的核心步骤。医生会严格控制抽吸量和位置，以确保小腿两侧对称，避免过度抽吸引起不平整。小腿吸脂需特别注意处理表面和边缘区域，这是因为这些区域对于小腿的整体美观至关重要。保证术后线条流畅需要医生具备丰富的经验和高超的技术水平，能够准确判断吸脂的范围和深度。

（五）缝合与包扎

抽吸完成后，对于切口的处理需谨慎。切口通常不需要缝合或仅使用少量缝线，以减少瘢痕的形成，提高手术的美观度。医生会使用弹性绷带或小腿塑形衣对小腿进行包扎。弹性绷带或塑形衣能够减少术后出血和肿胀，通过施加适当的压力，促进组织的愈合和恢复。同时，它们还能帮助小腿定型，防止脂肪的再次堆积，确保手术效果的持久性。

二、术后护理与恢复

（一）术后护理

1. 穿戴塑形衣

在小腿脂肪抽吸术后，立即穿戴小腿塑形衣是重要的护理措施。通常建议持续佩戴4～6周，塑形衣能够为小腿提供持续的压力，有助于固定小腿形态。通过这种适度的压力作用，能够防止脂肪移位，确保手术效果的稳定性。同时，它还有助于减少肿胀，促进组织液的回流，降低局部水肿程度。塑形衣可以促进皮肤贴合新的轮廓，为皮肤的回缩和恢复提供支撑。

2. 避免长时间站立或行走

术后初期，尽量避免长时间站立和走动是必要的。长时间站立和走动会增加对小腿的压力，不利于组织恢复，还可能加重肿胀。在术后恢复阶段，减少小腿的压力有助于为组织提供一个相对稳定的环境，促进伤口愈合和肿胀的减轻。患者可以适当抬高小腿，以促进血液回流。同时，避免长时间保持同一姿势，可适时进行短暂的休息和调整。

（二）恢复过程

1. 术后一周内

在术后的1～3天，小腿肿胀较为明显是常见的术后反应，同时可能伴有轻微疼痛。此时，应按医嘱进行冷敷，冷敷可以通过降低局部温度，收缩血管，减少血液流动，从而缓解肿胀和疼痛。同时，服用止痛药可以在必要时缓解不适。在此阶段，避免长时间站立和走动至关重要，尽量平卧休息。平卧休息能够减少小腿的压力，为伤口愈合提供稳定的环境。

2. 术后1～2周

随着时间的推移，术区的肿胀逐渐消退，小腿轮廓初步显现。在这个阶段，可以开始轻度日常活动，但应避免跑跳、爬楼梯等对小腿有较大冲击的动作。这些动作可能会对手术部位造成不良影响，延缓恢复进程。术后前两周应全天佩戴塑形衣，塑形衣在这个阶段起着重要的作用，能够帮助塑形和支撑皮肤，促进小腿线条的定型。

3. 术后2～4周

大部分肿胀和淤青逐渐消退，小腿曲线趋于稳定。此时，可逐渐恢复轻度运动，如散步或轻度拉伸。这些运动能够促进血液循环，增强身体的代谢功能，有助于恢复。但应避免对小腿有较大负荷的锻炼，以免对未完全恢复的小腿造成损伤。拆线后应保持切口清洁，防止感染。若有轻微瘢痕，可在医生指导下使用硅胶贴或瘢痕软膏以淡化瘢痕。

4. 术后 3 个月左右

术后 3 个月左右，小腿轮廓稳定，达到最佳效果。此时，可逐渐恢复正常的运动和日常生活，但应避免剧烈运动或负重，以维持小腿纤细线条。剧烈运动或负重可能会导致脂肪的再次堆积或影响小腿的形态。术后定期复查是必要的，医生可以评估恢复情况，提供进一步的建议和指导，确保术后效果自然、平滑对称。

第十二章　脂肪抽吸术的并发症及其防治

第一节　局部并发症

脂肪抽吸术是一种通过去除多余脂肪来改善体型的手术，虽然安全性高，但由于手术涉及皮下组织、脂肪层及血管和神经，术后可能会出现一系列局部并发症。理解并发症的发生机制和预防处理措施对于保证手术的成功和患者的康复尤为关键。以下将详细介绍脂肪抽吸术中常见的局部并发症以及防治策略。

一、感染

（一）发生机制

在脂肪抽吸术过程中，切口及吸脂管插入部位存在引发感染的风险。若手术期间未能严格执行无菌操作规范，细菌便有机会侵入手术区域。例如，手术器械、敷料等若未达到无菌标准，或者手术环境未能有效控制细菌数量，都可能导致细菌进入脂肪层或皮肤深层组织。

此外，术后若切口未得到妥善保护，如接触未消毒的物体、未保持清洁等，也会增加感染的可能性。感染一旦发生，可能会引起局部红肿、疼痛、发热等症状，严重影响手术效果和患者的康复进程。

（二）防治措施

1. 预防方法

在手术前后，必须严格遵守无菌操作原则。术前要对吸脂部位进行全面、细致的清洁和消毒，确保手术区域没有细菌残留。在手术过程中，应避免过度暴露吸脂管，以减少细菌接触的机会。术后要时刻保持切口的清洁，严禁接触未消毒的物体。同时，患者可以按照医生的嘱咐使用抗生素来预防感染，从而降低感染的风险。

2. 处理方法

一旦出现感染情况，在早期可以使用抗生素进行控制。如果感染较为严重，可能就需要切开引流脓液，并且及时进行清创处理，以去除感染源。通过这些有效的措施，可以促进伤口的愈合，减少感染对身体带来的不良影响。

二、皮肤凹凸不平

（一）发生机制

皮肤凹凸不平是脂肪抽吸术常见的并发症之一。其主要原因在于吸脂过程中的操作不均匀、吸脂层次不当或过度抽吸。如果在吸脂时未能均匀地抽取脂肪，或者只集中在某一层脂肪层次或局部区域进行吸脂，就会导致脂肪层厚薄不均。这种不均匀的脂肪分布会使皮肤表面出现高低不平的现象，严重影响美观。此外，医生在术前设计抽脂范围时，如果未能充分考虑脂肪分布情况，也容易导致术后出现皮肤凹凸不平的问题。

（二）防治措施

1. 预防方法

在手术过程中，应采用均匀分层吸脂的方法，坚决避免集中吸脂某一层脂肪层次或者局部区域。医生在术前设计抽脂范围时，需要充分考虑脂肪的分布情况，制订出合理的手术方案，以确保术后皮肤表面的平滑。分层抽吸及适当保留表层脂肪是减少凹凸不平的重要策略，能够有效地保证皮肤的平整度和美观度。

2. 处理方法

对于轻度的凹凸不平，可以通过按摩、射频紧肤、超声等物理疗法进行改善。这些方法可以促进皮肤的血液循环，刺激胶原蛋白的生成，使皮肤更加紧致光滑。对于中重度的凹凸不平，则可能需要进行二次修复手术，比如局部脂肪填充或者二次吸脂矫正。通过这些手术方法，可以调整脂肪的分布，改善皮肤的平整度。

三、皮肤松弛

（一）发生机制

在大范围或大量吸脂后，特别是对于皮肤弹性较差的患者，容易出现皮肤松弛和下垂的问题。吸脂过程中，脂肪被吸出后，皮肤需要一定的时间来收缩回原来的位置。如果皮肤弹性较差，或者吸脂量过大，皮肤可能无法完全收缩，从而出现松弛和下垂的现象。此外，如果吸脂时未考虑到皮肤的张力和弹性，也会增加皮肤松弛的概率。例如，在术前评估不足或者手术操作不当的情况下，都可能导致皮肤松弛。

（二）防治措施

1. 预防方法

在术前，应该对皮肤弹性进行充分的评估，根据患者的皮肤状况选择合适的吸脂量。如果患者的皮肤弹性较差，可以选用激光辅助吸脂或者射频辅助吸脂技术。这些技术在溶脂的同时，能够刺激胶原再生，促进皮肤的收缩。术后配合穿戴弹力塑形衣物，可以帮助皮肤更好地贴合深层组织，减少皮肤松弛的发生。

2. 处理方法

对于轻度皮肤松弛，可以通过射频、超声等皮肤紧致疗法进行改善。这些疗法可以刺激皮肤胶原蛋白的生成，增强皮肤的弹性和紧致度。对于严重的皮肤松弛，可能需要考虑进行切除松弛皮肤的手术，如腹部松弛的皮肤可进行腹壁整形术。通过手术切除多余的皮肤，可以使皮肤更加紧致光滑，恢复美观。

四、皮下血肿

（一）发生机制

在脂肪抽吸术中，皮下血肿的发生主要是由于抽吸管插入和吸脂操作容易损伤皮下毛细血管。当毛细血管受损后，血液会积聚在皮下组织中，形成血肿。此外，术后血管未能完全闭合或者术后活动过早、动作幅度过大，也可能诱发血肿。例如，患者在术后过早进行剧烈运动，或者频繁活动手术部位，都可能导致血管破裂，血液渗出形成血肿。

（二）防治措施

1. 预防方法

在手术过程中，应避免粗暴操作，轻柔地插入和移动吸脂管，以减少对皮下毛细血管的损伤。术后要及时进行加压包扎，这样可以帮助止血，降低出血的风险。同时，术后患者应注意尽量避免过度活动，防止血流增加导致血肿形成。合理的休息和活动安排对于预防皮下血肿至关重要。

2. 处理方法

轻微的血肿通常可以自行吸收，患者无须进行特殊处理。如果血肿疼痛较轻，可以通过冷敷来缓解症状。冷敷可以收缩血管，减少血液渗出，缓解疼痛和肿胀。若血肿较大或者疼痛明显，就需要进行穿刺或者切开引流排出血肿。通过这些方法，可以确保伤口愈合顺利，减少血肿对身体的不良影响。

第二节　全身并发症

脂肪抽吸术是一种常用的塑形手术，通过减少局部脂肪来改善体型。尽管其局部并发症相对常见并可控，但术中或术后也可能发生全身性并发症。这些并发症相对少见，但可能危及生命，需要高度重视。

一、脂肪栓塞综合征

（一）发生机制

脂肪栓塞是脂肪抽吸过程中一种极为严重的潜在风险。在手术操作过程中，若出现操作粗暴、吸脂管深入肌层或者负压过大等情况，都有可能导致脂肪颗粒进入血液循环系统。脂肪颗粒一旦进入血液，便会随着血液的流动到达肺部或其他重要器官。当这些脂肪颗粒在血管中堆积并堵塞血管时，会严重影响器官的正常血液供应，进而引发一系列严重的生理反应。例如，当脂肪颗粒堵塞肺部血管时，可能导致呼吸困难、胸痛、咳嗽等症状；若影响到脑部血管，则可能引起头痛、意识障碍、昏迷等情况，对患者的生命健康构成极大威胁。

（二）预防措施

为了有效降低脂肪栓塞的发生风险，在手术过程中，医生必须严格控制吸脂深度，坚决避免吸脂管插入到肌层。同时，应采用适度的负压吸脂方式，杜绝任何粗暴操作。这样可以最大程度地减少对脂肪组织的过度损伤，降低脂肪颗粒进入血液循环的可能性。

术后，医护人员应保持密切监护，持续观察患者的呼吸、心跳、血压等生命体征。通过对这些生命体征的监测，可以及时发现潜在的问题，并采取相应的措施进行处理。

（三）处理方法

一旦发现脂肪栓塞的症状，必须立即停止手术。此时，应迅速给予患者吸氧支持治疗，以提高血液中的氧气含量，缓解因脂肪颗粒堵塞血管而导致的组织缺氧状况。

在必要时，还需要给予抗凝、激素治疗。抗凝治疗可以防止血栓的进一步形成，减少血管堵塞的程度；激素治疗则可以减轻炎症反应，缓解患者的症状。同时，将患者转入重症监护病房（ICU）进行密切监护，随时根据患者的病情变化调整治疗方案，防止病情恶化。

二、大出血和低血容量性休克

（一）发生机制

在脂肪抽吸术中，操作不当或者大面积吸脂都有可能损伤较大血管，从而导致大量失血。这种情况可能是由于吸脂管过度插入、反复插入同一部位，或者吸脂范围和抽脂量过大所致。当失血超过机体的耐受范围时，就会引发低血容量性休克。低血容量性休克是一种严重的生理状态，会导致身体各器官的血液灌注不足，进而影响器官的正常功能。如果不及时处理，可能会危及患者的生命。

（二）预防措施

为了预防大出血和低血容量性休克的发生，在手术过程中，医生应避免吸脂管过度插入或反复插入同一部位。同时，要严格控制吸脂范围和抽脂量，一般不超过3000～5000mL。在必要情况下，可以使用加压包扎或止血设备来控制出血。术前，应全面评估患者的凝血功能，了解患者的血液凝固能力。术中，要准备好补液和血液制品，以便在出现失血情况时能够及时进行补充，维持患者的血容量。

（三）处理方法

对于轻度出血，可以通过补液来纠正血容量。根据患者的具体情况，可以选择合适的补液方案，如生理盐水、葡萄糖溶液等。如果需要，还可以输血补充血容量。若患者表现出低血容量性休克症状，应紧急补充血容量，迅速给予患者大量的补液和血液制品。同时，应用升压药以提高血压，调整输液速度，确保患者的血液循环稳定。此外，应将患者转入ICU密切观察，随时监测患者的生命体征和病情变化，及时调整治疗方案。

三、麻醉并发症

（一）发生机制

脂肪抽吸术通常需要采用局部麻醉、全身麻醉或静脉镇静等麻醉方式。如果麻醉剂量、麻醉方式选择不当，或者患者对麻醉药物过敏，都有可能发生麻醉意外。例如，麻醉剂量过大可能导致呼吸抑制、心跳减慢、血压下降等情况；麻醉方式选择不当可能无法满足手术需求，同时增加手术风险。此外，如果患者对麻醉药物过敏，可能会出现皮疹、呼吸困难、过敏性休克等严重变态反应。

（二）预防措施

在手术前，医生应仔细询问患者的麻醉药物变态反应史，并进行变应原测试，以确定患者是否对特定麻醉药物过敏。在手术过程中，麻醉师应密切监测患者的心率、血压、呼吸等生命体征，根据患者的反应及时调整麻醉剂量。同时，要选择合适的麻醉方式，确保麻醉的安全性和有效性。

（三）处理方法

若出现麻醉变态反应，应立即停用麻醉药物。给予患者抗过敏药物和呼吸支持，以缓解过敏症状和维持呼吸功能。如果患者心跳骤停，需立即进行心肺复苏术（CPR）。心肺复苏术包括胸外按压、人工呼吸等操作，旨在恢复患者的心脏跳动和血液循环。同时，应迅速呼叫急救团队，进行进一步的抢救和治疗。

四、脂肪液化

（一）发生机制

脂肪液化作为脂肪抽吸术后的一种并发症，其发生机制主要涉及手术操作的多个方面。手术操作过程中，如果抽吸不均匀，会导致不同区域的脂肪组织受到的损伤程度不同。吸脂管插入角度不当可能会对特定部位的脂肪组织造成过度损伤，进而引发脂肪液化。此外，吸脂压力不均匀也会使脂肪组织承受的压力不均衡，增加脂肪液化的风险。

（二）预防措施

在手术过程中，医生的操作至关重要。避免粗暴操作可以减少对脂肪组织的不必要损伤。确保均匀抽吸脂肪能够使脂肪组织受到的损伤相对均衡，降低脂肪液化的可能性。术后及时进行加压包扎具有重要意义。加压包扎可以对手术部位施加适当的压力，促进组织的愈合，减少积液的形成。同时，医护人员应密切观察手术部位的情况，一旦发现异常，应及时处理。

（三）处理方法

对于轻度脂肪液化，通常可以逐渐自行吸收。在此期间，患者应保持休息，避免剧烈运动，促进身体的自然恢复。但如果脂肪液化情况严重，需要进行引流。通过引流，可以将液化的脂肪排出体外，减少感染的风险。同时，进行抗感染治疗，防止感染扩散。在处理过程中，应根据患者的具体情况制订个性化的治疗方案，密切观察患者病情变化，促进伤口愈合。

第三节　脂肪抽吸术安全指南

脂肪抽吸术是一种常见的体型塑形手术，通过去除局部多余脂肪来改善外观轮廓。然而，尽管手术成熟，仍然存在风险。以下安全指南涵盖术前准备、术中操作和术后护理等方面，以保障脂肪抽吸术的安全性和效果。

一、安全操作

（一）合适的麻醉方式

在脂肪抽吸手术中，选择合适的麻醉方式至关重要。应根据抽脂面积和患者需求来决定采用局部麻醉、全身麻醉或静脉镇静。局部麻醉适用于较小面积的抽脂手术，患者在手术过程中保持清醒，但手术部位感觉不到疼痛。全身麻醉则适用于大面积抽脂或对疼痛较为敏感的患者，能提供更舒适的手术体验。静脉镇静则介于两者之间。在麻醉过程中，需要全程监测患者的血压、心率、血氧饱和度等生命体征。可以及时发现并处理任何异常情况，避免麻醉意外发生。

（二）控制抽脂量和操作技术

1. 抽吸量的限制

在脂肪抽吸手术中，单次手术抽吸量应控制在安全范围内。一般来说，不超过

3000mL 较为合适。如果抽吸量过大，可能会导致术后失血性休克或电解质紊乱等严重后果。抽吸量超过体重的 5% 时，手术风险会显著增加。因此，医生需要根据患者的身体状况和手术需求，合理控制抽吸量，确保手术的安全性。

2. 精准操作

医生在抽吸时应避免过度抽取，以防止皮肤松弛和凹凸不平。过度抽取脂肪会使皮肤失去支撑，导致松弛下垂，同时也容易出现凹凸不平的情况，影响美观。针对不同部位的脂肪密度，医生应选用合适的抽吸技术，如水动力吸脂、超声吸脂等。这些技术可以降低组织损伤，提高手术的安全性和效果。

（三）无菌操作

手术过程中严格执行无菌操作是确保手术成功的关键。这包括确保手术器械和手术环境的清洁。所有器械在使用前必须进行严格消毒，以防止细菌感染。医生和助手在手术过程中均应佩戴无菌手套、口罩等防护用品，避免将细菌带入手术区域。严格的无菌操作可以大幅降低感染风险，提高手术的安全性和成功率。

（四）术后护理与随访

1. 塑形衣佩戴

术后穿戴塑形衣对于手术效果的恢复至关重要。塑形衣可以帮助塑形，减少水肿，并支持皮肤贴合。通常需要连续佩戴 4 ～ 6 周。在这段时间内，塑形衣可以对手术部位施加适当的压力，促进组织的愈合和恢复。同时，患者应按照医生的建议正确穿戴塑形衣，以保证最终的恢复效果。

2. 定期复查

术后定期随访是确保手术效果和患者健康的重要措施。定期随访可以检查恢复情况和手术效果，及时处理不适或并发症。复查应包括伤口检查、感染评估和肿胀情况分析等。通过定期复查，医生可以及时发现并处理任何问题，确保患者的恢复顺利进行。同时，患者也应积极配合医生的随访工作，如有不适及时告知医生。

二、风险防范及应急处理

（一）出血和血肿防范

1. 药物调整

在脂肪抽吸手术前，患者应停止服用影响凝血的药物，如阿司匹林等。这是因为此类药物会抑制血小板的聚集，从而延长出血时间，增加手术出血的风险。术前对患者的药物使用情况进行仔细评估和调整，能够为手术的顺利进行创造良好条件。术中，医护人员应密切监测出血情况，通过观察手术区域的出血程度、患者的生命体征等指标，及时发现潜在的出血问题。持续的监测有助于在出血初期采取有效的措施，避免严重出血和血肿的形成。

2. 术后观察和急救

手术结束后，对术区的观察至关重要。医护人员应密切关注手术部位是否出现出血、血肿等异常情况。若发现出血，应立即进行处理。伤口压迫止血是一种常见的应急方法，通过对出血部位施加适当的压力，可以减少出血。局部引流则可以将积血排出，防止血肿形成。及时有效的处理能够避免血肿对周围组织的压迫，减少术后并发症的发生，促进患者的恢复。

（二）感染预防和处理

1. 无菌操作

严格的无菌消毒操作是预防感染的关键环节。在手术过程中，所有的手术器械、敷料等都必须经过严格的消毒处理，确保无菌状态。术后，切口部位应保持干燥，避免被水、汗液等污染。保持切口的清洁和干燥有助于减少细菌滋生的机会，降低感染的风险。医护人员应向患者详细讲解术后切口护理的注意事项，确保患者能够正确执行，共同预防感染的发生。

2. 术后感染监测

术后应定期观察术区，密切留意是否出现发红、肿胀、疼痛、渗液等感染迹象。一旦出现这些症状，应立即采取抗生素治疗。早期的抗生素治疗可以有效地控制感染，防止其进一步扩散。如果感染严重，可能需要进行清创处理。清创手术可以去除感染的组织，减少细菌的数量，为伤口的愈合创造良好的环境。

（三）静脉血栓防范与急救

1. 术后活动

术后长时间卧床不动会增加静脉血栓的风险。因此，患者应在医师的指导下适当活动小腿。活动可以促进血液循环，减少血液在下肢静脉中的淤积，从而降低静脉血栓的发生概率。医护人员应向患者详细介绍术后活动的方法和注意事项，鼓励患者积极参与活动。同时，根据患者的具体情况，制订个性化的活动计划，确保活动的安全性和有效性。

2. 急救处理

若患者出现小腿肿胀、疼痛等静脉血栓症状，应立即就医进行检查。通过超声等检查手段，可以确定是否存在静脉血栓及血栓的位置和程度。一旦确诊，应立即采取抗凝治疗、穿加压袜等方法。抗凝治疗可以防止血栓的进一步扩大，而加压袜则可以通过对下肢施加压力，促进血液回流，减轻症状。及时的急救处理能够避免栓塞的进一步恶化。

（四）术中与术后变态反应应急

1. 药物变态反应史调查

在术前，医生应详细询问患者的药物变态反应史。了解患者对哪些药物过敏，可以避免在手术中使用可能引起过敏的药物，降低变态反应的发生风险。同时，对于有变态反应史的患者，医生应更加谨慎地选择药物和麻醉方式，确保手术的安全性。详细的变态反应史调查是预防变态反应的重要步骤，能够为手术的顺利进行提供保障。

2. 应急药物准备

手术室应备有肾上腺素、抗组胺药物等急救药物。这些药物在发生变态反应时可以迅速发挥作用，缓解症状。一旦发生变态反应，如出现皮疹、呼吸困难、低血压等症状，应立即给予药物干预。对于严重的变态反应，可能需要立刻进行气管插管或气管切开，以确保患者的呼吸道通畅。充分的应急药物准备和及时的干预措施能够有效地应对变态反应，保障患者的生命安全。

第十三章　脂肪移植术

第一节　概述

一、定义

脂肪移植术，又称自体脂肪填充术，是一种通过提取患者自身的脂肪并将其移植到其他部位的整形手术。脂肪移植术的核心在于自体脂肪细胞的提取和存活。脂肪细胞通常从脂肪堆积较多的部位（如腹部、腰部、大腿等）通过吸脂术获取，经过处理后，再注入到需要填充的部位。此方法广泛应用于面部年轻化、丰胸、丰臀等美容项目，旨在增加局部体积、改善轮廓和重塑体型。脂肪移植术因使用自体组织，避免了排异反应且效果持久，成为近年来广受欢迎的整形美容技术。

二、技术流程

（一）脂肪提取

在自体脂肪移植过程中，脂肪提取是关键的第一步。通常会从脂肪较丰富且易于获取的部位，如腹部、大腿或臀部进行操作。通过吸脂手术来获取脂肪，具体是使用细小的吸脂管在选定部位插入。在操作过程中，利用负压原理吸出脂肪。为了确保脂肪细胞的活性，整个操作必须轻柔。如果操作过于粗暴，可能会对脂肪细胞造成损伤，影响其在后续移植过程中的成活率。因此，医生需要具备精湛的技术和丰富的经验，以保证脂肪提取的质量和安全性。

（二）脂肪处理

1. 纯化脂肪

提取后的脂肪需要经过纯化处理，这一步骤对于提高脂肪细胞的成活率至关重要。纯化的目的是去除多余的血液、油滴和麻醉液等杂质。常见的处理方法包括离心、过滤或洗涤。离心可以通过高速旋转将不同密度的物质分离，从而去除杂质；过滤则是利用滤网等工具去除较大颗粒的杂质；洗涤则是用特定的溶液冲洗脂肪，去除残留的杂质。

2. 富集脂肪

在某些情况下，为了进一步提升移植物的成活率，会使用富含生长因子的脂肪或联合干细胞富集脂肪。生长因子可以促进细胞的生长和分化，提高脂肪细胞的存活能力。干细胞则具有自我更新和多向分化的潜力，可以为脂肪移植提供额外的支持。通过富集脂肪，可以提高移植效果，使填充部位更加自然、美观。

（三）脂肪注射

1. 分层注射

医生在进行脂肪注射时，会将脂肪逐层注射到受区组织中。这样做的目的是促进新移植的脂肪细胞与周围组织的融合和成活。分层注射可以使脂肪分布更加均匀，降低脂肪堆积和坏死的风险。同时，不同层次的组织对脂肪细胞的接受能力也不同，分层注射可以更好地适应这种差异，提高脂肪细胞的成活率。

2. 多点多层次注射

在注射过程中，需要进行多点、多层次分布。这样可以确保填充均匀，避免出现局部凹陷或凸起的情况。多点注射可以使脂肪细胞在受区组织中分布更加广泛，提高填充效果的自然度和平整度。多层次注射则可以针对不同深度的组织进行填充，满足不同部位的需求。通过多点多层次注射，可以使注射部位外观自然、平整，达到理想的美容效果。

三、并发症及其防治

（一）脂肪液化和感染

1. 发生机制

在自体脂肪移植过程中，若移植的脂肪未能完全成活，就可能出现液化现象。这主要是因为未成活的脂肪细胞会逐渐分解，释放出油脂等物质，进而引发液化。而液化后的脂肪为细菌的滋生提供了良好的环境，容易导致感染的发生。感染不仅会影响移植效果，还可能对患者的健康造成严重威胁。

2. 防治措施

为了预防脂肪液化和感染，术中必须严格进行无菌操作。所有的手术器械和材料都要经过严格的消毒处理，手术环境也要保持无菌状态。术后要做好切口的清洁工作，避免切口被污染。如果有必要，可以使用抗生素进行预防和治疗。同时，患者要注意休息，增强自身免疫力，以降低感染的风险。

（二）脂肪吸收

1. 发生机制

在自体脂肪移植后，部分脂肪细胞可能因血供不足而被吸收。这是因为脂肪细胞需要充足的血液供应来维持其存活和功能。如果移植部位的血供不足，脂肪细胞就无法获得足够的营养和氧气，从而逐渐被吸收。此外，患者的身体状况、手术操作技术等因素也可能影响脂肪细胞的血供，进而导致脂肪吸收。脂肪吸收会使移植效果减弱，可能需要进行二次移植。

2. 防治措施

为了减少脂肪吸收，可以采取分次移植的方法。分次移植可以让身体有足够的时间适应新移植的脂肪细胞，同时也可以提高脂肪细胞的成活率。此外，分层注射也是一种有效的防治措施。分层注射可以确保脂肪细胞能与周围组织充分融合，提高脂肪细胞的血供，从而减少脂肪吸收的发生。

（三）脂肪结节

1. 发生机制

在自体脂肪移植过程中，移植的脂肪可能会形成硬结或钙化，即脂肪结节。这通常与脂肪细胞的聚集有关。如果脂肪细胞在移植过程中分布不均匀，或者注射量过多，就容易形成聚集，进而导致硬结或钙化的发生。脂肪结节不仅会影响外观，还可能引起疼痛等不适症状。

2. 防治措施

为了预防脂肪结节的形成，可以采用多点少量注射的方法。这样可以使脂肪细胞更加均匀地分布在移植部位，减少聚集的发生。同时，分层分布脂肪细胞也可以提高脂肪细胞的成活率，降低脂肪结节的风险。如果出现结节，需要根据具体情况处理，通常较小的结节会自行吸收。但如果结节较大或引起不适，严重者则需要进行手术去除。

第二节　脂肪移植的类型

一、面部填充

（一）应用目的

面部填充在美容整形领域具有重要的应用价值。随着年龄的增长或其他因素，面部可能会出现凹陷，如泪沟加深、苹果肌塌陷、太阳穴凹陷等。面部填充旨在通过向这些部位注入合适的填充物，改善面部的凹陷状况。其目的在于实现面部年轻化，提升面部的整体美感和活力。通过填充这些特定部位，可以减少面部的衰老迹象，使面部线条更加流畅。

（二）效果

面部填充能够使面部轮廓更加饱满、柔和。填充物的注入可以增加凹陷部位的体积，使面部线条更加平滑。例如，填充泪沟可以减轻眼部的疲惫感，使眼睛更加明亮有神；填充苹果肌可以提升面部的立体感，使笑容更加甜美；填充太阳穴可以改善面部的比例，使头部轮廓更加美观。面部填充有助于提升整体颜值，让人看起来更加年轻、健康、有活力。

二、胸部填充（脂肪丰胸）

（一）应用目的

胸部填充，尤其是脂肪丰胸，在美容整形和医疗领域有着广泛的应用。对于部分女性来说，胸部较小或存在轻微不对称可能会影响她们的自信心和身体形象。脂肪丰胸的目的在于通过将自身的脂肪细胞移植到胸部，增加乳房的体积，从而改善胸部形态。这种方法不仅可以实现丰胸的效果，还可以矫正胸部的轻微不对称问题。

（二）效果

脂肪丰胸能够塑造自然柔软的胸部曲线。由于使用的是自身的脂肪细胞，所以填充后的胸部感觉更加自然，与身体的融合度更高。与假体丰胸相比，脂肪丰胸的效果更加柔和，不会出现明显的边缘感。这种方法适合希望轻度增大胸部的患者，能够在不改变身体整体比例的情况下，提升胸部的美观度。脂肪丰胸还可以改善胸部的皮肤质地，使胸部更加光滑细腻。

三、臀部填充（脂肪丰臀）

（一）应用目的

臀部填充，即脂肪丰臀，是一种旨在增强臀部丰满度和提升臀线的美容整形方法。对于部分人来说，臀部扁平可能会影响身体的比例和美感。脂肪丰臀的目的在于通过将自身的脂肪细胞移植到臀部，增加臀部的体积，使臀部更加丰满、立体。这种方法适合那些希望打造翘臀的患者，以及因年龄、减肥等原因导致臀部扁平的人群。

（二）效果

脂肪丰臀能够改善臀部外形，使臀部更加丰满、立体。填充后的臀部线条更加流畅，臀线得到提升，从而使身体的比例更加协调。脂肪丰臀可以增加臀部的凸度和圆润度，使臀部看起来更加性感。同时，由于使用的是自身的脂肪细胞，所以填充后的臀部感觉自然，与身体的融合度高。这种方法不仅可以改善外观，还可以提高患者的生活质量和自信心。

四、体型重塑

（一）应用目的

体型重塑是一种综合性的美容整形方法，旨在填充身体某些部位因年龄或减重导致的凹陷，重塑身体轮廓。随着年龄的增长，身体的某些部位可能会出现凹陷，如手背、颈部等。这些凹陷不仅影响美观，还可能让人看起来更加衰老。体型重塑的目的在于通过向这些部位注入合适的填充物，增加局部体积，改善身体的整体比例。

（二）效果

体型重塑可以增加局部体积，改善身体整体比例。通过填充手背、颈部等部位，可以减少衰老迹象，使皮肤更加光滑紧致。例如，填充手背可以使手部看起来更加年轻，减少皱纹和凹陷；填充颈部可以改善颈部的线条，使颈部更加修长。体型重塑可以根据患者的具体情况进行调整，达到最佳的美容效果。同时，这种方法还可以提高患者的自信心和生活质量。

第三节　脂肪移植的转归

脂肪移植的转归是指脂肪移植术后脂肪细胞在移植区域的生长、成活、吸收和重塑过程。由于脂肪移植涉及将脂肪细胞从一个部位移植到另一个部位，其成活率和长期效果受到多种因素的影响。脂肪移植的转归一般包括脂肪细胞的存活、吸收、重塑等。

一、脂肪移植的成活过程

（一）移植后的血供建立

在自体脂肪移植后，脂肪细胞在新的移植部位面临着血供建立的关键过程。手术后的初始 1～3 天，由于新的血供尚未完全建立，移植脂肪主要依靠周围组织的渗透营养来维持生存。这种渗透营养虽然能够在短期内为脂肪细胞提供一定的能量支持，但远不足以满足其长期生存需求。在 1 周左右，毛细血管开始逐渐长入移植脂肪区域。这标志着新血供建立的开端，为脂肪细胞的成活提供了关键的养分输送通道。

（二）脂肪细胞的成活与吸收

1. 成活细胞

那些通过血供重建成活的脂肪细胞会积极与周围组织融合，从而稳定生存下来。这些成活的脂肪细胞能够保持原有的体积和功能，为移植部位提供持久的填充效果。它们与周围组织相互作用，参与正常的代谢过程，成为移植区域的一部分。这种融合不仅保证了外观的自然美观，还为长期的稳定性奠定了基础。

2. 被吸收细胞

然而，并非所有的脂肪细胞都能幸运地获得足够血供。那些未能获得充足血供的脂肪细胞则会逐渐被机体吸收。随着时间的推移，其体积不断缩小。通常术后 3 个月内是脂肪吸收的主要阶段。在此期间，身体会对移植的脂肪进行调整和筛选，以达到一种相对平衡的状态。

（三）脂肪细胞重塑

在成活的脂肪细胞稳定之后，移植区域会进入重塑阶段。在这个阶段，脂肪细胞与周围组织进一步融合，逐渐恢复正常的代谢功能。此过程通常发生在术后 3 ～ 6 个月。

随着重塑的进行，移植部位的形态逐渐稳定下来。脂肪细胞与周围组织的相互适应和调整，使移植区域的质地、弹性等方面更加接近自然状态。这个阶段对于最终的移植效果至关重要，它决定了移植部位的长期美观和功能恢复程度。

二、脂肪移植的转归因素

（一）移植技术

1. 细胞处理

在自体脂肪移植中，脂肪提取后的细胞处理环节至关重要。通过离心、过滤等处理方式，可以有效地去除脂肪中的杂质，如血液、油脂、麻醉剂残留等。这些杂质的存在会影响脂肪细胞的成活率和移植效果。经过精细处理后，能够保留活性较高的脂肪细胞，为后续的移植奠定良好基础。技术的精细程度直接关系到脂肪细胞的质量和成活率。

2. 注射方式

多层次、少量多点注射是一种科学合理的注射方式。这种方式有助于脂肪细胞与周围组织均匀融合。通过在不同层次进行注射，可以使脂肪细胞分布更加广泛，与周围组织的接触面积增大，从而提高血供的形成。充足的血供是脂肪细胞成活的关键因素之一。均匀分布的脂肪细胞能够更好地获取营养和氧气，提高成活率。

（二）患者的个体因素

1. 健康状况

患者的健康状况对自体脂肪移植的效果有着重要影响。健康状况良好的患者，其血液循环通常较为顺畅。良好的血液循环能够为脂肪细胞提供充足的营养和氧气，促进脂肪细胞的成活。相反，吸烟、糖尿病等因素可能会影响血供。吸烟会导致血管收缩，减少血液供应；糖尿病患者的血糖水平不稳定，可能会影响伤口愈合和组织修复。

2. 脂肪供区质量

供区脂肪细胞的质量是影响移植成活率的重要因素之一。当供区脂肪细胞质量较高时，如细胞活性高、杂质少，移植后的成活率也会相应增加。脂肪细胞的活性与供区的部位、个体差异等因素有关。一般来说，腹部、臀部、大腿等部位的脂肪细胞活性较高。此外，年轻患者的脂肪细胞通常比老年患者的活性更高。

（三）移植区域的血供条件

1. 血供充足的部位

血供丰富的区域对脂肪细胞的存活更为有利。例如，面部区域的血供相对较为丰富，这使面部成为自体脂肪移植的常见部位之一。充足的血供能够为脂肪细胞提供足够的营养和氧气，促进细胞的生长和成活。在这些部位进行移植，脂肪细胞的成活率通常较高。医生在进行移植时，会优先考虑血供丰富的区域，以提高移植的成功率。

2. 血供不良的部位

血供不良的区域，如瘢痕组织处，脂肪细胞的成活率较低。瘢痕组织通常缺乏正常的血管结构，血液供应不足。在这些部位进行移植，脂肪细胞难以获得足够的营养和氧气，容易出现坏死和吸收。对于血供不良的部位，可能需要多次移植来达到预期效果。每次移植的量不宜过多，以免加重组织负担，影响血供。同时，医生可以采取辅助措施，如使用生长因子、促进血管生成的药物等，来改善血供条件，提高脂肪细胞的成活率。

三、脂肪移植的成活率

（一）成活率的变化

自体脂肪移植的成活率存在一定的波动范围，一般在 30% ～ 70%。这一成活率受到多种因素的综合影响。不同的移植部位对成活率有着显著影响。通常情况下，面部移植的成活率相对较高，这可能是由于面部的血供较为丰富，为脂肪细胞的存活提供了良好的条件。而丰胸、丰臀等大面积移植部位的成活率则相对较低，这是因为这些部位的组织较为疏松，血供相对不足，脂肪细胞难以获得足够的营养和氧气来维持生存。

（二）多次移植提高成活率

鉴于单次移植的脂肪成活率有限，为了达到更为理想的效果，许多患者需要分次进行脂肪移植。多次移植可以逐步提高累积的成活量。每次移植后，一部分脂肪细胞会存活下来，随着移植次数的增加，成活的脂肪细胞数量逐渐增多。同时，多次注射还可以让脂肪与周围组织更好地融合。每次移植都为脂肪细胞与周围组织的相互适应提供了机会，促进了血供的建立和组织的整合，从而提高了移植效果的稳定性和持久性。

（三）脂肪移植的吸收与代谢

1. 脂肪吸收的主要阶段

术后 3 个月内是脂肪细胞的吸收阶段。在这个时期，有 30% ～ 50% 的脂肪细胞可能被机体吸收。脂肪细胞的吸收是一个自然的生理过程，主要是由于部分脂肪细胞未能建立良好的血供或受到机体的免疫调节。被吸收的脂肪细胞不会影响存活细胞的功能，它们只是逐渐被代谢分解。然而，这会导致移植体积的减小，影响外观效果。医生在术前通常会考虑到这一因素，适当增加移植的脂肪量，以弥补后期可能的吸收。

2. 脂肪代谢的长期效果

成活的脂肪细胞在移植区域可保持正常的代谢功能。这些脂肪细胞与周围组织相互作用，参与机体的代谢过程。它们具有长期存活的潜力，能够为移植部位提供持久的填充效果。术后 6 个月后，脂肪移植的体积变化趋于稳定。此时，大部分被吸收的脂肪细胞已经被代谢掉，存活的脂肪细胞与周围组织达到了一种相对平衡的状态，效果较为持久。

第十四章　颗粒脂肪移植

第一节　术前准备

颗粒脂肪移植是将脂肪颗粒从患者身体的某一部位提取，并注射到需要填充的部位，以改善外观轮廓和达到自然填充效果。由于脂肪移植对脂肪细胞的成活率和移植区域的血供有较高要求，术前准备对手术的成功至关重要。

一、患者的健康评估

（一）详细病史收集

在进行脂肪移植手术前，详细的病史收集是至关重要的环节。了解患者的既往史有助于全面评估手术风险。对于患有心血管疾病的患者，手术可能会加重心脏负担，引发心血管意外。糖尿病患者的伤口愈合能力可能较差，增加感染风险。凝血功能异常则可能导致术中、术后出血难以控制。免疫系统疾病可能影响身体对手术的应激反应和恢复能力。同时，询问患者是否有相关变态反应史，尤其是对麻醉药物、抗生素等的过敏情况，能够确保术中用药安全。

（二）全面体格检查

对患者进行全身体格检查是脂肪移植手术前的必要步骤。其中，心肺功能检查至关重要，良好的心肺功能是患者耐受手术的基础。通过听诊、心电图等检查手段，可以评估心脏的功能状态；肺功能检查则可以了解患者的呼吸功能是否正常。血压等基本生命体征的测量也不可或缺，高血压患者在手术中可能面临更高的出血风险和心血管并发症风险。全面的体格检查能够排除可能增加手术风险的健康问题，为手术的安全进行提供保障。

（三）实验室检查

1. 血常规和凝血功能检查

血常规和凝血功能检查对于脂肪移植手术的安全性至关重要。确保患者血小板数量正常及凝血功能正常，可以有效降低术中、术后出血风险。血小板在止血过程中发挥着关键作用，其数量减少或功能异常可能导致出血时间延长。凝血功能检查包括凝血酶原时间、部分凝血活酶时间等指标，这些指标反映了血液凝固的能力。如果凝血功能异常，手术中可能出现难以控制的出血，严重影响手术效果和患者的生命安全。

2. 肝肾功能检查

肝肾功能检查对于评估患者的整体健康状况具有重要意义。特别是对于高龄或慢性病患者，肝肾功能可能会有所下降。肝是人体重要的代谢器官，负责药物的代谢和解毒；肾则主要负责排泄体内的代谢废物。评估肝肾功能情况可以确保身体有足够的代谢和排毒能力，避免手术中使用的药物对肝和肾造成损害。

二、供区与受区的选择与评估

供区和受区的合理选择和评估直接影响脂肪的成活率和术后效果。

（一）供区选择与评估

在自体脂肪移植中，供区的选择至关重要。通常优先选择脂肪堆积较多的部位，如腹部、腰部或大腿。这些部位往往具备脂肪质量好的优势，其脂肪细胞活性相对较高，且数量足够，能够满足脂肪提取的需求。同时，供区的皮肤质量也是需要考量的重要因素。良好的皮肤弹性和紧致度有助于在抽脂后减少凹凸不平现象的发生。

（二）受区选择与设计

医生应根据患者的具体需求确定移植部位，常见的有面部、胸部、臀部等。在确定受区后，对其血供条件进行评估是关键步骤。血供充足、组织弹性好的部位更有助于脂肪细胞的成活。例如，面部的血供较为丰富，为脂肪移植提供了良好的环境，移植效果通常更好。医生会仔细标记出需要填充的区域，这不仅有助于确保移植后的对称性，还能使填充效果更加自然。通过精确的设计，可以最大程度地满足患者的期望，提高手术的满意度。

（三）影像学检查（根据需求）

对于较大体积的移植部位，如丰臀和丰胸，以及解剖结构复杂的区域，借助超声或CT扫描是一种有效的辅助手段。这些影像学检查可以帮助医生准确掌握脂肪层的厚度和血供分布情况。通过了解脂肪层的厚度，医生可以确定抽脂的量和注射的深度；而血供分布信息则有助于评估脂肪移植的成活率。

三、术前生活调整

术前的生活方式和饮食调整对手术效果和术后恢复具有重要影响。

（一）戒烟、限酒

在自体脂肪移植手术前，戒烟、限酒是非常重要的准备措施。吸烟对人体血液循环有着不良影响，会导致血管收缩，减少血液供应。在脂肪移植过程中，良好的血液循环是脂肪细胞成活的关键因素之一。因此，吸烟会显著降低脂肪细胞的成活率。建议患者在术前2～4周开始戒烟，让身体有足够的时间恢复正常的血液循环状态。此外，术前1～2周应避免饮酒。酒精会影响血液的凝固功能，增加术中和术后出血的风险。

（二）皮肤护理

供区和受区的皮肤状态对脂肪移植手术的效果和安全性有着重要影响。在术前，应保持皮肤清洁，避免使用刺激性化妆品或护肤品。这些产品可能会引起皮肤过敏或炎症反应，增加术后感染的风险。术前数天，要避免刮伤、激光等可能造成皮肤损伤的操作。皮肤损伤会破坏皮肤的屏障功能，使细菌更容易侵入，导致感染。

（三）术前禁食禁水

为了确保麻醉的安全，术前6～8小时禁止进食，术前4小时禁水。这是因为在麻醉过程中，患者的吞咽反射和咳嗽反射会减弱或消失。如果胃内有食物或液体，可能会反流进入气管，引起窒息风险。尤其是全身麻醉的患者，应严格执行禁食、禁水的要求。在手术前，医生和护理人员会向患者详细说明禁食、禁水的重要性，并在手术前进行确认。

颗粒脂肪移植的术前准备对于手术的成功和脂肪成活率至关重要。通过全面的健康评估、脂肪供区和受区的评估、术前生活调整等措施，可以提高手术的安全性和脂肪的成活率。此外，患者的心理准备和合理的效果预期也是术前准备的重要组成部分，有助于术后恢复和满意度的提升。

第二节　颗粒脂肪的取材与处理

颗粒脂肪移植术中的脂肪取材与处理是确保移植脂肪细胞成活率和移植效果的关键步骤。此过程包括脂肪的提取、净化、分离及富集等多个环节，需遵循严格的操作规范，以确保脂肪细胞的活性与纯净度，达到理想的填充效果。

一、脂肪取材

（一）供区选择

在自体脂肪移植中，颗粒脂肪的取材部位至关重要。通常会选择脂肪较为丰富且容易抽吸的部位，如腹部、腰部、大腿内侧、臀部等区域。这些部位往往具有较多的脂肪储备，为移植提供充足的材料来源。在选择供区时，应综合考虑脂肪的质量和患者体型。脂肪层较厚表明可供提取的脂肪量相对较多。弹性较好的脂肪组织通常意味着其血供较为丰富，这有助于提高移植后脂肪细胞的成活率。

（二）吸脂技术

1. 小负压吸脂

小负压吸脂是一种较为温和的吸脂方式。采用较低的负压吸脂设备，可以减少对脂肪细胞的机械损伤，从而提高细胞活性。负压过大会对脂肪细胞造成过度的拉扯和挤压，破坏其完整性。这不仅会降低细胞的成活率，还可能影响移植后的效果。因此，选择合适的负压对于保护脂肪细胞至关重要。

2. 细管吸脂

通常使用直径 2～3mm 的细小吸脂管进行操作。细管吸脂能够减少对皮肤及组织的损伤。较小的管径在插入和移动过程中对周围组织的干扰较小，降低了术后并发症的发生风险。同时，细管吸脂操作更加轻柔，能够更好地保护脂肪细胞的质量。这有助于提高细胞的成活率，为移植后的效果提供保障。

3. 肿胀液注射

在吸脂前向供区注入肿胀液是一种常见的操作方法。肿胀液通常含有生理盐水、肾上腺素和局部麻醉药物。注入肿胀液能够有效减少出血，降低手术过程中的出血量，提高手术的安全性。同时，它还能减轻疼痛，使患者在手术过程中更加舒适。此外，肿胀液的注入方便了脂肪的提取，使脂肪细胞更容易被吸出。并且，肿胀液能够保护细胞结构完整。

（三）无菌操作

在脂肪提取的全过程中，严格遵循无菌操作是避免感染风险的关键。所有的吸脂管、注射器等设备都应经过严格的消毒处理。这是因为微生物污染脂肪细胞可能导致严重的感染，影响手术效果甚至危及患者的健康。医生和操作人员必须严格遵守无菌操作规范，佩戴无菌手套、口罩等防护用品，保持手术区域的清洁。

二、脂肪处理

脂肪提取后，需要经过净化和纯化处理，去除杂质，保留活性细胞，确保脂肪细胞的纯净度和成活率。

（一）脂肪净化

1. 离心法

离心法是脂肪净化的常用方法之一。将提取的脂肪置于离心机中，在低速条件下进行离心操作，一般为 3000 转 / 分钟，离心时间控制在 3 ～ 5 分钟。在离心过程中，由于脂肪细胞、麻醉液和破损细胞碎片的比重不同，会逐渐分层。离心法能够有效分离出脂肪细胞层，去除杂质，提高脂肪的纯净度。这种方法操作相对简便，能够快速获得较为纯净的脂肪细胞。

2. 过滤法

过滤法利用过滤器去除脂肪中的大颗粒杂质、血液及其他非脂肪成分。过滤器的孔径通常设计为能够允许完整的脂肪细胞通过，同时阻挡其他杂质。过滤法操作相对温和，对脂肪细胞的损伤较小，适合敏感部位的脂肪处理。通过过滤，可以去除大部分杂质，提高脂肪的质量。然而，过滤法可能无法完全去除部分微小的杂质，需要结合其他净化方法使用。

3. 沉降法

沉降法是一种较为传统的脂肪净化方法。将提取的脂肪静置一段时间，利用脂肪细胞与其他成分的比重差异进行分层。由于脂肪细胞相对较轻，会逐渐上浮，而其他较重的成分则下沉。沉降法不使用机械力，对脂肪细胞的完整性损伤最小，能够最大程度地保留脂肪细胞的活性。但是，沉降法需要较长的时间，可能会延长手术的整体时间。

（二）去除游离油脂和液体

在离心或沉降后，脂肪中会产生一层游离油脂和麻醉液。这些游离油脂和液体的存在会影响脂肪细胞的成活，因此需要将其分离去除。游离油脂可能会引起炎症反应，影响移植部位的恢复；麻醉液则可能对脂肪细胞产生毒性作用。去除的方法通常是通过吸引或倾倒的方式小心进行。在操作过程中，要避免过度吸引导致脂肪细胞的损失。同时，要确保去除彻底，以提高脂肪细胞的成活率和移植效果。

（三）富集脂肪细胞（根据需要）

1. 干细胞富集

在部分颗粒脂肪移植中，为了提高脂肪的成活率和效果，可能会提取自体干细胞，与净化后的脂肪混合。自体干细胞具有多向分化潜能和分泌生长因子的能力。与净化后的脂肪混合后，能够增加移植后的生长因子浓度，促进组织修复和再生。干细胞的加入可以提高脂肪细胞的存活能力，改善移植部位的血供，促进脂肪细胞与周围组织的融合。

2. 胶原蛋白或生长因子添加

部分手术会在脂肪细胞中加入胶原蛋白或生长因子。胶原蛋白可以增加移植部位的弹性和紧致度，改善皮肤质量。生长因子则能够促进脂肪细胞的血供重建和成活，提高移植效果。添加胶原蛋白或生长因子需要根据患者的具体情况和手术需求进行选择。同时，要注意添加的剂量和方法，避免过度添加对脂肪细胞产生不良影响。

三、脂肪的分装与保存

在脂肪处理结束后，需要将脂肪分装并在移植前妥善保存，以维持脂肪细胞的活性。

（一）脂肪分装

在自体脂肪移植过程中，脂肪分装是一项重要的操作步骤。将净化后的脂肪分装到不同的小剂量注射器中，通常采用 1 ～ 5mL 的注射器较为常见。这种分装方式具有多方面的优势。首先，在移植时，分装后的脂肪可以进行分层、多点注射。通过分层注射，能够使脂肪在不同的组织层次中均匀分布，更好地与周围组织融合，提高移植效果的自然度。多点注射则可以确保脂肪在受区的分布更加广泛，避免局部堆积，从而达到自然填充的效果。

（二）短时间保存

处理后的脂肪细胞应尽快使用，以保持其最佳的活力和功能。长时间暴露在空气中会导致细胞干燥，水分流失，进而降低细胞活性。若因特殊情况需要短时间保存，可将脂肪置于 4℃ 的无菌环境中。在这个温度下，能够减缓细胞的代谢活动，维持其活力和完整性。然而，保存时间通常不宜超过 4 小时，超过这个时间，脂肪细胞的活性可能会逐渐下降，影响移植效果。因此，在手术安排中，应尽量减少脂肪细胞的保存时间，确保其在最佳状态下移植。

（三）脂肪保存技术（根据需求）

在部分情况下，脂肪处理后可能需要分次移植，此时脂肪保存技术就显得尤为重要。部分脂肪可采用冷冻保存的方法以供后续使用。冷冻保存通常在 -80℃ 的低温条件下进行。在这种低温环境下，脂肪细胞的代谢活动几乎停止，能够有效地保持其结构和功能。但是，冷冻保存也存在一定的风险，可能会略微降低细胞成活率。

第三节　自体脂肪颗粒注射眼睑凹陷矫正术

自体脂肪颗粒注射矫正眼睑凹陷是通过移植患者自体脂肪来填充眼睑凹陷部位，使眼周区域更加饱满、自然的一种美容手术。眼睑凹陷常因年龄增长、先天因素或体重下降引起，导致眼窝深陷、皮肤松弛，使面容显得憔悴苍老。通过自体脂肪移植可有效改善眼睑凹陷，恢复年轻、柔和的眼部曲线。

一、手术过程

（一）脂肪提取

在自体脂肪移植填充眼睑凹陷的过程中，脂肪提取是首要步骤。首先在选定的供区，如腹部或大腿内侧等脂肪较为丰富的部位，注射肿胀液。肿胀液的作用在于分离脂肪细胞与周围组织，减少出血并减轻疼痛。随后，利用细管在低负压条件下进行脂肪吸取。这一操作过程应格外轻柔，因为粗暴的操作可能会对脂肪细胞造成严重损伤。脂肪细胞的完整性对于移植后的成活率至关重要，只有保持其结构完整，才能更好地适应新的环境并发挥填充作用。

（二）脂肪处理

提取后的脂肪需要进行精细处理。常见的方法有离心或过滤。通过离心，利用不同成分的比重差异，可将血液、麻醉液和游离油脂等杂质分离出去，只保留纯净的脂肪细胞。过滤法则是利用特定的滤网去除杂质。经过净化处理的脂肪细胞具有更高的成活率，能够有效避免移植后出现液化、吸收等问题。

（三）脂肪注射

脂肪注射是一项精细的操作。通常使用极细注射针或钝头针进行分层注射。对于眼睑凹陷区域，医生会采取多点少量注射的方式。这样可以确保脂肪均匀分布，避免出现堆积或不平整的情况。注射层次一般为皮下层、肌肉层或眶隔脂肪周围。不同层次的注射可以根据患者的具体情况进行选择，以达到最佳的填充效果。

（四）脂肪塑形

注射完成后，医生会对注射部位进行轻柔塑形。这一步骤的目的在于确保脂肪分布均匀，避免出现凹凸不平或过度填充的情况。轻柔的塑形操作不会对脂肪细胞造成损伤，同时可以使脂肪更好地适应眼部的轮廓。如果出现凹凸不平，不仅会影响美观，还可能需要进行二次手术进行调整。因此，脂肪塑形是确保手术效果的重要环节，需要医生具备丰富的经验。

二、术后护理及可能并发症

（一）术后护理

1. 局部冷敷

在自体脂肪填充眼睑凹陷手术后的 2～3 天，局部冷敷是一种有效的辅助恢复手段。冷敷可以通过降低局部组织的温度，使血管收缩，从而减少血液渗出，减轻眼周肿胀和淤血。这有助于加速术后恢复进程，防止水肿进一步加重。冷敷时应注意使用适当的冷敷物品，如冰袋或冷敷眼罩，避免直接接触皮肤造成冻伤。

2. 保持清洁防感染

术后保持眼睑区域的清洁至关重要。应避免触碰或揉搓眼睑区域，因为这可能会破坏伤口的愈合，增加感染的风险。同时，应避免化妆，化妆品中的化学物质可能会刺激伤口，引发感染。按照医嘱每天清洁伤口，保持其干燥、清洁。可以使用无菌生理盐水或医生推荐的清洁液进行清洁，轻轻擦拭伤口周围的皮肤，去除分泌物和污垢。

3. 避免剧烈运动

术后两周内，患者应避免剧烈运动和俯卧等动作。剧烈运动可能会导致血液循环加速，增加出血的风险，同时也可能使脂肪移位，影响填充效果。俯卧等动作可能会对眼睑区域造成压迫，影响血供，降低脂肪的成活率。在此期间，患者应选择适当的休息方式，避免过度劳累和剧烈活动，为脂肪的成活和伤口的愈合创造良好的条件。

（二）可能的并发症

1. 吸收率高

在自体脂肪填充眼睑凹陷手术后，部分脂肪可能会被吸收。这是由于脂肪细胞在移植后需要重新建立血供，而部分脂肪细胞可能无法获得足够的营养和氧气，从而逐渐被机体吸收。吸收率的高低因人而异，一般来说，吸收率可能在一定范围内波动。如果吸收率较高，可能会导致填充效果减弱，需要进行二次填充手术。

2. 感染

如果不注意术后护理，可能会发生感染。感染的原因可能是伤口未保持清洁、触碰或揉搓伤口、化妆等。感染的症状包括红肿、疼痛、发热、渗出等。如果出现感染症状，应立即就医，进行抗感染治疗。严重的感染可能会导致手术失败，甚至影响眼部的功能和健康。因此，术后护理中的防感染措施至关重要，患者应严格遵守医生的建议，保持伤口的清洁。

3. 硬结或不平整

注射不均匀可能导致脂肪堆积或形成硬结，影响外观和触感。这可能是由于医生在注射过程中技术不够熟练，或者脂肪注射量过多或过少。为了避免这种情况的发生，医生需要在手术中进行精细操作，确保脂肪均匀分布。术后，患者也可以通过塑形来改善不平整的情况。如果硬结较大或不平整较为严重，可能需要进行手术修复。

第四节　自体脂肪颗粒注射面颊凹陷矫正术

自体脂肪颗粒注射面颊凹陷矫正术是一种通过提取患者自身脂肪并注射到面颊凹陷部位，恢复面部饱满度和年轻感的美容整形手术。随着年龄增长或体重减轻，部分人群会出现面颊凹陷，使面容显得憔悴和老化。自体脂肪填充利用自身组织，避免排异反应，是一种安全、自然的填充方式。

一、手术过程

（一）脂肪提取

在自体脂肪移植用于面颊凹陷填充时，脂肪提取是关键的初始步骤。首先在供区（如腹部、大腿内侧等部位）注射肿胀液，其作用在于分离脂肪组织与周围结构，便于后续吸脂操作并减少出血及疼痛。随后，使用细小吸脂管进行低负压吸脂。在这个过程中，操作轻柔至关重要，因为粗暴的动作可能会对脂肪细胞造成机械性损伤，影响其活性和后期的成活率。

（二）脂肪处理

提取后的脂肪需要进行严格的处理。常见的方法包括离心和过滤。将脂肪置于离心机中离心，可以利用不同成分的比重差异，去除多余的血液、游离油脂及其他杂质。过滤则是通过特定的滤网进一步纯化脂肪。经过这些处理后，保留下来的是纯净的脂肪细胞。纯净的脂肪细胞活性更高，在移植到面颊凹陷区域后，更有可能存活并发挥填充作用。

（三）脂肪注射

脂肪注射是一项精细的操作。使用极细的注射针头将处理后的脂肪分层注射到面颊凹陷区域。医生通常会采用分多层次、小剂量、多点注射的方式。多层次注射可以使脂肪在不同的组织层次中均匀分布，更好地与周围组织融合。小剂量和多点注射则可以避免脂肪在局部堆积，形成硬结或不平整。注射层次一般选择皮下层、肌肉层，甚至骨膜下层，这样可以根据患者的具体情况进行精准填充，以形成自然饱满的面部外观。

（四）脂肪塑形

注射完成后，医生会对面颊部位进行轻柔塑形。这一步骤的目的是确保脂肪分布均匀，使注射区域与周围面部线条平滑过渡。通过轻柔的按摩和调整，可以使脂肪更好地适应面部的轮廓，避免出现凹凸不平的情况。塑形过程需要医生具备丰富的经验和细腻的手法，以确保最终的面部外观自然、美观。

二、术后护理及可能并发症

（一）术后护理

1. 冷敷

在自体脂肪填充面颊术后的 24 ～ 48 小时内，冷敷是一种有效的辅助恢复措施。冷敷能够通过降低局部组织温度，促使血管收缩，从而减少血液渗出，减轻术后肿胀和淤血现象。这有助于加速组织的恢复进程，防止水肿进一步加重。冷敷时可使用专业的冷敷袋或冰袋进行冷敷，但要注意避免直接接触皮肤造成冻伤，可间隔一层薄纱布。

2. 保持清洁防感染

术后保持面部清洁对于预防感染至关重要。应严格避免面部沾水和化妆，因为水分和化妆品中的化学物质可能会进入伤口，增加感染的风险。按照医生的指导清洁伤口，保持切口干燥是关键步骤。每天更换敷料可以有效防止细菌滋生，同时避免揉搓或按压注射部位，以免破坏脂肪细胞的分布和影响伤口愈合。

3. 避免剧烈运动

术后 2 ～ 4 周内，患者应避免剧烈运动。剧烈运动可能导致血液循环加速，增加出血风险，同时也可能使脂肪移位，影响填充效果。保持面部放松，避免过度夸张的表情同样重要。过度的面部表情活动可能会对移植的脂肪细胞造成挤压和牵拉，影响其成活。在此期间，患者应选择适当的休息和活动方式，为脂肪细胞的成活和伤口的愈合提供稳定的环境。

（二）可能的并发症

1. 脂肪吸收

在自体脂肪填充面颊后，部分脂肪细胞可能会被吸收。这是由于脂肪细胞在移植后需要适应新的环境并建立血供，而部分细胞可能无法获得足够的营养和氧气，从而逐渐被机体吸收。脂肪吸收的程度因人而异，可能会影响填充效果。为了达到理想的效果，有时需要进行二次注射。医生在术前通常会考虑脂肪吸收的可能性，并根据患者的具体情况制订方案。

2. 感染

若术后护理不当，可能发生感染。感染可能是伤口未保持清洁、接触不洁物品或免疫力低下等原因引起。保持伤口清洁，避免不洁接触是减少感染风险的重要措施。一旦出现感染症状，如红肿、疼痛、发热等，应立即就医，进行抗感染治疗。及时的诊断和治疗可以有效控制感染，避免对手术效果造成严重影响。

3. 脂肪液化

未成活的脂肪细胞可能会发生液化。这通常是由于脂肪细胞未能建立良好的血供或受到感染。当脂肪液化时，可能会出现局部肿胀或波动感。如果液化情况较轻，可能会自行吸收，但如果较为严重，可能需要行引流处理。医生在术后应密切观察患者的恢复情况，及时发现并处理脂肪液化等并发症。

第五节　自体脂肪颗粒注射鼻唇沟凹陷矫正术

自体脂肪颗粒注射鼻唇沟凹陷矫正术是利用患者自身的脂肪填充鼻唇沟区域，以减轻凹陷，改善面部整体外观，使面部更显年轻和自然。鼻唇沟凹陷通常因年龄增长、面部脂肪流失、皮肤弹性下降等原因形成，通过自体脂肪移植可达到持久的填充效果，同时还能够避免排异反应的发生。

一、手术过程

（一）脂肪提取

在自体脂肪移植用于鼻唇沟填充的过程中，脂肪提取环节至关重要。首先在选定的供区进行肿胀液的注射，肿胀液能够起到分离脂肪组织、减少出血及减轻疼痛的作用。随后，采用细管进行低负压吸取适量脂肪。这样的操作方式旨在最大程度地减少对脂肪细胞的损伤。因为粗暴的吸取方式可能会破坏脂肪细胞的结构，降低其成活率。

（二）脂肪处理

提取后的脂肪需要经过严格的净化处理。常见的方法包括离心、过滤或沉降。离心可利用不同成分的比重差异分离杂质；过滤能去除较大颗粒的杂质；沉降则依靠脂肪与杂质的比重不同实现分层。通过这些方法去除杂质后，保留纯净、活性高的脂肪颗粒。同时，去除游离油脂和多余液体也是关键步骤，确保移植脂肪的纯净度。纯净的脂肪更有利于在受区存活，减少术后并发症的发生，为鼻唇沟填充提供可靠的材料基础。

（三）脂肪注射

将处理后的脂肪使用细针分层注射到鼻唇沟区域。医生采用少量多点注射的方式，确保脂肪在鼻唇沟区域均匀分布。这种方式可以避免脂肪局部堆积，减少不平整的风险。注射层次通常为皮下层至真皮下层，这一层次的选择能够使填充后的鼻唇沟与周围组织形成柔和自然的过渡线条。精准的注射层次和方法有助于实现自然美观的填充效果，提升面部协调性。

（四）塑形调整

注射完成后，医生会对鼻唇沟区域进行轻轻按压和塑形。这一操作旨在确保脂肪均匀分布，使鼻唇沟与周围组织过渡自然。通过轻柔的按压，可以调整脂肪的位置，使其更好地适应鼻唇沟的形态。同时，塑形过程也有助于消除可能存在的微小不平整，使填充效果更加完美。医生在塑形调整时需要凭借丰富的经验和细腻的手法，以确保最终的面部外观自然。

二、术后护理及可能并发症

（一）术后护理

1. 局部冷敷

在自体脂肪填充鼻唇沟术后的 48 小时内，适当进行冷敷具有重要意义。冷敷可以通过降低局部组织温度，促使血管收缩，从而减少血液渗出，有效减轻术后肿胀和淤血现象。这有助于为组织恢复创造良好的生理环境，加速术后恢复进程。冷敷时可选择专业的冷敷用物，如冷敷袋或冰袋，注意用薄纱布等隔开，避免直接接触皮肤造成冻伤。合理的冷敷措施能够缓解患者术后不适，为实现良好的手术效果奠定基础。

2. 保持清洁防感染

术后鼻唇沟区域的清洁至关重要。应严格避免触碰、揉搓及化妆，因为这些行为可能破坏手术部位的愈合，增加感染风险。保持手术部位清洁，避免接触不洁物，可减少细菌等病原体的侵入机会。按照医生的指导进行清洁护理，使用无菌生理盐水或特定的清洁液轻轻擦拭手术部位周围。严格的清洁措施能够有效降低感染的可能性，确保手术效果的稳定和持久。

3. 避免剧烈活动

术后 2 周内，患者应避免剧烈运动或夸张面部表情。剧烈运动可能导致血液循环加速，增加出血风险，同时也可能使移植的脂肪移位，影响成活效果。夸张的面部表情同样可能对鼻唇沟区域的脂肪产生挤压等不良影响。在此期间，患者应保持适度的休息和活动，避免过度劳累和剧烈的面部动作，为脂肪的成活和伤口的愈合创造稳定的环境。

（二）可能的并发症

1. 感染

如果术后护理不当，鼻唇沟填充部位可能发生感染。感染可能源于伤口未保持清洁、接触不洁物品或患者自身免疫力下降等因素。保持手术部位清洁是预防感染的关键，包括避免污水等不洁物接触手术区域，按照医生的要求进行清洁护理。一旦出现感染症状，如红肿、疼痛、发热等，应立即就医，进行抗感染治疗。

2. 脂肪结节或不平整

注射不均匀可能导致脂肪结节或局部不平整的情况发生。这主要是由于脂肪在注射过程中分布不均，或局部堆积形成硬结。为预防这种情况，需要进行精细注射，确保脂肪在鼻唇沟区域均匀分布。医生在注射时应准确掌握注射层次和剂量，避免过多或过少的脂肪注入同一部位。术后轻柔塑形也有助于调整脂肪分布，使手术部位更加平整自然。如果出现脂肪结节或不平整，可能需要进一步的处理，如按摩、热敷或手术修复。

3. 脂肪液化

在自体脂肪填充鼻唇沟后，少量脂肪细胞可能发生液化。这通常是由于脂肪细胞未能良好成活，或受到感染等因素影响。当脂肪液化时，可能会出现局部肿胀或波动感。如果液化情况较轻，可能会自行吸收，但如果较为严重，可能需要行引流处理。医生在术后应密切观察患者的恢复情况，及时发现并处理脂肪液化等并发症。患者也应注意观察自身的症状，如有异常应及时告知医生，以便采取相应的治疗措施。

自体脂肪颗粒注射鼻唇沟凹陷矫正术能有效减轻鼻唇沟的深度，使面部轮廓显得柔和、年轻化。术后效果通常在 3 个月左右趋于稳定，成活的脂肪细胞具有较长的维持时间，部分患者效果持久。规范的术前准备、精细的脂肪提取与注射操作，以及科学的术后护理，有助于确保脂肪成活率和持久的填充效果。

第六节 自体脂肪颗粒注射额纹、眉间纹凹陷矫正术

自体脂肪颗粒注射额纹和眉间纹凹陷矫正术是一种通过填充患者自身脂肪来抚平额头和眉间深纹的微创整形手术。随着年龄的增长、皮肤弹性下降，额纹和眉间纹常会加深，使面部显得老化和疲倦。使用自体脂肪填充不仅可以安全自然地恢复面部平滑，还可以提高皮肤的质感与弹性。

一、手术过程

（一）脂肪提取

在自体脂肪移植用于面部凹陷部位填充的过程中，脂肪提取是关键的起始步骤。在选定的供区，如腹部、大腿等部位注射肿胀液，其目的在于分离脂肪组织与周围结构，使脂肪细胞更容易被吸出，同时减少术中出血风险。采用细管低负压吸脂方式，能够最大程度地保护脂肪细胞的活力和质量。低负压可避免对脂肪细胞造成过度的机械损伤，确保其结构完整。这样提取出的脂肪细胞在后续的移植过程中更有可能存活并发挥填充作用。

（二）脂肪净化处理

提取后的脂肪必须进行净化处理，常见的方法包括离心和过滤等。通过这些处理手段，可以有效地去除血液、油滴和杂质。血液和油滴的存在可能会引起炎症反应，影响脂肪细胞的存活；杂质则可能干扰脂肪细胞的正常代谢。确保注射脂肪的纯净度至关重要，因为纯净的脂肪细胞存活率更高。经过净化处理后的脂肪细胞，能够更好地适应新的环境，为填充效果提供有力保障，减少术后并发症的发生概率。

（三）脂肪注射到凹陷部位

1. 额纹填充

对于额纹填充，使用极细针将脂肪逐层注射到额头皮下层和浅筋膜层。这一操作可以直接针对额纹所在的区域进行填充，减少深层额纹，使额头曲线更加平滑。精确的注射层次能够确保脂肪细胞在合适的位置发挥作用，避免对周围组织造成不良影响。通过适量的脂肪注射，可以改善额头的外观，使患者看起来更加年轻、精神。

2. 眉间纹填充

眉间纹填充需要分层次、多点注射脂肪。这样的注射方式能够确保眉间纹得以均匀填充，避免出现局部过度填充或不足的情况。多点注射可以使脂肪细胞在眉间区域分布更加广泛，与周围皮肤更好地融合，使注射区域和周围皮肤过渡自然。精细的注射技术能够提高填充效果的自然度，减少人工痕迹。

（四）塑形调整

注射后，医生会对填充区域进行轻柔按压。这一操作的目的在于使脂肪均匀分布，避免脂肪堆积或硬结形成。轻柔的按压可以调整脂肪细胞的位置，使其更好地适应凹陷部位的形状。同时，通过塑形调整，可以确保凹陷部位平滑自然，与周围组织协调一致。医生在进行塑形调整时需要凭借丰富的经验和细腻的手法，以达到最佳的填充效果。

二、术后护理及可能并发症

(一) 术后护理

1. 冷敷护理

在自体脂肪填充额头和眉间区域手术后的前 48 小时内,冷敷是一种重要的辅助护理措施。冷敷能够通过降低局部组织的温度,促使血管收缩,从而减少血液渗出,有效地减轻局部肿胀和淤青现象。这有助于为术后恢复创造良好的生理环境,加速组织的修复过程。可使用专业的冷敷袋或冰袋进行冷敷,但要注意避免直接接触皮肤造成冻伤,可间隔一层薄纱布。合理的冷敷护理能够缓解患者的不适,为手术效果的稳定和恢复进程的顺利进行提供支持。

2. 保持清洁,防止感染

术后保持额头和眉间注射部位的清洁对于防止感染至关重要。应避免接触该区域,减少触碰和摩擦,因为手部和外界物体可能携带细菌,容易引发感染。按照医生的建议使用消毒水进行清洁,能够有效杀灭细菌,保持局部干净。严格的清洁措施可以降低感染的风险,确保手术部位的顺利愈合。同时要避免在伤口未完全愈合时使用化妆品等可能污染伤口的物品。

3. 避免表情过度

在恢复期内,患者应尽量避免夸张的面部表情。夸张的面部表情会使额头和眉间区域的肌肉过度收缩,可能导致移植的脂肪细胞移位,影响填充效果。保持面部的放松状态,避免大笑、皱眉等剧烈的表情动作,可以为脂肪细胞的成活和稳定提供良好的环境。在此期间,患者可以适当控制自己的情绪表达,以确保手术效果的持久性。

(二) 可能并发症

1. 脂肪吸收

在自体脂肪填充额头和眉间区域后,部分脂肪细胞可能会被吸收。这是由于脂肪细胞在移植后需要适应新的环境并建立血供,而部分细胞可能无法获得足够的营养和氧气,从而逐渐被机体吸收。脂肪吸收的程度因人而异,可能会对填充效果产生一定的影响。若填充效果不理想,可在术后 3 ~ 6 个月进行补充注射。医生在术前通常会考虑到脂肪吸收的可能性,并根据患者的具体情况制订相应的手术方案和预期效果。

2. 脂肪结节或不平整

注射不均匀可能导致硬结或局部不平整的情况发生。这主要是由于脂肪在注射过程中分布不均,或局部堆积形成硬结。为了减少此类情况的发生,术后精细塑形非常重要。医生可以通过轻柔的按摩和调整,使脂肪分布更加均匀。同时,在手术过程中,准确掌握注射层次和剂量,避免过多或过少的脂肪注入同一部位,也有助于预防脂肪结节或不平整的出现。如果出现较为明显的硬结或不平整,可能需要进一步的处理,如按摩、热敷或手术修复。

3. 脂肪液化

部分未成活的脂肪细胞可能发生液化。这通常是由于脂肪细胞未能建立良好的血供或受到感染等因素影响。当脂肪液化时,可能会出现局部肿胀或波动感。如果液化情况较轻,可能会自行吸收,但如果较为严重,可能需要进行引流处理。医生在术后应密切观察患者的恢复情况，及时发现并处理脂肪液化等并发症。患者也应注意观察自身的症状，如有异常应及时告知医生，以便采取相应的治疗措施。

自体脂肪颗粒注射额纹、眉间纹可有效抚平深纹，使额头和眉间平滑，面部表情更加柔和、年轻。大部分患者在术后 1 ～ 3 个月即可看到稳定的效果，成活的脂肪细胞通常能保持持久的填充效果。规范的术前评估、精细的注射操作及科学的术后护理有助于确保脂肪细胞的成活率，使填充效果更加自然、持久。

第七节　自体脂肪颗粒注射薄唇增厚术

自体脂肪颗粒注射薄唇增厚术是一种通过移植患者自身脂肪来增厚唇部，改善唇形的微创整形手术。该手术适用于希望自然增厚唇部而不使用人工填充物的患者，通过填充脂肪来增加唇部的丰满度和弹性，使唇部更加饱满、性感且自然。

一、手术过程

（一）脂肪提取

在自体脂肪移植用于唇部填充的过程中，脂肪提取环节至关重要。首先在选定的供区，如腹部或大腿等部位注射肿胀液。肿胀液能够起到分离脂肪组织、减少出血及减轻疼痛的作用。随后，使用细小吸脂管以低负压方式吸取适量脂肪。低负压的操作能够最大程度地减少对脂肪细胞的损伤。因为过高的负压可能会导致脂肪细胞破裂，降低其成活率。通过精细的操作，可以保护脂肪细胞完整性，为后续的移植过程提供高质量的脂肪细胞，提高成活率。

（二）脂肪处理

提取后的脂肪需要经过严格的处理。常见的处理方法包括离心和过滤。通过离心，可以利用不同成分的比重差异，去除血液、麻醉液、游离油脂等杂质。过滤则可以进一步去除细小的杂质颗粒。脂肪处理的目的在于确保移植脂肪的纯净度和细胞活性。纯净的脂肪颗粒能够减少术后并发症的发生，而高活性的脂肪细胞更有可能在新的环境中存活并发挥填充作用。经过处理后的脂肪，为唇部填充提供了可靠的材料基础。

（三）脂肪注射

使用极细的针头将脂肪颗粒分层、多点注射到唇部不同层次。医生会根据唇部的形态和预先设计的方案，采用少量多次的注射方式。这样可以确保脂肪均匀分布在唇部，避免出现局部过度填充或不足的情况。形成自然的增厚效果需要精确的注射技术和对唇部解剖结构的深入了解。注射层次通常为真皮下层和皮下脂肪层，这两个层次能够保证脂肪的成活和唇部形态的平滑。合适的注射层次可以使脂肪更好地与周围组织融合，提高填充效果的自然度。

（四）塑形调整

注射完成后，医生会对唇部进行轻柔按压塑形。这一操作的目的是确保脂肪均匀分布在唇部各个部位，避免出现硬结、脂肪堆积或不对称现象。通过轻柔的按压，可以调整脂肪的位置，使其更好地适应唇部的形态。使唇形自然丰满需要医生具备丰富的经验和细腻的手法。在塑形调整过程中，医生会仔细观察唇部的形态变化，确保最终的唇形符合患者的期望。

二、术后护理及可能并发症

（一）术后护理

1. 局部冷敷

在自体脂肪填充唇部手术后的 48 小时内，进行冷敷是一种有效的辅助恢复手段。冷敷可以通过降低局部组织温度，促使血管收缩，从而减少血液渗出，减轻术后肿胀和淤血现象。这有助于为唇部组织的恢复创造良好的条件，加速愈合过程。可使用专业的冷敷用物，如冷敷袋或冰袋，注意用柔软的布料包裹，避免直接接触唇部皮肤造成不适。合理的冷敷措施能够缓解患者术后的不适，为唇部的恢复和手术效果的稳定提供支持。

2. 避免刺激和感染

术后保持唇部清洁至关重要，这是预防感染的关键措施。应避免触碰、揉搓唇部，因为手部可能携带细菌，容易引起感染。同时，要避免接触刺激性物质，如化妆品、清洁剂等。建议患者术后避免亲密接触及进食辛辣食物，因为亲密接触可能引入外部细菌，而辛辣食物可能刺激唇部创口，增加感染风险。严格的清洁和防护措施可以有效降低感染的可能性，确保唇部的顺利恢复。

3. 避免夸张表情

在恢复期间，患者应避免夸张的面部表情或唇部动作。夸张的面部表情和唇部动作可能会对移植的脂肪细胞造成挤压和牵拉，导致脂肪细胞移位，影响术后效果。例如，大笑和用力闭合唇部可能会使脂肪分布不均匀，甚至导致脂肪细胞坏死。在此期间，患者应保持面部的放松状态，避免过度的表情活动，为脂肪细胞的成活和稳定提供良好的环境。

（二）可能的并发症

1. 脂肪吸收

在自体脂肪填充唇部后，部分脂肪细胞可能会被吸收。这是由于脂肪细胞在移植后需要适应新的环境并建立血供，而部分细胞可能无法获得足够的营养和氧气，从而逐渐被机体吸收。脂肪吸收的程度因人而异，可能会导致填充量减少，影响唇部的丰满度。如果需要维持效果，可能需要进行二次注射。医生在术前通常会考虑到脂肪吸收的可能性，并根据患者的具体情况制订相应的手术方案和预期效果。

2. 感染

如果术后护理不当，唇部可能出现感染。感染可能是由于唇部未保持清洁、接触不洁物品或患者自身免疫力低下等原因引起。保持唇部清洁，避免不洁接触是预防感染的重要措施。一旦出现感染症状，如红肿、疼痛、发热等，应立即就医，进行抗感染治疗。及时的诊断和处理可以有效控制感染，避免对手术效果造成严重影响。

3. 脂肪结节或硬结

注射不均匀可能导致脂肪堆积，形成硬结或不平整现象。这主要是由于脂肪在注射过程中分布不均，或局部注射量过多。为了减少这种风险，需要通过术后塑形和精细操作。医生在注射时应准确掌握注射层次和剂量，避免过多或过少的脂肪注入同一部位。术后，患者可以进行轻柔的按摩和塑形，帮助脂肪均匀分布。如果出现明显的硬结或不平整，可能需要进一步的处理，如按摩、热敷或手术修复。

自体脂肪颗粒注射薄唇增厚术可显著增厚唇部，使唇形饱满、自然。术后 3 个月左右，脂肪细胞的成活情况基本稳定，大多数患者可获得长久的效果，唇部增厚效果持久，且手感自然规范的术前准备、精细的脂肪处理和注射操作、科学的术后护理是确保脂肪成活率和获得理想效果的关键。

第八节　自体脂肪颗粒注射隆乳术

自体脂肪颗粒注射隆乳术是一种利用患者自身脂肪作为填充材料的隆胸手术。通过提取身体其他部位的多余脂肪（如腹部、腰部或大腿）并注射到乳房，可以增加胸部体积、改善胸部形态。相比传统假体隆胸，自体脂肪隆乳术的填充材料来自自身，避免了异物排斥反应，效果更自然，手感柔软。

一、手术过程

（一）脂肪提取

在自体脂肪移植用于乳房增大的过程中，脂肪提取是关键的起始步骤。选择腹部、大腿等供区，是因为这些部位通常有较为丰富的脂肪储备。术前在供区注射肿胀液，其作用在于分离脂肪组织与周围结构，减少出血的同时使脂肪细胞更容易被吸出。采用细管低负压吸脂，能够最大程度地降低对脂肪细胞的损伤。保持脂肪细胞的完整性和活力至关重要，完整且有活力的脂肪细胞在移植后更有可能存活并发挥填充作用，为乳房增大提供可靠的物质基础。

（二）脂肪净化处理

提取后的脂肪必须进行净化处理，常见的方法有离心、过滤或沉降。通过这些处理手段，可以有效地去除血液、麻醉液和游离油脂等杂质。杂质的存在可能会引起炎症反应，影响脂肪细胞的存活。净化处理后的脂肪细胞活性和纯净度更高，更有利于在乳房组织内成活。纯净的脂肪细胞能够更好地适应新的环境，减少术后并发症的发生概率，为乳房增大手术的成功提供有力保障。

（三）脂肪注射

脂肪注射是指使用细小注射针将纯净的脂肪颗粒分层、多点注射到乳房的不同部位。这种注射方式能够确保脂肪在乳房组织内均匀分布，避免局部堆积。注射层次通常包括皮下层、乳腺后间隙甚至胸肌表层，不同层次的选择可以根据患者的具体情况和需求来确定。医生会严格控制注射量，避免过度注射。过度注射可能导致脂肪堆积和液化，影响手术效果和患者的健康。精确的注射技术和合理的注射量能够保证脂肪的稳定性和乳房形态的自然度。

（四）塑形调整

注射后，医生会根据乳房形态进行轻柔塑形。这一操作的目的在于确保脂肪均匀分布在乳房各个部位，达到预期的体积增大效果。通过塑形，可以调整脂肪的位置，使其更好地适应乳房的形状，形成自然的乳房轮廓。医生在塑形过程中需要凭借丰富的经验和细腻的手法，仔细观察乳房的形态变化，确保最终的手术效果符合患者的期望和美学标准。

二、术后护理及可能并发症

（一）术后护理

1. 术后固定与支持

在自体脂肪移植丰胸术后，穿戴柔软的术后胸衣或胸部支撑带具有重要意义。这些辅助器具能够为乳房提供适度的固定和支持，帮助维持乳房的形态。通过固定，可以减少乳房在活动中的晃动，避免脂肪移位。柔软的材质能够减少对乳房的压迫，同时提供舒适的穿着体验。患者应按照医生的建议正确佩戴术后胸衣或支撑带，确保其发挥最佳的固定效果，为脂肪的成活和乳房形态的稳定创造良好条件。

2. 避免压力和剧烈运动

术后应严格避免在胸部区域施加压力。任何挤压或重力作用都可能引起脂肪移位，影响手术效果。避免剧烈运动，尤其是上肢用力动作，因为这些动作可能会对胸部产生震动或牵拉，不利于脂肪的成活。患者在术后应选择较为安静的活动方式，避免过度劳累和剧烈运动，从而为脂肪细胞在新环境中的稳定和生长提供适宜的环境。

3. 冷敷和减轻肿胀

术后早期进行冷敷是减轻肿胀和淤青的有效方法。冷敷可以通过降低局部组织温度，促使血管收缩，减少血液渗出，从而缓解肿胀和淤青症状。一般来说，术后 2～3 周肿胀会逐渐消退。在此期间，患者应按照医生的建议进行冷敷，注意冷敷的时间和频率，避免过度冷敷对乳房造成不良影响。同时，患者应保持良好的心态，耐心等待肿胀的消退和乳房的恢复。

（二）可能的并发症

1. 脂肪吸收

在自体脂肪移植丰胸后，部分脂肪细胞可能会被吸收。这是由于脂肪细胞在移植后需要适应新的环境并建立血供，而部分细胞可能无法获得足够的营养和氧气，从而逐渐被机体吸收。脂肪吸收可能导致胸部体积减小，影响手术效果。通常情况下，应在 3～6 个月后进行补充注射，以达到理想的胸部体积。医生在术前应向患者充分说明脂肪吸收的可能性，并制订相应的后续治疗方案。

2. 脂肪液化或感染

少量未成活的脂肪细胞可能发生液化，导致出现局部肿胀、波动感。脂肪液化通常是由于脂肪细胞未能建立良好的血供或受到感染等因素影响。如果液化情况较为严重，可能需要进行引流处理。术后感染风险可以通过规范护理来减少，如保持伤口清洁、避免接触不洁物品、遵医嘱使用抗生素等。患者应严格遵守术后护理要求，密切观察乳房的恢复情况，如有异常应及时报告医生。

3. 硬结或钙化

脂肪分布不均或单点注射过量可能形成硬结或钙化。这主要是由于脂肪在注射过程中未能均匀分布，或局部注射量过多，导致脂肪细胞堆积。为降低这种风险，需要进行精细的注射技术。医生在注射时应准确掌握注射层次和剂量，避免过多或过少的脂肪注入同一部位。如果出现硬结或钙化，可能需要进一步的处理，如按摩、热敷或手术切除。患者在术后应定期复查，以便及时发现并处理可能出现的并发症。

自体脂肪隆乳手术可使胸部增大，轮廓自然、手感柔软，且增大的效果持久。术后3～6个月脂肪成活率趋于稳定，成活的脂肪通常能保持长久的体积增大效果。规范的术前准备、精细的脂肪处理和注射、科学的术后护理，是确保脂肪成活率和获得理想效果的关键。

第九节　自体脂肪颗粒注射丰臀术

自体脂肪颗粒注射丰臀术是一种通过移植自身脂肪颗粒到臀部的整形手术。通过将身体其他部位（如腹部、腰部、大腿等）多余的脂肪注射到臀部，可以增加臀部的体积和饱满度，同时改善臀部形状，使其更具立体感和曲线美。与假体丰臀相比，自体脂肪丰臀更自然，手感柔软，且不会有异物排斥反应。

一、手术过程

（一）脂肪提取

在自体脂肪移植丰臀手术中，脂肪提取是重要的起始环节。首先需要选择合适的供区，通常为腹部、大腿等部位，这些区域脂肪储备相对丰富。在脂肪供区注射肿胀液，其中含生理盐水、麻醉药物和收缩血管药。生理盐水可起到分离组织的作用，麻醉药物减轻患者痛苦，收缩血管药则有助于减少术中出血。随后，使用细小的吸脂管以低负压方式吸取脂肪。低负压能最大程度降低对脂肪细胞的机械损伤，保护其结构完整性。

（二）脂肪处理

提取后的脂肪需要进行精细处理。常见的处理方式有离心、过滤或沉降。通过离心，利用不同成分的比重差异去除多余的血液、麻醉液和游离油脂；过滤则可借助特定滤网进一步纯化脂肪；沉降则依靠重力作用使杂质与脂肪颗粒自然分离。经过这些处理后，能够保留高质量的纯净脂肪颗粒。纯净的脂肪颗粒减少了杂质带来的不良影响，提高了脂肪在移植后的适应性和成活率，更加符合丰臀手术的要求。

（三）脂肪注射到臀部

使用细针将脂肪分层、多点注射到臀部不同部位。注射层次一般包括皮下层、臀大肌和脂肪层等。这样的多层次注射可以确保脂肪在臀部均匀分布，避免局部堆积。不同层次的注射能够根据臀部的解剖结构和美学需求进行精准填充，达到自然立体的丰臀效果。在注射时，医生会严格控制脂肪量，避免过度填充带来的不良后果。通过多点少量注射的方法，能够使臀部曲线更加自然流畅，降低不平整和硬结的风险，满足患者对美观的追求。

（四）塑形调整

注射完成后，医生会对臀部进行轻柔塑形。这一操作旨在确保脂肪均匀分布在臀部各个部位，使臀部形态饱满自然。通过轻柔的按压和调整，可以消除可能存在的微小不平整，避免硬结和不对称情况的发生。医生在塑形过程中需要凭借丰富的经验和细腻的手法，根据患者的个体差异和需求进行个性化调整。塑形后的臀部不仅在外观上更加美观，而且能够与身体其他部位协调统一，提升患者的整体形象和自信心。

二、术后护理及可能并发症

（一）术后护理

1. 避免压力和剧烈运动

在自体脂肪移植丰臀术后的 4～6 周内，避免坐压臀部至关重要。坐压会对臀部施加过大压力，可能导致刚移植的脂肪移位，破坏脂肪细胞与周围组织建立的血供联系，从而影响成活率。同时，应尽量避免剧烈运动，尤其是需要臀部发力的动作。剧烈运动可能引起血液循环加速，增加脂肪细胞的代谢负担，不利于其成活。患者在此期间应选择较为安静的活动方式，为脂肪细胞的稳定和生长创造良好的环境，确保丰臀效果的持久和稳定。

2. 穿戴弹力衣物

术后建议穿戴专用塑形衣具有重要意义。塑形衣能够提供适度的压力，有助于减少肿胀。通过对臀部施加均匀的压力，可以促进组织液的回流，减轻术后肿胀症状。同时，塑形衣还能固定臀部形状，使移植的脂肪更好地融入周围组织。合适的塑形衣能够为脂肪的成活和臀部形态的稳定提供有力支持，患者应按照医生的建议正确穿戴塑形衣，并适时调整。

3. 冷敷和肿胀管理

术后早期适度冷敷是减轻肿胀和淤青的有效方法。冷敷可以使局部血管收缩，减少血液渗出，从而缓解肿胀和淤青症状。一般来说，术后 1～2 周，肿胀和淤血会逐渐消退。在此期间，患者应密切观察肿胀和淤血的变化情况，按照医生的建议进行冷敷和其他肿胀管理措施。同时，保持良好的心态，耐心等待身体的恢复。

（二）可能的并发症

1. 脂肪吸收

在自体脂肪移植丰臀后，部分脂肪细胞可能会被吸收。这是由于脂肪细胞在移植后需要适应新的环境并建立血供，而部分细胞可能无法获得足够的营养和氧气，从而逐渐被机体吸收。脂肪吸收可能导致臀部体积略有减少，影响手术效果。通常情况下，需要在术后 3～6 个月进行补充注射，以达到理想的臀部体积。医生在术前应向患者充分说明脂肪吸收的可能性，并制订相应的后续治疗方案。

2. 硬结或钙化

脂肪注射不均匀或单点注射量大可能导致硬结或钙化。注射不均匀会使脂肪在局部堆积，影响血液循环，导致脂肪细胞坏死和硬结形成。单点注射量大也会增加硬结和钙化的风险。为避免这种情况的发生，术中需要精细操作，准确掌握注射层次和剂量，确保脂肪均匀分布。如果出现硬结或钙化，可能需要进一步的处理，如按摩、热敷或手术切除。

3. 脂肪栓塞

在极少情况下，脂肪颗粒进入血管会引起脂肪栓塞。脂肪栓塞会影响血液循环，严重时可能危及生命。为避免脂肪栓塞的发生，术中需要严格控制注射层次，避免将脂肪颗粒注入血管。医生应具备丰富的经验和专业技能，熟悉臀部的解剖结构，确保手术的安全进行。患者在术后也应密切观察身体的变化情况，如有异常应及时就医。

自体脂肪颗粒注射丰臀术可使臀部增大、曲线立体，呈现自然柔软的手感。脂肪成活后的效果通常是持久的，增厚的臀部可维持多年，且手感自然、无异物感规范的术前准备、精细的脂肪提取与处理、科学的术后护理有助于脂肪细胞的成活，使术后效果更自然且持久。

第十五章　瘢痕的美容与整形

第一节　瘢痕的病因及发病机制

在美容与整形外科领域，瘢痕的病因及发病机制备受关注。瘢痕主要源于皮肤损伤后组织修复异常增生。当皮肤受到创伤，如手术、烧伤、外伤等，机体启动修复机制。瘢痕的形成通常伴随皮肤损伤和组织修复过程的异常增生。若该过程失调，成纤维细胞过度增殖、胶原蛋白合成与降解失衡，就会导致瘢痕形成，影响美观及局部功能。

一、瘢痕的病因

瘢痕的形成主要由于真皮层受损，皮肤在愈合过程中生成异常增生的纤维组织。

（一）外伤性损伤

外伤性损伤是瘢痕形成的常见原因之一。割伤、擦伤、穿刺伤等外伤会对皮肤和组织造成不同程度的损害。当皮肤受损时，身体会立即启动愈合反应。在这个过程中，血小板聚集形成血凝块，炎症细胞聚集以清除受损组织和细菌。随后，成纤维细胞开始增殖并合成胶原蛋白，以修复受损的组织。然而，如果愈合过程出现异常，如炎症反应过度、胶原蛋白合成过多或排列紊乱，就可能导致瘢痕的形成。

（二）手术创伤

手术切口在愈合过程中也有形成瘢痕的风险。特别是当切口张力较大时，皮肤组织受到的拉力会刺激成纤维细胞过度增殖，导致瘢痕增生。缝合不当也是一个重要因素，如缝合过紧或过松、使用不合适的缝线等都可能影响伤口的愈合。此外，术后感染会引发炎症反应，进一步加重瘢痕的形成。为了减少手术瘢痕的形成，医生应在手术中尽量减小切口张力、采用精细的缝合技术，并注意预防术后感染，同时患者也应遵循医嘱进行术后护理。

（三）烧伤和烫伤

热力烧伤、化学烧伤、放射性烧伤等严重损伤皮肤的情况会大幅增加瘢痕形成的风险。这些损伤不仅破坏了皮肤的表皮和真皮层，还可能损伤皮下组织和深部结构。在愈合过程中，由于损伤的严重程度，身体会启动强烈的修复反应。瘢痕通常较为厚重、硬化，这是因为大量的胶原蛋白沉积和纤维组织增生。此外，烧伤后的瘢痕还可能伴有瘙痒、疼痛等不适症状。

（四）感染

伤口或皮肤创面感染是导致瘢痕加重的重要因素之一。感染会引发炎症反应，释放多种炎症介质，刺激成纤维细胞增殖和胶原蛋白合成。炎症细胞的聚集也会导致组织损伤加重，延长愈合时间。在感染的情况下，伤口的愈合过程变得更加复杂，瘢痕形成的风险也相应增加。为了预防感染引起的瘢痕加重，应保持伤口清洁，合理使用抗生素，并注意个人卫生。

（五）炎症性皮肤病

痤疮、湿疹等慢性皮肤炎症也可能导致瘢痕的形成。这些炎症性皮肤病会破坏真皮层，激活免疫系统，引起炎症反应。在炎症的持续刺激下，纤维组织增生，胶原蛋白合成增加，从而留下不同程度的瘢痕。对于炎症性皮肤病患者，应积极治疗原发疾病，控制炎症，避免搔抓皮肤，以减少瘢痕的形成。同时，早期的干预和治疗可以改善瘢痕的外观和症状。

（六）异物反应

残留的异物（如金属、玻璃、植入物等）可能引起局部组织反应，促使瘢痕形成。当异物存在于组织中时，身体会试图将其包裹起来，引发炎症反应和纤维组织增生。这种异物反应会持续刺激周围组织，导致瘢痕的形成和发展。在处理伤口时，应仔细清除可能残留的异物，以减少瘢痕形成的风险。对于植入物引起的异物反应，应选择生物相容性好的材料。

二、瘢痕的发病机制

瘢痕的发病机制涉及多种生物过程，包括炎症反应、纤维增生和细胞外基质重塑等。

（一）炎症反应

1. 初始反应

当皮肤遭受损伤后，炎症反应迅速启动。炎症细胞中的中性粒细胞和巨噬细胞作为先锋部队，首先迁移至损伤部位。中性粒细胞具有强大的吞噬能力，能够快速清除坏死组织和异物，为后续的修复过程创造清洁的环境。巨噬细胞则在炎症反应中发挥着关键的调节作用，它们不仅参与清除坏死组织，还能释放多种生物活性物质，启动后续的免疫反应和修复过程。

2. 免疫反应

巨噬细胞等炎症细胞在损伤部位释放促炎性细胞因子，如肿瘤坏死因子（TNF-α）和白细胞介素（IL-1、IL-6）。这些细胞因子作为重要的信号分子，能够激活免疫系统，吸引更多的免疫细胞参与修复过程。同时，它们还能启动成纤维细胞和内皮细胞的增殖和分化，为瘢痕的形成提供基础。促炎性细胞因子的释放还能促进血管生成，为损伤部位提供充足的营养和氧气，加速组织修复。

3. 异常炎症

如果炎症反应持续时间过长或强度过大，就会刺激成纤维细胞的增殖和胶原过度分泌，导致瘢痕增生。持续的炎症会导致大量的炎症细胞聚集在损伤部位，释放更多的促炎性细胞因子和生长因子，进一步加剧成纤维细胞的活化和胶原合成。此外，异常炎症还可能导致免疫系统的失调，引发自身免疫反应，加重瘢痕的形成。

（二）成纤维细胞增生和胶原生成

1. 成纤维细胞增殖

在瘢痕形成过程中，成纤维细胞扮演着关键的角色。成纤维细胞不断增殖，并分泌大量胶原蛋白，主要是Ⅰ型和Ⅲ型胶原。成纤维细胞的增殖受到多种生长因子和细胞因子的调控，如转化生长因子-β（TGF-β）、血小板衍生生长因子（PDGF）等。这些生长因子能够刺激成纤维细胞的分裂和增殖，使其数量迅速增加。同时，成纤维细胞还能合成和分泌多种细胞外基质成分，如纤维连接蛋白、透明质酸等，为瘢痕组织的形成提供物质基础。

2. 胶原沉积失衡

在正常愈合过程中，胶原生成和降解处于平衡状态。然而，在瘢痕增生过程中，这种平衡被打破。成纤维细胞过度生成胶原，导致胶原纤维异常堆积。Ⅰ型胶原是瘢痕组织中的主要胶原类型，其含量的增加使瘢痕组织更加坚硬和致密。Ⅲ型胶原在早期瘢痕组织中含量较高，但随着时间的推移，其比例逐渐下降。

3. 细胞外基质过度沉积

除了胶原，成纤维细胞还会分泌纤维连接蛋白、透明质酸等细胞外基质成分。这些成分的过度沉积增加了瘢痕的硬度和厚度。纤维连接蛋白是一种重要的细胞外基质蛋白，它能够与胶原蛋白结合，增强瘢痕组织的稳定性。透明质酸是一种多糖，具有保湿和润滑作用，能够增加瘢痕组织的水分含量，使其更加柔软。然而，过度沉积的细胞外基质成分也可能导致瘢痕组织的收缩和变形，影响周围组织的正常功能。

（三）细胞外基质的重塑障碍

1. 基质金属蛋白酶（MMPs）作用减弱

在正常的组织修复过程中，基质金属蛋白酶（MMPs）起着关键的作用。MMPs能够降解多余的胶原和细胞外基质，维持组织的动态平衡。然而，在瘢痕形成过程中，MMPs的活性下降，导致胶原降解不足。这可能是多种因素引起的，如MMPs的表达减少、抑制剂的增加或MMPs的活性受到抑制。胶原降解不足使瘢痕组织中的胶原纤维持续积累，形成持久的瘢痕组织。此外，MMPs活性下降还可能影响其他细胞外基质成分的降解，进一步加重瘢痕的形成。

2. 抑制因子过多

金属蛋白酶组织抑制因子（TIMPs）是MMPs的天然抑制剂。在瘢痕形成过程中，TIMPs过度表达，进一步抑制了MMPs的活性。TIMPs的过度表达可能是炎症反应、生长因子的刺激或其他因素引起的。过度表达的TIMPs与MMPs结合，形成复合物，抑制MMPs的酶活性。这使胶原和细胞外基质的降解受到更大的限制，加剧了瘢痕的增生。此外，TIMPs还可能参与调节成纤维细胞的增殖和胶原合成，进一步促进瘢痕的形成。

（四）异常信号通路的激活

1. 转化生长因子-β（TGF-β）

TGF-β在瘢痕形成中起关键作用。在损伤部位，TGF-β的表达增加，过度激活的TGF-β信号会导致成纤维细胞大量增殖和胶原分泌。TGF-β通过与细胞表面的受体结合，激活下游的信号通路，如Smad信号通路。TGF-β还能调节其他细胞因子和生长因子的表达，进一步放大成纤维细胞的增殖和胶原合成反应。此外，TGF-β还可能参与调节炎症反应和细胞外基质的重塑，促进瘢痕的形成。

2. Smad信号通路

Smad信号通路与TGF-β相互作用，进一步放大成纤维细胞的增殖和胶原合成反应。当TGF-β与受体结合后，激活Smad蛋白，Smad蛋白进入细胞核，调节靶基因的表达。这些靶基因包括编码成纤维细胞增殖和胶原合成相关蛋白的基因。Smad信号通路的激活使成纤维细胞的增殖和胶原合成持续进行，导致瘢痕的持续性增生。此外，Smad信号通路还可能与其他信号通路相互作用，共同调节瘢痕的形成过程。

第二节　瘢痕的分类与诊断

瘢痕的分类与诊断在美容和整形外科中至关重要。不同类型的瘢痕具有不同的组织特征和外观表现，对患者的影响和治疗方法也有所不同。

一、瘢痕的分类

（一）增生性瘢痕

增生性瘢痕常出现在胸部、肩部、关节部位等容易受拉扯的区域。

1. 特征

增生性瘢痕通常在伤口愈合后的数周或数月内逐渐增厚，并表现为红肿突起。其特征性表现是瘢痕高出皮肤表面，边缘清晰，通常不延伸至原始伤口之外。此类瘢痕在触摸时会感到较硬，颜色可能呈现红色或深红色，且常伴有瘙痒感或轻微疼痛。增生性瘢痕主要局限于创面愈合的区域，瘢痕组织的增生虽然明显，但不会无限扩展至健康皮肤区域。

2. 原因

增生性瘢痕多发生于皮肤张力较大的区域，如胸部、肩膀及关节部位，这些部位的皮肤张力较大，导致伤口愈合时胶原纤维过度生成，进而形成突出的瘢痕组织。外伤、手术切口、烧伤等损伤后，若伤口感染或未得到适当处理，也容易形成增生性瘢痕。此外，频繁受到拉扯、压迫或摩擦的部位更容易引起胶原过度沉积，导致瘢痕增厚。

（二）瘢痕疙瘩

瘢痕疙瘩常见于耳垂、胸骨上区、肩膀和背部等部位。

1. 特征

瘢痕疙瘩是一种瘢痕增生的极端表现，常见于耳垂、胸骨上区、肩膀、背部等部位。其主要特征是瘢痕组织明显隆起于皮肤表面，通常颜色呈现红色或紫红色，具有光亮而坚硬的外观。瘢痕疙瘩的增长常突破原始创口的边界，向外扩展，形成超出原伤口范围的大面积硬结。患者通常会伴有瘙痒感甚至是刺痛感，且在不同温湿度下症状有所变化。瘢痕疙瘩是增生性瘢痕的特殊形式，但其增生程度更为严重，治疗难度也相对较大，且术后复发率高。

2. 原因

瘢痕疙瘩的发生多与遗传因素密切相关，表现为个体易感性，即某些人群在小创伤后（如耳洞、虫咬、轻微擦伤）也可能产生瘢痕疙瘩。色素沉着较多的皮肤（如黑色人种）更容易发生瘢痕疙瘩。受损皮肤在愈合过程中，胶原合成和降解不平衡，造成瘢痕组织过度增生和堆积。炎症反应的持久化可能导致瘢痕疙瘩的生长，因为这一过程并未受到正常愈合机制的有效调控。此外，局部压力、感染及持续的摩擦等也可加剧瘢痕疙瘩的增生程度。

（三）萎缩性瘢痕

面部是萎缩性瘢痕的常见区域，尤其是痤疮后遗留下的瘢痕。

1. 特征

萎缩性瘢痕常见于面部等部位，特别是痤疮、带状疱疹或水痘等皮肤疾病愈合后的遗

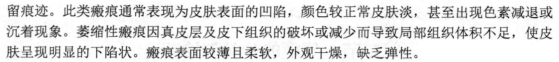

留痕迹。此类瘢痕通常表现为皮肤表面的凹陷，颜色较正常皮肤淡，甚至出现色素减退或沉着现象。萎缩性瘢痕因真皮层及皮下组织的破坏或减少而导致局部组织体积不足，使皮肤呈现明显的下陷状。瘢痕表面较薄且柔软，外观干燥，缺乏弹性。

2. 原因

萎缩性瘢痕多由皮肤感染、痤疮、病毒感染（如水痘）、烧伤或外科手术造成的深层真皮损伤引起。由于真皮层或皮下组织的破坏，伤口在愈合过程中不能填充足够的组织以支持皮肤恢复至正常厚度。此外，真皮层中胶原和弹性纤维的生成不足，导致局部组织塌陷。感染或炎症过程中产生的酶降解周围组织，进一步加剧了瘢痕的形成。

（四）挛缩性瘢痕

挛缩性瘢痕常见于关节处、颈部、手掌等容易活动的部位。

1. 特征

挛缩性瘢痕主要表现为瘢痕收缩，使周围皮肤变得紧绷，限制了受累部位的活动，特别是关节处、颈部、手掌等经常需要活动的部位。挛缩性瘢痕可能导致皮肤皱缩，严重者甚至影响关节功能，使关节无法正常伸展或弯曲。这种瘢痕常伴有皮肤弹性降低及局部血液循环受阻，随着瘢痕收缩，可能会牵拉正常皮肤及肌肉组织，进一步加剧活动受限的程度。

2. 原因

挛缩性瘢痕通常是因烧伤、大面积创伤或深层创面愈合过程中，胶原纤维异常增生并收缩。烧伤愈合过程中，皮肤失去了正常的胶原支撑结构，而新生组织的胶原纤维在收缩的同时，逐渐代替原有结构，形成瘢痕。这类瘢痕随着愈合过程发生纤维化，胶原排列不规则，且向周围皮肤牵拉。反复感染或处理不当的创面更容易发展为挛缩性瘢痕，导致功能障碍。

（五）色素性瘢痕

色素性瘢痕常见于面部、手臂等容易暴露的部位。

1. 特征

色素性瘢痕表现为瘢痕处的色素沉着或色素减退，与正常皮肤形成鲜明的对比。色素沉着的瘢痕通常呈深棕色或黑色，容易出现在暴露于阳光下的部位；而色素减退的瘢痕则表现为苍白色或淡粉色，常伴有皮肤的轻度萎缩。色素性瘢痕较少发生在躯干等遮盖区域，通常出现在面部、手臂等长期暴露于紫外线的区域。

2. 原因

色素性瘢痕的形成多因创伤后的色素细胞功能受损，导致色素分布异常或色素细胞活性增强。紫外线照射会刺激瘢痕处的黑素细胞，使色素沉着更加明显。此外，炎症反应引起色素细胞的损伤，造成色素减退。色素性瘢痕的形成机制复杂，与创伤后皮肤再生中的色素代谢变化密切相关。

二、瘢痕的诊断

瘢痕的诊断主要依据病史、临床检查及辅助检查，通过瘢痕的外观、病程及组织学特征判断瘢痕类型。

（一）病史询问

在瘢痕的诊断过程中，病史询问起着至关重要的作用。首先，了解瘢痕形成的时间对于判断瘢痕的发展阶段至关重要。明确瘢痕形成的原因，如外伤、手术、烧伤等，有助于确定潜在的致病因素。此外，关注瘢痕的进展情况，包括其大小、颜色、厚度等方面的变化，以及是否出现症状如瘙痒、疼痛等，能够为诊断提供重要线索。对于瘢痕疙瘩患者，了解家族史和遗传因素尤为重要。某些遗传因素可能增加个体患瘢痕疙瘩的风险。

（二）临床检查

1. 外观观察

外观观察是瘢痕临床检查的重要环节。仔细观察瘢痕的颜色可以提供关于瘢痕成熟度和炎症状态的信息。形状方面，不同类型的瘢痕具有特定的形态特点，如增生性瘢痕通常呈隆起状，而萎缩性瘢痕则为凹陷型。厚度反映了瘢痕的严重程度，较厚的瘢痕可能提示过度的组织增生。弹性的评估有助于判断瘢痕对周围组织的影响，弹性差的瘢痕可能限制周围组织的活动。观察瘢痕是否超出原伤口范围对于区分瘢痕疙瘩和其他类型瘢痕具有重要意义。

2. 触诊

触诊瘢痕组织可以提供关于其质地、硬度及周围组织弹性状况的重要信息。质地柔软的瘢痕可能处于较成熟的阶段，而质地坚硬的瘢痕则可能提示组织增生活跃。硬度的评估可以帮助判断瘢痕的类型，如增生性瘢痕通常较硬。此外，触摸周围组织的弹性状况可以了解瘢痕对周围正常组织的影响程度。

（三）组织学检查（必要时）

1. 皮肤活检

在疑似瘢痕疙瘩或其他特殊瘢痕类型时，皮肤活检是一种重要的诊断手段。通过皮肤活检，可以获取瘢痕组织的样本，进行组织学分析。在组织内，观察成纤维细胞的数量、形态和活性，胶原纤维的分布和增生情况，以及血管的数量和形态变化。这些信息对于确定瘢痕的类型、评估其活性和预测其发展趋势具有重要价值。

2. 显微镜观察

显微镜下，不同类型的瘢痕表现出不同的组织学特征。瘢痕疙瘩表现为大量胶原束的无序排列，这反映了其异常的组织增生和紊乱的结构。增生性瘢痕则呈现有序的胶原束增生，表明其组织增生虽然活跃，但仍具有一定的结构秩序。萎缩性瘢痕则为胶原减少、纤维结构稀疏，这与真皮和皮下组织的破坏导致皮肤局部塌陷的临床表现相符合。

（四）影像学检查

1. 超声

对于较厚或较硬的瘢痕，超声可以提供有价值的客观数据。超声能够测量瘢痕的厚度，评估其内部的回声强度，从而反映瘢痕的密度。这些数据有助于评估瘢痕的深度和扩展范围，为治疗方案的制订提供依据。此外，超声还可以观察瘢痕内部的血流情况，了解其血供状态，对于判断瘢痕的活性具有一定的参考价值。

2. CT 扫描或 MRI

在瘢痕影响到深层组织或关节时，CT 扫描或 MRI 等影像学检查可以提供更详细的信息。这些检查可以清晰地显示瘢痕对周围结构的影响，尤其是在挛缩性瘢痕位于关节部位的评估中具有重要作用。CT 扫描可以提供高分辨率的骨骼和软组织图像，帮助确定瘢痕与骨骼、关节的关系。MRI 则具有更好的软组织对比度，可以显示瘢痕对周围肌肉、神经等结构的压迫和侵犯情况，为制订手术或其他治疗方案提供重要的参考依据。

第三节　瘢痕的防治

在美容整形领域，瘢痕的防治是实现良好术后效果的关键因素之一。瘢痕的形成是身体在皮肤损伤后修复的自然过程，但如果修复过程异常，便会产生过度增生、凹陷、挛缩等瘢痕问题，影响美观和功能。采取预防措施和积极治疗是美容整形手术中控制瘢痕形成的关键。

一、瘢痕的预防措施

（一）术前准备

1. 评估瘢痕体质

在手术前，对患者进行瘢痕体质的评估至关重要。通过询问患者的家族史及个人瘢痕形成史，可以了解患者是否具有容易形成瘢痕疙瘩或增生性瘢痕的倾向。对于此类患者，在术后需要采取更为严格的防护措施。这是因为具有瘢痕体质的患者，其身体在创伤愈合过程中更容易出现过度的瘢痕增生反应。

2. 优化切口设计

切口设计是手术成功的关键之一。根据皮肤张力线（Langer 线）设计切口，可以最大程度地降低瘢痕增生的风险。Langer 线是皮肤自然的张力方向，沿着这些线进行切口，皮肤的张力较小，有利于伤口的愈合。选择张力最小的方向进行切口，可以减少对皮肤的牵拉，降低伤口的张力，从而减少瘢痕的形成。

（二）手术操作技术

1. 精细缝合

在手术过程中，精细缝合是减少瘢痕形成的重要环节。术中应尽量减少对组织的创伤，进行精细操作，避免不必要的拉扯和损伤。对于张力大的部位，使用逐层缝合技术可以有效地分散切口张力，降低瘢痕扩张的风险。逐层缝合可以使伤口的各层组织紧密贴合，减少死腔的形成，促进伤口的愈合。同时，选择合适的缝线和缝合方法也非常重要。细线、可吸收缝线及无张力缝合技术可以减少对组织的刺激，降低瘢痕形成的可能性。

2. 保持切口清洁

手术过程中的无菌操作对于减少术后感染至关重要。保持切口清洁可以降低术后感染的风险，而术中感染会显著增加瘢痕增生和异常的概率。在手术中，医生应严格遵守无菌操作规范，使用无菌器械和敷料，避免细菌污染伤口。同时，术后应及时更换敷料，保持伤口清洁、干燥。如果出现感染迹象，应及时进行抗感染治疗，以防止瘢痕的进一步恶化。

（三）术后护理

1. 避免创口张力

术后减少剧烈运动，尤其是涉及切口部位的活动，对于促进伤口平整愈合非常重要。

剧烈运动可能会对切口产生过多的拉力，导致伤口裂开或瘢痕增生。患者在术后应遵循医生的建议，避免过度活动，给予伤口足够的时间进行愈合。在休息时，可以采取适当的姿势，避免对切口造成压迫或牵拉。此外，患者还应注意避免搔抓伤口，以免引起感染和瘢痕增生。

2. 硅胶贴敷料

硅胶贴敷料是一种有效的预防瘢痕形成的方法。它能通过保持创口湿润、减少局部张力来抑制胶原过度增生，降低增生性瘢痕和瘢痕疙瘩的形成风险。硅胶贴敷料具有柔软、透气的特点，可以紧密贴合在伤口表面，提供一个湿润的环境，促进伤口的愈合。同时，它还可以减少伤口的张力，防止瘢痕的扩张。

3. 适度压迫疗法

对于张力较大的切口区域，可在伤口愈合后进行轻度加压，如使用弹力绷带。适度压迫疗法可以抑制瘢痕组织增生，尤其适合面部、胸部等部位的手术患者。压迫疗法通过对伤口施加一定的压力，可以减少局部的血液供应，抑制瘢痕组织的生长。同时，它还可以促进胶原蛋白的重塑，使瘢痕变得更加平坦和柔软。在使用压迫疗法时，应注意压力的大小和持续时间，避免过度压迫导致局部血液循环障碍。

二、瘢痕的治疗方法

若瘢痕已经形成或出现异常增生，可采取以下治疗方法进行修复和改善。

（一）药物治疗

1. 局部激素注射

在瘢痕治疗中，对于增生性瘢痕或瘢痕疙瘩，局部激素注射是一种常用的方法。糖皮质激素能够抑制成纤维细胞的增殖，减少胶原的合成，从而缓解瘢痕增生。通过将激素直接注射到瘢痕组织内，可以发挥局部作用，降低全身不良反应的风险。通常每 2～4 周进行一次注射，治疗过程中需要密切观察瘢痕的变化。随注射次数的增加，瘢痕逐渐变平，颜色也可能变浅。

2. 抗增生药物

5-氟尿嘧啶（5-FU）和博莱霉素等抗增生药物可与激素联合注射使用，以增强抗瘢痕增生的效果。这些药物能够干扰细胞的代谢过程，抑制成纤维细胞的活性。对于顽固性瘢痕疙瘩，联合治疗可以提高治疗的成功率。在使用过程中，需要根据患者的具体情况调整药物剂量和治疗方案。同时，应密切观察患者的不良反应，及时进行处理。

3. 硅凝胶和硅胶贴

外用硅凝胶或使用硅胶贴敷料是一种非侵入性的治疗方法。硅凝胶和硅胶贴可以在瘢痕表面形成一层保护膜，保持局部湿润，减少水分蒸发，从而促进瘢痕的软化和成熟。它们还可以减少增生性瘢痕的厚度和红肿，尤其对新生瘢痕效果显著。患者可以根据瘢痕的部位和大小选择合适的产品，并按照说明书正确使用。

（二）物理治疗

1. 激光治疗

激光治疗在瘢痕治疗中越来越受到关注。常用的有脉冲染料激光（PDL）和点阵激光。PDL 主要作用于新生血管，通过破坏瘢痕组织中的血管，减少瘢痕的充血状态，从而改善瘢痕的颜色和质地。点阵激光则可以刺激皮肤的再生和修复，促进胶原蛋白的重塑，使瘢痕变得更加平坦和柔软。激光治疗通常需要多次进行，每次治疗间隔一定时间。

2. 冷冻治疗

冷冻疗法利用液氮使瘢痕组织受冷坏死，逐步变平。这种治疗方法适用于增生性瘢痕疙瘩，尤其是那些对其他治疗方法无效的病例。冷冻疗法通常结合激素注射使用，以增强治疗效果。在治疗过程中，液氮的温度极低，可以迅速冻结瘢痕组织，导致细胞死亡。随后，坏死的组织会逐渐脱落，被新的组织所替代。

3. 放射治疗

对于复发性瘢痕疙瘩或增生性瘢痕，在手术切除后可使用低剂量放射治疗，如电子束。放射治疗可以抑制成纤维细胞的过度增生，降低复发率。通过照射瘢痕组织，放射线可以破坏细胞的 DNA，阻止细胞的分裂和增殖。然而，放射治疗也存在一定的风险，如皮肤色素沉着、放射性皮炎等。因此，在使用放射治疗时，需要严格控制剂量和照射范围。

（三）手术治疗

1. 瘢痕切除术

对于较大的瘢痕，可通过手术切除后重新缝合。瘢痕切除术是一种直接有效的治疗方法，可以去除瘢痕组织，改善外观和功能。在手术前，医生需要对瘢痕进行评估，确定切除的范围和方式。手术过程中，应尽量减少对周围正常组织的损伤，采用精细的缝合技术，以减少术后瘢痕的形成。术后结合药物和物理疗法，可以进一步降低复发的风险。患者需要遵循医生的建议进行术后护理，定期复查，以确保治疗效果。

2. 皮肤移植

对较大面积的挛缩性瘢痕或关节附近的瘢痕，可能需要切除瘢痕后进行皮肤移植。皮肤移植可以恢复正常的皮肤功能和美观，提高患者的生活质量。在进行皮肤移植前，需要选择合适的供皮区，并进行充分的准备。手术过程中，将健康的皮肤移植到瘢痕切除后的部位，然后进行固定和缝合。术后需要密切观察移植皮肤的成活情况，及时处理可能出现的并发症，如感染、排斥反应等。同时，患者需要进行康复训练，以恢复关节的活动功能。

第十六章　腹壁成形术

第一节　上腹壁成形术

上腹壁成形术是一种通过去除上腹部多余的皮肤和脂肪，修复肌肉组织的整形手术。通过手术去除这些多余组织并进行修复，能够成功塑造上腹部的平坦曲线，极大地改善腹部整体轮廓，特别适合上腹部皮肤松弛或脂肪堆积明显的患者。

一、手术流程

（一）麻醉

上腹壁成形术通常采用全身麻醉。全身麻醉能够有效地阻断神经系统的传导，确保手术过程中患者完全无痛感。在全身麻醉状态下，患者的身体处于深度放松状态，这对于手术的顺利进行至关重要。全身麻醉可以使患者在手术过程中保持安静和稳定，避免因疼痛或紧张而引起的身体移动，从而降低手术风险。

（二）切口设计

在进行上腹壁成形术时，切口设计是一个关键环节。医生会根据患者上腹部松弛及脂肪堆积的具体情况，精心设计切口。一般来说，切口会沿上腹部皮肤的下缘或皮肤褶皱处进行，这样可以最大程度地隐蔽切口位置，减少术后瘢痕的可见性。切口的设计需要考虑到手术的操作需求和患者的美观要求，既要保证能够充分去除多余的皮肤和脂肪，又要尽可能地使切口不明显。医生会在术前与患者充分沟通，制订个性化的切口设计方案。

（三）脂肪和皮肤去除

切开皮肤后，医生会根据腹部多余脂肪的堆积程度进行适量去除。这一过程需要谨慎操作，避免去除过多脂肪导致术后皮肤紧张。同时，医生会切除多余的皮肤，在保留必要弹性的情况下将上腹部皮肤向下拉紧。去除多余的脂肪和皮肤可以改善上腹部的轮廓，使腹部更加平坦紧致。在操作过程中，医生会注意保护周围的组织和血管，减少手术创伤和出血风险。术后，患者的上腹部外观将得到明显改善，同时也有助于提高患者的自信心和生活质量。

（四）肌肉修复

对于腹直肌分离的患者，医生会进行腹直肌的缝合修复。腹直肌分离是上腹部松弛的常见原因之一，通过缝合修复腹直肌，可以增强上腹壁的支撑力，帮助塑造平坦腹部。此步骤不仅能够改善腹部的外观，还能提高腹部的功能。在缝合修复过程中，医生会使用精细的缝合技术，确保缝合牢固且不会对周围组织造成损伤。术后，患者需要遵循医生的建议进行康复训练，以促进肌肉的恢复和增强腹部的稳定性。

（五）缝合和塑形

在完成脂肪和皮肤去除及肌肉修复后，医生会将皮肤向下牵拉，进行分层缝合切口。分层缝合可以有效地减少切口的张力，确保皮肤平整，促进伤口愈合。不同层次的缝合可以针对不同的组织进行固定，提高缝合的稳定性和效果。通过精细的缝合技术，可以使术后的切口更加美观，减少瘢痕的形成。同时，分层缝合也有助于加快伤口的愈合速度。

（六）引流管放置（视情况而定）

术后可能会根据情况放置引流管。引流管的作用是防止术后积液的形成，降低感染风险和减少肿胀情况的发生。引流管可以将手术部位的渗出液及时排出体外，保持手术区域的清洁和干燥。一般来说，引流管通常在术后 2～3 天移除。在放置引流管期间，患者需要注意保持引流管的通畅，避免扭曲或堵塞。同时，患者也需要密切观察引流液的颜色、量和性质，如有异常应及时告知医生。医生会根据患者的恢复情况决定何时移除引流管。

二、术后护理及并发症防治

（一）术后护理

1. 伤口护理

在上腹壁成形术后，伤口护理至关重要。保持切口清洁、干燥是预防感染的基础措施。患者应严格遵循医嘱，每天更换敷料，确保伤口处于无菌环境。医生会根据需要清理引流管，以保证排液通畅，防止积液积聚引发感染。同时，患者要避免用力压迫或摩擦切口，因为这可能导致伤口裂开或延迟愈合。在日常活动中，应小心保护切口，避免意外碰撞。通过精心的伤口护理，可以为伤口的顺利愈合创造良好条件，降低感染风险，促进术后恢复。

2. 弹力腹带使用

手术后佩戴弹力腹带具有多重作用。它可以有效减少术后肿胀，通过对手术部位施加适度压力，促进组织液回流。同时，弹力腹带还能支撑上腹部肌肉和皮肤，帮助塑造理想的腹部形态。一般建议佩戴 4～6 周，但具体时间应根据医生的建议进行调整。在佩戴过程中，患者要注意调整腹带的松紧度，以确保舒适且能发挥最佳效果。正确使用弹力腹带有助于加速术后恢复，提高手术效果的满意度。

3. 逐步恢复活动

术后初期，患者应避免剧烈运动和深度弯腰等动作，以免增加切口张力，影响伤口愈合。可在手术一周后逐步恢复轻微日常活动，如缓慢行走、轻度伸展等。随着恢复情况的改善，逐步增加活动量，但仍要避免过度劳累。通常在术后 4～6 周可以恢复正常活动。在恢复过程中，患者要密切关注身体的反应，如有不适及时调整活动强度。合理的活动安排有助于促进血液循环，加快身体恢复，但同时也要注意保护手术部位，避免再次受伤。

（二）并发症防治

1. 肿胀与淤血

术后肿胀和淤血是常见的反应。冰敷是缓解肿胀和淤血的有效方法之一，但要注意避免直接接触伤口，可使用纱布或毛巾包裹冰袋进行冰敷。使用弹力腹带也能起到一定的缓解作用，它可以减少组织液渗出，减轻肿胀。此外，限制过度活动可以降低血液循环压力，减少淤血的发生。通常，肿胀和淤血会在数周内逐渐消退。如果淤血严重或持久不退，患者应及时就医检查，以排除其他潜在问题。医生可能会根据具体情况采取进一步的治疗措施。

2. 感染

术后保持伤口清洁是防止感染的关键。患者应避免伤口沾水或接触不洁物，以免细菌侵入引发感染。按时更换敷料，确保伤口始终处于清洁状态。若切口处出现红肿、疼痛或渗液等感染迹象，应尽早就医。医生会对伤口进行检查，并根据情况决定是否使用抗生素治疗。严重感染可能需要进一步的处理，如切开引流等。通过严格的伤口护理和及时的治疗，可以有效控制感染，保障手术效果和患者的健康。

3. 瘢痕增生

术后初期可以使用硅胶贴、瘢痕软化膏等产品来减少瘢痕增生。这些产品可以保持伤口湿润，促进瘢痕的成熟和软化。对于瘢痕体质患者，可在术后注射激素预防增生性瘢痕的形成。同时，要避免切口处的剧烈按摩和日晒，因为剧烈按摩可能刺激瘢痕增生，日晒则可能导致色素沉着。患者应遵循医生的建议进行瘢痕护理，定期复查，以便及时发现并处理可能出现的问题。通过综合的瘢痕防治措施，可以最大程度地减少瘢痕对外观的影响。

第二节　下腹壁成形术

下腹壁成形术是一种针对下腹部的整形手术，主要通过去除下腹部松弛的皮肤和多余的脂肪组织，并对腹直肌进行适当的修复，以改善腹部形态、紧致下腹部曲线。该手术通常适用于下腹部皮肤松弛、脂肪堆积、产后腹直肌分离或大幅度减重后的患者。

一、手术流程

（一）麻醉

下腹部整形手术通常采用全身麻醉或椎管内麻醉。全身麻醉通过抑制中枢神经系统，使患者完全失去意识和感觉，确保手术过程中无痛感，极大地减少患者的不适感和恐惧心理。椎管内麻醉则是将局部麻醉药物注入椎管内，阻断脊神经的传导，使手术区域失去痛觉。选择合适的麻醉方式应综合考虑患者的身体状况、手术复杂程度等因素。良好的麻醉不仅能保证手术的顺利进行，还能为患者提供舒适的手术体验，降低手术风险。

（二）切口设计

切口通常设计在下腹部。通常在耻骨上方的下腹区域进行水平切开，这个位置相对隐蔽，便于在日常穿着中遮盖，从而减少术后瘢痕的显露。切口长度根据皮肤松弛范围而定，医生会在术前进行详细评估，以确定既能充分去除多余组织又能尽量减小切口长度的方案。精心设计的切口位置和长度有助于提高手术的美观效果，减少对患者心理的影响。同时，在手术过程中，医生会注意切口的精细处理，以降低瘢痕形成的风险。

（三）皮肤和脂肪去除

切开皮肤后，进行下腹部松弛皮肤和多余脂肪的去除是手术的关键步骤之一。医生会根据患者的具体情况，精细选择适量去除的范围和量。这需要对患者的腹部解剖结构有深入了解，以及丰富的手术经验。去除过多可能导致皮肤紧张过度，影响血液循环和愈合；去除过少则无法达到理想的紧致效果。在操作过程中，医生会运用精细的手术器械和技术，确保皮肤平整且适度紧致，为后续的缝合和塑形奠定基础。

（四）腹直肌修复（如有需要）

对于产后腹直肌分离的患者，腹直肌修复是重要的环节。医生会通过缝合将分离的腹直肌重新收紧，恢复其正常的解剖位置和功能。这不仅能使腹部更紧致，还有助于改善腹部线条，提升患者的身体形态和自信心。在进行腹直肌修复时，医生会采用合适的缝合材料和技术，确保缝合牢固且不会对周围组织造成损伤。术后，患者需要遵循医生的建议进行康复训练，以促进腹直肌的恢复和增强腹部的稳定性。

（五）分层缝合和塑形

去除多余组织后，将剩余的皮肤向下拉紧，进行分层缝合切口。分层缝合是一种精细的缝合技术，它将不同层次的组织分别缝合，确保皮肤平整，减小张力。这种缝合方式有助于减少瘢痕形成，因为它可以使伤口各层组织均匀受力，促进愈合。同时，分层缝合还能确保皮肤的平整愈合，提高手术的美观效果。在缝合过程中，医生会选择合适的缝线和缝合方法，以满足不同组织的愈合需求。

（六）引流管放置（根据需要）

若有术后积液风险，医生会在切口内放置引流管。术后积液可能导致感染、延迟愈合等并发症，放置引流管可以有效地排出可能产生的积液，降低感染风险。引流管通常在术后 2～3 天后视情况移除，医生会根据引流液的量、颜色和性质等因素来决定移除的时间。在引流管放置期间，患者需要注意保持引流管的通畅，避免扭曲或堵塞，同时密切观察引流液的变化，如有异常应及时告知医生。

二、术后护理及并发症防治

（一）术后护理

1. 伤口管理

下腹部整形术后，伤口管理至关重要。保持切口清洁、干燥是预防感染的基础措施。定期更换敷料，能确保伤口处于无菌环境，促进愈合。按照医生指示清理引流管，可有效防止积液积聚引发感染。在切口愈合前，应避免挤压和摩擦切口，以免破坏伤口的愈合进程。保持适当的休息姿势，避免张力过大，可降低切口裂开的风险。例如，避免长时间弯腰或侧卧压迫切口。患者需严格遵循医嘱，精心护理伤口，为顺利康复创造良好条件。

2. 弹性腹带

佩戴弹性腹带在术后具有重要作用。它能帮助固定腹部形态，使腹部在恢复过程中保持良好的轮廓。同时，支撑腹部肌肉，减轻肌肉的负担，有助于恢复肌肉的张力。此外，还能减少术后肿胀，通过对手术部位施加适度压力，促进组织液回流。弹力腹带的佩戴时间通常为 4～6 周，但具体时间可根据医生的建议调整。患者应正确佩戴腹带，确保其发挥最佳效果，以加速术后恢复，提高手术效果的满意度。

3. 活动与运动恢复

术后早期应避免剧烈活动。剧烈活动可能对下腹部切口产生过大压力，影响伤口愈合。尤其是弯腰、下蹲等动作，应严格避免。术后 1 周内可以进行轻微活动，如缓慢行走、上肢的轻度伸展等。4～6 周后，可逐步恢复正常运动，但应遵循循序渐进的原则。随着身体的恢复逐渐增加运动强度和时间，避免过度疲劳。合理的活动与运动恢复计划有助于促进血液循环，加快身体康复，但同时要注意保护手术部位，防止再次受伤。

（二）并发症防治

1. 感染

术后保持切口干燥、清洁是预防感染的关键。患者应避免伤口沾水或接触不洁物，按时更换敷料。若切口出现红肿、流脓等感染迹象，应尽早就医。医生会对伤口进行检查，评估感染的严重程度。严重感染可能需要使用抗生素进行治疗，以控制炎症。若有积液形成，可能需要进行引流，避免感染进一步扩散。及时的诊断和治疗可以有效控制感染，保障手术效果和患者的健康。

2. 瘢痕增生

术后切口可使用硅胶贴、瘢痕膏等产品预防增生性瘢痕。这些产品可以保持伤口湿润，促进瘢痕的成熟和软化。对于瘢痕体质患者，可能需要使用激素注射以减少增生性瘢痕的形成。激素可以抑制成纤维细胞的增殖，减少胶原的合成。此外，日晒可能加重瘢痕色素沉着，建议避免直接日晒。患者应遵循医生的建议进行瘢痕护理，定期复查，以便及时发现并处理可能出现的问题。

3. 感觉异常

由于手术中神经纤维受损，患者可能出现短暂的下腹部麻木或感觉异常。这是常见的术后现象，通常会在术后几个月内逐渐恢复。神经的修复需要时间，在此期间，患者可能会感到不同程度的不适。但如果感觉异常持续不缓解或加重，应及时就医。医生会进行详细的检查，评估神经损伤的程度，并采取相应的治疗措施。患者应保持耐心，等待神经的恢复，同时避免对手术部位进行过度刺激。

下腹壁成形术是有效改善下腹部形态的手术，通过切除松弛皮肤、去除多余脂肪及修复腹直肌，帮助患者重塑腹部曲线。科学的手术流程、细致的术后护理及有效的并发症防治措施，是确保手术效果和减少术后不良反应的关键。

第三节　全腹壁成形术

全腹壁成形术是一种整形手术，通过去除腹部多余的皮肤和脂肪，收紧腹部肌肉，以改善腹部整体轮廓。此手术针对上下腹部均有松弛皮肤和脂肪堆积的情况，尤其适合因妊娠或体重波动而导致腹壁松弛的患者。该手术有助于塑造平坦而紧致的腹部，并且能够恢复腹壁肌肉的紧张度。

一、手术流程

（一）麻醉

在进行相关手术时，通常采用全身麻醉。全身麻醉能够有效地抑制中枢神经系统，使患者进入无意识状态，从而确保患者在手术过程中的舒适性。通过全身麻醉，患者对手术过程没有感知，避免了因手术操作带来的疼痛和不适。同时，全身麻醉也为手术提供了安全保障，使患者的身体处于放松状态，减少了手术过程中的应激反应。医生会根据患者的具体情况，精确控制麻醉药物的剂量和使用时间，确保麻醉的效果和安全性。

（二）切口设计与切开

手术切口通常位于耻骨上方、盆骨两侧，横向切开。这种切口位置的选择具有一定的合理性，一方面可以在术后被内衣或泳衣遮盖，减少对外观的影响；另一方面，横向切口符合皮肤的张力线，有利于伤口的愈合。若有需要，医生也可能会在肚脐周围设计额外的切口，以更好地暴露手术区域，进行精细的操作。在切开过程中，医生会采用精细的手术器械和技术，确保切口的整齐和准确，为后续的手术步骤奠定基础。

（三）皮肤和脂肪分离

从切口位置向上分离皮肤和脂肪组织是手术的重要环节之一。分离过程需要小心谨慎，逐步进行，直到接近肋骨下缘，充分暴露出腹直肌和腹壁结构。这个过程可以调整腹部皮肤的张力，为术后的紧致效果创造条件。通过分离皮肤和脂肪组织，医生可以更好地评估腹部的情况，确定需要去除的多余组织的量，以及进行腹直肌的修复和收紧。分离过程中，医生会注意保护周围的血管和神经组织，减少手术创伤。

（四）腹直肌收紧

如果腹直肌分离或松弛明显，进行腹直肌缝合是必要的步骤。医生会通过精细的缝合技术，将腹直肌拉紧，恢复肌肉结构的紧致度。此步骤对于提升腹部轮廓的紧致度至关重要，能够有效地改善腰腹线条。腹直肌的收紧不仅可以提高身体的美观度，还可以增强腹部的支撑力，改善身体的功能。在缝合过程中，医生会选择合适的缝合材料和方法，确保缝合的牢固性和稳定性。

（五）皮肤重塑与切除

将多余的皮肤向下牵拉，去除松弛的皮肤和脂肪，是塑造平滑腹部外形的关键步骤。在去除多余组织的过程中，医生会根据患者的具体情况，精确地确定切除的范围和量，以确保术后的腹部外形自然美观。同时，肚脐位置会重新定位，使其在自然的解剖位置，以保持身体的整体协调性。

（六）分层缝合和引流管放置

分层缝合切口是为了避免张力过大，促进伤口的愈合。不同层次的组织需要采用不同的缝合方法和材料，以确保缝合的牢固性和稳定性。通常在切口内放置引流管，以排除积液，降低术后肿胀和感染风险。引流管可以有效地将手术部位的渗出液排出体外，保持手术区域的清洁和干燥。引流管一般在术后 2 ～ 3 天视恢复情况移除。

二、术后护理及并发症防治

（一）术后护理

1. 伤口管理与引流管护理

术后伤口管理至关重要。切口应始终保持清洁、干燥，这有助于防止细菌滋生，降低感染风险。患者需严格遵医嘱定期更换敷料，确保伤口处于无菌环境，促进愈合。对于有引流管的患者，确保引流通畅是关键。引流管可排出手术部位的渗出液，防止积液堆积引发感染。在引流管留置期间，患者应注意避免引流管扭曲、受压或脱落。引流管移除后，仍需密切观察切口有无渗液，如有异常应及时告知医生，以便采取相应的处理措施。

2. 腹部支撑与弹性衣物

术后佩戴弹性腹带或支撑衣物具有重要意义。它能帮助固定腹壁形状，使腹部在恢复过程中保持良好的轮廓。同时，减少术后肿胀，通过对手术部位施加适度压力，促进组织液回流。此外，还能支撑腹壁肌肉，减轻肌肉的负担，有助于术后恢复。佩戴时间通常为 4 ～ 6 周，但具体情况应根据恢复进度进行调整。患者应正确佩戴弹性衣物，确保其发挥最佳效果，以加速术后恢复，提高手术效果的满意度。

3. 恢复运动

术后一周后可逐步恢复轻度活动，如步行。步行有助于促进血液循环，加快身体恢复。但应避免弯腰、抬重物等用力的腹部动作，这些动作可能会导致切口裂开或腹部肌肉过度拉伸，影响伤口愈合。术后 4 ～ 6 周可逐渐恢复日常运动，但应视恢复情况循序渐进增加运动量。在恢复运动过程中，患者应密切关注身体的反应，如有不适及时调整运动强度。合理的运动恢复计划有助于促进身体康复，但同时要注意保护手术部位，防止再次受伤。

（二）并发症防治

1. 感染防治

术后感染是一种潜在的并发症，应采取积极措施加以预防。确保切口和引流管处的清洁是降低感染风险的关键。患者应避免伤口沾水或接触不洁物，按时更换敷料。若出现红肿、渗液、发热等症状，应立即就医。医生会对伤口进行检查，评估感染的严重程度。对于高风险患者，可按医嘱使用抗生素预防感染。抗生素可以有效地抑制细菌生长，降低感染的发生概率。及时的诊断和治疗可以有效控制感染，保障手术效果和患者的健康。

2. 积液防治

引流管可降低术后积液的风险。术后应定期检查引流管是否通畅，确保引流效果。如果引流管堵塞，应及时处理，避免积液堆积。积液较多的患者可能需要穿刺抽吸，以排出积液。若出现术后切口鼓胀，需复诊进行进一步治疗。医生会根据具体情况采取相应的措施，如再次放置引流管或进行手术处理。及时发现和处理积液问题，可以避免感染等并发症的发生，促进伤口愈合。

3. 瘢痕增生防护

对瘢痕体质或有增生风险的患者，应采取措施预防增生性瘢痕形成。术后可使用硅胶贴、瘢痕软化膏等产品。这些产品可以保持伤口湿润，促进瘢痕的成熟和软化。必要时，医生可能会注射糖皮质激素，以抑制瘢痕过度增生。糖皮质激素可以抑制成纤维细胞的增殖，减少胶原的合成。患者应遵循医生的建议进行瘢痕护理，定期复查，以便及时发现并处理可能出现的问题。通过综合的瘢痕防治措施，可以最大程度地减少瘢痕对外观的影响。

第十七章　医疗美容治疗技术

第一节　磨削

磨削是一种医疗美容治疗技术，通过机械手段去除皮肤表层的角质、死皮和部分真皮层，以改善皮肤质地、色素不均及瘢痕等问题。磨削术主要用于治疗痤疮瘢痕、手术瘢痕、细纹和色素沉着等面部瑕疵。这种技术通过去除表层皮肤，促进新生皮肤细胞的生成，能够使肌肤更加平滑、细嫩。

一、常见类型

（一）机械磨削

机械磨削是一种较为传统的皮肤磨削方法。该方法采用微细的金属砂轮或钻石磨头，在高转速的作用下对皮肤表层进行物理性打磨。通过这种方式，可以去除角质层和部分真皮层，从而改善皮肤的外观。机械磨削的效果通常较为显著，能够有效地去除皮肤表面的瑕疵和不规则部分。然而，这种方法也存在一定的创伤性。由于是物理性打磨，可能会对皮肤造成较大的刺激和损伤，术后需要较长时间的恢复。

（二）化学磨削

化学磨削是利用化学剥脱剂来溶解表皮层，实现光滑肌肤的效果。常见的化学剥脱剂有水杨酸、果酸等。这些剥脱剂能够渗透到皮肤表层，破坏角质细胞之间的连接，促使老化的角质层脱落。化学磨削相对创伤较小，但其对皮肤敏感度要求较高。不同的化学剥脱剂具有不同的浓度和作用强度，医生需要根据患者的皮肤类型和问题选择合适的剥脱剂。在进行化学磨削前，患者需要进行皮肤测试，以确定是否对剥脱剂过敏。

（三）激光磨削

激光磨削是一种利用激光技术进行皮肤表层去除的方法。常见的激光有 CO_2 激光、铒激光等。激光磨削具有高度的可控性，医生可以根据患者的皮肤状况和需求，精确调整激光的参数，以达到最佳的治疗效果。与传统的磨削方法相比，激光磨削损伤较小，能够更精准地去除皮肤表层的瑕疵，同时刺激真皮层的胶原再生。激光磨削术后恢复较快，患者的不适感相对较少。然而，激光磨削也需要专业的医生进行操作，以确保治疗的安全性和有效性。

（四）微晶磨削

微晶磨削是通过喷射微小晶体对皮肤进行表层打磨的方法。这些微小晶体通常由氧化铝或二氧化硅等材料制成，能够轻柔地去除老化角质。微晶磨削创伤小、恢复快，适合轻度的皮肤修复需求。在微晶磨削过程中，晶体颗粒的大小和喷射压力可以根据患者的皮肤状况进行调整。微晶磨削不会对皮肤造成明显的损伤，术后患者可以立即恢复正常生活。

二、操作流程

（一）术前准备

1. 皮肤清洁

在进行皮肤磨削手术前，对手术区域进行彻底清洁至关重要。清洁可以有效去除皮肤表面的污垢、油脂和细菌，降低手术过程中细菌感染的风险。通常会使用专业的皮肤清洁剂进行清洁，确保皮肤表面达到最佳的清洁状态。此外，清洁过程还可以帮助医生更好地观察患者的皮肤状况，为手术方案的制订提供准确的依据。

2. 局部麻醉

局部麻醉的选择取决于磨削深度。对于浅表性磨削，由于对皮肤的损伤较小，一般不需要进行麻醉，患者通常可以忍受轻微的不适。然而，深层磨削可能会引起较为明显的疼痛，因此通常会使用局部麻醉。局部麻醉可以有效地减轻患者的不适，使手术过程更加顺利。医生会根据患者的具体情况选择合适的麻醉方式和药物剂量，确保麻醉的效果和安全性。

3. 面部定位

医生会根据患者的皮肤问题仔细标记应磨削的区域。这一过程需要医生具备丰富的经验和专业知识，准确判断皮肤问题的范围和程度。通过面部定位，可以确保磨削操作的准确性和针对性，避免对正常皮肤造成不必要的损伤。在标记过程中，医生会与患者进行充分的沟通，了解患者的需求和期望，共同制订最佳的手术方案。

（二）磨削操作

在磨削操作过程中，医生会使用机械设备在皮肤表面进行打磨，逐层去除皮肤表层。常见的设备包括金属砂轮、激光设备或微晶仪器等。不同的设备具有不同的特点和适用范围，医生会根据患者的具体情况选择最合适的设备。在打磨过程中，医生会密切观察皮肤的变化，实时调整打磨的深度和力度。控制打磨深度是关键，过浅的磨削可能无法达到预期的效果，而过度磨削则可能损伤真皮层，导致出血、感染和瘢痕形成等并发症。

（三）术后护理

1. 冷敷

术后可进行冷敷以减轻红肿和不适感。冷敷可以收缩血管，减少局部的血液渗出和组织水肿，从而缓解红肿症状。同时，冷敷还可以降低神经末梢的敏感性，减轻疼痛和不适感。通常会使用冰袋或冷敷敷料进行冷敷，每次冷敷时间不宜过长，以免对皮肤造成冻伤。在冷敷过程中，患者应注意保持冷敷物品的清洁，避免感染。

2. 保持清洁

术后皮肤较为敏感，需要保持清洁，避免感染。患者应遵循医生的建议，使用温和的清洁剂进行皮肤清洁，避免使用刺激性的护肤品或化妆品。清洁时要轻柔，避免用力擦拭皮肤，以免损伤新生的皮肤组织。同时，患者应注意保持伤口的干燥，避免沾水，以免引起感染。如果伤口出现渗液或红肿等异常情况，应及时就医，进行处理。

3. 防晒

磨削后皮肤对阳光非常敏感，应避免紫外线照射。紫外线会刺激皮肤产生黑色素，导致色素沉着，影响手术效果。患者应使用高效防晒霜，选择具有高防晒指数的产品，并在外出时及时补涂。此外，患者还应避免在阳光强烈的时段外出，如必须外出，应采取遮阳措施，如戴帽子、打伞等。防晒措施应持续至皮肤完全恢复正常，一般需要数月时间。

三、效果和注意事项

（一）术后效果

1. 皮肤质地改善

皮肤磨削术后，老化角质被去除，这使皮肤的光滑度显著提升。老化角质的堆积会使皮肤显得粗糙不平，去除后能让皮肤表面更加细腻。新露出的皮肤层更加健康，具有更好的光泽度和弹性。通过磨削手术，皮肤的质地得到了实质性的改善，不仅在外观上更加美观，而且触感也更加光滑柔软。

2. 细纹和瘢痕减轻

细纹和浅表瘢痕在皮肤磨削术后能得到有效改善。磨削过程中，浅表的皮肤瑕疵被逐渐去除，使肤质更加均匀。对于因年龄增长、日晒或其他因素引起的细纹，磨削可以刺激皮肤的再生机制，促进胶原蛋白的产生，从而使细纹得到填充和平滑。对于浅表瘢痕，磨削可以去除瘢痕组织，促进新的皮肤生长，使瘢痕逐渐淡化。

3. 色素沉着淡化

经过多次磨削治疗后，色斑、老年斑等色素沉着会明显减淡。色素沉着通常是由于皮肤中的黑色素过度沉积引起的，磨削可以去除含有色素沉着的表层皮肤，刺激皮肤的新陈代谢，促进黑色素的分解和排出。随着治疗次数的增加，色素沉着会逐渐减轻，皮肤的颜色也会变得更加均匀。这种效果对于改善皮肤外观和提升患者的整体形象具有重要意义。

（二）注意事项

1. 术后恢复期

术后皮肤会出现红肿、轻微出血等反应，这是正常的生理现象。1～2周红肿会逐渐消退，新的皮肤开始覆盖手术区域。然而，完全恢复需要3～6周的时间。术后1～3个月，应尽量避免日晒，因为紫外线会刺激皮肤产生黑色素，增加色素沉着的风险。可以使用遮阳伞、帽子等物理防晒措施，同时也可以涂抹防晒霜进行防护。

2. 避开过度磨削

多次治疗应在医生的建议下间隔进行，避免皮肤反复损伤导致色素沉着或瘢痕。过度磨削会对皮肤造成过度的刺激，破坏皮肤的正常结构和功能。皮肤需要时间来恢复和再生，过于频繁的磨削可能会导致皮肤无法及时修复，从而出现色素沉着、瘢痕等并发症。医生会根据患者的皮肤状况和治疗需求，制订合理的治疗计划，确保治疗的安全和有效。

3. 术后日常护理

使用温和的护肤品，避免刺激性成分，有助于加速愈合。术后皮肤较为敏感，需要特别的护理。选择温和、无刺激性的护肤品可以减少对皮肤的刺激，保持皮肤的水分和营养。同时，避免使用含有酒精、香料等刺激性成分的产品，以免引起皮肤过敏或炎症。保持皮肤水分也非常重要，可以使用保湿霜、面膜等产品进行保湿。

磨削术在医疗美容治疗中是一项高效的皮肤表层治疗技术，可显著改善皮肤质地、减轻瘢痕和细纹。科学的手术流程和细致的术后护理是确保磨削术效果和安全的关键。通过正确的治疗方案和护理措施，患者通常可以获得光滑、均匀、年轻化的皮肤效果。

第二节 射频

射频（RF）是一种非侵入性医疗美容治疗技术，利用射频能量穿透皮肤加热真皮层及皮下组织，刺激胶原蛋白和弹性蛋白的新生和重组，从而达到紧肤、提升、淡化皱纹和改善肤质的效果。射频技术被广泛应用于皮肤抗衰、身体塑形、皮肤松弛等问题的治疗，具有高效、安全、恢复期短的特点。

一、常见类型

（一）单极射频

单极射频具有较高的能量输出。其强大的能量能够穿透至皮下深层组织，对脂肪细胞和胶原蛋白产生作用。在身体塑形方面，单极射频可以促进脂肪分解，通过加热脂肪组织，使其代谢加快，达到减少脂肪堆积的效果。单极射频常用于身体大面积的塑形及面部较为严重的松弛问题的改善，对皮肤的深层结构进行重塑。

（二）双极射频

双极射频的能量相对较为集中，主要作用在真皮层和浅表皮下组织。在面部除皱和紧致方面表现出色，通过温和地加热皮肤组织，刺激胶原蛋白的产生，从而减少皱纹，提升肌肤紧致度。由于其能量较为温和，特别适合肌肤较薄或敏感的部位，降低了对皮肤的刺激风险。双极射频在面部美容中广泛应用，能有效改善肌肤的质地和弹性。

（三）多极射频

多极射频巧妙地结合了单极和双极射频的优点。其能量分布均匀，能够在较大的治疗范围内对皮肤进行全面的作用。在面部和颈部的抗衰治疗中，多极射频可以同时针对不同层次的皮肤组织，有效改善皮肤松弛和细纹。它通过多个电极的协同作用，使能量更加均匀地分布在治疗区域，减少了能量集中可能带来的不适。

（四）分段射频

分段射频技术具有独特的治疗方式。它能够在真皮层形成热损伤点，通过精确控制能量的输出，对皮肤微小区域进行加热，从而促进胶原重建。这种技术的优势在于同时保留了部分未受影响的皮肤区域，使皮肤能够更快地进行修复过程。在治疗细纹、毛孔粗大、痤疮瘢痕等问题时，分段射频可以针对性地刺激受损区域的胶原蛋白再生，改善皮肤的外观。

（五）微针射频

微针射频将射频和微针技术完美结合。通过微针将射频能量直接作用于真皮层，能够深入解决痤疮瘢痕、毛孔粗大、皱纹等深层皮肤问题。微针的作用可以打开皮肤的微小通道，使射频能量更好地传递到目标组织。这种治疗方式对深层皮肤问题具有显著的效果，能够刺激胶原蛋白的生成，促进皮肤的修复和再生。

二、操作流程

（一）术前准备

1. 面部清洁

在进行射频治疗前，彻底清洁治疗区域的皮肤至关重要。通过使用温和的洁面产品，仔细去除皮肤表面的污垢、油脂和化妆品残留，确保皮肤干净无油脂。干净的皮肤表面有利于射频能量的均匀传导，提高治疗效果。同时，清洁过程还可以降低细菌感染的风险，为后续的治疗创造良好的皮肤环境。患者在术前应按照医生的指示进行面部清洁。

2. 涂抹冷凝胶

在治疗部位涂抹冷凝胶是射频治疗的重要准备步骤之一。冷凝胶具有增加射频能量传导的作用，能够使射频能量更有效地传递到皮肤深层组织。同时，冷凝胶还能起到保护皮肤的作用，减少射频能量对皮肤表面的直接刺激。冷凝胶的涂抹应均匀覆盖治疗区域，厚度适中，以确保其发挥最佳的作用。医生会根据患者的皮肤状况和治疗需求，选择合适的冷凝胶。

3. 局部麻醉（视情况而定）

对于微针射频等较深层治疗，局部麻醉可以有效减少患者的不适。局部麻醉可以通过涂抹麻醉药膏或注射麻醉药物的方式进行。在决定是否进行局部麻醉时，医生会综合考虑患者的疼痛耐受程度、治疗的深度和范围等因素。如果患者对疼痛较为敏感，或者治疗区域较大、深度较深，局部麻醉可以提高患者的舒适度，使治疗过程更加顺利。

（二）射频操作

1. 设定参数

医生根据患者的皮肤类型和治疗需求，仔细调整射频仪器的能量、深度和温度等参数。不同的皮肤类型对射频能量的反应不同。例如，干性皮肤可能需要较低的能量和温度，而油性皮肤则可能需要较高的能量和温度。治疗需求也会影响参数的设定。例如，面部紧致塑形可能需要较高的能量和深度，而皮肤保湿则可能需要较低的能量和温度。

2. 分层治疗

射频设备在治疗区域进行均匀滑动，分层处理每个部位，以确保能量均匀分布。分层治疗可以针对不同层次的皮肤组织进行精准的治疗，提高治疗效果。例如，对于面部抗衰治疗，可以分别对真皮层、皮下组织等进行分层处理，刺激胶原蛋白的再生和重组，改善皮肤松弛和皱纹。医生会根据患者的皮肤状况和治疗需求，调整射频设备的滑动速度和力度。

（三）术后护理

1. 冰敷

术后可进行冷敷以减轻皮肤轻微红肿、热感等反应。冷敷可以收缩血管，减少局部的血液渗出和组织水肿，从而缓解红肿症状。同时，冷敷还可以降低神经末梢的敏感性，减轻热感和疼痛。通常会使用冰袋或冷敷敷料进行冷敷，每次冷敷时间不宜过长，以免对皮肤造成冻伤。在冷敷过程中，患者应注意保持冷敷物品的清洁，避免感染。

2. 保湿和防晒

术后皮肤较为敏感，应保持保湿并使用高倍防晒产品，避免紫外线照射。保湿可以帮助皮肤恢复水分，增强皮肤的屏障功能，减少外界刺激对皮肤的影响。防晒则是术后护理的关键，紫外线会刺激皮肤产生黑色素，导致色素沉着，影响治疗效果。防晒措施应持续至皮肤完全恢复正常，一般需要数周甚至数月的时间。

3. 避免刺激性护肤品

术后应避免使用刺激性护肤品，以免加重皮肤炎症反应。刺激性护肤品可能含有酒精、香料、防腐剂等成分，会对敏感的皮肤造成刺激，延缓皮肤的恢复。患者应选择温和、无刺激性的护肤品，如不含香料、酒精的洁面产品、保湿乳液等。在使用新的护肤品之前，患者可以先在局部皮肤进行试用，观察是否有变态反应。

三、效果和注意事项

（一）治疗效果

1. 即时效果

射频治疗后，皮肤紧致度会有即刻提升。这主要是由于射频能量作用于皮肤组织时，引起了局部的热效应，使皮肤组织瞬间收缩。部分患者可在 1～2 周看到皮肤更加紧致的初步效果，这是因为治疗后皮肤的应激反应和早期的修复过程开始发挥作用。这种即时效果虽然明显，但通常只是射频治疗效果的一个开端。

2. 长期效果

射频刺激胶原蛋白再生的过程通常需要数周至数个月。在这个过程中，射频能量激发了皮肤深层的细胞活性，促使胶原蛋白的合成和重组。最终效果在 2～6 个月后逐步显现，包括改善皮肤弹性、淡化皱纹和紧致轮廓。新生成的胶原蛋白逐渐填充皮肤组织，使皮肤更加饱满、光滑，皱纹也随之减少。同时，皮肤的紧致度进一步提高，轮廓更加清晰。

3. 持续时间

射频的效果可维持数月至一年。这取决于多种因素，如患者的年龄、皮肤状况、生活方式及治疗的参数和次数等。为了保持良好的效果，建议根据个人需求和皮肤状态，定期复诊以巩固效果。定期复诊可以让医生评估皮肤的变化，及时调整治疗方案，确保射频治疗的持续有效性。同时，患者也可以在复诊过程中获得专业的皮肤护理建议。

（二）注意事项

1. 定期疗程

多数情况下，射频应进行 2～6 次治疗，间隔 2～4 周。这是因为射频治疗的效果是逐渐累积的，每次治疗都会进一步刺激胶原蛋白的生成和皮肤的修复。通过定期的疗程，可以逐步增强效果，实现更加显著的皮肤改善。在进行多个疗程的治疗时，患者应严格按照医生的建议进行，确保治疗的安全和有效性。

2. 避免过度治疗

射频能量过高或过度频繁治疗可能导致皮肤过热，增加色素沉着和瘢痕形成风险。过高的射频能量会对皮肤造成过度的刺激，破坏皮肤的正常结构和功能。过度频繁的治疗则会使皮肤没有足够的时间进行恢复，增加并发症的发生概率。因此，应严格遵循医生的建议，根据个人的皮肤状况和治疗需求，合理选择射频治疗的参数和次数。

第三节　注射治疗

注射治疗是一类非手术性的医疗美容技术，通过将特定药物、填充物或活性物质注射到皮肤或皮下组织，以实现除皱、面部塑形、补水保湿等多种美化效果。常见的注射治疗包括肉毒素注射、玻尿酸填充、自体脂肪注射、胶原蛋白注射和水光针等。

一、常见类型

(一)肉毒素注射

1. 适应证

肉毒素注射主要用于面部动态皱纹的改善，如鱼尾纹、眉间纹、额头纹等。这些动态皱纹是面部表情肌频繁收缩导致的，肉毒素通过阻断神经与肌肉之间的信号传导，使相应肌肉暂时性松弛，从而有效减轻动态皱纹。

此外，肉毒素还可用于瘦脸，尤其是针对咬肌肥大导致的面部轮廓不和谐。对于咬肌肥大患者，注射肉毒素可以减少咬肌体积，达到瘦脸效果。

2. 效果维持

肉毒素注射的效果通常可维持 3 ～ 6 个月，具体维持时间因个体差异而有所不同。由于肉毒素的作用会随时间减弱，肌肉逐渐恢复活动性，注射部位的皱纹或肌肉肥大现象可能再次显现，因此应定期注射以维持效果。长期注射肉毒素可有效延缓动态皱纹的形成，使肌肤平滑紧致。此外，注射后避免过度按摩或热敷注射部位，以防肉毒素扩散至周围组织。

(二)玻尿酸填充

1. 适应证

玻尿酸是一种天然的保湿因子，广泛用于医学美容填充治疗。玻尿酸注射主要适用于面部凹陷部位的填充，如泪沟、苹果肌等部位，帮助增加皮肤体积，使面部更显饱满。玻尿酸还可用于唇部丰盈、鼻梁和下巴的塑形等部位，起到精细化面部轮廓的作用。此外，玻尿酸具有极佳的补水功能，适合皮肤干燥缺水、表皮细纹明显的人群。

2. 效果维持

玻尿酸的效果维持时间通常为 6 ～ 12 个月，主要取决于个体代谢速度和填充部位的活动频率。由于玻尿酸本身可被人体逐渐吸收，效果会随时间减弱，因此需要定期补充以保持持久效果。对于面部填充和塑形需求较高的人群，通常建议每 6 ～ 12 个月进行一次注射，以维持饱满度。此外，选择高分子玻尿酸或交联度较高的玻尿酸产品，有助于延长效果维持时间。

(三)自体脂肪注射

1. 适应证

自体脂肪注射是从患者自身的其他部位（如腹部、大腿等）提取脂肪，经净化处理后再注射到所需要部位。该方法适用于面部填充（如苹果肌、太阳穴、泪沟等部位），丰唇、丰下巴、丰胸等部位的体积增加，甚至可以用于手部填充和生殖器增大等整形需求。由于自体脂肪来源于患者本身，几乎不会引起排异反应，因此是一种安全性较高的填充方式。

2. 效果维持

自体脂肪注射的效果取决于脂肪细胞在注射部位的存活情况。存活的脂肪细胞可以长久维持填充效果，但因部分脂肪可能被人体吸收，一般需要多次注射以达到理想效果。通常在首次注射后 3 ～ 6 个月会有部分脂肪被吸收，若需要稳定效果，建议在半年后进行第二次注射。对于大面积填充需求的患者，可能需要 2 ～ 3 次注射。

（四）胶原蛋白注射

1. 适应证

胶原蛋白注射主要用于浅表皱纹的填充、面部凹陷部位的体积增加及皮肤松弛的改善。注射胶原蛋白后，能迅速补充皮肤真皮层的胶原成分，填补皱纹和凹陷，使皮肤变得饱满有弹性，适合额头纹、眼周细纹等浅层皱纹的填充。胶原蛋白还可以帮助增加皮肤厚度和紧致度，对于轻微面部松弛和皮肤缺乏弹性的患者具有较好的改善作用。

2. 效果维持

胶原蛋白注射的维持时间通常在 3 ～ 9 个月，受个体代谢、胶原吸收速度及注射部位等因素影响。由于胶原蛋白逐渐被机体吸收，填充效果会随时间逐渐减弱，因此需要定期补充以保持理想的紧致效果。对于浅表皱纹或轻度凹陷，通常建议每 3 ～ 6 个月进行一次注射。长期注射胶原蛋白可促进皮肤中的胶原合成，延缓衰老过程，使皮肤表面更平滑。

（五）水光针

1. 适应证

水光针通过多针微注射，将小分子玻尿酸、维生素、抗氧化剂等活性物质直接注入真皮层，达到皮肤补水、保湿和改善肤质的效果。水光针特别适合全脸保湿、亮肤、细纹淡化、毛孔收缩等需求，适用于皮肤干燥、暗沉、缺乏弹性的患者。水光针可使皮肤获得更为持久的深层补水效果，显著改善皮肤的干燥问题，并增加皮肤的光泽度和细腻度。

2. 效果维持

水光针的效果通常可维持 3 ～ 6 个月，具体效果维持时间因人而异。由于注射的小分子玻尿酸和其他活性成分会被逐渐吸收，建议按疗程进行多次注射，以达到更好的效果。一般来说，初次疗程建议每月注射一次，连续 3 次，以改善皮肤的整体水润度和质感。在效果显现后，可根据需求每 3 ～ 6 个月进行一次补充，以保持肌肤的饱满光泽。

二、操作流程

（一）术前准备

1. 面部清洁

在进行注射美容手术前，面部清洁是至关重要的环节。彻底清洁注射部位，能够有效去除皮肤表面的污垢、油脂及化妆品残留。这不仅有助于降低感染的风险，还能为注射操作提供清晰的视野，确保注射的准确性。清洁过程通常使用温和的洁面产品，以避免对皮肤造成过度刺激。清洁后，医生会对注射部位进行进一步的检查，确保其符合注射的要求。

2. 局部麻醉（视情况而定）

对于较深层注射或敏感部位，局部麻醉可以有效减轻患者的不适。局部麻醉的方式有多种，如涂抹麻醉药膏、注射局部麻醉药物等。在决定是否进行局部麻醉时，医生会综合考虑患者的疼痛耐受程度、注射的深度和部位等因素。如果患者对疼痛较为敏感，或者注射部位较为敏感，局部麻醉可以提高患者的舒适度，使手术过程更加顺利。

（二）注射操作

使用细针将填充物或药物注射到皮肤特定层次是注射美容的关键步骤。医生会根据患者的具体情况和治疗需求，选择合适的填充物或药物，并控制注射的深度和剂量。注射的深度和剂量需要精确把握，以保证效果自然。在注射过程中，医生会根据部位和需要调整角度，逐步注射，确保注射材料均匀分布。这样可以使填充物或药物在皮肤组织中发挥最佳的作用，同时降低不均匀分布带来的风险。

（三）术后护理

1. 冷敷

术后可进行冷敷以减少红肿、淤青，缓解局部不适。冷敷可以收缩血管，减少局部的血液渗出和组织水肿，从而减轻红肿和淤青的程度。同时，冷敷还可以降低神经末梢的敏感性，缓解局部的疼痛和不适。冷敷通常使用冰袋或冷敷敷料，每次冷敷时间不宜过长，以免对皮肤造成冻伤。在冷敷过程中，患者应注意保持冷敷物品的清洁，避免感染。

2. 避免触摸或揉搓

术后避免触摸、按摩注射部位，以防注射物质移位。触摸或按摩注射部位可能会导致填充物或药物的移位，影响治疗效果。此外，还可能增加感染的风险。患者在术后应保持注射部位的清洁和干燥，避免用力触摸或揉搓。如果需要清洁注射部位，应使用温和的洁面产品，并轻轻擦拭。在恢复期间，患者还应避免剧烈运动和面部表情过于丰富，以免影响恢复。

3. 防晒

术后避免阳光直射，涂抹防晒霜以防色素沉着。术后皮肤较为敏感，阳光中的紫外线可能会对皮肤造成伤害，导致色素沉着。因此，患者应避免阳光直射，尤其是在术后的初期。如果需要外出，应使用遮阳伞、帽子等物理防晒措施，并涂抹防晒霜。防晒霜应选择具有高防晒指数的产品，并定期补涂。在防晒同时，患者还应注意使用温和的保湿产品，促进皮肤恢复。

三、效果和注意事项

（一）术后效果

对于玻尿酸、自体脂肪等填充类注射，效果立即可见。这些填充物能够迅速增加皮肤的体积，使皮肤呈现出饱满、紧致的状态。注射后，皮肤的凹陷部位得到填充，轮廓更加立体，皱纹也得到了明显的改善。肉毒素通常在 1 ～ 2 周显现效果。随着时间的推移，肉毒素的作用逐渐增强，皱纹会变得越来越不明显。水光针和胶原蛋白则在 1 个月后逐渐改善肤质。长期效果的显现需要一定的时间，患者需要耐心等待，并按照医生的建议进行术后护理。

（二）注意事项

1. 术后避免高温

在注射美容手术后，患者应避免接触高温环境，如桑拿、热水浴等。高温会加速注射物的代谢，降低其效果的持久性。此外，高温还可能引起皮肤的红肿加重，影响术后的恢复。这是因为高温会使血管扩张，增加局部的血液循环，从而导致注射部位的肿胀和疼痛加剧。同时，患者还应避免使用过热的毛巾擦拭注射部位，以免刺激皮肤。

2. 避免剧烈运动

术后数天内，患者应避免剧烈运动，防止局部出血或淤青加重。剧烈运动可能会导致血压升高，增加注射部位的出血风险。此外，剧烈运动还可能使注射物移位，影响治疗效果。患者在术后应保持休息，避免过度劳累和剧烈运动。如果需要进行运动，应选择轻度的运动方式，如散步、做瑜伽等。同时，患者还应注意避免碰撞注射部位，以免引起疼痛和肿胀。

注射治疗是医疗美容中快速、安全、效果显著的非手术美容方式，适用于多种皮肤问题和面部塑形需求。规范的注射流程、科学的术后护理及个性化的治疗方案是确保效果和安全的关键。通过定期维护，注射治疗可以帮助患者保持年轻、健康和自然的美丽外观。

第四节　激光

激光是一种高效、精准的医疗美容技术，通过特定波长的光束作用于皮肤组织，实现嫩肤、去斑、祛痘、祛皱等多种美容效果。激光治疗的原理基于光热作用，通过选择性地破坏病变组织而不损伤周围正常皮肤，达到美容和治疗的双重目的。

一、常见类型

（一）点阵激光

1. 特点

点阵激光是一种先进的皮肤治疗技术，其独特的激光束以网状排列的微小点形式精准作用于皮肤。这种特殊的作用方式使能量能够在特定深度发挥作用，能够有效地刺激胶原蛋白的生成。这是因为点阵激光在皮肤中制造出微小的热损伤区域，触发了皮肤自身的修复机制。这种机制促使胶原蛋白的合成与重组，为皮肤的修复和再生提供了有力支持。

2. 适应证

（1）去除细纹：皮肤细纹的产生主要是由于皮肤胶原蛋白的流失及弹性纤维的减少。点阵激光通过在皮肤表面形成微小的热损伤点，刺激皮肤深层的胶原蛋白再生，从而填充细纹处的皮肤组织，使皮肤恢复平滑紧致。

（2）痘坑修复：痘坑是痤疮炎症后皮肤组织受损的结果。痤疮在发展过程中，会破坏皮肤的胶原蛋白和弹性纤维，导致皮肤凹陷。点阵激光能促进受损皮肤的再生，通过刺激胶原蛋白的合成和细胞的增殖，逐渐填平痘坑，改善皮肤外观。此外，点阵激光还可以减少痘坑周围的色素沉着，使皮肤更加均匀。

（3）毛孔粗大改善：毛孔粗大是许多人面临的皮肤问题之一。点阵激光可以收缩毛孔周围的皮肤组织，使其更加紧致。这是因为点阵激光能够刺激皮肤中的胶原蛋白和弹性纤维的再生，增强皮肤的支撑力，从而降低毛孔的明显程度。同时，点阵激光还可以去除毛孔中的污垢和角质，保持毛孔的通畅，进一步改善毛孔粗大的问题。

（二）调 Q 激光

1. 特点

调 Q 激光以高能短脉冲的形式作用于皮肤。这种短脉冲激光能够在极短的时间内释放出高能量，通过光机械效应有效地分解皮肤内的色素颗粒。当激光照射到皮肤时，色素颗粒吸收激光能量，瞬间产生强烈的热膨胀和爆破，从而被分解成更小的颗粒。这种精确的作用方式能够最大限度地减少对周围正常组织的损伤，同时高效地解决色素性问题。

2. 适应证

（1）黄褐斑治疗：黄褐斑是一种常见的色素沉着性皮肤病，其发病机制复杂，与遗传、内分泌、紫外线照射等多种因素有关。调 Q 激光针对黄褐斑中的色素颗粒进行精确打击，通过选择性光热作用，破坏色素颗粒，使其逐渐被人体代谢排出。同时，调 Q 激光还可以调节皮肤的色素代谢，减少色素的生成，从而逐渐淡化色斑，改善皮肤色泽。

（2）雀斑去除：雀斑通常由遗传和日晒等因素共同作用产生。雀斑中的色素颗粒分布在皮肤的表皮层，调 Q 激光能有效去除雀斑中的色素，使皮肤恢复光滑细腻。调 Q 激光的高能短脉冲可以精确地破坏雀斑中的色素颗粒，而对周围正常皮肤组织的损伤极小。同时，调 Q 激光还可以刺激皮肤的胶原蛋白再生，增强皮肤的弹性和光泽。

（3）黑痣消除：黑痣是由痣细胞组成的良性肿瘤。调 Q 激光可以精确地破坏痣细胞，达到去除黑痣的目的。对于不同类型的黑痣，调 Q 激光可以根据其大小、深度和颜色等特点，调整激光的参数，实现个性化的治疗。同时，调 Q 激光还可以减少黑痣去除后的瘢痕形成，提高治疗的安全性和美观性。

（三）二氧化碳（CO_2）激光

1. 特点

二氧化碳（CO_2）激光具有能量集中的显著特点。其能够精确地去除皮肤表层组织，作用深度较深，这使它对组织的破坏性相对较强。CO_2 激光的波长能够被皮肤中的水分高度吸收，从而产生强烈的热效应。当激光照射到皮肤时，皮肤组织中的水分迅速吸收激光能量，导致局部温度升高，使组织汽化和凝固。

2. 适应证

（1）瘢痕和瘢痕修复：对于瘢痕，CO_2 激光能够去除受损的皮肤组织，刺激胶原蛋白的生成，促进伤口的愈合和组织的再生。瘢痕的形成是由于皮肤组织在损伤后过度修复的结果，CO_2 激光可以精确地去除瘢痕组织，减少其厚度和硬度。同时，CO_2 激光还可以刺激皮肤深层的胶原蛋白再生，填充瘢痕处的凹陷，使皮肤更加平滑。

（2）色素沉着改善：色素沉着是由于皮肤中的黑色素细胞过度活跃，产生过多的黑色素所致。CO_2 激光可以破坏皮肤中的色素颗粒，使其分解成更小的颗粒，通过人体的免疫系统逐渐排出体外。CO_2 激光还可以调节皮肤的色素代谢，减少黑色素的生成，改善皮肤色泽。

（四）脉冲染料激光

1. 特点

脉冲染料激光的特点在于其特定波长的激光能够被血管中的血红蛋白高度吸收。当激光照射到皮肤时，特定波长的激光能量被血管中的血红蛋白选择性地吸收，从而产生热效应。这种热效应能够选择性地破坏异常血管，而对周围正常组织的损伤极小。这使脉冲染料激光成为治疗血管性皮肤问题的理想选择。

2. 适应证

（1）红血丝治疗：红血丝是由于皮肤表面的毛细血管扩张引起的。这些扩张的毛细血管通常位于皮肤的浅层，容易受到外界因素的刺激而变得更加明显。脉冲染料激光能够精确地破坏这些异常扩张的血管，使皮肤恢复正常的外观。同时，脉冲染料激光还可以促进皮肤的血液循环，增强皮肤的代谢功能，减少红血丝的复发。

（2）血管瘤处理：对于浅表型血管瘤，脉冲染料激光可以有效地治疗，减少其体积和颜色。血管瘤是一种常见的良性肿瘤，通常由血管内皮细胞异常增殖形成。脉冲染料激光可以通过选择性光热作用，破坏血管瘤中的血管内皮细胞，使其逐渐萎缩和消退。同时，脉冲染料激光还可以调节血管瘤周围的血液循环，减少血管瘤的营养供应，促进其愈合。

二、操作流程

（一）术前准备

1. 皮肤清洁

在进行激光治疗前，彻底清洁治疗区域的皮肤是至关重要的步骤。通过使用专业的清洁产品，仔细去除皮肤表面的污垢、油脂，以及可能存在的化妆品残留，确保皮肤处于干净的状态，无油脂残留。清洁后的皮肤能够更好地接受激光治疗，提高治疗的效果和安全性。同时，清洁过程也有助于医生准确评估皮肤状况，为后续的治疗方案制订提供准确的依据。

2. 涂抹表面麻醉剂（视情况而定）

对于较深层或敏感部位的激光治疗，使用表面麻醉剂可以有效减轻患者的不适。表面麻醉剂通过在皮肤表面形成一层麻醉膜，阻断神经传导，从而降低治疗过程中的疼痛感。医生会根据患者的具体情况和治疗部位的敏感度，决定是否使用表面麻醉剂及使用的剂量和时间。在涂抹表面麻醉剂后，患者需要等待一定时间，让麻醉剂充分发挥作用。

（二）激光操作

1. 调节参数

医生根据患者的皮肤状况和治疗目的，精心设置激光的波长、能量和脉宽等参数。不同的皮肤问题需要不同的激光参数组合。例如，对于色素性皮肤问题，可能需要选择特定波长的激光来针对色素颗粒进行分解；而对于皮肤紧致和皱纹去除，则需要调整能量和脉宽以达到刺激胶原蛋白生成的效果。

2. 分段治疗

在激光治疗过程中，使用激光设备在治疗区域均匀滑动，分区域逐层处理是确保治疗均匀的关键步骤。这种分段治疗的方法可以使激光能量更加均匀地分布在治疗区域，避免局部过度治疗或治疗不足的情况发生。医生会根据治疗部位的大小和形状，合理划分治疗区域，逐一对每个区域进行精确的激光照射。

（三）术后护理

1. 冰敷

激光治疗后，皮肤通常会出现轻微红肿的现象，冰敷是缓解这种不适的有效方法。冰敷可以收缩血管，减少局部的血液渗出和组织水肿，从而减轻红肿症状。同时，冰敷还可以降低神经末梢的敏感性，缓解疼痛和不适。患者可以使用冰袋或冷敷敷料进行冰敷，每次冰敷时间不宜过长，以免对皮肤造成冻伤。

2. 涂抹修复产品

使用温和的修复霜可以帮助加速愈合，减轻皮肤不适。激光治疗后，皮肤处于较为敏感的状态，需要使用专门的修复产品来促进皮肤的修复和再生。修复霜通常含有多种营养成分和保湿因子，能够为皮肤提供所需要的水分和营养，加速皮肤的愈合过程。患者应选择温和、无刺激性的修复产品，并按照医生的指示正确使用。

3. 避免刺激

术后 1～2 周内，患者应避免使用含酒精、酸类成分的护肤品，以防刺激皮肤。这些成分可能会对激光治疗后的皮肤造成进一步的刺激，延缓皮肤的恢复过程。在术后恢复期间，患者应选择温和、无刺激性的护肤品，避免使用含有刺激性成分的化妆品和护肤品。同时，患者还应注意避免日晒、热水洗脸等可能刺激皮肤的行为，保持皮肤的清洁和干燥。

三、效果和注意事项

（一）治疗效果

1. 色素淡化

在接受激光治疗后，皮肤表面的色素沉着会逐渐淡化，进而使肤色更加均匀。这是因为激光能够针对皮肤中的色素颗粒进行精准作用。通过特定波长的激光能量被色素颗粒吸收，产生热效应，使色素颗粒分解或被破坏。随着人体的新陈代谢，这些被分解的色素逐渐被排出体外。在这个过程中，皮肤的色素分布得到调整，原本暗沉、不均匀的肤色得以改善。

2. 细纹减少

激光治疗具有刺激胶原蛋白生成的作用，从而能逐渐减少细纹和皱纹。随着年龄增长和外部环境影响，皮肤中的胶原蛋白逐渐流失，弹性减弱，导致细纹和皱纹的出现。激光治疗通过在皮肤中产生微小的热损伤区域，触发皮肤的自我修复机制，促使胶原蛋白的合成与重组。新生成的胶原蛋白填充在皮肤的细纹和皱纹处，使皮肤更加饱满紧致。

3. 毛孔收缩

激光治疗可以有效收缩毛孔。毛孔粗大通常是皮肤油脂分泌过多、皮肤老化等原因导致。激光能够作用于毛孔周围的皮肤组织，刺激胶原蛋白和弹性纤维的再生，增强皮肤的支撑力和紧致度。同时，激光还可以调节皮肤的油脂分泌，减少毛孔堵塞的情况。经过激光治疗后，毛孔周围的皮肤变得更加紧致，毛孔的直径逐渐缩小，皮肤的细腻度得到提升。

（二）注意事项

1. 避免日晒

在激光治疗后，皮肤会变得较为敏感。此时，应避免紫外线照射，以防色素沉着。紫外线是导致皮肤色素沉着的重要因素之一。治疗后的皮肤对紫外线的抵抗力减弱，更容易受到其伤害。当皮肤暴露在紫外线下时，会刺激黑色素细胞产生更多的黑色素，从而加重色素沉着的问题。因此，患者在治疗后应尽量避免在阳光强烈的时候外出。

2. 慎用刺激性护肤品

术后 1～2 周应避免使用含酸类、酒精等成分的护肤品。这些刺激性成分可能会对治疗后的皮肤造成进一步的刺激，延缓皮肤的恢复过程。酸类成分可能会破坏皮肤的屏障功能，使皮肤更加敏感。酒精则具有挥发性，会使皮肤干燥，加重皮肤的不适。在术后恢复期间，应选择温和、无刺激性的护肤品，以促进皮肤的修复和再生。

3. 按疗程治疗

大多数激光治疗需要多次疗程，间隔 4～6 周，以巩固和维持效果。不同的皮肤问题和个体差异需要不同的治疗次数和疗程。每次激光治疗后，皮肤会逐渐发生变化，但可能需要多次治疗才能达到最佳效果。间隔 4～6 周进行下一次治疗，可以给皮肤足够的时间进行恢复和调整。通过按疗程治疗，可以巩固和维持激光治疗的效果，使皮肤保持良好的状态。

第五节　强冲脉光

强脉冲光（IPL）是一种非激光类的光学美容技术，通过广谱光源作用于皮肤，利用不同波长的光子被皮肤中的特定色素或血红蛋白吸收，达到去斑、嫩肤、改善肤色及祛除血管病变的美容效果。IPL 技术被广泛用于皮肤美白、抗衰、改善皮肤质地等治疗中，因其安全、有效、无创的特点，受到广泛欢迎。

一、操作流程

（一）术前准备

1. 面部清洁

在进行强脉冲光（IPL）治疗前，进行彻底的面部清洁至关重要。通过使用专业的洁面产品，仔细去除皮肤表面的油脂、污垢及可能残留的化妆品。清洁后的皮肤表面无杂质干扰，能更好地接受后续的治疗。油脂和化妆品残留可能会影响光的传导效果，甚至可能在治疗过程中引发不良反应。患者在术前应严格按照医生的指示进行面部清洁。

2. 涂抹冷凝胶

在治疗区域均匀涂抹冷凝胶是 IPL 治疗的重要准备步骤之一。冷凝胶具有双重作用，一方面可以增加光的传导效果，使强脉冲光能够更有效地穿透皮肤，到达目标组织。另一方面，冷凝胶能够保护皮肤免受过多热量刺激。在治疗过程中，强脉冲光会产生一定的热量，冷凝胶可以起到隔热和散热的作用，降低皮肤受损的风险。

3. 佩戴防护眼镜

医生和患者在 IPL 治疗过程中需要佩戴防护眼镜，这是为了防止强光损伤眼睛。强脉冲光具有较高的能量和亮度，直接照射眼睛可能会对视网膜造成严重的伤害。防护眼镜能够有效地阻挡强脉冲光的直射，保护眼睛的安全。

（二）IPL 操作

1. 设置光参数

医生根据患者的皮肤状况和治疗需求，精心调整 IPL 设备的波长、脉宽和能量。不同的皮肤问题需要不同的光参数组合。例如，对于色素沉着问题，可能需要选择特定波长的光来针对色素颗粒进行分解；而对于血管性问题，则需要调整波长和能量以达到破坏异常血管的目的。脉宽的设置也非常关键，它决定了光的作用时间和强度。

2. 均匀照射

将 IPL 设备的光头均匀地滑动在治疗区域，分区进行，是确保光子均匀作用于皮肤的关键步骤。这种均匀照射的方法可以使光能量更加均匀地分布在治疗区域，避免局部过度治疗或治疗不足的情况发生。医生会根据治疗部位的大小和形状，合理划分治疗区域，逐一对每个区域进行精确的光照。在照射过程中，医生会密切观察皮肤的反应，根据实际情况调整光参数和治疗进度，确保治疗的效果和安全性。

（三）术后护理

1. 冷敷

治疗后，皮肤可能出现轻微红肿，冷敷是缓解这种不适的有效方法。冷敷可以收缩血管，减少局部的血液渗出和组织水肿，从而减轻红肿症状。同时，冷敷还可以降低神经末梢的敏感性，缓解疼痛和不适。患者可以使用冰袋或冷敷敷料进行冷敷，每次冷敷时间不宜过长，以免对皮肤造成冻伤。在冷敷过程中，患者应注意保持冷敷物品的清洁，避免感染。

2. 保湿和防晒

术后应使用高效防晒产品，防止紫外线造成色素沉着。强脉冲光治疗后，皮肤对紫外线的敏感性增加，容易受到紫外线的伤害。紫外线会刺激黑色素细胞产生更多的黑色素，导致色素沉着。因此，患者在术后应使用高倍数的防晒产品，如防晒霜、遮阳帽、太阳镜等，避免阳光直射。同时，患者还应注意避免在阳光强烈的时候外出，减少紫外线的暴露时间。

二、效果和注意事项

（一）治疗效果

1. 色素淡化

IPL（强脉冲光）治疗通过特定波长的光作用于皮肤，对色素沉着问题产生显著效果。对于雀斑、晒斑等常见的色素问题，IPL能够精准地针对色素区域进行治疗。随着人体的新陈代谢，被分解的色素逐渐被排出体外，使皮肤的色素分布更加均匀，肤色更加明亮。同时，IPL还可以调节皮肤的色素代谢机制，减少色素的生成，进一步巩固色素淡化的效果。

2. 红血丝减少

IPL对扩张的血管具有独特的治疗作用。当IPL作用于扩张的血管时，特定波长的光被血管中的血红蛋白吸收，产生热效应，使血管凝固、萎缩。红血丝、毛细血管扩张等症状会明显改善，皮肤恢复正常的外观。

3. 肤质提升

IPL治疗能够刺激胶原蛋白的再生，从而提升皮肤的弹性和紧致度。当IPL照射到皮肤时，会产生微小的热损伤区域，触发皮肤的自我修复机制，促使胶原蛋白的合成与重组。新生成的胶原蛋白填充在皮肤的细纹和皱纹处，使皮肤更加饱满紧致。此外，IPL还可以促进皮肤的新陈代谢，去除老化角质细胞，改善皮肤的质地。

（二）注意事项

1. 按疗程治疗

多数皮肤问题需要多次IPL治疗才能达到稳定的效果。这是因为皮肤的修复和改善是一个渐进的过程，一次治疗可能无法完全解决问题。医生会根据患者的具体皮肤状况和治疗需求，制订个性化的治疗方案，建议按照医生的建议进行完整疗程。每个疗程通常包括多次治疗，间隔一定的时间。在治疗过程中，皮肤会逐渐发生变化，色素沉着、红血丝等问题会逐渐减轻，肤质也会不断提升。

2. 避免刺激性护理

术后应避免使用可能刺激皮肤的护肤品，如去角质产品、酸类、酒精类等。这些护肤品可能会对治疗后的皮肤造成进一步的刺激，延缓皮肤的恢复过程。在术后恢复期间，应选择温和、无刺激性的护肤品，以促进皮肤的修复和再生。同时，患者还应注意避免使用过热的水洗脸、用力搓揉皮肤等不良习惯，以免加重皮肤的损伤。

第四篇
皮肤美容

第十八章 血管相关皮肤病

第一节 鲜红斑痣

鲜红斑痣，俗称"葡萄酒色斑"，是一种先天性毛细血管扩张性皮肤疾病，通常呈现为红色或紫红色斑块，因其形似葡萄酒洒在皮肤上而得名。鲜红斑痣多见于面部和颈部，随年龄增长，颜色会逐渐加深，并可能出现皮肤增厚、瘤样增生等变化。由于鲜红斑痣常影响美观，患者多希望通过医疗美容手段进行治疗改善。

一、治疗方法

鲜红斑痣的治疗以激光治疗为主，通常需要多次治疗才能取得理想效果。

（一）脉冲染料激光（PDL）

1. 适应证

脉冲染料激光在鲜红斑痣的治疗中具有重要地位。鲜红斑痣是一种常见的先天性血管畸形，脉冲染料激光因其特定波长的激光能被血管中的血红蛋白高度吸收，成为治疗浅表性鲜红斑痣的首选方法。对于面部等部位的早期红色斑块，其效果尤为显著。面部皮肤较为敏感，脉冲染料激光能够在保证治疗效果的同时，最大限度地减少对周围正常组织的损伤。

2. 效果

脉冲染料激光对鲜红斑痣的治疗效果明显。通过选择性地破坏病变血管，可使鲜红斑痣的颜色逐渐淡化。一般来说，需 3 ～ 6 次治疗，每次治疗间隔一定时间，以让皮肤有足够的时间进行恢复和调整。在治疗过程中，激光能量被血红蛋白吸收，产生热效应，使病变血管凝固、萎缩。部分患者经过治疗后，可达 80% 以上的色素减淡，皮肤外观得到显著改善。

（二）Nd 激光

1. 适应证

Nd 激光在鲜红斑痣的治疗中适用于颜色较深、面积较大的情况。当鲜红斑痣的颜色较深时，普通的浅表激光可能难以达到理想的治疗效果。此时，Nd 激光的高能量和较深的穿透能力就显示出优势。对于浅表激光效果不佳的患者，尤其是那些大面积的鲜红斑痣，Nd 激光能够有效地减淡色斑。由于其作用范围较广，对于大面积的鲜红斑痣也能进行较为全面的治疗。

2. 效果

Nd 激光能有效减淡鲜红斑痣的色斑。然而，由于其作用较深，在治疗时需要注意能量控制。如果能量过高，可能会对周围正常组织造成损伤，引起疼痛、红肿、瘢痕等不良反应。因此，医生在使用 Nd 激光治疗鲜红斑痣时，需要根据患者的具体情况，精确调整激光的能量参数。通过合理的能量控制，Nd 激光可以在有效减淡色斑的同时，最大限度地减少并发症的发生。

（三）CO_2 激光

1. 适应证

CO_2 激光主要用于鲜红斑痣长期存在后出现的皮肤增生和肥厚的情况。当鲜红斑痣长期未得到有效治疗时，可能会导致皮肤组织增厚、增生，形成瘤样变。此时，CO_2 激光的作用就凸显出来。它能够精确地去除增厚的皮肤组织，改善皮肤表面的外观。对于伴有增生、瘤样变的鲜红斑痣患者，CO_2 激光是一种有效的治疗手段。

2. 效果

CO_2 激光可以改善鲜红斑痣患者的皮肤表面外观。通过去除增厚的皮肤组织，使皮肤更加平滑。但如前所述，它对鲜红斑痣的颜色改善效果相对较弱。因此，在实际治疗中，通常与其他激光配合使用，以达到更好的治疗效果。例如，可以先使用脉冲染料激光或 Nd 激光淡化鲜红斑痣的颜色，再使用 CO_2 激光去除增厚的皮肤组织。

二、治疗流程

（一）术前准备

1. 评估皮肤状况

在进行鲜红斑痣的激光治疗前，医生进行详细的皮肤状况评估至关重要。医生会通过专业的检测设备和临床经验，仔细观察鲜红斑痣的大小、颜色、深度等特征。评估鲜红斑痣的大小可以确定治疗的范围和所需的激光能量。同时，治疗区域需要进行彻底清洁，去除化妆品或油脂残留，以确保激光能够准确地作用于病变部位，提高治疗效果。

2. 局部麻醉

视治疗深度和部位的不同，有时会采用表面麻醉或局部麻醉来减少患者的不适。对于较浅的鲜红斑痣或患者对疼痛较为敏感的情况，表面麻醉通常是一种有效的选择。表面麻醉剂可以在皮肤表面形成一层麻醉膜，阻断神经传导，从而减轻治疗过程中的疼痛。对于较深的鲜红斑痣或需要进行较大范围治疗的情况，局部麻醉可能更为合适。局部麻醉可以通过注射麻醉药物，使治疗区域的神经暂时失去感觉，从而有效减轻患者的疼痛。

（二）激光操作

1. 参数调整

医生根据鲜红斑痣的深浅精确调整激光设备的波长、能量、脉宽等参数。不同深度的鲜红斑痣需要不同的激光参数组合才能达到最佳的治疗效果。对于较浅的鲜红斑痣，较短的波长和较低的能量可能就足够；而对于较深的鲜红斑痣，则需要较长的波长和较高的能量才能穿透到病变部位。脉宽的调整也非常关键，它决定了激光作用的时间和强度。

2. 分区治疗

在激光治疗过程中，对于面积较大的鲜红斑痣，通常采用分区逐步处理的方法。激光设备均匀滑动在斑痣区域，确保光能均匀分布。分区治疗可以使激光能量更加均匀地作用于整个病变区域，避免局部过度治疗或治疗不足的情况发生。医生会根据鲜红斑痣的形状和大小，合理划分治疗区域，逐一对每个区域进行精确的激光照射。

3. 冷却保护

部分激光设备配有冷却系统，这在治疗过程中起到了重要的作用。冷却系统可以减少治疗时的热感，降低皮肤灼伤的风险。在激光照射皮肤时，会产生一定的热量，如果不加以控制，可能会对皮肤造成损伤。冷却系统通过喷射冷却剂或使用冷却探头等方式，降低皮肤表面的温度，保护皮肤免受过热的伤害。冷却系统还可以减轻患者的不适，提高治疗舒适度。

（三）术后护理

1. 冷敷

治疗后进行冷敷是缓解红肿和不适的有效方法。冷敷可以收缩血管，减少局部的血液渗出和组织水肿，从而减轻红肿症状。冷敷还可以降低神经末梢的敏感性，缓解疼痛和不适。通常情况下，冷敷会持续 1 ～ 2 天。患者可以使用冰袋或冷敷敷料进行冷敷，每次冷敷时间不宜过长，以免对皮肤造成冻伤。患者应注意保持冷敷物品的清洁，避免感染。

2. 避免摩擦

术后患者应避免揉搓或过度清洗治疗区域，以防刺激皮肤。揉搓治疗区域可能会导致皮肤破损，增加感染的风险。过度清洗也可能会破坏皮肤的屏障功能，使皮肤更加敏感。在术后恢复期间，患者应保持治疗区域的清洁和干燥，但要避免用力揉搓或使用刺激性的清洁剂。如果需要清洗治疗区域，应使用温和的清水轻轻擦拭。

三、效果与注意事项

（一）治疗效果

1. 色素淡化

激光治疗在鲜红斑痣的处理中表现出显著的色素淡化效果。通过特定波长的激光作用于病变血管内的血红蛋白，使血红蛋白吸收激光能量后产生热效应，从而破坏病变血管。经过激光治疗后，鲜红斑痣的颜色通常可减淡 50% ～ 80%。对于部分患者，由于个体差异及治疗方案的针对性，甚至可达到接近肤色的效果。这种色素淡化是一个渐进的过程。

2. 皮肤平整度改善

对于增厚的鲜红斑痣，激光治疗具有较好的效果。激光能够精确地作用于瘤样增生的部位，通过热效应促使异常组织的萎缩和消退，从而减少瘤样增生，恢复皮肤的平滑度。这种治疗方式不仅可以改善皮肤的外观，还可以减轻患者因皮肤增厚而产生的不适。经过激光治疗后，皮肤的质地更加均匀，触感更加平滑，为患者带来更好的生活质量。

（二）注意事项

1. 防晒护理

术后严格防晒对于激光治疗后的鲜红斑痣患者至关重要。激光治疗会使皮肤对紫外线的敏感性增加，若不做好防晒措施，紫外线会刺激皮肤产生更多的黑色素，导致色素沉着，从而影响治疗效果。患者应在术后避免阳光直射，尤其是在紫外线较强的时段。外出时，应使用高倍数的防晒霜，并配合遮阳帽、太阳镜、遮阳伞等物理防晒措施。

2. 避免高温环境

治疗后避免高温环境，如桑拿、热水浴等。高温环境会使皮肤血管扩张，增加皮肤的血液循环，从而引发皮肤敏感。对于激光治疗后的皮肤，高温环境可能会加重皮肤的红肿、疼痛等不适症状，影响皮肤的恢复。此外，高温还可能导致皮肤水分流失加快，使皮肤变得干燥，不利于伤口的愈合。因此，患者在治疗后应尽量避免进入高温环境。

3. 避免频繁刺激

治疗期间不宜使用含酸类、酒精类的刺激性护肤品。这些护肤品可能会对激光治疗后的皮肤造成刺激，引发皮肤过敏等不良反应。酸类护肤品可能会破坏皮肤的屏障功能，使皮肤更加敏感；酒精类护肤品则具有挥发性，会使皮肤干燥，加重皮肤的不适。患者在治疗期间应选择温和、无刺激性的护肤品，以促进皮肤的修复和再生。

第二节　草莓状血管瘤

草莓状血管瘤，又称为婴幼儿毛细血管瘤，是一种良性血管性皮肤病，常见于新生儿及婴幼儿。它通常表现为鲜红色、隆起的斑块状皮损，形似草莓，且多发生在面部、头皮或颈部等部位。随着年龄的增长，大多数草莓状血管瘤会在数年内自然消退，但由于影响美观且在个别情况下可能对健康产生不利影响，因此在皮肤美容领域，针对草莓状血管瘤的早期干预和治疗得到了广泛应用。

一、治疗方法

草莓状血管瘤的治疗主要采用激光和冷冻疗法等，视血管瘤的大小、位置及深度而定。

（一）激光治疗

激光治疗是草莓状血管瘤的首选方式，能够精确地作用于异常血管，选择性地破坏血管组织，同时对周围皮肤组织影响较小。

1. 脉冲染料激光（PDL）

脉冲染料激光的波长在 585～595nm，这个波长范围能够被血红蛋白高度选择性地吸收。对于较浅的草莓状血管瘤，PDL 激光是一种较为合适的治疗方式。它可以通过精确地作用于病变血管内的血红蛋白，产生热效应，使血管凝固、萎缩。由于其针对性强，对周围正常组织的损伤较小，治疗后恢复较快。

2. Nd 激光

Nd 激光适用于瘤体较大或较深的草莓状血管瘤患者。它具有较强的穿透力，能够作用于深层血管。通过高能量的激光照射，Nd 激光可以破坏深层的异常血管组织，从而达到治疗的目的。然而，由于其能量较高，在治疗过程中需要更加精确地控制参数，以避免对周围正常组织造成过多的损伤。同时，患者在接受 Nd 激光治疗后可能需要更长的恢复时间。

（二）冷冻治疗

冷冻疗法是一种利用低温破坏血管组织的治疗方法。对于较小、浅表的草莓状血管瘤，冷冻疗法通常是一种有效的治疗选择。液氮冷冻是冷冻疗法中常用的一种方式，它通过超低温作用于瘤体，使瘤体细胞内的水分结晶，从而导致细胞坏死并逐渐脱落。在治疗过程中，液氮的超低温可以有效地破坏血管瘤内的血管组织，使其萎缩、消失。

然而，冷冻治疗也存在一定的风险，如可能会引起局部疼痛、水肿、水疱等不良反应，并且在治疗后可能会留下瘢痕。在选择冷冻治疗时，医生需要根据患者的具体情况进行考虑。

（三）硬化剂注射

对于较大或深层的草莓状血管瘤，硬化剂注射是一种可供选择的治疗方法。通过向血管瘤内注射硬化剂，可以引发血管内皮细胞损伤，最终使血管闭塞和瘤体萎缩。硬化剂的作用机制是通过引起血管内的炎症反应，促使血管壁粘连、闭塞，从而达到治疗的目的。

然而，硬化剂注射有一定的瘢痕风险，这是因为硬化剂可能会对周围正常组织造成损伤，导致瘢痕形成。因此，硬化剂注射一般不作为草莓状血管瘤的首选治疗方法，而是在其他治疗方法效果不佳或不适用时才考虑使用。

二、治疗流程

（一）术前评估

1. 病变评估

医生会通过专业的检查手段，如皮肤镜、超声等，准确判断草莓状血管瘤的大小、深度及分布位置。对于不同特征的血管瘤，需要制订个性化的治疗方案。如果是浅表的瘤体，脉冲染料激光因其特定波长能被浅表血管中的血红蛋白选择性吸收，是较为合适的治疗选择。而对于深层瘤体，Nd 激光具有更强的穿透力，能够作用于更深层次的血管组织。

2. 病史检查

了解患者的既往史、对光敏感性及可能的出血倾向是确保治疗安全的重要环节。既往史可以提供患者身体整体状况的信息，某些疾病可能会影响治疗的选择和效果。对光敏感性的了解有助于医生在选择激光治疗时调整参数，避免过度刺激。同时，检查患者是否有出血倾向可以预防治疗过程中可能出现的出血风险。

（二）治疗操作

1. 局部麻醉

视治疗部位和患者对疼痛的耐受程度，可能会使用局部麻醉膏。在治疗草莓状血管瘤时，尤其是对于儿童患者，局部麻醉可以有效减轻疼痛和不适。局部麻醉膏通过在皮肤表面形成一层麻醉膜，阻断神经传导，从而达到麻醉的效果。对于敏感部位或疼痛耐受性较低的患者，局部麻醉可以提高治疗的舒适度，使患者更好地配合治疗。

2. 激光操作

医生根据瘤体大小和深度，精心选择合适的激光波长、能量和脉宽，以保证治疗的安全性和效果。不同的激光参数适用于不同类型的血管瘤。对于较小的瘤体，较低的能量和较短的脉宽可以避免过度治疗；而对于较大或深层的瘤体，需要更高的能量和更长的脉宽才能达到理想的治疗效果。在冷却装置保护下，将激光均匀照射在血管瘤区域，可以减少皮肤的热损伤。操作过程中可配合冷敷，进一步减轻热感和不适。

3. 冷冻治疗

冷冻疗法采用液氮局部喷射或冷冻探头接触瘤体，使瘤体温度迅速降低。在超低温的作用下，瘤体细胞内的水分结晶，导致细胞坏死，逐渐脱落。液氮的低温可以有效地破坏血管瘤内的血管组织，使其萎缩、消失。医生会根据血管瘤的大小和位置选择合适的冷冻方法和参数。在冷冻治疗过程中，需要密切观察瘤体的变化和患者的反应，确保治疗的安全和有效。同时，冷冻治疗后可能会出现局部水肿、水疱等不良反应，医生需要给予适当的处理和护理。

（三）术后护理

1. 冰敷

治疗后立即冰敷是缓解局部红肿和不适的重要措施。冰敷可以收缩血管，减少局部的血液渗出和组织水肿，从而减轻红肿症状。同时，冰敷还可以降低神经末梢的敏感性，缓解疼痛和不适。患者可以使用冰袋或冷敷敷料进行冰敷，每次冰敷时间不宜过长，以免对皮肤造成冻伤。在冰敷过程中，患者应注意保持冰敷物品的清洁，避免感染。

2. 涂抹修复膏

在局部使用修复霜或抗生素软膏可以促进愈合和防止感染。修复霜通常含有多种营养成分和生长因子，可以促进皮肤细胞的再生和修复。抗生素软膏则可以预防细菌感染，减少炎症反应。医生会根据患者的具体情况选择合适的修复膏，并指导患者正确使用。在涂抹修复膏时，患者应注意保持伤口的清洁和干燥，避免用力揉搓或摩擦伤口。

三、效果与注意事项

（一）治疗效果

1. 颜色淡化

在草莓状血管瘤的治疗过程中，经过多次激光或冷冻治疗后，往往能取得显著的颜色淡化效果。这是因为激光和冷冻治疗能够针对血管瘤内的异常血管组织进行精准破坏。随着治疗的进行，病变血管逐渐萎缩、闭塞，其中的血液成分减少，从而使血管瘤的颜色显著减淡。对于部分较轻的病例，甚至可以接近正常肤色。

2. 瘤体缩小

治疗草莓状血管瘤不仅可以使颜色淡化，还能有效减少瘤体的体积和厚度。通过激光或冷冻治疗，异常血管被破坏后，瘤体内的血液供应减少，瘤体逐渐萎缩。同时，治疗还可以刺激周围正常组织的再生和修复，使皮肤逐渐恢复平整。这种瘤体缩小的效果对于改善患者的生活质量和心理健康具有重要意义。

3. 长期效果

激光治疗草莓状血管瘤通常具有较好的长期效果。一般情况下，经过适当的治疗后，血管瘤不会复发。这是因为激光能够精确地破坏病变血管，使其难以再生。然而，对于大型或较深的瘤体，可能需要多次治疗才能达到理想效果。

（二）注意事项

1. 治疗间隔

每次激光或冷冻治疗后，皮肤需要一定的时间进行恢复。因此，治疗间隔通常为 4 ～ 6 周。在这个时间段内，皮肤可以进行自我修复，恢复其正常的生理功能。如果治疗间隔过短，皮肤可能无法充分恢复，从而增加并发症的发生风险。而如果治疗间隔过长，可能会影响治疗的效果和进度。医生会根据患者的具体情况和治疗反应，合理确定治疗间隔。

2. 防晒护理

治疗后的皮肤较为脆弱，需要特别注意防晒护理。阳光中的紫外线会对皮肤造成伤害，尤其是治疗后的皮肤更容易受到紫外线的影响。因此，患者应避免阳光直射，外出时应涂抹防晒霜或佩戴防晒帽。此外，患者还应避免在紫外线最强的时段外出，如上午 10 点至下午 4 点。通过做好防晒护理，可以预防色素沉着，保护皮肤的健康。

3. 监测治疗反应

术后患者应密切关注治疗部位的反应。若出现明显红肿、疼痛或瘙痒等症状，应及时与医生联系。这些症状可能是感染或其他不良反应的表现。医生会根据患者的具体情况进行评估，确定是否需要进一步的治疗或处理。在术后恢复期间，患者应保持治疗部位的清洁和干燥，避免搔抓或摩擦。如果出现水疱、破溃等情况，应及时就医，避免感染加重。

第三节　蜘蛛痣

蜘蛛痣是一种常见的皮肤血管病变，其表现为中心红点向四周放射出类似蜘蛛腿的毛细血管，因此被称为"蜘蛛痣"。蜘蛛痣多见于面部、颈部、手背和胸部，通常对健康无害，但由于显眼，许多人希望通过皮肤美容手段进行治疗。

一、治疗方法

（一）激光治疗

1. 脉冲染料激光（PDL）

脉冲染料激光在蜘蛛痣的治疗中具有独特优势。其特定波长在 585 ~ 595nm，该波长能够被血红蛋白高度选择性地吸收。当激光作用于蜘蛛痣时，其能量主要集中在扩张的血管内的血红蛋白上，使血红蛋白受热凝固，从而封闭血管。对于浅表性蜘蛛痣，PDL 效果显著。这是因为其精准的靶向作用能够在不损伤周围正常组织的情况下，有效地破坏病变血管。

2. Nd 激光

Nd 激光以其 1064nm 的波长在蜘蛛痣治疗中发挥重要作用。该波长具有较强的穿透能力，适用于较大、较深的蜘蛛痣。Nd 激光的深层作用机制在于其能够深入皮肤组织，对较深层的扩张血管进行有效闭合。通过高能量的激光照射，病变血管内的血红蛋白吸收能量后产生热效应，促使血管壁粘连、闭塞。

（二）强脉冲光（IPL）

强脉冲光是一种广谱光，在蜘蛛痣的治疗中具有良好的选择性。IPL 的光谱范围较广，能够同时作用于血管和色素。对于蜘蛛痣，IPL 主要通过选择性光热作用，使扩张的血管受热凝固，从而达到淡化蜘蛛痣的效果。IPL 适合面积较大的轻度蜘蛛痣，这是因为其能够大面积地照射病变区域，且对周围正常组织的损伤较小。由于其能量相对较为分散，对于较严重的蜘蛛痣可能需要多次治疗才能取得理想的效果。

（三）电灼治疗

电灼治疗是一种传统的蜘蛛痣治疗方法。高频电针通过电流产生的高频热量，对扩张的毛细血管进行烧灼，使其闭合。该方法适用于小范围的蜘蛛痣，操作相对简单。然而，电灼治疗需要谨慎操作，因为如果操作不当，可能会导致瘢痕形成。在进行电灼治疗时，医生需要精确控制电流强度和作用时间，尽量减少对周围正常组织的损伤。

二、治疗流程

（一）术前准备

1. 清洁皮肤

在进行蜘蛛痣的治疗前，清洁治疗区域是至关重要的步骤。通过使用专业的清洁产品，仔细去除治疗区域的油脂、污垢及可能残留的化妆品。清洁后的皮肤表面无杂质干扰，能更好地接受后续的治疗。无油脂、化妆品残留的皮肤为治疗的准确性和安全性提供了基础保障。

2. 局部麻醉（视情况而定）

对于面积较大或敏感区域的蜘蛛痣，局部麻醉可以有效减轻患者的不适。局部麻醉的方式有多种，如涂抹麻醉药膏、注射局部麻醉药物等。医生会根据患者的具体情况和治疗需求，选择合适的局部麻醉方法。如果蜘蛛痣面积较大，治疗过程可能会持续较长时间，局部麻醉可以使患者在治疗过程中更加舒适。

（二）治疗操作

1. 激光参数调整

医生根据蜘蛛痣的深度、大小、位置等因素，精心调整激光设备的波长、能量及脉宽。不同深度的蜘蛛痣需要不同的激光参数才能达到最佳的治疗效果。对于较浅的蜘蛛痣，较短的波长和较低的能量可能就足够；而对于较深的蜘蛛痣，则需要较长的波长和较高的能量才能穿透到病变部位。对于较大的蜘蛛痣，可能需要更高的能量和更宽的脉宽才能覆盖。

2. 分区处理

对较大面积的蜘蛛痣进行分区逐步处理是确保治疗效果均匀的关键步骤。激光设备均匀地照射在每个分区，确保光束均匀作用于血管。分区处理可以使激光能量更加均匀地分布在整个病变区域，避免局部过度治疗或治疗不足的情况发生。医生会根据蜘蛛痣的形状和大小，合理划分治疗区域，逐一对每个区域进行精确的激光照射。

3. 冷却保护

激光治疗过程中配合冷却系统可以减少热量引起的皮肤不适。在激光照射皮肤时，会产生一定的热量，如果不加以控制，可能会对皮肤造成损伤。冷却系统通过喷射冷却剂或使用冷却探头等方式，降低皮肤表面的温度，保护皮肤免受过热的伤害。同时，冷却系统还可以减轻患者的不适，提高治疗的舒适度。

（三）术后护理

1. 冷敷

治疗后可冷敷患处，以减轻红肿和不适。冷敷可以收缩血管，减少局部的血液渗出和组织水肿，从而减轻红肿症状。同时，冷敷还可以降低神经末梢的敏感性，缓解疼痛和不适。患者可以使用冰袋或冷敷敷料进行冷敷，每次冷敷时间不宜过长，以免对皮肤造成冻伤。患者应遵循医生的指示，按时进行冷敷，以促进术后的恢复。

2．保湿和防晒

术后皮肤较为敏感，应使用温和的保湿产品，并避免日晒。保湿产品可以为皮肤提供所需要的水分和营养，促进皮肤的修复和再生。温和的保湿产品不会对皮肤造成刺激，适合术后敏感的皮肤。同时，术后皮肤对紫外线的敏感性增加，容易受到紫外线的伤害。因此，患者应避免日晒，外出时应通过使用高倍数的防晒霜、戴遮阳帽、打遮阳伞等方式进行防护。

3．避免刺激

术后避免使用含酸类、酒精等刺激性护肤品，以免引起皮肤敏感。这些护肤品可能会对术后敏感的皮肤造成刺激，导致皮肤发红、瘙痒、疼痛等不适症状。患者应选择温和、无刺激性的护肤品，以促进皮肤的修复和再生。在术后恢复期间，患者应保持良好的生活习惯，避免食用辛辣、刺激性食物，戒烟限酒，以促进皮肤的恢复。

三、效果与注意事项

（一）治疗效果

1．血管淡化

激光治疗在蜘蛛痣的处理中展现出显著的血管淡化效果。当激光作用于蜘蛛痣时，特定波长的能量被病变血管中的血红蛋白选择性吸收，产生热效应，促使血管收缩。随着治疗的进行，蜘蛛痣的颜色会明显减淡。原本扩张的血管逐渐闭合，血液流动减少，病变部位的颜色逐渐接近周围正常皮肤的肤色。这种血管淡化是一个渐进的过程。

2．皮肤平整

激光治疗能够均匀封闭血管，对恢复皮肤平滑起到关键作用。通过精确的激光能量调控，病变血管被有效封闭，不再突出于皮肤表面。这使皮肤能够恢复其原本的平滑状态，去除蜘蛛痣的外观特征。激光治疗的精准性确保了周围正常组织不受过多损伤，促进皮肤的快速修复和再生。经过治疗后，皮肤的质地更加均匀，触感更加平滑。

3．长期效果

一般来说，经过 1 ～ 3 次激光治疗后，效果较为显著。这是因为激光能够深入病变部位，有效地破坏异常血管，减少病变的复发可能性。然而，如果原发病（如肝功能异常）未得到改善，可能会再次出现蜘蛛痣。

（二）注意事项

1．避免剧烈运动

在治疗后的数天内，患者应避免剧烈运动。剧烈运动可能导致体温升高，进而引起血管扩张。对于刚刚接受激光治疗的蜘蛛痣部位，血管扩张可能会影响治疗效果，甚至导致病变血管重新扩张，使蜘蛛痣再次出现。因此，患者在术后应选择适度的活动方式，避免过度劳累和剧烈运动。保持身体的相对安静状态，有助于皮肤的恢复和血管的稳定。

2．注意原发病管理

如果蜘蛛痣是由于肝功能异常等原发病引起，应结合内科治疗，改善整体健康状态。肝功能异常会影响身体的血液循环和代谢功能，从而导致蜘蛛痣的形成。单纯的激光治疗只能处理局部的病变血管，但无法解决根本问题。因此，患者需要积极配合内科医生的治疗，通过药物治疗、饮食调整等方式改善肝功能。

第十九章　感染性皮肤病

第一节　寻常疣

寻常疣是由人乳头瘤病毒（HPV）感染引起的皮肤病，主要表现为皮肤表面隆起的小疣状突起，常见于手指、手背、足部等部位。寻常疣具有一定的传染性，虽然通常不会危害健康，但由于其外观粗糙，且容易扩散或感染，因此很多人希望通过皮肤美容手段进行去除。

一、治疗方法

（一）激光治疗

激光治疗在去除寻常疣方面应用广泛。它主要通过热能破坏疣体组织，引发一系列生物学反应，促使疣体自然脱落。

1. 二氧化碳（CO_2）激光

CO_2激光具有高度的精准性，能够精确地切除疣体。其原理是利用激光产生的高能量，直接气化感染细胞。对于较大、较深的疣体，CO_2激光能够深入疣体内部，彻底破坏病变组织。在治疗过程中，医生可以根据疣体的大小和深度调整激光的参数，确保治疗的安全性和有效性。同时，CO_2激光治疗后伤口愈合相对较快，患者的不适感较轻。

2. 脉冲染料激光（PDL）

脉冲染料激光通过选择性作用于血管中的血红蛋白，减少疣体的营养供应。当激光照射到疣体部位时，特定波长的激光被血管中的血红蛋白吸收，产生热效应，使血管收缩或闭塞。随着疣体的营养供应减少，疣体逐渐萎缩。这种治疗方法对于特殊部位的寻常疣或对传统治疗方法不耐受的患者具有一定的优势。

（二）冷冻治疗

冷冻治疗是一种常见的去除寻常疣的方法。它利用液氮的低温特性，使疣体组织坏死。液氮在零下196℃的极低温度下作用于疣体部位，使细胞快速冷冻坏死。经过数天到数周的时间，坏死的疣体组织会自然脱落。冷冻治疗通常需要多次进行，在治疗过程中，患者可能会感到轻微的疼痛和不适，但一般可以忍受。治疗后，疣体部位可能会出现红肿、水疱等反应，这是正常的生理现象，通常会在一段时间后自行消退。

（三）电灼治疗

电灼治疗利用高频电流产生的热量灼烧疣体，使其细胞坏死脱落。高频电针直接作用于疣体，能够迅速破坏疣体组织。这种治疗方法适合较小的表浅疣体。然而，电灼治疗可能会留下轻微瘢痕，这是因为在治疗过程中，电流产生的热量可能会对周围正常组织造成一定的损伤。因此，在选择电灼治疗时，医生需要根据疣体的具体情况和患者的需求进行综合考虑。

二、治疗流程

（一）术前评估

1. 病变评估

在进行寻常疣治疗前，医生进行详细的病变评估至关重要。医生会通过专业的检查手段，如肉眼观察、皮肤镜检查等，准确评估疣体的大小、数量及位置。对于不同大小的疣体，治疗方法的选择会有所不同。较小的疣体可能更适合冷冻治疗，而较大的疣体则可能需要激光或电灼治疗。疣体的数量也会影响治疗方案的制订，多个疣体可能需要分批次治疗。此外，疣体的位置也很关键，位于特殊部位的疣体可能需要更加谨慎地选择治疗方法。

2. 局部麻醉

视治疗方式和患者疼痛敏感性，可使用局部麻醉以减轻不适。对于激光和电灼治疗等较为疼痛的治疗方式，局部麻醉尤为重要。局部麻醉可以通过涂抹麻醉药膏或注射麻醉药物的方式进行。涂抹麻醉药膏适用于较小的疣体或疼痛敏感性较低的患者，其作用较为温和，能够在一定程度上减轻疼痛。注射麻醉药物则适用于较大的疣体或疼痛敏感性较高的患者。

（二）治疗操作

1. 激光治疗

医生会根据疣体的具体情况调整激光波长、能量和作用时间，以确保激光能够精准作用于疣体组织。不同类型的疣体可能需要不同的激光参数。对于较硬的疣体，可能需要较高的能量和较长的作用时间；而对于较软的疣体，则可以适当降低能量和缩短作用时间。在治疗过程中，医生会密切观察疣体的变化，根据实际情况调整激光参数，以达到最佳的治疗效果。

2. 冷冻治疗

液氮通过冷冻探头或棉签涂抹在疣体上，使疣体组织迅速降温，细胞逐渐坏死。在治疗过程中，医生会根据疣体的大小和厚度，选择合适的冷冻方式和时间。对于较小的疣体，可以使用棉签涂抹液氮，这种方式操作简单，适用于门诊治疗。对于较大的疣体，则可能需要使用冷冻探头，其冷冻效果更为均匀和深入。

3. 电灼治疗

电针直接作用于疣体，通过高频电流产生的热量烧灼细胞，使疣体随之脱落。电灼治疗的关键在于控制电针的温度和作用时间，以避免对周围正常组织造成过度损伤。医生会根据疣体的大小和位置，选择合适的电针型号和功率。在治疗过程中，医生会密切观察疣体的变化，一旦疣体完全脱落，立即停止电灼，以防止过度治疗。

（三）术后护理

1. 保持清洁

治疗后疣体区域应保持清洁，避免水渍污染。清洁的环境有助于伤口的愈合，降低感染的风险。患者可以使用温水轻轻清洗疣体区域，但要避免用力擦拭或搔抓。在清洗后，应及时用干净的毛巾轻轻吸干水分，保持疣体区域的干燥。同时，患者应避免接触污水、灰尘等污染物，以免引起感染。如果疣体区域有伤口，应避免沾水，直到伤口完全愈合。

2. 涂抹修复霜

如有伤口，可涂抹修复霜或抗菌软膏，避免感染。修复霜和抗菌软膏可以促进伤口的愈合，防止细菌感染。患者应选择温和、无刺激性的修复霜或抗菌软膏，并按照医生的指示正确使用。在涂抹时，要注意避免污染伤口，使用干净的棉签或手指轻轻涂抹。同时，患者应注意观察伤口的变化，如果出现红肿、疼痛、渗出等异常情况，应及时就医。

3. 避免摩擦

治疗后应避免疣体区域的过度摩擦，防止细胞刺激导致复发。过度摩擦可能会损伤疣体区域的新生组织，引起炎症反应，增加复发的风险。患者应避免穿紧身衣物或摩擦性较大的衣物，选择宽松、柔软的衣物。同时，患者应避免搔抓疣体区域，以免引起伤口破裂和感染。在日常生活中，患者要注意保护疣体区域，避免受到外力撞击或摩擦。

三、效果与注意事项

（一）治疗效果

1. 快速祛除

激光和电灼等方法在去除寻常疣方面展现出高效性。这些方法通过利用特定的能量作用于疣体，能够迅速破坏疣体组织，使其失去活性并逐渐脱落。通常情况下，治疗后疣体在数周内便会完全消失。激光以其高能量的光束精准地瞄准疣体，瞬间产生的热能可使疣体组织气化，从而实现快速去除。电灼则是通过高频电流产生的热量直接烧灼疣体，使其细胞坏死。

2. 低复发率

冷冻和光动力等方法对病毒感染细胞具有较强的破坏作用，从而降低了复发的可能性。冷冻治疗利用极低温度使疣体组织及其内部的病毒细胞受损，经过一段时间后疣体自然脱落。光动力疗法则是通过特定波长的光激活光敏剂，产生单线态氧等活性氧物质，破坏病毒感染细胞。尤其是当这些方法配合免疫调节剂治疗时，能够进一步增强机体的免疫力。

（二）注意事项

1. 防止扩散

寻常疣具有传染性，这意味着患者需要格外注意防止病毒扩散到周围皮肤。避免抓挠和搔抓疣体是关键措施之一。抓挠疣体不仅可能导致疣体破损，使病毒颗粒释放出来，还可能引起自身接种，即病毒传播到搔抓部位的皮肤，形成新的疣体。此外，患者还应注意保持皮肤的清洁和干燥，避免皮肤破损，减少病毒入侵的机会。

2. 避免阳光暴晒

治疗后的皮肤较为敏感，应避免阳光直射。阳光中的紫外线可能会对皮肤造成伤害，尤其是治疗后的皮肤更容易受到紫外线的影响。紫外线可能引起皮肤炎症反应，导致色素沉着，影响皮肤的美观。因此，患者在治疗后应尽量避免阳光直射，外出时可使用遮阳伞、帽子、太阳镜等防护用品，涂抹防晒霜也是必要的措施。

3. 避免共用物品

为了防止病毒传播，患者不应与他人共用毛巾、拖鞋等日常用品。寻常疣病毒可以通过直接接触传播，共用物品可能会导致病毒在人与人之间传播。因此，患者应保持个人物品的专用性，定期对个人物品进行清洁和消毒。同时，也要提醒家人和朋友注意个人卫生。

第二节　扁平疣

扁平疣是由人乳头瘤病毒（HPV）感染引起的良性皮肤病，通常表现为光滑、稍微隆起的扁平小丘疹，颜色接近皮肤色或呈浅褐色。扁平疣多见于青少年，主要出现在面部、手背、前臂等部位，容易通过抓挠或皮肤接触传播，因此，许多患者选择通过医美手段去除扁平疣，以改善皮肤外观并防止进一步扩散。

一、治疗方法

（一）激光治疗

激光在去除扁平疣方面效果显著。它主要通过热能或特定波长的光能来破坏疣体感染细胞，从而降低复发风险。

1. 二氧化碳（CO_2）激光

CO_2激光具有精准的气化作用。对于面积小、局部的扁平疣，CO_2激光能准确地瞄准皮损部位，利用高能量的激光束将其气化。这种方式直接清除了病毒感染的细胞，避免了病毒的进一步扩散。在治疗过程中，医生可以根据扁平疣的大小和深度调整激光参数，确保治疗的安全性和有效性。同时，CO_2激光治疗后伤口愈合相对较快，患者的不适感较轻。

2. 脉冲染料激光（PDL）

PDL激光通过独特的作用机制来治疗扁平疣。它作用于血管内血红蛋白，减少疣体的血液供应。随着血液供应的减少，疣体逐渐失去营养支持，进而缩小和脱落。这种治疗方法对周围正常组织的损伤较小，尤其适用于特殊部位的扁平疣。

（二）光动力疗法（PDT）

光动力疗法在扁平疣的治疗中具有重要地位。它利用光敏剂和特定波长的光照相互作用，产生活性氧来破坏病毒感染细胞。对于顽固性或难治性的扁平疣，光动力疗法是一种有效的治疗选择。适用于多发性、复发性或难以治疗的扁平疣患者。

在治疗过程中，患者先涂抹光敏剂，然后接受特定波长的光照。光敏剂在光照下产生的活性氧能够选择性地破坏扁平疣中的病毒感染细胞，而对周围正常组织的影响较小。这种治疗方法具有较好的针对性和安全性。

（三）冷冻治疗

冷冻治疗是一种常见的扁平疣治疗方法。它利用低温破坏疣体细胞，使其逐渐坏死和脱落。液氮冷冻通常用于较小面积的扁平疣。在治疗过程中，液氮的低温作用使病毒感染的细胞迅速降温，导致细胞结构破坏和坏死。经过数周后，疣体逐渐脱落。冷冻治疗操作相对简单，患者的痛苦较小。然而，冷冻治疗可能需要多次进行才能达到理想的效果，且治疗后可能会出现局部红肿、水疱等反应，但这些反应通常会在一段时间后自行消退。

二、治疗流程

（一）术前评估

1. 病变评估

在进行扁平疣治疗前，医生进行详细的病变评估是至关重要的步骤。医生会通过专业的检查手段，如肉眼观察、皮肤镜检查等，准确评估疣体的大小、数量及分布位置。对于不同大小的疣体，治疗方法和激光参数可能会有所不同。较小的疣体可能更适合冷冻治疗或低能量激光照射，而较大的疣体可能需要更高能量的激光或多次治疗。

2. 病史检查

了解患者的病史对于确保治疗的安全性至关重要。医生会询问患者是否对激光、光敏剂或冷冻疗法有变态反应。对激光过敏的患者可能会在治疗后出现皮肤红肿、瘙痒等不良反应；对光敏剂过敏的患者则不能进行光动力治疗。此外，医生还会了解患者的既往史，如是否有免疫系统疾病、皮肤疾病等，这些因素可能会影响治疗的效果和安全性。

（二）治疗操作

1. 激光治疗

医生会根据疣体的深度、大小精心调节激光参数，以确保治疗的有效性和安全性。对于较浅的疣体，可能会选择较低能量的激光，以避免对周围正常组织造成过多损伤；对于较深的疣体，则需要更高能量的激光才能达到去除病毒感染细胞的目的。在治疗过程中，医生会均匀照射患处，确保激光能量能够覆盖整个疣体区域。激光治疗通常能够快速去除疣体，但患者可能会在治疗后感到轻微的疼痛和不适，需要一定的恢复时间。

2. 冷冻治疗

冷冻液氮通过探头或棉签接触疣体部位，使疣体迅速降温，形成冻伤。在极低的温度下，疣体细胞内的水分结晶，导致细胞破裂和坏死。随着时间的推移，坏死的细胞逐渐脱落，疣体也随之消失。冷冻治疗操作相对简单，适用于较小的疣体。然而，冷冻治疗可能需要多次进行才能完全去除疣体，且治疗后可能会出现局部红肿、水疱等反应。医生会根据疣体的大小和位置选择合适的冷冻方式，并在治疗后给予患者适当的护理指导，以促进伤口的愈合。

3. 光动力治疗

光动力治疗是一种较为复杂但有效的扁平疣治疗方法。首先，在疣体处涂抹光敏剂，让其充分吸收。光敏剂会在疣体中的病毒感染细胞内积聚。等待一段时间后，通过特定光照激活光敏剂。光照会使光敏剂产生单线态氧等活性氧物质，这些活性氧能够杀灭感染细胞，破坏疣体组织。光动力治疗通常需要多次进行，每次治疗间隔一定时间。在治疗过程中，患者可能会感到轻微的疼痛和不适，但一般可以忍受。

（三）术后护理

1. 避免刺激

治疗后的皮肤会较为敏感，需要特别注意避免使用含酒精、香料等刺激性成分的护肤产品。这些成分可能会刺激皮肤，引起红肿、瘙痒等不良反应，延缓伤口的愈合。患者应选择温和、无刺激性的护肤品，如保湿乳液、修复霜等。同时，患者还应避免搔抓、摩擦治疗部位，以免引起皮肤破损和感染。

2. 涂抹修复霜

可涂抹抗菌药膏或保湿修复霜，以促进愈合和减少瘢痕。抗菌药膏可以预防感染，减少炎症反应，促进伤口的愈合。保湿修复霜则可以为皮肤提供所需的水分和营养，加速皮肤的修复过程。患者应根据医生的建议选择合适的修复霜，并按照正确的方法使用。在涂抹修复霜时，要注意避免污染伤口，使用干净的手指或棉签轻轻涂抹。同时，患者要注意观察伤口的变化，如果出现红肿、疼痛、渗出等异常情况，应及时就医。

三、效果与注意事项

（一）治疗效果

1. 疣体清除

激光、冷冻和光动力疗法在去除扁平疣疣体方面表现出显著的效果。这些治疗方法通过不同的机制作用于疣体，破坏病毒感染的细胞，促使疣体逐渐缩小并最终消失。经过 $1 \sim 3$ 次治疗后，疣体通常会有明显的变化。激光治疗对于较小的疣体效果尤为明显。冷冻治疗对于浅表性疣体有较好的疗效。光动力疗法则对部分顽固性疣体有较好的效果。

2. 减少复发

光动力和微针疗法结合外用免疫调节剂，能够有效地增强局部免疫反应，从而减少扁平疣的复发率。光动力疗法可以破坏病毒感染细胞，同时激发机体的免疫反应。微针疗法通过在皮肤上制造微小通道，促进免疫调节剂的吸收和作用。这种综合治疗方法能够从多个方面发挥作用，提高治疗的效果，降低复发的风险。

（二）注意事项

1. 防止扩散

扁平疣具有传染性，患者需要特别注意防止疣体扩散。避免搔抓、摩擦和皮肤接触是关键措施之一。搔抓疣体可能导致疣体破损，病毒颗粒释放出来，容易引起自身接种，即病毒传播到搔抓部位的皮肤，形成新的疣体。摩擦和皮肤接触也可能导致病毒的传播。患者应保持皮肤的清洁和干燥，避免皮肤破损。要养成良好的卫生习惯，防止病毒的交叉感染。

2. 严格防晒

治疗后的皮肤较为脆弱，需要严格避免阳光直射。阳光中的紫外线可能会对皮肤造成伤害，尤其是治疗后的皮肤更容易受到紫外线的影响。紫外线可能引起皮肤炎症反应，导致色素沉着，影响皮肤的美观。患者在治疗后应尽量避免阳光直射，外出时可使用遮阳伞、帽子、太阳镜等防护用品，涂抹防晒霜也是必要的措施。

3. 避免刺激物

术后皮肤敏感，需要避免接触含刺激性成分的护肤品或洗涤剂。刺激性成分可能会刺激皮肤，引起红肿、瘙痒等不良反应，延缓伤口的愈合。患者应选择温和、无刺激性的护肤品，如保湿乳液、修复霜等。在选择洗涤剂时，也应选择温和的产品，避免使用强碱性或刺激性的洗涤剂。同时，患者要注意饮食健康，避免食用辛辣、刺激性食物，以免影响皮肤的恢复。

第三节　带状疱疹

带状疱疹，俗称"缠腰火丹"或"蛇缠腰"，是由水痘-带状疱疹病毒（VZV）引起的皮肤感染。该病毒在感染水痘后潜伏于神经根内，当机体免疫力下降时再次激活，引起沿神经分布的单侧带状疱疹。带状疱疹不仅造成局部皮肤损伤，严重者还可能引发后遗神经痛。由于带状疱疹可能影响皮肤的健康和美观，因此皮肤美容护理和修复尤为重要。

一、治疗方法

(一) 抗病毒治疗

1. 口服抗病毒药物

在带状疱疹的治疗中，口服抗病毒药物起着重要作用。阿昔洛韦、伐昔洛韦和泛昔洛韦是常用的抗病毒药物。在疾病早期应用这些药物，可以有效控制病情发展。其作用机制是通过抑制病毒的复制，阻止病毒在体内的扩散。不仅有助于减轻皮疹的严重程度，还能降低神经痛的发生风险。对于带状疱疹患者，及时服用抗病毒药物可以缩短病程，减少并发症出现。

2. 局部抗病毒软膏

局部涂抹阿昔洛韦软膏是带状疱疹治疗的辅助手段之一。将软膏涂抹在皮损区域，可以直接作用于病毒感染部位，抑制病毒的扩散。这种局部治疗方法可以降低周围皮肤感染的风险，尤其适用于皮疹面积较小或局部症状较为明显的患者。阿昔洛韦软膏通过抑制病毒的 DNA 合成，发挥抗病毒作用。在使用过程中，患者应按照医生的指导正确涂抹，确保药物能够充分发挥疗效。同时，要注意观察皮肤的反应，如出现过敏等不良反应应及时停药并告知医生。

(二) 光疗

1. 低能量激光

低能量激光在带状疱疹的治疗中具有独特的优势。它适用于带状疱疹急性期及后遗神经痛患者。低能量激光能够产生消炎和镇痛的作用。其原理是通过调节细胞的代谢和免疫功能，减轻炎症反应，缓解神经疼痛。在急性期，低能量激光可以减轻皮肤炎症，缓解疼痛和瘙痒等症状。对于后遗神经痛患者，低能量激光可以刺激神经再生，改善神经功能，从而减轻疼痛。这种治疗方法无创、安全，患者的耐受性较好。

2. 红光治疗

红光治疗在带状疱疹的不同阶段都有一定的应用价值。红光可以促进皮肤愈合，其通过增加局部血流，为受损皮肤提供更多的营养和氧气，加速细胞的再生和修复。对于皮疹后期的患者，红光治疗可以帮助减轻色素沉着和瘢痕的形成。在急性期和愈合期，红光治疗都能起到辅助治疗的作用。红光的波长较长，能够深入皮肤组织，对病变部位进行有效的治疗。同时，红光治疗操作简单，患者的不适感较小。

二、治疗流程

(一) 术前评估

1. 皮损评估

在进行带状疱疹的治疗前，医生进行详细的皮损评估至关重要。医生会通过仔细的观察和专业的检测手段，准确判断疱疹的面积、深度及分布情况。对于大面积的疱疹，可能需要综合多种治疗方法或延长治疗周期。疱疹的深度则决定了治疗的穿透性要求，较深的皮损可能需要更高能量的激光或光疗。分布情况也影响着治疗方案的选择，如面部等特殊部位需要更加谨慎的治疗。通过全面的皮损评估，医生能够制订出最适合患者的个性化治疗方案。

2. 病史询问

病史询问是确保带状疱疹治疗安全的重要环节。医生会评估患者对药物、激光等治疗的耐受性。了解患者的既往史，包括是否有变态反应史、慢性疾病等，有助于判断患者对不同治疗方法的适应程度。对于有药物变态反应史的患者，医生需要选择合适的替代药物或调整治疗方案。同时，询问患者对激光治疗的反应史，可以更好地设置激光参数，避免不良反应的发生。

（二）治疗操作

1. 激光及光疗操作

医生会根据皮肤损伤的深浅精心设置激光或光疗的能量、时间等参数。对于较浅的皮损，可能使用较低能量和较短时间的治疗，以避免对周围正常组织造成过度损伤。而对于较深的损伤，需要适当提高能量和延长治疗时间，以确保治疗能够到达病变部位。在治疗过程中，激光和光疗主要起到局部消炎和镇痛的作用。通过特定波长的光能量，促进炎症的消退，减轻患者的疼痛症状。同时，还可以刺激皮肤细胞的再生和修复，加速皮损的愈合。

2. 疼痛管理

治疗前可能会使用局部麻醉膏来减少疼痛。对于疼痛较为敏感的患者，局部麻醉膏可以在一定程度上缓解他们的不适，使治疗过程更加顺利。对于疼痛持续的患者，可配合神经调节药物进行治疗。这些药物可以调节神经系统的功能，减轻神经痛的程度。医生会根据患者的疼痛程度和身体状况，选择合适的神经调节药物，并合理调整药物剂量。

3. 局部修复护理

治疗结束后会涂抹修复霜，进行防晒保护，以保持皮肤屏障的完整性。修复霜通常含有多种营养成分和生长因子，可以促进皮肤细胞的再生和修复。涂抹修复霜可以帮助受损的皮肤更快地恢复，降低瘢痕形成的风险。同时，防晒保护也非常重要，医生会建议患者采取涂抹防晒霜、戴帽子等方式进行防晒，避免紫外线诱导色素沉着和瘢痕增生。

（三）术后护理

1. 冰敷

激光治疗后有轻微红肿的患者可进行冰敷，以缓解不适。冰敷可以收缩血管，减少局部的血液渗出和组织水肿，从而减轻红肿症状。同时，冰敷还可以降低神经末梢的敏感性，缓解疼痛和不适。患者可以使用冰袋或冷敷敷料进行冰敷，每次冰敷时间不宜过长，以免对皮肤造成冻伤。在冰敷过程中，患者应注意保持冰敷物品的清洁，避免感染。

2. 使用保湿修复产品

保持皮肤滋润对于带状疱疹患者的术后恢复非常重要。使用保湿修复产品可以帮助皮肤屏障恢复，防止干燥引发瘙痒和脱屑。保湿修复产品通常含有天然的保湿因子和修复成分，可以为皮肤提供所需要的水分和营养，促进皮肤的修复和再生。患者应选择温和、无刺激性的保湿修复产品，并按照医生的指示正确使用。

3. 日常防晒

在疱疹愈合期，特别要注意紫外线防护。紫外线会对受损的皮肤造成更大的伤害，容易诱导色素沉着和瘢痕增生。患者应避免阳光直射，外出时采取涂抹防晒霜、戴帽子、打伞等方式进行防晒。选择防晒霜时，应注意选择具有高防晒指数的产品，并根据需要及时补涂。通过严格的日常防晒，患者可以保护皮肤，促进疱疹的愈合，减少并发症的发生。

三、效果与注意事项

（一）治疗效果

1. 缓解急性症状

抗病毒药物及激光治疗在带状疱疹的治疗中发挥着重要作用，能有效控制急性症状。抗病毒药物通过抑制病毒复制，阻止病情进一步发展。在疾病早期使用，可以迅速减轻病毒对身体的侵害，缓解疼痛、发热等症状。激光治疗则利用特定的光能量，起到消炎、镇痛的效果。它可以促进局部血液循环，加速炎症消退，缩短病程。这两种治疗方法的结合，能够为患者提供更全面的治疗，使患者更快地从急性症状中恢复过来。

2. 减少色素沉着

红光在带状疱疹愈合期的应用具有显著优势。红光可以刺激皮肤细胞的新陈代谢，促进胶原蛋白的生成，从而减少色素沉着。在愈合过程中，红光能够加速受损皮肤的修复，避免瘢痕形成，使皮肤恢复均匀肤色。通过红光治疗，患者可以减少因带状疱疹而导致的皮肤外观问题，提高自信心。同时，红光治疗相对安全，无明显不良反应，患者的耐受性较好。

3. 控制后遗神经痛

早期使用激光和神经调节药物对于控制带状疱疹后遗神经痛至关重要。激光治疗可以刺激神经再生，改善神经功能，减轻疼痛。神经调节药物则通过调节神经系统的活动，缓解疼痛信号的传递。在疾病早期进行干预，可以降低后遗神经痛的发生率，提高患者的生活质量。对于已经出现后遗神经痛的患者，持续的治疗也可以缓解疼痛症状，使其逐渐恢复正常生活。

（二）注意事项

1. 及时治疗

带状疱疹发作后，及时治疗至关重要。尤其是在发病后的 72 小时内开始治疗，效果最佳。这是因为在疾病早期，病毒复制活跃，及时使用抗病毒药物可以有效地抑制病毒的繁殖，控制病情发展。早期治疗还可以减轻炎症反应，缓解疼痛等症状，缩短病程。如果延误治疗，病毒可能会对神经组织造成更严重的损害，增加后遗神经痛的发生风险。

2. 避免搔抓与刺激

带状疱疹皮疹部位较为敏感，患者应避免搔抓或摩擦患部。搔抓可能导致皮疹破损，引起感染，加重病情。同时，摩擦也可能刺激皮疹，加重疼痛和瘙痒。患者应保持皮疹部位的清洁和干燥，避免使用刺激性的清洁剂或护肤品。如果皮疹部位出现瘙痒，可以使用冷敷或涂抹止痒药膏来缓解症状。在穿着方面，应选择宽松、柔软的衣物，避免摩擦皮疹。

3. 避免接触他人

带状疱疹具有一定的传染性，患者应避免与免疫力较低的婴幼儿、孕妇及老人接触，以防传染。带状疱疹病毒主要通过接触传播，尤其是直接接触皮疹部位的分泌物。免疫力较低的人群更容易感染带状疱疹病毒，并且可能出现更严重的症状。因此，患者在患病期间应尽量避免与这些人群密切接触。同时，患者应注意个人卫生，勤洗手，避免病毒传播。

第二十章　变态反应性皮肤病

第一节　湿疹

湿疹是一种常见的慢性、复发性皮肤炎症，常见症状包括红斑、瘙痒、脱屑、丘疹等，严重影响皮肤的外观和健康。治疗湿疹主要着重在减轻炎症、重建皮肤屏障、减少瘢痕、色素沉着等后遗问题，帮助患者恢复皮肤的美观和健康。

一、治疗方法

（一）光疗

光疗在湿疹治疗中发挥着关键作用。它能够对湿疹的病理生理过程产生积极影响，有效减少炎症反应，改善皮肤免疫状态，促进皮肤修复。

1. 窄谱中波紫外线（UVB）

UVB光疗对于中度至重度湿疹具有显著疗效。其原理是通过特定波长的紫外线照射，抑制过度活跃的免疫反应，从而减轻炎症。在治疗过程中，UVB能够促进皮肤细胞的新陈代谢，加速受损组织的修复。疗程通常为每周2～3次，由于湿疹的治疗需要一定的时间积累效应，因此应多次治疗才能达到理想效果。

2. 红光治疗

红光疗法在湿疹的急性期和恢复期均有广泛应用。红光通过促进血液循环和细胞代谢，为受损皮肤提供更多的营养和氧气，加速皮肤愈合。与其他治疗方法相比，红光治疗后皮肤敏感性低，不容易产生不良反应。此外，红光还能减少湿疹后的色素沉着和瘢痕形成，有助于恢复皮肤的美观。在治疗过程中，医生会根据患者的具体情况选择合适的红光参数和治疗时间。

3. 激光治疗

部分湿疹患者在急性炎症期之后可能会留下色素沉着和浅表性瘢痕。脉冲染料激光（PDL）等激光治疗可以有效淡化色素沉着，帮助皮肤恢复正常肤色。激光通过选择性光热作用，破坏色素颗粒，刺激胶原蛋白的再生，从而改善皮肤质地。在进行激光治疗前，医生会对患者的皮肤状况进行评估，确定合适的激光参数和治疗方案。

（二）微针疗法

1. 作用机制

微针治疗在湿疹后期的修复阶段具有独特的作用。它通过在皮肤上制造微小的创伤，引发身体的自然修复机制。这种微创的方式可以刺激胶原蛋白和弹性纤维的生成，改善皮肤质地。对于湿疹后遗的色素沉着和瘢痕，微针治疗能够促进皮肤的再生修复，使其逐渐淡化。在治疗过程中，医生会根据患者的皮肤状况选择合适的微针长度和治疗次数。

2. 配合营养修复

微针治疗可以配合注入玻尿酸、维生素C、抗氧化剂等营养成分，进一步增强治疗效果。

这些营养成分可以改善皮肤的水合度，增强皮肤屏障功能。玻尿酸能够为皮肤提供持久的保湿效果，减少水分流失。维生素C和抗氧化剂则可以抵抗自由基的损伤，促进皮肤的健康。在进行微针治疗时，医生会根据患者的具体需求选择合适的营养成分进行注入。

（三）水光针（皮肤深层水合作用）

水光针通过皮肤浅层注射玻尿酸、维生素、矿物质等营养物质，为湿疹患者的皮肤提供持久的保湿效果。

1. 治疗效果

水光针在湿疹治疗中展现出多方面的积极效果。其对皮肤角质层的保湿作用显著，能有效应对湿疹引起的干燥、脱屑问题。在湿疹恢复期，水光针通过为皮肤注入所需要营养物质，促进皮肤水分的保持，有助于修复受损的皮肤屏障功能。这一过程不仅能提升皮肤的光泽度，改善外观，还能增强皮肤的抵御能力。此外，水光针治疗相对安全，对皮肤的创伤较小。

2. 适应证

水光针适用于轻度湿疹或处于恢复期的患者。在季节变化时，皮肤容易出现干燥和瘙痒症状，对于此类患者，水光针尤为适用。在进行水光针治疗前，医生会进行全面的病情评估。这包括对湿疹的严重程度、患者的皮肤类型、变态反应史等方面进行综合考量，以确定患者是否适合进行该治疗。

二、治疗流程

（一）术前评估

1. 病情评估

在进行湿疹治疗前，医生进行全面的病情评估至关重要。医生会仔细观察湿疹的部位，不同部位的湿疹可能需要不同的治疗方法。例如，面部湿疹需要更加温和的治疗方式，以避免对皮肤造成过多刺激。同时，准确测量湿疹的面积，大面积湿疹可能需要综合多种治疗手段或延长治疗周期。此外，评估湿疹的严重程度也是关键，轻度湿疹可能仅需要外用药物或光疗，而重度湿疹可能需要系统治疗。

2. 了解变态反应史

询问患者的变态反应史是确保治疗安全的重要环节。了解患者是否对激光、光疗或其他药物有变态反应，可以避免在治疗过程中引发严重的不良反应。对于有变态反应史的患者，医生可以选择其他合适的治疗方法或调整治疗方案。例如，如果患者对某种激光过敏，医生可以考虑采用光疗或其他非激光治疗手段。

（二）治疗操作

1. 光疗

医生会根据皮损的深浅和面积，精心调整UVB或红光的能量和时间。对于较浅的皮损，可能使用较低能量的光疗，以避免对皮肤造成过度损伤。而对于较深的皮损，可能需要提高能量以确保治疗效果。同时，根据皮损面积的大小，医生会逐步照射治疗区域，确保光疗的均匀性。在治疗过程中，医生会密切观察患者的皮肤反应，及时调整光疗参数或暂停治疗。

2．激光治疗

当湿疹患者出现色素沉着和红斑区域时，激光治疗可以发挥重要作用。激光能够精准地作用于病变部位，帮助皮肤恢复均匀的色调。医生会根据色素沉着和红斑的程度，选择合适的激光类型和参数。例如，对于轻度色素沉着，可能使用低能量的脉冲染料激光；而对于较严重的红斑，可能需要更高能量的激光。

3．水光针注射

水光针注射是一种有效的湿疹治疗辅助方法。医生会在浅表皮层注射营养物质，如玻尿酸、维生素等，以保持皮肤的水分和屏障功能。这些营养物质可以为皮肤提供所需要的水分和营养，促进皮肤细胞的再生和修复。在注射过程中，医生会严格遵守无菌操作规范，确保治疗的安全性。同时，医生会根据患者的皮肤状况和需求，调整营养物质的种类和剂量。

（三）术后护理

1．保持清洁

治疗后，保持治疗区域的清洁和干燥至关重要。清洁的环境可以降低细菌感染的风险，促进伤口的愈合。患者应避免接触污染物，如灰尘、污水等。在清洁治疗区域时，应使用温和的清洁剂，避免使用刺激性强的肥皂或清洁剂。同时，患者应避免搔抓治疗区域，以免引起皮肤破损和感染。如果治疗区域出现红肿、疼痛等异常情况，应及时就医。

2．保湿修复

定期涂抹保湿修复霜可以帮助皮肤屏障恢复，缓解干燥和瘙痒症状。患者应选择温和、无刺激性的保湿修复霜，并按照医生的指示正确使用。在涂抹保湿修复霜时，应注意避免污染伤口，使用干净的手指或棉签轻轻涂抹。同时，患者应注意观察皮肤的反应，如出现过敏等不良反应，应及时停药并告知医生。

3．防晒保护

避免日晒是预防紫外线加重色素沉着和炎症的重要措施。紫外线可以对皮肤造成损伤，加重湿疹症状。患者应避免在阳光强烈的时候外出，如必须外出，应使用遮阳伞、帽子、太阳镜等防护用品。同时，患者应涂抹防晒霜，选择具有高防晒指数的防晒霜，并按照说明书正确使用。在治疗后的一段时间内，患者应特别注意防晒，以保护皮肤，促进湿疹的愈合。

三、效果与注意事项

（一）治疗效果

1．急性炎症期缓解

在湿疹的急性炎症期，光疗和冷冻疗法发挥着重要作用。光疗通过特定波长的光线照射，能够调节免疫系统，抑制炎症反应，迅速减轻炎症和瘙痒症状。冷冻疗法则利用低温使病变组织坏死，减轻炎症。这些治疗方法可以改善皮肤状态，缓解患者的不适。在急性炎症期，及时有效的治疗可以阻止病情的进一步恶化，为后续的治疗打下良好的基础。

2．皮肤屏障重建

水光针、微针疗法和屏障修复霜等手段对于修复受损的皮肤屏障具有显著效果。水光针通过注射营养物质，为皮肤提供水分和养分，促进皮肤细胞的再生和修复。微针疗法通过在皮肤上制造微小通道，刺激胶原蛋白和弹性纤维的生成，增强皮肤的屏障功能。屏障修复霜则含有多种修复成分，能够滋润皮肤，减少水分流失。这些方法共同作用，可以帮助保持皮肤水分，降低湿疹的复发概率。重建皮肤屏障是湿疹治疗的关键环节。

3. 色素沉着淡化

激光和光动力疗法在淡化湿疹后的色素沉着方面表现出色。激光通过选择性光热作用，破坏色素颗粒，促进色素代谢。光动力疗法则利用特定波长的光激活光敏剂，产生单线态氧等活性物质，破坏病变组织。这些治疗方法能够有效淡化色素沉着，帮助患者恢复均匀的肤色和光滑的皮肤质感。对于湿疹后遗留的色素沉着问题，及时进行治疗可以提高患者的生活质量，增强患者的自信心。

（二）注意事项

1. 避免搔抓

湿疹患者应严格避免搔抓皮肤。搔抓不仅会导致皮肤破损，增加感染的风险，还会进一步损害皮肤屏障，使湿疹病情加重。当患者感到瘙痒时，可以通过使用冷敷或抗组胺药物来缓解瘙痒症状。冷敷可以降低皮肤温度，减轻瘙痒。抗组胺药物则可以抑制组胺的释放，减轻变态反应。同时，患者应保持皮肤清洁，避免接触刺激性物质，以减少瘙痒的发生。

2. 合理控制治疗频率

光疗、激光和水光针等医美项目需要在专业医生的指导下按疗程和频率进行。过度治疗可能会引发皮肤敏感或色素沉着等问题。医生会根据患者的病情、皮肤类型和治疗反应等因素，制订个性化的治疗方案。患者应严格遵守医生的建议，按时进行治疗，避免自行增加治疗次数或频率。在治疗过程中，医生会密切观察患者的皮肤反应，及时调整治疗方案。

3. 注意生活方式

保持充足睡眠、减轻压力、改善饮食习惯对于湿疹患者至关重要。充足的睡眠可以增强身体的免疫力，促进皮肤的修复和再生。减轻压力可以调节神经系统和内分泌系统，减少湿疹的发作。饮食方面，患者应避免食用容易过敏的食物，如海鲜和辛辣食物。这些食物可能会诱发或加重湿疹症状。患者应多吃富含维生素、矿物质和蛋白质的食物，增强皮肤的抵抗力。

光疗、微针、水光针等治疗方法在湿疹护理中不仅可以帮助患者减轻炎症和症状，还可以通过修复皮肤屏障、淡化色素沉着和瘢痕，为湿疹患者带来长期的美容改善效果。通过针对湿疹的不同阶段设计个性化护理方案，可以帮助患者恢复健康和美观的肌肤。

第二节　荨麻疹

荨麻疹是一种由多种因素引起的过敏性皮肤病，表现为红色或苍白色的风团，伴随剧烈瘙痒，持续时间不定，具有反复发作性。虽然大多数荨麻疹属于一过性症状，但对于顽固性或慢性荨麻疹，通过光疗、冷冻疗法等方法治疗可以有效减轻症状，缓解色素沉着和皮肤质地损伤，并改善患者生活质量。

一、治疗方法

（一）光疗

光疗在慢性顽固性荨麻疹的医美治疗中具有重要地位。它主要通过免疫调节和抑制炎症反应来缓解症状，适用于反复发作且传统药物治疗效果不佳的患者。

1. 窄谱中波紫外线（UVB）光疗

UVB 光疗可直接作用于皮肤表面，对免疫系统的变态反应起到抑制作用。其原理是通过特定波长的紫外线照射，减少荨麻疹的炎症细胞，从而减轻瘙痒症状。对于顽固性、慢性荨麻疹，UVB 光疗可用于长期管理。疗程一般为每周 2 ～ 3 次，持续数周至数月。在此过程中，医生会根据患者的病情和皮肤反应调整治疗参数，以确保治疗的安全性和有效性。

2. 红光疗法

红光疗法在荨麻疹的治疗中也有独特优势。它有助于促进皮肤的再生和修复，通过增加皮肤血流量和发挥抗炎作用，有效减轻瘙痒和炎症反应。红光疗法适合荨麻疹恢复期患者，以及那些需要改善皮肤质地、淡化色素沉着的患者。在治疗过程中，红光的特定波长能够刺激细胞代谢，加速皮肤的恢复过程。

3. 脉冲染料激光（PDL）

PDL 主要用于改善顽固性荨麻疹的后遗症状，尤其是皮肤表面的红斑和色素沉着。它通过热能作用于血管内的血红蛋白，减少红斑区域的血流量，从而减轻局部的发红和色素沉着。PDL 治疗需要专业医生根据患者的具体情况进行操作，以达到最佳的治疗效果。

（二）冷冻疗法

冷冻疗法通过液氮的低温作用于局部皮肤，能够减少风团及其炎症反应。液氮冷冻治疗通过低温破坏局部炎症细胞，使风团逐步缩小消退。这种疗法适用于较小面积的局部荨麻疹患者，或对于其他方法无效的顽固性风团。

然而，由于冷冻治疗可能会造成轻微瘢痕和色素沉着，因此通常用于特定区域的治疗。在进行冷冻治疗时，医生会严格控制冷冻的时间和强度，以减少不良反应的发生。同时，患者在治疗后需要注意皮肤的护理，避免感染和进一步的损伤。

（三）局部注射疗法

局部注射疗法在荨麻疹的治疗中具有针对性。对于剧烈瘙痒或大面积荨麻疹，可进行局部抗组胺药物注射，以缓解局部症状。抗组胺药物能够阻断组胺的作用，减轻瘙痒和炎症反应。对于难以控制的荨麻疹或急性严重发作时，局部注射小剂量激素可以快速缓解症状。但一般不建议长期使用激素，以免对皮肤产生不良反应。

在进行局部注射治疗时，医生会严格掌握药物的剂量和注射部位，确保治疗的安全有效。同时，患者需要密切观察治疗后的反应，如有不适及时告知医生。

二、治疗流程

（一）治疗操作

1. 光疗操作

在进行光疗治疗时，医生会综合考虑多方面因素以确保治疗的有效性和安全性。首先，医生会评估患者的皮肤耐受性，对于皮肤较为敏感的患者，会选择较低剂量的UVB或红光，并适当缩短照射时间，以避免对皮肤造成过度刺激。

同时，根据皮损分布情况，精准确定照射区域。通常每周进行 2 ～ 3 次光疗，这是因为适当的治疗频率既能保证对荨麻疹的持续作用，又能给予皮肤一定的恢复时间。疗程则依据个体情况进行调整，对于病情较轻的患者，可能较短时间就能看到明显效果，而对于慢性顽固性荨麻疹患者，疗程可能会相对较长。

2. 冷冻治疗操作

对特定风团区域进行液氮冷冻治疗时，操作时间较短，通常数秒钟即可完成。这是因为液氮的低温作用迅速，能够快速破坏局部炎症细胞。然而，治疗后通常会出现短暂的红肿，这是正常的生理反应。医生会在治疗前向患者充分说明可能出现的情况，让患者有心理准备。在进行冷冻治疗时，医生会严格控制液氮的使用量和作用时间，确保治疗的精准性和安全性。同时，医生会密切观察患者治疗后的反应，如有必要，会给予适当的处理和护理。

3. 局部注射治疗

局部抗组胺药物或激素注射需要由专业医师在清洁的条件下进行。这是为了避免感染等不良情况的发生。通常会在急性风团区域进行注射，因为这些区域的症状较为严重，需要快速起效缓解症状。抗组胺药物能够迅速阻断组胺的作用，减轻瘙痒和炎症反应。而在某些难以控制的情况下，小剂量激素注射可以发挥强大的抗炎作用。

（二）术后护理

1. 持续保湿

荨麻疹患者的皮肤通常较为脆弱，治疗后保持皮肤的滋润至关重要。使用无香料、低刺激性的保湿霜可以为皮肤提供所需的水分和营养，帮助皮肤屏障恢复。这是因为荨麻疹发作时，皮肤的屏障功能可能会受到破坏，水分流失增加，容易导致皮肤干燥、瘙痒等问题。无香料、低刺激性的保湿霜可以减少对皮肤的刺激，避免加重荨麻疹的症状。患者应按照医生的建议，每天定时涂抹保湿霜，尤其是在洗澡后或皮肤感觉干燥时。

2. 冷敷

治疗后若出现短暂红肿或不适，可在治疗区域进行冷敷以减轻反应。冷敷可以收缩血管，减少局部的血液渗出和组织水肿，从而减轻红肿症状。同时，冷敷还可以降低神经末梢的敏感性，缓解疼痛和不适。患者可以使用冰袋或冷敷敷料进行冷敷，每次冷敷时间不宜过长，以免对皮肤造成冻伤。在冷敷过程中，患者应注意保持冷敷物品的清洁，避免感染。

3. 防晒保护

荨麻疹患者对紫外线敏感，治疗后尤其要注意防晒，以避免色素沉着。这是因为治疗后的皮肤较为脆弱，容易受到紫外线的伤害。使用低刺激性防晒霜和物理防晒措施可以有效地保护皮肤。低刺激性防晒霜应选择具有高防晒指数的产品，并在出门前提前涂抹。物理防晒措施包括戴帽子、打伞、穿长袖衣物等。这些措施可以阻挡紫外线的直接照射，减少对皮肤的伤害。患者应养成良好的防晒习惯，避免在紫外线最强的时段外出。

三、效果与注意事项

（一）治疗效果

1. 症状缓解

抗组胺药物、冷冻治疗和光疗在缓解急性荨麻疹症状方面发挥着重要作用。抗组胺药物通过阻断组胺受体，迅速减轻瘙痒，抑制风团的形成。冷冻治疗利用液氮的低温作用，使局部炎症细胞受损，快速缓解风团和红斑症状。光疗则通过特定波长的光线照射，调节免疫系统，减轻炎症反应。这些治疗方法的综合应用可以在短时间内显著减轻急性荨麻疹患者的痛苦，使风团、瘙痒和红斑等症状得到有效控制，提高患者的生活质量。

2. 减少复发

光疗对慢性荨麻疹患者具有良好的治疗效果。通过特定波长的光线照射，光疗可以调节免疫系统的功能，延长缓解期，降低复发频率。红光治疗能够促进皮肤的再生和修复，加强皮肤屏障功能。同时，配合使用修复产品，可以进一步增强皮肤的屏障作用，减少外界刺激引起的变态反应。对于慢性荨麻疹患者来说，长期坚持光疗和使用修复产品，可以有效地控制病情，降低复发的风险，提高生活质量。

3. 色素改善

脉冲染料激光和红光对荨麻疹后遗的色素沉着有明显的改善作用。脉冲染料激光通过热能作用于血管内的血红蛋白，减少红斑区域的血流量，减轻色素沉着。红光治疗则通过促进皮肤的新陈代谢，加速色素的代谢和排出。这些治疗方法可以帮助患者恢复皮肤的正常色调和质地，提高皮肤的美观度。

（二）注意事项

1. 避免接触变应原

在明确变应原后，患者应尽量避免接触可疑变应原，以减少荨麻疹的诱发概率。变应原是引起荨麻疹的重要原因之一，常见的变应原包括食物、药物、花粉、尘螨等。患者可以通过变应原检测等方法确定自己的变应原，然后采取相应的预防措施。例如，对于食物过敏的患者，应避免食用该食物；对于花粉过敏的患者，在花粉季节应尽量减少外出，外出时佩戴口罩等防护用品。通过避免接触变应原，可以有效地减少荨麻疹的发作次数，减轻症状。

2. 保持皮肤湿润

荨麻疹患者的皮肤对外界刺激较为敏感，保持日常保湿有助于减轻症状并提高皮肤的耐受力。荨麻疹发作时，皮肤的屏障功能可能会受到破坏，水分流失增加，容易导致皮肤干燥、瘙痒等问题。使用保湿产品可以为皮肤提供所需要的水分和营养，增强皮肤的屏障功能，减少外界刺激对皮肤的影响。患者应选择温和、无刺激性的保湿产品，每天定时涂抹，尤其是在洗澡后或皮肤感觉干燥时。同时，患者还应注意保持室内空气湿润，避免皮肤过度干燥。

3. 规范用药

荨麻疹患者应遵医嘱按时服用抗组胺药物和外用药物，避免随意增加剂量，以防止变态反应加重。抗组胺药物是治疗荨麻疹的常用药物，能够有效地减轻瘙痒感，抑制风团的形成。外用药物则可以缓解局部症状，如瘙痒、红肿等。患者应严格按照医生的嘱咐用药，不要自行增减剂量或停药。如果在用药过程中出现不良反应，如头晕、恶心、皮疹等，应及时告知医生，以便调整治疗方案。

第二十一章　皮肤附属皮肤病

第一节　痤疮

痤疮作为常见慢性皮肤病，其产生通常源于毛囊皮脂腺阻塞，进而引发炎症和细菌感染。症状多样，包含粉刺、丘疹、脓疱、囊肿等，对皮肤健康与美观有不良影响。激光、光疗、化学剥脱及注射疗法等治疗方法主要通过减少皮脂分泌、消除感染、改善皮肤质地、淡化瘢痕，帮助患者获得平滑肌肤。

一、治疗方法

（一）激光和光疗

激光和光疗在医美治疗痤疮领域发挥着重要作用，展现出显著的效果。它们通过不同的机制来减少皮脂分泌、消灭痤疮丙酸杆菌以缓解炎症。

1. 蓝光治疗

蓝光具有特定的波长，能够穿透皮肤并发挥其独特的治疗作用。这种特定波长的蓝光可以精准地作用于痤疮丙酸杆菌，破坏其细胞结构，从而有效地消灭该细菌。通过减少痤疮丙酸杆菌的数量，能够显著降低皮肤炎症和感染的风险。因此，蓝光治疗非常适合轻度至中度痤疮患者，为他们提供了一种安全有效的治疗选择。在治疗过程中，医生会根据患者的具体情况调整蓝光的照射剂量和时间，以确保最佳的治疗效果。

2. 脉冲染料激光（PDL）

PDL 通过选择性作用于血管，为痤疮治疗带来了新的途径。当激光作用于发炎的丘疹和脓疱痤疮时，能够针对病变部位的血管进行精准治疗。这种选择性作用可以减少局部红肿和炎症，促进痤疮的消退。PDL 适用于发炎较为明显的痤疮类型，能够快速缓解患者的不适症状。在进行 PDL 治疗时，医生会严格控制激光参数，避免对周围正常组织造成不必要的损伤。

3. 光动力疗法（PDT）

PDT 是一种先进的痤疮治疗方法，通过光敏剂和特定光源的联合作用，发挥强大的治疗效果。光敏剂在特定光源的激发下，产生单线态氧等活性物质，这些活性物质能够有效抑制皮脂腺的活性，减少油脂分泌。对于严重的痤疮患者来说，PDT 是一种非常有前景的治疗选择。在进行 PDT 治疗前，医生会对患者进行全面的评估，并且会根据患者的具体情况制订个性化的治疗方案。

（二）化学剥脱

化学剥脱是一种有效的医美手段，能够加速皮肤角质层的更新，减少毛孔堵塞，从而控制痤疮复发。

1. 水杨酸焕肤

水杨酸具有脂溶性的特点，使其能够深入渗透进毛孔，发挥清洁油脂的作用。在治疗闭合性粉刺和轻度痤疮方面，水杨酸焕肤表现出独特的优势。通过去除表层角质，水杨酸能够促进皮肤的新陈代谢，使皮肤更加光滑细腻。在进行水杨酸焕肤时，医生会根据患者的皮肤状况选择合适的浓度和治疗时间，以确保治疗的安全性和有效性。

2. 果酸焕肤

果酸焕肤通过剥脱表皮，促进细胞更新，为痤疮治疗带来了积极的效果。果酸能够刺激皮肤胶原蛋白的合成，有助于淡化痤疮后的色素沉着和浅表性瘢痕。对于痤疮患者来说，果酸焕肤不仅可以改善痤疮症状，还可以提升皮肤的整体质量。在进行果酸焕肤时，医生会严格控制果酸的浓度和作用时间，以避免对皮肤造成过度刺激。

（三）注射疗法

1. 局部激素注射

对于囊肿型和结节型痤疮，局部注射小剂量激素是一种有效的治疗方法。激素能够快速减轻炎症，缓解疼痛，使患者的症状得到明显改善。然而，由于长期使用激素可能会带来不良反应，因此应避免长期使用。在进行局部激素注射时，医生会严格控制激素的剂量和注射部位，以确保治疗的安全性。

2. 透明质酸注射

在痤疮瘢痕的治疗中，透明质酸注射发挥着重要作用。透明质酸具有良好的填充效果，可以填充凹陷性瘢痕，使肌肤更加平整。通过注射透明质酸，能够改善痤疮瘢痕带来的外观问题，提升患者的自信心。在进行透明质酸注射时，医生会根据患者的瘢痕情况选择合适的透明质酸产品和注射剂量。

二、治疗流程

（一）术前评估

1. 皮肤检测

在进行痤疮治疗前，医生进行全面的皮肤检测至关重要。医生会通过专业的检测设备和细致的观察，准确判断患者的皮肤类型。不同的皮肤类型，如干性、油性、混合性等，对治疗的反应和耐受程度有所不同。同时，医生会评估痤疮的严重程度及种类，包括粉刺、丘疹、脓疱、囊肿等不同类型的痤疮分布情况。基于这些详细的检测结果，医生能够制订出个性化的治疗方案，确保治疗的针对性和有效性。

2. 病史询问

病史询问是确保治疗安全的重要环节。医生会详细询问患者的用药史和变态反应史，尤其是在激光、注射类疗法前。了解患者的用药史可以帮助医生判断是否存在药物相互作用的风险，以及患者对某些药物的耐受情况。对于有变态反应史的患者，医生需要更加谨慎地选择治疗方法，避免使用可能引起变态反应的药物或治疗手段。通过全面的病史询问，医生能够确定最适合患者的治疗方法，确保患者在治疗过程中不会出现严重的不良反应，保障治疗的安全性。

（二）治疗操作

1. 激光和光疗

（1）蓝光或脉冲染料激光：在进行蓝光或脉冲染料激光治疗时，医生会精准地将激光照射到患处。蓝光具有特定的波长，能够穿透皮肤表层，直接作用于痤疮丙酸杆菌，抑制其生长繁殖，从而减少炎症和细菌。脉冲染料激光则通过选择性地作用于血管，减少局部红肿和炎症。医生会根据患者的痤疮类型和严重程度，调整激光的参数，如波长、能量、照射时间等，以确保治疗的安全性和有效性。

（2）光动力疗法：需要配合光敏剂应用。首先，医生会将光敏剂涂抹在患者的患处，然后使用特定波长的光源照射。光敏剂在光照的作用下会产生单线态氧等活性物质，这些活性物质能够破坏痤疮丙酸杆菌、皮脂腺细胞等，从而达到治疗痤疮的目的。治疗结束后，局部会有短暂发红，这是正常的反应，一般会在数小时至数天内逐渐消退。医生会根据患者的皮肤状况和痤疮严重程度，调整光敏剂的浓度和光照时间，以确保治疗的效果。

2. 化学剥脱

在进行化学剥脱治疗时，医生会在严格的无菌操作下，根据患者的皮肤类型和痤疮情况，选择合适的果酸或水杨酸浓度。然后，将适量的果酸或水杨酸涂抹在患者的患处，并轻轻按摩，以促进其渗透和作用。按摩一段时间后，医生会用清水将患处清洗干净，以去除多余的化学物质。对于不同类型的痤疮，医生会选择不同浓度和种类的化学剥脱剂。

3. 局部注射

注射类治疗需要在清洁和消毒后进行，以确保治疗的安全性和有效性。医生会根据患者的具体情况，选择合适的注射部位和药物。对于透明质酸注射，医生会将适量的透明质酸注射到痤疮瘢痕处，以填充凹陷，使皮肤更加平整。对于激素注射，主要用于囊肿型和结节型痤疮，医生会在严格控制剂量的情况下，将小剂量激素注射到患处，以快速减轻炎症和缓解疼痛。在注射过程中，医生会严格遵守无菌操作规范，避免感染的发生。

（三）术后护理

1. 冷敷消炎

治疗后，激光或微针操作的部位可能会有轻微发红，这是正常的反应。为了减轻不适，患者可以进行冷敷。冷敷可以收缩血管，减少局部的血液渗出和组织水肿，从而缓解发红和肿胀。患者可以使用冰袋或冷敷敷料进行冷敷，每次冷敷时间不宜过长，一般为15～20分钟。在冷敷过程中，患者应注意保持冷敷物品的清洁，避免感染。如果发红和肿胀持续不消退或加重，患者应及时就医，寻求医生的帮助。

2. 日常防晒

治疗后皮肤较为敏感，应使用无刺激的防晒霜保护皮肤。这是因为治疗后的皮肤对紫外线的抵抗力降低，容易受到紫外线的伤害，引起色素沉着、炎症加重等问题。患者应选择物理性防晒霜，其成分相对温和，不容易引起变态反应。同时，患者还应避免在阳光强烈的时候外出，如必须外出，应佩戴帽子、太阳镜等防护用品。在使用防晒霜时，患者应按照说明书正确涂抹，确保防晒效果。

3. 保持清洁和保湿

每天清洁和适度保湿对于治疗后的皮肤恢复至关重要。患者应选择温和、无刺激的洁面产品，避免使用含有刺激性成分的洗面奶或香皂。在清洁皮肤时，患者应轻轻按摩，避免用力揉搓，以免损伤皮肤。清洁后，患者应及时进行保湿，选择适合自己皮肤类型的保湿产品。保湿可以帮助皮肤恢复水油平衡，增强皮肤的屏障功能，减少外界刺激对皮肤的影响。

三、效果与注意事项

（一）治疗效果

1. 抑制痤疮生成

激光、光动力疗法和化学剥脱等治疗手段在抑制痤疮生成方面发挥着重要作用。激光通过特定波长的能量作用，能够减少皮脂分泌，调节皮脂腺的功能。光动力疗法利用光敏剂和特定光源的联合作用，有效破坏痤疮丙酸杆菌等致病微生物，减少细菌感染。化学剥脱则通过去除皮肤表层的老化角质，促进新陈代谢，改善毛囊堵塞情况。这些方法从源头入手，抑制痤疮的生成，缓解痤疮带来的红肿、疼痛等症状，为患者带来明显的治疗效果。

2. 淡化色素沉着

果酸焕肤和脉冲染料激光（PDL）治疗在改善痤疮后色素沉着方面表现出色。果酸焕肤通过促进表皮细胞更新，加速黑色素代谢，对色素沉着有显著的改善作用。PDL则通过选择性作用于血管内的血红蛋白，减少炎症后的红斑和色素沉着，使皮肤恢复均匀的色调。这两种治疗方法能够有效改善痤疮后皮肤的外观，提高患者的自信心。

3. 修复痤疮瘢痕

透明质酸注射在修复痤疮瘢痕方面具有较好的效果。透明质酸能够刺激胶原蛋白生成，增加皮肤的弹性和紧致度。对于凹陷性痤疮瘢痕，透明质酸的填充作用可以使皮肤表面更加平整，提升皮肤质感。同时，透明质酸还具有保湿作用，能够改善皮肤的水分含量，促进皮肤的修复和再生。

（二）注意事项

1. 避免搔抓和挤压

痤疮部位应避免搔抓和挤压，这是非常重要的注意事项。搔抓和挤压痤疮可能会导致皮肤破损，增加感染的风险。当皮肤破损时，细菌更容易侵入，引发更严重的炎症反应。此外，搔抓和挤压还可能引起瘢痕的形成，影响皮肤的美观。患者应克制自己的手部动作，避免对痤疮部位进行不必要的刺激。如果感到瘙痒或不适，可以使用冷敷或温和止痒产品缓解症状。

2. 定期清洁皮肤

保持良好的清洁习惯对于痤疮患者至关重要。选择适合油性或痤疮性皮肤的洁面产品，能够有效去除皮肤表面的污垢、油脂和细菌，降低毛囊堵塞的风险。此外，还应避免频繁清洗皮肤，以免导致皮肤屏障损伤。过度清洁会破坏皮肤的天然保护屏障，使皮肤变得干燥、敏感，反而加重症状。患者应根据皮肤状况，合理调整清洁频率，一般每天清洁 1～2 次即可。

3. 减少油脂摄入

在饮食方面，减少高油脂、高糖食品的摄入对于改善皮肤状况非常重要。高油脂食品会增加皮脂腺的分泌，导致皮肤更加油腻，加重痤疮的发生。高糖食品则会引起血糖波动，影响内分泌系统，进而影响皮肤的健康。患者应多吃蔬菜和富含维生素的水果，这些食物富含抗氧化剂和营养物质，有助于改善皮肤的新陈代谢，增强皮肤的抵抗力。同时，保持均衡的饮食结构和适量的水分摄入，也有助于维持皮肤的健康状态。

第二节　脂溢性皮炎

脂溢性皮炎是一种慢性皮肤炎症性疾病，多见于皮脂腺发达区域，如头皮、面部（尤其是鼻翼两侧）、耳后及胸背部。症状表现为红斑、脱屑、瘙痒及油腻感，常因真菌感染、皮脂分泌旺盛、免疫失调或遗传等因素引发。脂溢性皮炎的治疗重点在于减少炎症反应、控制油脂分泌、改善皮肤屏障功能，并减轻患者的瘙痒和脱屑症状。

一、治疗方法

（一）光疗

光疗在脂溢性皮炎的治疗中具有重要作用。它主要通过抑制皮肤炎症反应和皮脂腺活性，以及减少真菌数量来缓解症状。

1. 窄谱中波紫外线（UVB）光疗

对于中重度脂溢性皮炎患者，UVB光疗是一种有效的治疗方法。特定波长的UVB能够穿透皮肤，抑制皮肤表面的真菌数量和炎症细胞。这有助于减少脱屑和瘙痒症状，促进皮肤的恢复。在治疗过程中，医生会根据患者的病情和皮肤耐受程度调整光疗的剂量和频率。同时，患者需要注意光疗后的皮肤护理，避免阳光直射和刺激性物质的接触。

2. 红光疗法

红光疗法通过刺激皮肤细胞的新陈代谢，增强皮肤屏障功能，从而减轻皮肤炎症。它适用于轻度脂溢性皮炎患者和恢复期患者。红光的特定波长能够促进胶原蛋白的生成和细胞的再生，加速皮肤的修复过程。此外，红光疗法还具有温和、无刺激性的特点，患者的耐受性通常较好，适合大部分人群。

3. 光动力疗法（PDT）

对于顽固性脂溢性皮炎，光动力疗法是一种有效的治疗选择。该疗法通过使用光敏剂和特定波长的光，抑制皮脂腺活性，减少油脂分泌，并抑制马拉色菌等感染。在治疗过程中，光敏剂会被皮肤细胞吸收，然后在特定波长的光照射下产生单线态氧等活性物质，破坏病变细胞。PDT治疗需要在专业医生的指导下进行，以确保治疗的安全性和有效性。

（二）激光治疗

激光治疗主要用于改善脂溢性皮炎引起的皮肤色素沉着和红斑。

脉冲染料激光（PDL）能选择性地作用于扩张的血管，减轻皮肤红斑。对于长期脂溢性皮炎引起的面部红斑患者，PDL是一种有效的治疗方法。激光治疗通过高能量的光束瞬间破坏病变血管，促进胶原蛋白的再生和皮肤的修复。在治疗前，医生会对患者的皮肤进行评估，确定合适的激光参数和治疗方案。同时，患者需要注意激光治疗后的皮肤护理，避免阳光直射和刺激性物质的接触。

（三）化学剥脱

化学剥脱是一种通过清除表皮老化角质细胞、疏通毛孔来缓解脂溢性皮炎症状的治疗方法。

1. 水杨酸焕肤

水杨酸焕肤在脂溢性皮炎的治疗中具有独特优势。水杨酸因其脂溶性的特性，能够深入毛孔内部，发挥强大的清洁作用。对于油脂分泌旺盛的脂溢性皮炎患者而言，这一特性尤为重要。它可以有效地溶解皮肤表面堆积的油脂，去除老化的角质细胞，从而减少毛孔堵塞的情况。在治疗过程中，医生会充分考虑患者的皮肤状况来选择合适的水杨酸浓度。

2. 果酸焕肤

果酸焕肤是一种温和且有效的轻度脂溢性皮炎治疗方法。果酸能够促进表皮的新陈代谢，加快皮肤细胞的更新速度。这有助于减少炎症细胞在皮肤中的积累，从而减轻炎症反应。对于轻度脂溢性皮炎患者，这种治疗方式不仅可以改善皮肤的外观，还能提升皮肤的整体质地。在进行果酸焕肤前，医生会对患者的皮肤进行全面评估，确定合适的果酸浓度和治疗方案。

（四）水光针（皮肤深层水合作用）

水光针可在皮肤表层注射透明质酸、维生素 B 等营养成分，帮助改善皮肤的水油平衡，恢复皮肤屏障功能，缓解干燥和脱屑症状。透明质酸能够吸收大量的水分，为皮肤提供充足的水分和营养。维生素 B 等营养成分则能够促进皮肤细胞的新陈代谢，增强皮肤的屏障功能。在治疗过程中，医生会根据患者的皮肤状况选择合适的营养成分和注射剂量。同时，患者需要注意水光针治疗后的皮肤护理，保持皮肤的清洁和湿润。

二、治疗流程

（一）术前评估

1. 病情评估

在进行脂溢性皮炎的医美治疗前，医生会进行全面的病情评估。医生会仔细检查患者脂溢性皮炎的严重程度，判断炎症的范围、红斑的颜色和脱屑的程度等。对于严重程度不同的患者，治疗方法和强度也会有所差异。同时，确定分布部位也很关键，不同部位的皮肤特点和治疗难度可能不同。此外，医生还会关注症状特点，如瘙痒程度、是否有渗出等。通过这些评估，医生能够判断患者是否适合激光、光疗或化学剥脱等方法。

2. 病史询问

了解患者的既往史和变态反应史对于确保治疗的安全性至关重要。如果患者有过某些治疗的不良反应经历，医生可以避免使用类似的方法。敏感皮肤或皮肤屏障受损的患者皮肤更加脆弱，对治疗的耐受性可能较低。医生需要谨慎选择治疗方法，避免使用可能引起变态反应的药物或技术。通过详细的病史询问，医生可以更好地了解患者的身体状况和皮肤特点，为治疗提供更安全的保障。

（二）治疗操作

1. 光疗和激光治疗

医生会根据皮损分布和患者的耐受情况精心选择适合的光疗波长和剂量。对于不同部位的皮损，可能需要不同的波长和剂量来达到最佳的治疗效果。通常每周进行 2～3 次光疗，适当的治疗频率既能保证对脂溢性皮炎的持续作用，又能给予皮肤一定的恢复时间。在治疗过程中，医生会密切观察患者的皮肤反应，如出现红肿、瘙痒等不适症状，会及时调整治疗方案。同时，医生还会向患者解释治疗的过程和可能出现的反应，让患者有心理准备。

2. 化学剥脱

在进行化学剥脱时，医生会使用适量的水杨酸或果酸。首先，将其均匀涂抹在皮肤表面，确保药物能够充分接触到病变部位。然后，轻轻按摩皮肤，促进药物的渗透和作用。按摩的力度和时间需要根据患者的皮肤状况进行调整，避免过度刺激皮肤。最后，将药物清洁干净，避免残留对皮肤造成不良影响。化学剥脱的目的是帮助疏通毛孔、去除角质，减少皮脂堆积，从而缓解脂溢性皮炎的症状。

3. 水光针注射

医生会在皮肤浅表层注射适量的透明质酸和维生素B。透明质酸能够为皮肤提供水分，增强皮肤的保湿能力。维生素B则有助于恢复皮肤的正常代谢功能，增强皮肤屏障功能。在注射过程中，医生会严格控制注射的深度和剂量，确保药物能够准确地作用于病变部位。同时，医生会使用无菌的注射设备，避免感染的发生。水光针注射是一种相对安全有效的治疗方法，但患者在治疗后需要注意皮肤的护理，避免感染和其他不良反应的发生。

（二）术后护理

1. 日常保湿

脂溢性皮炎患者的皮肤通常存在屏障功能受损的情况，因此使用无香料的保湿产品保持皮肤水润至关重要。无香料的保湿产品可以减少对皮肤的刺激，避免加重脂溢性皮炎的症状。保湿产品可以为皮肤提供水分和营养，增强皮肤的屏障功能，促进皮肤的恢复。患者应选择适合自己皮肤类型的保湿产品，并按照医生的建议正确使用。同时，患者还应注意保持室内空气的湿润，避免皮肤过度干燥。

2. 防晒保护

治疗后的皮肤较为脆弱，防晒可以防止紫外线加重色素沉着，帮助皮肤更好地恢复。紫外线是导致皮肤色素沉着和老化的主要因素之一，对于脂溢性皮炎患者来说，紫外线可能会加重炎症和瘙痒症状。因此，患者在治疗后应避免阳光直射，外出时应采取涂抹防晒霜、戴帽子、打伞等防晒措施。选择防晒霜时，应选择具有高防晒指数的产品，并注意涂抹的方法和时间。

3. 避免刺激性护肤品

使用温和的洁面和保湿产品，避免酒精、香精等刺激性成分，以减少皮肤刺激。脂溢性皮炎患者的皮肤对刺激性物质更加敏感，因此应选择温和、无刺激性的护肤品。温和的洁面产品可以清洁皮肤，去除污垢和油脂，同时不会破坏皮肤的屏障功能。保湿产品可以为皮肤提供水分和营养，增强皮肤的屏障功能。患者应避免使用含有酒精、香精、色素等刺激性成分的护肤品，以免加重脂溢性皮炎的症状。

4. 局部抗真菌护理

如果皮损部位有轻微瘙痒或脱屑，患者应遵医嘱涂抹抗真菌药物，避免搔抓和摩擦。脂溢性皮炎可能与真菌感染有关，因此局部抗真菌护理可以帮助缓解症状。抗真菌药物可以抑制真菌的生长和繁殖，减少炎症和瘙痒症状。患者应按照医生的建议正确使用抗真菌药物，并注意药物的使用方法和时间。同时，患者应避免搔抓和摩擦皮损部位，以免加重炎症。

三、效果与注意事项

（一）治疗效果

1. 炎症和瘙痒缓解

抗真菌药物和光疗在脂溢性皮炎的治疗中发挥着重要作用。抗真菌药物通过抑制真菌的生长和繁殖，减少真菌感染对皮肤的刺激，从而有效抑制皮肤炎症。光疗则利用特定波长的光线照射皮肤，调节免疫系统功能，减轻炎症反应。这两种治疗方法相结合，能够显著缓解瘙痒和脱屑症状，提高患者的生活质量。在治疗过程中，医生会根据患者的具体情况选择合适的抗真菌药物和光疗方案，以确保治疗的有效性和安全性。

2. 改善皮肤质地

化学剥脱和水光针是改善脂溢性皮炎患者皮肤质地的有效手段。化学剥脱通过去除皮肤表面的老化角质细胞，疏通毛孔，减少皮脂堆积，调节水油平衡。水光针则通过在皮肤浅层注射透明质酸等营养成分，为皮肤提供水分和营养，增强皮肤的保湿能力，降低皮肤油腻感。这两种治疗方法能够提升皮肤的光滑度，使皮肤更加细腻有光泽。在进行化学剥脱和水光针治疗时，医生会根据患者的皮肤状况选择合适的治疗方案，以确保治疗的效果和安全性。

3. 长期稳定

光疗和免疫调节剂的长期应用对于维持脂溢性皮炎患者稳定的皮肤状态至关重要。光疗可以持续调节免疫系统功能，减少炎症反应的发生。免疫调节剂则可以调节患者的免疫系统，增强皮肤的抵抗力，降低脂溢性皮炎的复发概率。在长期应用光疗和免疫调节剂时，医生会密切关注患者的病情变化，根据患者的具体情况调整治疗方案，以确保治疗的有效性。

（二）注意事项

1. 避免频繁清洁

脂溢性皮炎患者的皮肤屏障较为脆弱，频繁清洁和使用刺激性洗面奶可能会加重皮肤干燥和炎症。因此，患者应避免过度清洁皮肤，减少洗脸的次数。同时，应选择温和、无刺激性的洗面奶，避免使用含有酒精、香料等刺激性成分的产品。在洗脸时，应轻轻按摩皮肤，避免用力揉搓。此外，患者还应注意保持皮肤的水分，使用保湿霜等产品，以减轻皮肤干燥。

2. 防止变态反应

在使用新药物或进行化学剥脱时，患者应密切观察皮肤反应。如果出现红肿、刺痛等症状，应立即暂停使用，并联系医生。这是因为脂溢性皮炎患者的皮肤较为敏感，容易对新药物或化学剥脱产生变态反应。在使用新药物或进行化学剥脱前，患者应向医生详细告知自己的变态反应史和用药情况，以便医生选择合适的治疗方案。同时，患者在使用新药物或进行化学剥脱后，应注意观察皮肤的变化，如有异常应及时就医。

3. 避免高温环境

脂溢性皮炎在湿热环境下容易加重，因此患者应尽量避免在高温环境中久留。高温环境会使皮肤出汗增多，油脂分泌旺盛，加重脂溢性皮炎的症状。患者应保持室内通风凉爽，避免在炎热的天气中外出。如果必须外出，应做好防晒措施，避免阳光直射皮肤。同时，患者应保持皮肤干爽，及时清洗汗水和油脂，避免细菌滋生。

4. 健康饮食

健康饮食对于控制脂溢性皮炎的病情至关重要。患者应少吃辛辣、油腻的食物，这些食物会刺激皮脂腺分泌，加重脂溢性皮炎的症状。同时，患者应多补充含有维生素 B、维生素 C 的食物。维生素 B 可以调节皮脂腺的分泌，减少油脂分泌；维生素 C 具有抗氧化作用，可以增强皮肤的抵抗力。患者可以多吃蔬菜、水果、粗粮，以维持皮肤的健康状态。

第三节　斑秃

斑秃是一种常见的非瘢痕性脱发，通常表现为圆形或椭圆形的局部脱发区域，头皮光滑。其发病与自身免疫系统失调紧密相关，且常受精神压力等因素影响。治疗斑秃旨在促进毛发再生，可通过多种方法（如局部注射、光疗等）实现。同时要改善头皮健康，为毛发生长创造良好环境。调节免疫反应可降低复发风险，提高患者生活质量。

一、治疗方法

（一）光疗

光疗在斑秃的医美治疗中具有重要意义。特定波长的光作用于头皮，可发挥多方面的积极作用。

1. 窄谱中波紫外线（UVB）

UVB 光疗通过特定波长的紫外线照射头皮，能够调节局部免疫反应。对于早期和中度斑秃患者，UVB 光疗可减少免疫细胞对毛囊的过度攻击。每周进行 2～3 次光疗，有助于刺激毛囊细胞的活性，促进毛发生长。在治疗过程中，医生会根据患者的病情和皮肤耐受程度调整光疗的剂量和时间，以确保治疗的安全性和有效性。同时，紫外线还可以刺激皮肤细胞产生维生素 D，而维生素 D 对毛发的生长也有一定的促进作用。

2. 准分子激光

准分子激光主要针对毛囊区域发挥免疫抑制作用。它通过精准地抑制免疫细胞对毛囊的攻击，为毛囊的修复和毛发再生创造良好的环境。特别适用于小范围的斑秃区域，其高精准度的治疗特点能够最大程度地降低对周围正常组织的影响。准分子激光的波长和能量可以根据患者的具体情况进行调整，以达到最佳的治疗效果。这种激光治疗方法通常需要多次进行，每次治疗之间需要有一定的间隔时间，以便让毛囊有足够的时间进行修复和生长。

3. 低能量激光（LLLT）

低能量激光是一种安全的辅助治疗疗法。它通过改善头皮微循环，增加局部血流量，为毛囊提供充足的营养和氧气。同时，刺激毛囊的活力，促进毛发的生长。这种疗法通常无明显不良反应，患者的耐受性较好。低能量激光的作用机制主要是通过刺激细胞内的线粒体产生更多的能量，从而促进细胞的代谢和生长。此外，低能量激光还可以调节免疫系统的功能，减少炎症反应，为毛囊的生长创造有利的环境。

（二）局部注射疗法

局部注射疗法是斑秃治疗的有效手段之一。

1. 激素注射

对于斑秃区的炎症和免疫反应，局部注射小剂量糖皮质激素可直接作用于脱发区域。糖皮质激素能够减少免疫系统对毛囊的攻击，促进毛发生长。通常每 4～6 周进行一次激素注射治疗，医生会根据患者的病情调整注射的剂量和频率。糖皮质激素的作用机制主要是通过抑制炎症反应，减少免疫细胞的活性，从而保护毛囊免受免疫系统的攻击。然而，长期使用糖皮质激素可能会带来不良作用，因此医生会严格控制激素的使用剂量和时间。

2. 类固醇注射

低剂量的类固醇注射适合小范围斑秃患者。它能够在短时间内控制局部炎症反应，为毛囊的恢复创造有利条件。通过刺激毛囊细胞的生长和分化，促进毛发的再生。类固醇注射的作用机制与糖皮质激素类似，但作用时间相对较短，不良作用也相对较小。在进行类固醇注射治疗时，医生会根据患者的病情和皮肤状况选择合适的类固醇药物和注射剂量。

（三）微针治疗

微针治疗为斑秃患者带来新的治疗选择。

1. 微针＋生发精华

通过微针在头皮上形成微小创口，促进血液循环。随后涂抹含有生长因子、维生素等的生发精华，这些营养物质能够深入毛囊细胞，增强其活力。促进毛发生长的同时，还能改善头皮的健康状况。微针的作用机制是通过在头皮上制造微小的创口，刺激皮肤的自我修复机制，促进胶原蛋白的生成和血液循环的改善。而生发精华中的生长因子和维生素等营养成分则可以为毛囊提供所需的营养，促进毛发的生长。

2. 微针＋PRP（富血小板血浆）

微针结合 PRP 疗法充分利用血小板中的生长因子。首先抽取患者自身血液，经分离后获取富含生长因子的血浆，再通过微针导入头皮。这些生长因子能够促进头皮毛囊的修复和再生，为毛发的生长提供强大的动力。PRP 疗法的作用机制是利用患者自身的血液成分，避免了外源性物质的过敏和排斥反应。

（四）植发术

植发术是针对顽固性或大面积斑秃患者的医美手段。植发主要包括 FUT（头皮条植发术）和 FUE（毛囊单位提取植发术）。FUT 适合小面积脱发区域，手术创伤较小，患者恢复较快。FUE 适用于大面积脱发区域，能够有效地将毛囊移植到脱发区域，填补毛发稀疏的区域，改善患者的外观。

二、治疗流程

（一）术前评估

1. 头皮检测

在斑秃治疗前，医生进行头皮检测至关重要。通过头皮镜、显微镜等先进设备，医生能够细致地检查毛囊状况。头皮镜可以放大头皮表面，清晰地观察毛囊的形态、密度及周围皮肤的情况。显微镜则能更深入地观察毛囊细胞的结构和功能。确定斑秃的范围和程度有助于医生制订个性化的治疗方案。对于范围较小、程度较轻的斑秃，可能选择较为温和的治疗方法；而对于大面积、严重的斑秃，则需要综合考虑多种治疗手段。

2. 病史询问

病史询问是确保治疗安全有效的重要环节。医生会全面评估患者的病史，包括既往史、手术史等，以了解患者的整体健康状况。变态反应史的询问尤为关键，确保患者对即将使用的激素、激光或药物无变态反应。用药史的了解可以帮助医生降低出现药物相互作用的风险。此外，医生还会通过详细的询问排除其他可能导致脱发的病因，如内分泌失调、自身免疫性疾病等。只有在充分了解患者的病史后，医生才能制订出最适合患者的治疗方案。

（二）治疗操作

1. 光疗操作

光疗治疗时，医生会综合考虑多个因素来调整剂量和照射频率。患者的脱发面积是一个重要的考量因素，大面积脱发可能需要更高的剂量和更频繁的照射。脱发持续时间也会影响治疗方案，长期脱发的患者可能需要更长的治疗周期。此外，皮肤耐受性也是关键，对于皮肤较为敏感的患者，医生会降低剂量和减少照射频率，以避免皮肤损伤。通常每周进行 2 ～ 3 次光疗，这样的频率既能保证治疗效果，又能给予皮肤一定的恢复时间。

2. 局部注射

激素或类固醇注射需要在严格消毒的条件下由医生进行操作。严格的消毒措施可以有效降低感染的风险，确保治疗的安全性。注射频率通常为每 4 ～ 6 周一次，这样的间隔时间可以减少不良反应的发生。频繁的注射可能会导致皮肤萎缩、毛细血管扩张等不良反应。医生会根据患者的病情严重程度和对药物的反应来调整注射剂量和频率。在注射过程中，医生会准确地将药物注射到脱发区域，以确保药物能够直接作用于毛囊，促进毛发生长。

3. 微针治疗

微针治疗后涂抹生长因子精华或 PRP 溶液，能够为头皮恢复和毛囊刺激提供有力支持。PRP 溶液富含血小板衍生生长因子等活性成分，可以加速头皮的修复和再生。通常每 2 ～ 4 周进行一次微针治疗，这样的频率可以持续刺激毛囊，提高治疗效果。在治疗过程中，医生会严格控制微针的深度和密度，确保治疗的安全性和有效性。

4. 植发手术

植发手术需要在局部麻醉下进行，以确保患者在手术过程中无疼痛。医生会根据脱发面积精心设计植发区域，确保移植的毛囊能够自然地融入原有头发中，达到美观的效果。植发手术的操作时间通常为数小时，这需要医生具备精湛的技术和丰富的经验。术后患者需要注意护理，避免碰撞植发区域，保持头皮清洁，避免感染。

（三）术后护理

1. 避免抓挠

术后头皮较为敏感，患者应严格避免抓挠和揉搓。抓挠和揉搓可能会导致头皮破损，增加感染的风险。同时，过度的刺激还可能影响毛囊的生长和恢复。患者可以通过分散注意力的方式来克制抓挠的冲动，如听音乐、阅读等。如果感到头皮瘙痒，可以使用温和的止痒产品，但要避免使用刺激性强的药物。在洗头时，也要轻柔地按摩头皮，避免用力揉搓。通过避免抓挠和揉搓，患者可以为头皮的恢复创造良好的环境，促进头发的生长。

2. 定期清洁

使用温和的洗发产品保持头皮清洁是术后护理的重要环节。温和的洗发产品不会对头皮造成过度刺激，能够有效去除头皮上的油脂和污垢，避免过度油脂和汗水积累引发感染。

患者应选择适合自己头皮类型的洗发产品，并按照说明正确使用。洗头的频率要适当，不宜过于频繁，以免破坏头皮的油脂平衡。在洗头时，要用温水冲洗，避免使用过热或过冷的水。洗完头后，要用干净的毛巾轻轻擦干头发，避免用力擦拭。

3. 保湿护理

使用适合的头皮保湿产品可以防止皮肤干燥，保持头皮健康。术后头皮可能会出现干燥、紧绷的情况，这会影响毛囊的生长和恢复。保湿产品可以为头皮提供水分和营养，增强头皮的屏障功能，防止水分流失。患者应选择无刺激性、富含天然成分的保湿产品，如含有芦荟、甘油等成分的产品。在使用保湿产品时，要均匀地涂抹在头皮上，并轻轻按摩，促进吸收。同时，患者还可以通过多喝水、保持室内空气湿润等方式来增加皮肤的水分含量。

4. 防晒保护

治疗后的头皮应避免阳光直射，防止紫外线刺激引发头皮炎症。紫外线对头皮有一定的伤害作用，可能会导致头皮发红、瘙痒、脱皮等炎症反应，影响头发的生长。患者在外出时应携带帽子、遮阳伞等防晒用品，避免阳光直射头皮。同时，也可以使用含有防晒成分的护发产品，增强头皮的防晒能力。在选择防晒产品时，要注意选择适合头皮使用的产品，避免使用过于油腻或刺激性强的产品。

三、效果与注意事项

（一）治疗效果

1. 生发效果显著

对于小范围斑秃，激素注射、微针治疗展现出显著的毛发生长效果。激素注射通过直接作用于脱发区域，减少免疫系统对毛囊的攻击，促进毛发生长。微针治疗通过在头皮上制造微小创口，促进血液循环和营养物质的吸收，为毛发的生长提供良好的环境。光疗在控制炎症、促进毛囊活性方面也发挥着积极作用。特定波长的光能够调节免疫系统，减轻炎症反应，刺激毛囊细胞的代谢和生长。

2. 减少复发风险

光疗和局部免疫调节剂在调节免疫系统方面具有重要作用，有助于减少斑秃的复发概率。光疗通过调节免疫细胞的活性，减少对毛囊的攻击，维持毛囊的健康状态。局部免疫调节剂则直接作用于免疫系统，调节免疫反应，防止斑秃的再次发生。长时间坚持护理和治疗可以获得较好的疗效，患者需要保持耐心和信心，积极配合医生的治疗方案。

3. 改善头皮健康

微针和 PRP 治疗能够改善头皮血流状况，增强头皮和毛囊的健康状态，为持续生发提供有利条件。微针治疗通过刺激胶原蛋白的生成和血液循环的改善，增加头皮的厚度和弹性，为毛囊提供更好的生长环境。PRP 治疗富含生长因子，能够促进细胞的增殖和分化，加速头皮的修复和再生。这些治疗方法可以改善头皮的营养供应和代谢功能，提高毛囊的活力和生长能力。

（二）注意事项

1. 避免过度焦虑

斑秃与精神压力关系密切，患者应保持良好心态，避免情绪波动。精神压力会影响免疫系统的功能，加重斑秃的症状。患者可以通过适当的运动、放松技巧和心理疏导来缓解压力，保持良好的心态。过度焦虑不仅会影响治疗效果，还可能导致斑秃的加重和复发。

2. 规律用药

米诺地尔和免疫调节剂等药物需要坚持使用数月才能见效，不应随意停药或增加剂量，以免引起不良反应。这些药物的作用机制是通过调节毛囊细胞的生长和分化，促进毛发生长。但是，药物的效果需要一定的时间才能显现，患者需要坚持使用，按照医生的建议进行用药。随意停药或增加剂量可能会导致药物的不良反应，影响治疗效果。同时，患者在用药期间应注意观察身体的反应，如出现不适症状应及时告知医生。

3. 健康饮食

补充足量的蛋白质、B族维生素、锌等营养素，有助于毛发生长；避免辛辣、刺激性食物，减少头皮油脂分泌。蛋白质是毛发的主要组成成分，B族维生素和锌等营养素对毛囊细胞的生长和分化具有重要作用。患者可以通过饮食摄入这些营养素，如多吃肉类、蛋类、豆类、坚果等富含蛋白质的食物，多吃绿叶蔬菜、水果、全麦食品等富含B族维生素的食物，多吃海鲜、瘦肉、坚果等富含锌的食物。同时，避免辛辣、刺激性食物，减少头皮油脂分泌。

4. 避免频繁染发

斑秃期间应避免染发、烫发等刺激头皮的行为，以防影响治疗效果。染发、烫发等化学处理会对头皮和毛囊造成损伤，加重斑秃的症状。患者应保持头皮的自然状态，避免使用化学染发剂、烫发剂等刺激性产品。如果需要染发，可以选择天然植物染发剂，但也要注意使用方法和频率。在斑秃治疗期间，患者应尽量避免对头皮的刺激，为毛发生长创造一个较为良好的环境。

第四节　雄激素性脱发

雄激素性脱发，受遗传和雄激素（DHT）共同影响。男性常表现为头顶部及前额毛发稀疏，女性症状相对较轻。治疗旨在减缓脱发进程、促进毛发再生及增加发量密度。可通过低能量激光疗法、注射治疗及微针疗法等手段实现。患者还需要保持健康生活方式，减轻压力，从而改善脱发状况，提升个人形象和生活质量。

一、治疗方法

（一）低能量激光治疗（LLLT）

低能量激光治疗作为一种非侵入性疗法，在雄激素性脱发的治疗中发挥着重要作用。它通过光能作用于头皮毛囊，能够增加头皮血流，为毛囊提供充足的营养和氧气。对于轻度至中度雄激素性脱发患者，LLLT是一种较为理想的治疗选择。

1. 激光帽／梳

激光帽／梳作为一种家用低能量激光设备，在雄激素性脱发的治疗中具有独特的优势。激光帽／梳通过发出特定波长的低能量激光，直接照射头皮。这种激光能够穿透头皮表层，深入毛囊细胞，刺激细胞的代谢活动。它可以促进毛囊细胞的增殖和分化，增加毛发的生长速度和密度。同时，低能量激光还能改善头皮的血液循环，为毛囊提供充足的营养和氧气，进一步促进毛发再生。

2. 激光仪器

医美机构提供的专业激光仪器在治疗雄激素性脱发方面展现出强大的功效。这些仪器通常由经过专业培训的人员操作，他们能够根据患者的具体脱发情况、头皮状况及身体状况等进行精准的治疗。由于专业激光仪器具有较高的功率，能够发出更强大的激光能量，对头皮毛囊的刺激作用更为明显。与家用设备相比，专业激光仪器可以提供更精准的治疗。一般来说，患者需要定期前往专业场所进行治疗，这样可以确保治疗的安全性和有效性。

（二）光动力疗法（PDT）

光动力疗法是一种结合光敏剂和光源的治疗方法，在雄激素性脱发的治疗中具有独特的优势。光敏剂在头皮吸收后，通过特定波长光照射激活，产生单线态氧等活性物质，杀灭萎缩毛囊的病变细胞。同时，光动力疗法还可以抑制雄激素敏感的毛囊，帮助控制油脂分泌，减缓脱发进程。对于中重度雄激素性脱发患者，光动力疗法是一种有效的治疗选择。然而，光动力疗法需要在专业医生的指导下进行，以确保治疗的安全性和有效性。

（三）注射治疗

1. PRP 治疗（富血小板血浆）

PRP 治疗是一种利用从患者血液中提取的血小板浓缩物进行治疗的方法。血小板浓缩物中含有丰富的生长因子，能够激活毛囊活性，促进毛发生长。PRP 治疗通常每 1 ～ 3 个月进行一次，适用于各类脱发类型。在治疗过程中，医生将提取的 PRP 注射到头皮的特定区域，刺激毛囊细胞的增殖和分化，促进毛发再生。

2. 干细胞疗法

干细胞疗法在治疗雄激素性脱发方面具有巨大的潜力。干细胞具有自我更新和分化的能力，可以在头皮上分化为毛囊细胞，刺激毛囊的修复和生长。然而，干细胞疗法在实际应用中还比较少，主要处于临床试验阶段，尚需更多的研究支持。但随着研究的不断深入，有望成为一种有效的治疗雄激素性脱发的方法。

（四）微针疗法

微针疗法是一种利用微小针头在头皮上产生微小穿刺的治疗方法。微针可以增加血液循环，为毛囊提供更多的营养和氧气。同时，结合生长因子或米诺地尔等药物，可以促进毛囊活性，增强毛囊对营养的吸收，激活毛囊再生。对于轻度至中度雄激素性脱发患者，微针疗法是一种有效的治疗选择。在治疗过程中，医生会根据患者的具体情况选择合适的生长因子或药物，并通过微针将其导入头皮，以提高治疗效果。

二、治疗流程

（一）术前评估

1. 脱发类型检测

在进行雄激素性脱发的医美治疗前，医生首先会进行全面的脱发类型检测。通过仔细观察患者的脱发面积，准确判断脱发的严重程度和范围。发量密度的评估则有助于了解整体头发的稀疏情况，为制订个性化治疗方案提供依据。同时，对毛囊健康状况的检测至关重要。医生可能会使用专业的仪器，如毛囊检测仪，来观察毛囊的形态、结构及生长周期。通过这些检测，医生能够确定患者是否适合医美治疗，以及选择最有效的治疗方法。

2. 病史询问

病史询问是确保治疗安全的重要环节。医生会详细了解患者的健康状况，包括是否患有其他慢性疾病、免疫系统疾病等，因为这些疾病可能会影响治疗的效果和安全性。用药史的询问可以帮助医生降低出现药物相互作用的风险。如果患者正在服用其他药物，医生需要评估这些药物与脱发治疗药物之间的潜在相互作用。变态反应史的了解也不可或缺，确保患者在治疗过程中不会对使用的药物、设备或材料产生变态反应。

（二）治疗操作

1. 激光或光动力疗法

激光或光动力治疗需要在专业设备下由医生进行操作。医生会根据患者的具体情况选择合适的激光参数或光动力治疗方案。通常每周进行 2～3 次治疗，每次持续 15～20 分钟。在治疗过程中，激光或特定波长的光能够改善头皮的血流，增加毛囊的营养供应。同时，还可以刺激毛囊细胞的活性，促进毛发的生长。医生还会密切观察患者的治疗反应，如头皮的温度变化、发红程度等，及时调整治疗参数。

2. PRP 治疗

PRP 治疗是一种较为复杂的治疗方法。首先，需要采集患者的血液，然后通过离心等技术提取富含生长因子的血浆。这个过程需要在严格的无菌条件下进行，以确保血浆的质量和安全性。随后，医生将 PRP 注射至脱发部位。操作时间一般为 30～45 分钟，具体时间取决于脱发的面积和严重程度。治疗间隔通常为 1～3 个月，以便让毛囊有足够的时间吸收生长因子并进行修复和生长。在注射过程中，医生会严格控制注射的深度和剂量，确保生长因子能够准确地作用于毛囊。

3. 微针＋生长因子

微针治疗需要在消毒头皮后进行操作。医生会使用专业的微针设备，在头皮上制造微小的穿刺。这些微小的创口可以刺激头皮的自我修复机制，增加血液循环和营养物质的吸收。随后，将生长因子精华或 PRP 涂抹在头皮上，帮助毛囊更好地吸收营养。生长因子可以促进毛囊细胞的增殖和分化，加速毛发的生长。在治疗过程中，医生会根据患者的耐受程度调整微针的深度和密度，确保治疗的安全性和有效性。

（三）术后护理

1. 避免触摸和抓挠

治疗后的头皮较为敏感，患者需要避免抓挠、按摩以防毛囊损伤。抓挠和按摩可能会导致头皮破损，增加感染的风险，同时也可能破坏正在生长的毛囊。患者可以通过分散注意力的方式来克制抓挠的冲动，如听音乐、阅读等。如果感到头皮瘙痒，可以使用温和的止痒产品，但要避免使用刺激性强的药物。在洗头时，也要轻柔地按摩头皮，避免用力揉搓。通过避免触摸和抓挠，可以为毛囊的生长创造良好的环境，促进毛发的生长。

2. 清洁护理

选择温和的洗发水保持头皮清洁是术后护理的重要环节。温和的洗发水不会对头皮造成过度刺激，能够有效去除头皮上的油脂和污垢，防止毛囊堵塞和感染。患者应选择适合自己头皮类型的洗发水，并按照说明正确使用。洗头的频率要适当，不宜过于频繁，以免破坏头皮的油脂平衡。在洗头时，要用温水冲洗，避免使用过热或过冷的水。洗完头后，要用干净的毛巾轻轻擦干头发，避免用力擦拭。

3. 防晒和保湿

头皮经过治疗后需要避免阳光直射，防止紫外线刺激毛囊。紫外线对头皮有一定的伤害作用，可能会导致头皮发红、瘙痒、脱皮等炎症反应，影响毛发的生长。患者在外出时应携带帽子、遮阳伞等防晒用品，避免阳光直射头皮。此外，使用无刺激性护发素保持头皮湿润也很重要。护发素可以为头皮提供水分和营养，增强头皮的屏障功能，防止水分流失。患者应选择无刺激性、富含天然成分的护发素，如含有芦荟、甘油等成分的产品。

三、效果与注意事项

（一）治疗效果

1. 毛发再生

米诺地尔、PRP 和微针治疗在促进毛发生长方面表现出显著效果。米诺地尔通过扩张头皮血管，增加毛囊的血液供应，刺激毛发生长。PRP 治疗利用富含生长因子的血浆，激活毛囊活性，促进毛发再生。微针治疗通过在头皮上制造微小创口，刺激胶原蛋白的生成和血液循环，为毛发的生长提供良好的环境。激光和光动力疗法对早期雄激素性脱发患者效果明显，它们通过改善头皮血流和毛囊微环境，促进毛发的生长和发育。

2. 延缓脱发进程

非那雄胺是一种常用的治疗雄激素性脱发的药物，尤其适合男性患者。它通过抑制 5α- 还原酶的活性，有效减少 DHT（二氢睾固酮）的生成。DHT 是导致毛囊萎缩的主要因素之一，抑制 DHT 的生成可以防止毛囊进一步萎缩，从而延缓脱发进程。非那雄胺需要长期服用才能达到较好的治疗效果，患者应在医生的指导下正确使用。

3. 持久效果

激光和光动力疗法能改善头皮血流状况，为毛囊提供充足的营养和氧气，长期应用可延长毛发生长周期。这些疗法具有无创、安全的特点，患者的耐受性较好。植发术是一种较为持久的治疗方法，它通过将健康的毛囊移植到脱发区域，实现毛发的再生。然而，植发术后需要按需进行维护，如保持头皮清洁、避免外伤等，以确保植发效果的持久性。

（二）注意事项

1. 避免精神压力

精神压力确实与雄激素性脱发有着紧密的联系。当人体长期处于精神压力状态下，会引发身体的应激反应，导致内分泌系统失衡。内分泌失调会影响激素水平，进而干扰毛囊的正常生长周期。毛囊的生长受到多种激素的调节，压力引起的激素紊乱可能导致毛囊进入休止期提前，毛发脱落增加。保持情绪稳定、减轻压力对于改善脱发状况至关重要。

2. 保持健康生活习惯

均衡饮食对于毛囊健康起着决定性的作用。蛋白质是毛发的主要组成成分，充足的蛋白质摄入能为毛发生长提供物质基础。维生素和微量元素（如维生素 B、维生素 E、锌等）对毛囊的正常代谢和生长起着关键的调节作用。患者应确保饮食中富含这些营养物质，可通过食用瘦肉、鱼类、蛋类、豆类等补充蛋白质，多吃新鲜蔬菜、水果、坚果等获取维生素和微量元素。此外，保持适量的运动可以增强身体的代谢功能和血液循环，为毛囊提供充足的氧气和营养。充足的睡眠能让身体得到充分的休息和恢复，维持身体的健康状态，促进毛发生长。

3. 避免频繁烫染

烫染会对毛囊和头皮造成损伤，影响生发效果。烫染剂中的化学物质会破坏毛囊的结构，导致毛发变得脆弱、易断。在脱发期间，患者应尽量避免频繁烫染头发，给头皮和毛囊足够的时间进行修复和生长。如果必须进行烫染，应选择质量可靠、对头皮刺激较小的产品，并在烫染后加强头发的护理。

4. 规律作息

充足睡眠和规律作息对毛囊健康起着重要作用。睡眠不足会影响身体的新陈代谢和内分泌系统，导致毛囊生长周期紊乱。保证每晚 7 ～ 8 小时的睡眠有助于毛发生长。同时，规律的作息时间可以维持身体的生物钟稳定，促进身体各器官的正常功能。患者应养成良好的作息习惯，避免熬夜和过度劳累。

第二十二章　光线相关皮肤病

第一节　多形性日光疹

多形性日光疹（PMLE）是一种常见的光敏性皮肤病，表现为皮肤在暴露于日光后出现红斑、丘疹、水疱等，伴有明显瘙痒。该病的发生机制尚不完全明确，可能与紫外线引发的免疫反应有关。治疗的目标主要是减轻症状、增强皮肤的光耐受性、降低复发风险。

一、治疗方法

光疗是对 PMLE 最有效的预防性治疗，通过增加皮肤对紫外线的耐受性来减少日光疹的复发。

（一）UVB（窄谱中波紫外线）疗法

1. 作用机制

UVB 光疗在多形性日光疹（PMLE）的治疗中发挥着重要作用。其作用机制在于通过逐步增加皮肤对紫外线的耐受性，从而减少光敏反应的发生。具体而言，低剂量的 UVB 光线照射皮肤时，会刺激皮肤中的细胞产生一系列的生物学反应。这些反应包括促进黑色素的生成，增强皮肤的抗氧化能力，以及调节免疫系统的功能。通过这些作用，皮肤逐渐适应紫外线的照射，减少了对紫外线的过度敏感，从而缓解了 PMLE 的症状。

2. 适应人群

UVB 光疗适合轻至中度的 PMLE 患者。对于这些患者来说，UVB 光疗是一种相对安全有效的治疗方法。尤其在春夏季节开始前使用 UVB 光疗，可以让皮肤提前逐步适应日晒，从而减少在季节转换时 PMLE 的发作。此外，对于那些对其他治疗方法耐受性较差或有禁忌的患者，UVB 光疗也是一个不错的选择。

3. 疗程与频率

UVB 光疗的疗程通常为 6～8 周。在这个过程中，每周进行 2～3 次照射。每次治疗的时间和强度会根据皮肤的耐受度逐步增加。在治疗初期，医生会使用较低的剂量和较短的照射时间，以避免皮肤过度反应。随着治疗的进行，皮肤逐渐适应紫外线，医生会逐渐增加剂量和照射时间。在治疗过程中，医生会密切观察患者的皮肤反应，如出现红肿、瘙痒等不适症状，会及时调整治疗方案。

（二）UVA 长波紫外线疗法

1. 作用机制

UVA 光疗主要针对对紫外线极度敏感的患者，在 PMLE 的治疗中具有独特的作用。UVA 光线具有较长的波长，能够穿透较深层的皮肤。其作用机制是通过照射皮肤，减少皮肤细胞对紫外线的敏感性。具体来说，UVA 光线可以抑制免疫系统的过度反应，减少炎症细胞的浸润，从而缓解 PMLE 的症状。此外，UVA 光疗还可以促进皮肤细胞的修复和再生，增强皮肤的屏障功能，进一步减少紫外线对皮肤的伤害。

2. 适应人群

UVA 光疗适合中重度的 PMLE 患者，特别是那些对 UVB 疗法耐受较差的患者。对于这些患者来说，UVA 光疗可能是一种更有效的治疗选择。由于 UVA 光线能够穿透较深层的皮肤，因此对于那些皮肤病变较深的患者，UVA 光疗可能具有更好的治疗效果。此外，对于那些反复发作的 PMLE 患者，UVA 光疗也可以作为一种辅助治疗方法，帮助患者控制病情。

3. 治疗方案

UVA 光疗的治疗方案通常为每周 2 ~ 3 次。疗程视个体皮肤的适应性而定。在治疗过程中，医生会根据患者的皮肤反应和病情严重程度，调整治疗的频率和剂量。与 UVB 光疗类似，在治疗初期，医生会使用较低的剂量和较短的照射时间，以避免皮肤过度反应。随着治疗的进行，皮肤逐渐适应紫外线，医生会逐渐增加剂量和照射时间。在治疗过程中，患者需要注意保护眼睛和皮肤，避免紫外线的直接照射。

（三）PUVA 疗法（补骨脂素＋UVA）

1. 作用机制

PUVA 疗法是一种结合了光敏剂和 UVA 光线的治疗方法，在 PMLE 的治疗中具有较高的疗效。其作用机制是通过口服或局部使用光敏剂补骨脂素，然后使用 UVA 光照射皮肤。补骨脂素在 UVA 光线的作用下，会与皮肤细胞中的 DNA 结合，形成光化学反应产物。这些产物可以抑制免疫系统的过度反应，减少炎症细胞的浸润，从而缓解 PMLE 的症状。此外，PUVA 疗法还可以促进皮肤细胞的修复和再生，增强皮肤的屏障功能，进一步减少紫外线对皮肤的伤害。

2. 适应人群

PUVA 疗法适合中重度的 PMLE 患者或复发频率较高的患者。对于这些患者来说，PUVA 疗法可能是一种更有效的治疗选择。通常在其他光疗无效时考虑使用 PUVA 疗法。由于 PUVA 疗法需要使用光敏剂，因此对于那些对光敏剂过敏或有禁忌的患者，不适合使用这种治疗方法。此外，PUVA 疗法也需要在医生的严格指导下使用，以确保治疗的安全性和有效性。

3. 疗程

PUVA 疗法的治疗频率为每周 1 ~ 2 次，持续 4 ~ 6 周。在治疗过程中，医生会根据患者的皮肤反应和病情严重程度，调整治疗的频率和剂量。由于 PUVA 疗法有可能导致皮肤老化或色素沉着等不良反应，因此患者在治疗过程中需要注意保护皮肤，避免紫外线的直接照射。同时，医生也会密切观察患者的皮肤反应，如出现红肿、瘙痒等不适症状，会及时调整治疗方案。

二、治疗流程

（一）初步评估

在进行光疗治疗前，皮肤科医生会对患者的皮肤进行全面细致的评估。这一评估过程旨在确定患者的光敏感程度和当前的皮肤状态。通过详细的检查和询问，医生能够了解患者过往对紫外线的反应情况，包括是否容易出现红斑、瘙痒等不适症状。

基于此，医生可以选择最为适合的紫外线类型，如 UVB、UVA 或窄谱 UVB。同时，根据评估结果确定起始剂量，以确保治疗的安全性和有效性。对于光敏感程度较高的患者，起始剂量会相对较低，而对于光敏感程度较低的患者，起始剂量则可以适当提高。

（二）光敏性测试

在光疗正式开始之前，通常会进行光敏性测试。这一测试的目的是确定患者的最小红斑剂量（MED），即皮肤在接受紫外线照射后出现红斑的最小剂量。

光敏性测试通常在患者的背部或臀部等非暴露部位进行。医生会使用不同剂量的紫外线照射皮肤，并在一定时间后观察皮肤的反应。通过这个过程，医生可以了解患者的皮肤对紫外线的敏感程度，从而为患者制订个体化的光疗剂量和治疗方案。对于 MED 较低的患者，光疗剂量会相应降低，而对于 MED 较高的患者，光疗剂量则可以适当提高。

（三）光疗过程

光疗治疗通常从低剂量的紫外线开始，一般选用窄谱 UVB（NB-UVB）或 UVA1。患者需要在专门的光疗室接受光照。在治疗初期，照射时间较短，以避免皮肤过度刺激。随着治疗的进行，剂量会逐渐增加，照射时间也会相应延长。通常每周进行 2～3 次光疗。在光疗过程中，医生会密切观察患者的皮肤反应，如出现红斑、瘙痒等不适症状，会及时调整剂量和照射时间。整个疗程一般持续 4～8 周，具体时间会根据患者的病情和皮肤反应而定。

（四）逐步增加剂量

在每次光疗后，医生会根据患者的皮肤反应调整剂量。如果皮肤没有出现明显的不良反应，医生会逐渐增加剂量，以提高治疗效果。随着皮肤逐步适应紫外线照射，光耐受性也会提高，患者能够更好地抵御日晒的影响。然而，在增加剂量的过程中，医生需要注意避免过度照射，以防引起皮肤不良反应，如红斑、水疱、瘙痒等。如果出现不良反应，医生会及时降低剂量或暂停治疗，待皮肤恢复后再继续进行。

（五）疗程结束及随访

当完成全部光疗疗程后，患者的皮肤耐受性将显著提高，能够逐渐适应日晒环境。疗程结束后，患者应定期随访，以监测光疗效果和可能的复发情况。医生会检查患者的皮肤状态，询问患者的日晒情况和症状变化。部分患者可能需要在日晒季节前接受预防性光疗，以巩固疗效。预防性光疗的剂量和频率会根据患者的具体情况而定。通过定期随访和预防性光疗，可以有效地降低多形性日光疹的复发风险，提高患者的生活质量。

三、效果与注意事项

（一）效果

1. 增加光耐受性

光疗在多形性日光疹的治疗中发挥着重要作用。光疗通过反复低剂量紫外线照射，刺激皮肤的免疫系统和细胞代谢，逐步提高皮肤对紫外线的耐受性。随着耐受性的增强，多形性日光疹的发作频率和严重程度显著减少。当患者的皮肤对紫外线的适应能力提高后，日晒后的皮肤反应明显减轻，疹子及瘙痒等症状得到有效改善。这不仅有助于患者恢复正

烧伤与整形外科临床实践

常的生活，还能提升患者的心理状态和生活质量。

2. 减少发作频率

经过系统的光疗后，患者的多形性日光疹发作频率通常会明显降低。尤其是在春夏季节，光疗的预防效果更为突出。光疗能够调节皮肤的免疫系统，减少对紫外线的变态反应，从而降低日光疹的发作风险。光疗的预防效果可持续数月，部分患者甚至在治疗结束后数年内未再出现日光疹发作。这为患者提供了长期的保护，减少了疾病对生活的影响。

（二）注意事项

1. 避免自我光疗

光疗是一种专业性较强的治疗方式，必须在专业医生的指导下进行。紫外线剂量的控制至关重要，不当的剂量可能导致皮肤损伤，如红斑、疼痛或烧伤。患者自行尝试日晒以提高耐受性是非常危险的行为，可能引发严重的不良反应。因此，患者应严格遵循医生的建议，在专业的医疗环境下进行光疗。

2. 监测皮肤反应

在光疗过程中，患者应密切观察皮肤反应。尤其是要注意红斑、脱皮、灼痛等症状的出现。这些症状可能是皮肤对紫外线过度反应的表现，需要及时告知医生。医生会根据皮肤反应调整光疗剂量或暂停治疗，以确保治疗的安全性和有效性。患者的自我监测和及时反馈对于光疗的成功至关重要。

3. 避免长期过度暴露

在光疗期间和结束后，患者务必避免长时间直接暴露于强紫外线下。光疗虽能在一定程度上提升皮肤对紫外线的耐受性，但无法给予完全的防护。若长期处于强紫外线下，皮肤承受过度负荷，不但会削弱光疗的疗效，还会大幅增加患皮肤癌的风险。因此，患者应积极使用防晒产品，如涂抹防晒霜、外出携带遮阳伞等，为皮肤构建起一道抵御紫外线伤害的屏障，确保治疗效果并降低健康风险。

第二节　慢性光化性皮炎

慢性光化性皮炎（CAD）是由于紫外线长期暴露引发的皮肤疾病，主要表现为日晒部位的红斑、增厚和脱屑。光疗是治疗慢性光化性皮炎的一种有效手段，通过特定波长的紫外线（UV）照射调节免疫反应、减轻炎症反应，从而减轻皮肤对光的敏感性。以下详细说明光疗在慢性光化性皮炎治疗中的应用。

一、治疗方法

（一）窄谱 UVB（NB-UVB）

1. 作用机制

窄谱 UVB（311～313nm）在慢性光化性皮炎（CAD）的治疗中起着至关重要的作用。其主要通过显著减少皮肤的免疫反应来达成治疗目的。具体来说，NB-UVB 能够有效地抑制局部 T 细胞的活性，进而极大程度地减轻炎症反应。同时，它会刺激皮肤表层的角质形成细胞，促进细胞的分化及表皮的增厚。

这样的过程能够显著减少紫外线的穿透深度，从而大幅增强皮肤对紫外线的适应性。

通过对慢性皮炎的免疫反应进行抑制，NB-UVB 有助于逐步减轻 CAD 的反复发作状况，为患者带来长期而稳定的缓解效果。

2. 适用人群

NB-UVB 适用于大部分慢性光化性皮炎患者。对于那些皮肤相对较浅、症状处于中度的患者来说尤为合适。对于无法耐受或者不适合使用 PUVA 疗法的患者，NB-UVB 无疑是一个极为良好的替代选择。此外，对于对紫外线较为敏感的患者，NB-UVB 也能够发挥积极作用，因为它可以有效减少刺激和不良反应。NB-UVB 的温和特性使其在广泛的患者群体中具有较高的适用性，为众多患者带来治疗的希望。

3. 疗程

NB-UVB 的疗程通常为每周 2～3 次。在整个治疗过程中，剂量会逐步增加。疗程一般持续 4～8 周，具体的时长取决于患者的皮肤反应及病情进展情况。如果患者的皮肤耐受性得以增加，且症状明显减轻，那么治疗频率可以逐渐减少。对于病情较为顽固的患者，可能需要延长疗程或者在季节变化前进行巩固性光疗，以确保能够实现长期的治疗效果，提升患者的生活质量。

（二）UVA1 疗法

1. 作用机制

UVA1（波长 340～400nm）在 CAD 的治疗中具有独特而重要的作用机制。它能够深入到皮肤的真皮层，对免疫细胞（如朗格汉斯细胞）和 T 细胞的活性进行抑制，从而切实有效地减轻深层炎症反应。UVA1 通过减少炎症细胞的浸润，能够显著改善皮肤的光敏性和光耐受性，对慢性皮炎的病理过程进行有力的抑制。此外，UVA1 还可增加胶原蛋白的降解，减少皮肤纤维化，这对于防止皮炎的复发具有重要意义，为患者提供长期的皮肤健康保障。

2. 适用人群

UVA1 疗法适用于光敏性严重、皮炎症状较为顽固的患者。特别是对于那些对 NB-UVB 耐受效果不佳的情况，UVA1 是一个非常有效的选择。对于皮肤较厚或者深层皮炎症状突出的患者，UVA1 能够更好地发挥其治疗作用。此外，皮肤光老化和黑色素沉着较明显的患者也可选择 UVA1 疗法，以减轻色素沉着和色素性皮肤病的表现，改善皮肤外观。

3. 疗程

UVA1 疗法通常为每周 2～3 次，逐渐增加照射时间和剂量。初次疗程持续 4～6 周。当患者的皮肤适应后，治疗频率可以根据实际需要逐步降低至每周 1 次。如果病情复发或者耐受性尚未提升，可在后续疗程中继续采用低剂量巩固治疗，以增强皮肤的持久耐受性，确保长期的治疗效果，为患者的皮肤健康保驾护航。

（三）PUVA（补骨脂素＋UVA）

1. 作用机制

PUVA 疗法是一种结合了光敏剂（如补骨脂素）和 UVA 照射的先进治疗方法。补骨脂素在体内通过紫外线激活，使皮肤对 UVA 更加敏感，从而加深 UVA 对皮肤深层的穿透，极大地增强了治疗效果。PUVA 能够显著抑制皮肤免疫反应，减少炎症细胞，有效改善 CAD 的光敏症状，帮助恢复皮肤屏障功能。补骨脂素的作用使皮肤更加耐受紫外线照射，从而延长缓解期，为患者提供长期的疾病控制，提高患者的生活质量。

2. 适用人群

PUVA 适用于顽固性 CAD 患者，特别是对 NB-UVB 和 UVA1 疗法反应不佳的患者。它适合症状严重、光敏性高且急需提高光耐受性的患者。由于 PUVA 的作用较强，通常适合皮肤较厚、年龄较大且复发频繁的患者。但使用 PUVA 疗法应在医生的指导下谨慎进行，以确保治疗的安全性和有效性，为患者的健康负责。

3. 疗程

PUVA 疗程一般每周 2 ～ 3 次，疗程长度通常为 6 ～ 8 周，具体依患者的耐受性和病情进展而定。为增强疗效，补骨脂素应在光疗前服用，然后进行 UVA 照射。治疗初期剂量较低，逐步增加至目标剂量。如果疗效显著，可减少治疗频率，延长治疗间隔。在高发季节（如春夏季），患者可选择预防性 PUVA 疗程，进一步巩固疗效，降低疾病复发的风险，为患者的皮肤健康提供有力保障。

二、治疗流程

（一）初步评估

在慢性光化性皮炎的治疗开始前，医生会对患者进行全面而详细的皮肤评估。其中光敏感性测试至关重要，通过确定最小红斑剂量（MED），可以深入了解患者皮肤对不同波长紫外线的反应情况。这一测试结果为选择适合患者的光疗方法提供了关键依据，同时也有助于确定初始剂量。医生会综合考虑患者的皮肤类型、病史及光敏感性测试结果，制订个性化的治疗方案。初步评估为后续的光疗奠定了基础，确保治疗的安全性和有效性。

（二）光疗启动

根据患者的皮肤敏感性，医生精心选择适合的光疗方式，如窄谱 UVB（NB-UVB）、UVA1 或 PUVA。同时，设定初始剂量以确保治疗的安全性。患者每周需要接受 2 ～ 3 次光疗，照射剂量和时间会在后续治疗中逐步增加，具体的频率和时长则根据皮肤反应而定。在 PUVA 疗法中，光疗前的药物（如补骨脂素）需要严格按照医嘱口服，以增强疗效。光疗启动阶段需要患者密切配合医生，遵循治疗方案，为取得良好的治疗效果奠定基础。

（三）剂量调节与监测

在治疗过程中，医生会密切根据皮肤反应，如红斑、灼热感等，调整照射剂量。若出现过度红斑或刺激反应，可能需要降低剂量或延长治疗间隔，以确保皮肤的安全。每次治疗前，医生都会仔细检查皮肤状态，评估光疗的效果和安全性。整个疗程通常持续 4 ～ 8 周，但部分患者可能需要更长时间才能达到显著疗效。剂量调节与监测是光疗过程中的关键环节，可确保治疗既有效又安全，最大程度地减少不良反应的发生。

（四）巩固疗程

在初始治疗完成后，部分患者可能需要进行巩固性光疗，以进一步提高皮肤的光耐受性。巩固疗程的频率较低，每周 1 次左右，旨在减轻慢性光化性皮炎的复发概率。此阶段同样需要定期随访，密切观察皮肤反应，确保效果持续稳定。巩固疗程对于长期控制疾病、提高患者生活质量具有重要意义，医生会根据患者的具体情况制订个性化的巩固方案，确保治疗的长期效果。

三、效果与注意事项

（一）效果

1. 提高光耐受性

光疗在慢性光化性皮炎（CAD）的治疗中发挥着关键作用，能够逐步增加皮肤对紫外线的耐受性。通过多次光疗，可有效调节免疫系统反应，降低 CAD 患者对光线的敏感度。随着皮肤对紫外线的适应能力增强，红斑、瘙痒等症状得以缓解。这一过程中，光疗促使皮肤的免疫机制逐渐调整，减少过度的免疫反应，从而使发作频率和症状强度显著降低。患者能够更好地适应日常光照环境，提高生活质量。

2. 减少皮炎症状

光疗对 CAD 的常见症状具有明显的改善作用。红斑、灼热感、色素沉着及瘙痒等症状在光疗的作用下得到有效缓解。光疗通过调节皮肤的炎症反应，减少炎症细胞的浸润，降低炎症介质的释放，从而改善皮肤的炎症状态。患者的皮肤外观和感觉得到显著改善，减轻了疾病带来的不适和困扰。

3. 预防复发

对于重度 CAD 患者，光疗不仅能改善现有症状，还在一定程度上抑制皮炎复发。通过定期巩固光疗，反复发作的患者能够有效延长缓解期，推迟症状复发时间。光疗调节免疫系统的长期作用有助于维持皮肤的稳定状态，降低复发风险。这为患者提供了长期的疾病管理策略，提高了治疗的整体效果。

（二）注意事项

1. 严格防晒

尽管光疗可以提高皮肤对紫外线的耐受性，但在治疗期间和治疗后初期，皮肤仍然较为敏感，特别是在进行 PUVA 治疗后。患者在户外活动时应采取严格的物理防晒措施，如穿长袖衣物、戴帽子等，以避免紫外线直接照射皮肤。这是因为此时皮肤对紫外线的防御能力尚未完全恢复，直接暴露于紫外线可能导致皮肤损伤和症状加重。同时，选择具有高防晒指数的防晒霜也可以提供额外的保护。

2. 监测皮肤反应

在光疗过程中，患者需要定期观察皮肤反应。若出现严重红斑、灼痛或脱皮等不适症状，应及时与医生沟通。医生可以根据皮肤反应调整治疗剂量或频率，以确保治疗的安全性和有效性。特别是对于初次接受光疗的患者，皮肤可能对紫外线较为敏感，反应可能较为强烈。在这种情况下，应暂停治疗，待皮肤恢复后再逐渐增加剂量。

3. 避免光敏药物

在光疗期间，患者应避免使用其他光敏性药物，如某些抗生素、非甾体抗炎药（NSAIDs）等。这些药物可能增强紫外线的效应，导致皮肤灼伤或其他不良反应。患者在服用任何药物之前，应提前告知医生，以便医生评估药物的安全性。医生可以根据患者的具体情况调整治疗方案，避免药物相互作用带来的风险。

第三节　日晒伤

日晒伤是皮肤因过度暴露在紫外线下引起的急性损伤，通常表现为红斑、疼痛、脱屑、甚至水疱。日晒伤后的治疗目的是帮助减轻晒伤带来的疼痛、红斑、脱皮和色素沉着等症状，促进皮肤修复和恢复正常状态。常用的治疗方法包括光疗、激光治疗，以及修复性导入治疗。

一、治疗方法

（一）光疗（LED 红光）

1. 作用机制

LED 红光在日晒伤的治疗中发挥着重要作用。其通过特定波长的低强度光波（一般为 630 ～ 660nm）作用于皮肤表层。这种光波能够刺激细胞线粒体的活性，促使细胞代谢速率加快。细胞代谢的加速有助于受损细胞的修复和再生，同时也能促进血液循环。良好的血液循环可以为受损皮肤提供充足的营养和氧气，加速炎症的消退。这一机制可有效减轻日晒伤引起的炎症反应，缓解红肿、脱皮和不适。此外，LED 红光还能刺激胶原蛋白的生成，提升皮肤的屏障功能，增强皮肤对外部环境的抵抗力。

2. 适用人群

LED 红光疗法适合轻度至中度日晒伤的患者。对于那些出现红肿、发热或轻度疼痛等症状的人群，LED 红光能够提供温和有效的治疗。由于其温和无侵入性的特点，适合所有皮肤类型，包括敏感肌肤。对于日晒伤后有干燥、细纹等早期衰老表现的患者，LED 红光也能提升皮肤的修复速度和水分含量，改善皮肤状态。无论是年轻人还是老年人，只要遭受日晒伤，都可以考虑使用 LED 红光疗法进行治疗。

3. 疗程

LED 红光疗程一般为每周 2 ～ 3 次，每次 15 ～ 20 分钟。这样的治疗频率和时间既能保证足够的光能量作用于皮肤，又不会对皮肤造成过度负担。治疗总时长视个体皮肤恢复情况而定，通常持续 2 ～ 4 周即可明显减轻红斑和不适。对于重度晒伤患者，可能需要延长疗程至 8 周。如果在日晒季节中使用，LED 红光疗程也可作为日晒后恢复的定期维护，预防日晒伤的发生和加重。

（二）激光治疗（IPL 或脉冲染料激光）

1. 作用机制

激光治疗（如 IPL 或脉冲染料激光，PDL）在日晒伤的治疗中具有独特的作用机制。IPL 和 PDL 能够吸收皮肤中的色素沉积和毛细血管中的血红蛋白。对于晒伤后的红斑、色素沉着和毛细血管扩张等问题，激光治疗能够产生显著的效果。激光通过光热作用引发皮肤的自我修复机制，减少色斑、红血丝的形成，并促进皮肤色调均匀。

2. 适用人群

激光治疗适合中度至重度日晒伤患者。对于那些出现色素沉着、红血丝、顽固红斑等问题的患者，激光治疗是一种有效的解决方案。IPL 适合色素沉着明显、肤色不均的患者，它能够均匀地分散色素，改善肤色。而 PDL 更适合红血丝明显的患者，能够有效地封闭扩张的毛细血管。

3. 疗程

激光治疗的疗程通常为每 4 ～ 6 周进行一次。这样的时间间隔可以让皮肤有足够的时间进行恢复和修复。一般需要 2 ～ 3 次治疗才可显现效果。在首次治疗后，医生会观察患者的恢复情况，决定是否进行后续疗程。激光治疗后效果通常在 1 ～ 2 周内逐渐显现。在皮肤恢复期中，患者应严格防晒，确保治疗效果不受紫外线影响。

（三）修复性导入治疗（如水光针、玻尿酸导入）

1. 作用机制

修复性导入治疗在日晒伤的治疗中具有重要作用。利用微针或水光针设备，将小分子玻尿酸、维生素 C 等保湿和抗氧化成分直接导入皮肤深层。玻尿酸具有强大的保湿功能，能够迅速补充皮肤的水分，提高皮肤的屏障功能，减少晒伤后的干燥和紧绷感。维生素 C 和其他修复成分则具有抗氧化作用，能够防止紫外线带来的细胞损伤，并减少色素沉着和肤色不均的问题。通过直接导入这些成分，能够快速有效地改善皮肤状态，促进皮肤的修复和再生。

2. 适用人群

修复性导入治疗适合日晒伤后出现干燥、细纹、肤色不均等表现的患者。对于轻度和中度日晒伤的患者，效果较为显著。特别适合希望在短时间内恢复皮肤状态的人群，如即将参加重要活动或需要频繁暴露在公众视野中的人。对于皮肤敏感、干燥的患者，修复性导入治疗也可以在晒后作为常规保湿治疗，以增强皮肤的抵抗力，预防日晒伤的再次发生。

3. 疗程

修复性导入治疗一般在晒伤初期进行 1 ～ 2 次，间隔 2 ～ 4 周。这样的时间间隔可以让皮肤有足够的时间吸收和利用导入的成分，进行修复和再生。轻度晒伤患者 1 次即可见效，若症状较重或伴随干纹及色素沉着，可根据需要每月进行 1 次，持续 2 ～ 3 个月，视皮肤状态而定。在治疗后 48 小时内，患者应避免化妆、保持面部清洁，并加强防晒护理，以帮助成分更好地吸收，提高治疗效果。

二、治疗流程

（一）光疗（LED 红光）

1. 评估

在进行光疗之前，医生会对晒伤的严重程度进行全面评估。通过观察晒伤区域的红斑程度、肿胀情况、疼痛程度，以及是否有水泡等症状，医生能够确定晒伤的级别。医生根据评估结果，判断是否适合进行光疗，并设置合适的红光剂量。对于轻度晒伤，可能使用较低剂量的红光；而对于中度或重度晒伤，剂量可能需要适当调整。评估过程不仅考虑晒伤的外在表现，还会结合患者的整体健康状况和皮肤类型，以确保光疗的安全性和有效性。

2. 光照治疗

患者在进行光照治疗时需要戴上防护眼镜，以保护眼睛免受红光的伤害。医生使用 LED 红光设备照射晒伤部位，一般照射时间为 15 ～ 20 分钟。红光的特定波长能够刺激细胞线粒体活性，促进细胞代谢和血液循环，加速皮肤的修复过程。每周进行 2 ～ 3 次光照治疗，可以持续为皮肤提供修复能量，减轻炎症反应，缓解红肿、脱皮和不适症状。

3. 后续护理

光疗结束后，皮肤需要及时补充水分。可以使用温和的保湿喷雾或爽肤水，轻轻喷在皮肤上，然后用手轻轻拍至吸收。接着，使用保湿产品，如保湿乳液或面霜，安抚皮肤，锁住水分。在治疗期间，应严格避免紫外线暴露，以免加重晒伤症状。可以选择物理防晒措施，如戴帽子、打伞、穿长袖衣物等，同时避免在阳光强烈的时段外出。

（二）激光治疗（如 IPL 或脉冲染料激光）

1. 评估与测试

医生通过观察皮肤的颜色、纹理、弹性及晒伤区域的色素沉着、红斑和红血丝情况，能够确定适合的激光类型和参数。对于不同肤质和晒伤程度的患者，选择不同的激光参数，以确保治疗的安全性和有效性。在必要时，医生会进行皮肤测试，以确定患者对激光的耐受性。皮肤测试通常在小面积的皮肤上进行，观察一段时间后，如果没有出现不良反应，才可以进行全面的激光治疗。

2. 准备工作

在进行激光治疗之前，需要对治疗部位进行清洁。使用温和的洁面产品，去除皮肤表面的污垢和油脂，确保激光能够更好地作用于皮肤。清洁后，在皮肤上涂抹冷却凝胶，以减轻激光引起的不适。冷却凝胶可以降低皮肤表面的温度，减少疼痛和灼热感，同时还可以保护皮肤免受激光的热损伤。

3. 激光照射

医生使用 IPL 或 PDL 设备逐步照射晒伤区域。根据晒伤的严重程度和治疗目标，调整激光的能量和参数。对于色素沉着、红斑和红血丝等问题，激光能够选择性地破坏目标组织，促进皮肤的自我修复。整个过程 10 ～ 20 分钟，期间患者可能会感到轻微的刺痛或灼热，但一般可以忍受。

4. 冷敷

治疗后，立即使用冷敷缓解不适。可以使用冰袋或冷敷面膜，敷在治疗部位，持续 15 ～ 20 分钟。冷敷可以收缩血管，减少炎症反应，缓解疼痛和肿胀。同时，涂抹修复产品，如含有生长因子、透明质酸等成分的护肤品，帮助皮肤更快恢复。在治疗后的一段时间内，建议避光保护皮肤，防止二次损伤。避免阳光直射，使用物理防晒措施，并避免使用刺激性的护肤品和化妆品。

（三）修复性导入治疗（如水光针、玻尿酸导入）

1. 皮肤清洁与麻醉

在进行修复性导入治疗之前，需要对皮肤进行彻底清洁。使用温和的洁面产品，去除皮肤表面的污垢、油脂和化妆品残留。清洁后，在需要治疗的区域外用表面麻醉，以确保治疗过程舒适。表面麻醉可以减轻微针或水光针导入时的疼痛，提高患者的耐受性。麻醉时间一般为 20 ～ 30 分钟，根据患者的皮肤敏感度和治疗区域的大小进行调整。

2. 导入修复成分

使用微针或水光针设备，将玻尿酸、维生素 C 等修复成分导入皮肤。微针或水光针能够在皮肤表面形成微小的通道，使修复成分能够直接进入皮肤深层，增强皮肤的保湿度和屏障功能。导入过程需要 15 ～ 30 分钟，医生会根据患者的皮肤状况和治疗需求，调整导入的深度和速度。导入后，修复成分能够迅速发挥作用，补充皮肤水分，促进胶原蛋白生成，减少色素沉着和肤色不均。

3. 舒缓护理

治疗后，进行镇静和保湿护理，帮助皮肤修复。可以使用含有芦荟、洋甘菊等成分的护肤品，舒缓皮肤，减轻红肿和疼痛。同时，涂抹保湿乳液或面霜，锁住水分，促进皮肤的自我修复。在导入后 24 小时内，避免化妆，以免刺激皮肤。加强防晒措施，使用物理防晒和温和的防晒霜，保护皮肤免受紫外线的伤害。

三、效果与注意事项

（一）效果

1. 光疗（LED 红光）

LED 红光在日晒伤治疗中具有显著效果。其特定波长能刺激细胞代谢，加速血液循环，从而有助于减轻晒伤后的红肿和不适。患者在接受治疗后，能明显感受到疼痛减轻，红斑逐渐消退。同时，脱皮和色素沉着的风险下降，皮肤屏障功能逐步恢复。这是因为 LED 红光促进了胶原蛋白生成，增强了皮肤的自我修复能力。长期来看，皮肤的健康状况得到改善，对外部环境的抵抗力也增强了。

2. 激光治疗

激光治疗在晒伤后的皮肤修复中发挥了重要作用。它通过选择性光热作用，针对性解决红斑、色素沉着和红血丝等问题。经过激光处理后，皮肤逐渐恢复原有的均匀色调和质地。色斑、暗沉等问题减少，皮肤变得平滑有光泽。这是因为激光能够精确破坏目标组织，刺激皮肤的自我修复机制。效果通常在 1 ～ 2 周显现，随着时间的推移，皮肤的外观和质感持续改善。患者能够重拾自信，恢复正常的生活和社交活动。

3. 修复性导入治疗

修复性导入治疗通过水光针或玻尿酸导入，为皮肤提供了急需的水分和营养。皮肤的干燥症状减轻，恢复柔软、饱满状态。经过数次治疗后，晒伤区域的皮肤屏障功能增强。这是因为导入的成分能够直接作用于皮肤深层，促进胶原蛋白生成，降低色素沉着风险。皮肤变得更加健康有弹性，对外界刺激的抵抗力也提高。患者能够感受到皮肤的明显改善，提升生活质量。

（二）注意事项

1. 防晒与避光

在日晒伤的恢复过程中，避光和防晒至关重要。治疗后的皮肤对紫外线更加敏感，因此外出时应涂抹防晒霜，并携带防晒帽、遮阳伞等防护用品。紫外线会加重晒伤症状，导致复发或色素沉着。防晒霜应选择高倍数、广谱的产品，确保对 UVA 和 UVB 都有良好的防护效果。同时，尽量避免在阳光强烈的时段外出，减少皮肤暴露在紫外线下的时间。

2. 保湿护理

治疗后的皮肤会变得较为干燥，需要加强保湿护理。选用无刺激的保湿产品，避免含有酒精、香料或其他刺激成分的产品。这是因为这些成分可能会引起皮肤不适，加重干燥症状。保湿产品可以选择含有透明质酸、甘油等成分的护肤品，它们能够有效地锁住水分，保持皮肤的水润状态。同时，多喝水也有助于补充身体水分，促进皮肤的新陈代谢。

3. 避免使用刺激性产品

治疗后的皮肤较为脆弱，需要避免使用果酸、水杨酸、视黄醇等成分。这些成分可能会加重刺激或引发变态反应。可选择温和的修复产品，帮助皮肤屏障恢复。温和的修复产品通常含有神经酰胺、角鲨烷等成分，它们能够修复受损的皮肤屏障，增强皮肤的抵抗力。同时，清洁皮肤时避免过度，以免破坏皮肤的天然屏障。

参考文献

［1］武彩霞.皮肤病临床诊疗与皮肤美容整形［M］.昆明：云南科技出版社,2020.

［2］郑启兵.烧伤整形外科学临床实践［M］.长春：吉林科学技术出版社,2017.

［3］高峰.实用整形外科学理论基础与临床应用［M］.长春：吉林科学技术出版社,2017.

［4］刘飞.现代烧伤学与整形美容［M］.南昌：江西科学技术出版社,2021.

［5］周彪.新编烧伤治疗与整形美容［M］.南昌：江西科学技术出版社,2020.

［6］陶克.实用烧伤与整形外科学［M］.上海：上海交通大学出版社,2018.

［7］许伟石,刘琰,乐嘉芬主编.烧伤创面修复［M］.武汉：湖北科学技术出版社,2013.

［8］吴念.整形外科［M］.北京：中国医药科技出版社,2014.

［9］何黎,刘玮.皮肤美容学［M］.北京：人民卫生出版社,2008.

［10］苏法仁,安丰伟等.新编整形外科手术学［M］.西安：西安交通大学出版社,2015.

［11］谢卫国.烧伤外科临床指南［M］.武汉：武汉大学出版社,2020.

［12］李平珍,王艳芬,董玉洁.微创面部整形技术［M］.长春：吉林科学技术出版社,2020.

［13］王磊.现代烧伤整形外科新进展［M］.天津：天津科学技术出版社,2020.

［14］吕仁荣,傅洪滨.临床皮肤外科［M］.济南：山东科学技术出版社,2014.

［15］程金龙.微创美容外科手术技巧［M］.沈阳：辽宁科学技术出版社,2005.